U0304811

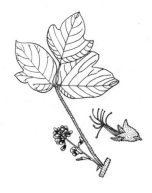

# 中草药
# 民间单方验方大全

主　编　孟文贤

中国科学技术出版社

·北　京·

**图书在版编目（CIP）数据**

中草药民间单方验方大全 / 孟文贤主编 . —北京：中国科学技术出版社，2018.9
（2024.6 重印）

ISBN 978-7-5046-8112-6

Ⅰ．①中… Ⅱ．①孟… Ⅲ．①中草药—验方—汇编 Ⅳ．① R289.5

中国版本图书馆 CIP 数据核字（2018）第 175080 号

| | | |
|---|---|---|
| 策划编辑 | 王久红　　焦健姿 | |
| 责任编辑 | 黄维佳 | |
| 装帧设计 | 风尚博文 | |
| 责任校对 | 龚利霞 | |
| 责任印制 | 徐　飞 | |

| | | |
|---|---|---|
| 出　　版 | 中国科学技术出版社 |
| 发　　行 | 中国科学技术出版社有限公司 |
| 地　　址 | 北京市海淀区中关村南大街 16 号 |
| 邮　　编 | 100081 |
| 发行电话 | 010-62173865 |
| 传　　真 | 010-62173081 |
| 网　　址 | http://www.cspbooks.com.cn |

| | |
|---|---|
| 开　　本 | 787mm × 1092mm　1/16 |
| 字　　数 | 599 千字 |
| 印　　张 | 28.25 |
| 版　　次 | 2018 年 9 月第 1 版 |
| 印　　次 | 2024 年 6 月第 2 次印刷 |
| 印　　刷 | 河北环京美印刷有限公司 |
| 书　　号 | ISBN 978-7-5046-8112-6 / R·2309 |
| 定　　价 | 95.00 元 |

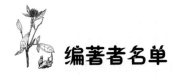 **编著者名单**

组　　编　丽水市老科协

协　　编　丽水市卫计委　丽水市科协

顾　　问　徐松林　原任浙江省人大常委会丽水地区工委主任
　　　　　　　　　　现任浙江省丽水市老年科技工作者协会会长

主任委员　张春法　原任浙江省丽水市人大常委会副主任
　　　　　　　　　　现任浙江省丽水市老年科技工作者协会常务副会长

副主任委员　周一红　现任浙江省丽水市卫生和计划生育委员会主任

　　　　　　潘志强　现任浙江省丽水市科协主席

　　　　　　邱务土　原任浙江省丽水市卫生和计划生育委员会主任
　　　　　　　　　　现任浙江省丽水市政协教委文卫委副主任

　　　　　　陆亚东　原任浙江省丽水市科协主席
　　　　　　　　　　现任浙江省丽水市委党校常务副校长

主　　编　孟文贤　原任浙江省丽水市卫生局局长
　　　　　　　　　　现任丽水市老年科技工作者协会副秘书长

副　主　编　雷后兴　现任浙江省丽水市中医院院长　主任医师

　　　　　　上官文静　现任浙江省丽水市卫生和计划生育委员会医政医管处
　　　　　　　　　　　副处长

　　　　　　陈丽娜　原任浙江省丽水市中心医院党委书记、副主任中医师
　　　　　　　　　　现任浙江省丽水市老年科技工作者协会常务理事

　　　　　　陈志成　原任浙江省丽水市中医院院长、中西结合主任医师
　　　　　　　　　　现任浙江省丽水市老年科技工作者协会会员

　　　　　　朱士宇　原任浙江省丽水市人民医院档案副研究员
　　　　　　　　　　现任浙江省丽水市老年科技工作者协会会员

　　　　　　杨烈旺　现任浙江省丽水市医药行业协会秘书长、浙江省丽水市
　　　　　　　　　　老年科技工作者协会理事

李建良　原任浙江省丽水市食品药品检验所书记、副主任中药师
　　　　现任浙江省丽水市老年科技工作者协会会员

编　　委（排名不分先后）

王　峰　现任浙江省丽水市卫生和计划生育委员会副主任

叶荣华　现任浙江省丽水市科协副主席

曾玉亮　原任浙江省丽水市科技局副局长
　　　　现任浙江省丽水市老年科技工作者协会副会长

潘永年　原任浙江省丽水市农科所所长
　　　　现任浙江省丽水市老年科技工作者协会秘书长

戴丽珍　原任浙江省丽水市人民医院党委副书记、儿科主任医师
　　　　现任浙江省丽水市老年科技工作者协会理事

齐丽华　原任浙江省丽水市中医院护理部主任、副主任护师
　　　　现任浙江省丽水市老年科技工作者协会理事

苏凤仙　原任浙江省丽水市疾控中心主管医师
　　　　现任浙江省丽水市老年科技工作者协会理事

编　　者（排名不分先后）

蒋淑卿　原任浙江省丽水市妇幼保健院副院长、主任医师

陶云海　现任浙江省丽水市人民医院副主任中医师

刘志勤　现任浙江省丽水市中心医院主任中医师

卢俊明　现任浙江省丽水市中医院主任中医师

夏承义　原任浙江省丽水市第二人民医院党支部副书记
　　　　现任浙江省丽水市第二人民医院主任中医师

林　超　现任浙江省丽水市卫生和计划生育委员会医政医管处干部

陈和有　国家高级营养师、健康管理师

冯高德　现任浙江省丽水市科协学会部负责人

毛玉番　原任浙江省丽水市妇幼保健院副主任中医师
　　　　现任浙江省丽水市老年科技工作者协会会员

戴益立　原任浙江省丽水市妇幼保健院主治医师
　　　　现任浙江省丽水市老年科技工作者协会会员

张娜娜　现任浙江省丽水市中医院药师

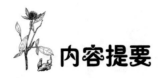

# 内容提要

　　单方治大病，验方疗顽疾。本书从我国传统医学宝库中，选取了针对200种常见病的3000多首独具特色的民间单方、验方，这些单方、验方具有药源易得、使用方便、价格低廉、疗效显著、易学易用易推广、历代流传不衰的特点。每种疾病依中医辨证分型（如感冒，分风热感冒、风寒感冒、暑热感冒等），按单方和验方分别阐述，每方名称下均列有[组成][功效与用途][用法与疗程]等内容，部分单方、验方还会介绍[宜忌][警示]等内容。这些灿若星河的单方、验方，虽来自民间，但无一不闪烁着我国劳动人民的智慧光辉，不仅对常见病、多发病疗效确切，对疑难杂症、危重急症也有奇效。本书分科系统，收方广泛，适合广大基层中医师及中医爱好者参考阅读。

# 序 一

　　天高云淡花草香，寻得千金活人方。近几年来，我们为寻访百岁老人、探求长寿之秘诀，多次往返于乡间村野之间。百岁老人居住地大多数远离闹市，依山傍水，空气新鲜，民风淳朴。作为医生，我们更关心看病求医之难易。自中华人民共和国成立以来，党的卫生工作方针得到了很好的贯彻和落实，基层卫生保健网的建设"横到边，竖到底"，已经实现了全覆盖。在我们寻访百岁老人的过程中，能时时感受到社区卫生服务中心医生的辛劳和付出，称他们为百姓健康守护神一点也不为过。给我们印象最深刻的是长寿与简朴的、与生俱来的自然生活习俗息息相关。这些老人很少服用化学药物，身体稍有不适，多采用自然疗法调治。

　　全国各地野生药材资源丰富，不仅种类多，而且蕴藏量大。目前已经发现的药用植物有1万多种。极其丰富的中草药资源孕育出具有中国特色的中医药文化。普通百姓一般都从前辈的口口相传中知晓草药的特性，这些生长在山野路旁、房前屋后的花草及漫山遍野的藤葛野果在他们眼中都是天然的好药，他们常常采用草药来防病治病和保健养生。一批热爱中草药的民间医生，对具有悠久历史流传的单方、验方情有独钟，在为民众防病治病过程中，通过反复应用验证，逐渐能对这些单方、验方娴熟应用，这些单方、验方大都具有疗效确切、见效神速、取材方便的特点。通过对百岁老人的寻访，我们深深感受到散落在民间单方、验方的神奇，也深深地担忧这些不入教材、不登大雅之堂的药方会随着时间的流逝和老人们的离去而逐渐消散殆尽。我们多次强烈呼吁要抢救式地重视民间单方、验方的收集整理。

　　非常敬佩丽水市老科协的部分老医务工作者，他们老骥伏枥，不忘初心，不计名利，不辞辛劳，在有关部门的支持下，历时三年，对分散在民间的中草药单方、验方进行了调查、挖掘和整理，将献方者所提供的涵盖内科、外科、儿科、妇科、皮肤科等疾病的3000多个单方、验方进行了认真的梳理，并请中医药学专家对其安全性、实用性和科学性进行了研究、论证、审核和修改，终于完成了《中草药民间单方验方大全》的编纂。本书言简意赅，特色鲜明，充满了浓郁的乡土气息，具有明显的区域特色，是民众防病治病智慧的结晶，为民间习用单方、验方的传承、保护和中医药资源的开发利用、科学研究留下了宝贵的素材，他们的工作利在当今，功垂后世，功德无量。

　　编著者对单方、验方作用的认识是清醒的和负责任的。"十里不同俗""一方山水养一方人"，单方、验方的区域性特点决定了其应用的局限性，加之现代科技的迅猛发展，医疗技术的进步和创新，对疾病病理病机认识的提高和医疗水平的提升，编著者提醒我们，虽然单方、验方有时会表现出"一味单方，气煞名医"的神奇，具有特别显著的简便廉验的特征，但是，单方、验方也有一定的适应证，单方、验方不是万能的，对复杂、严重的疾病应该及时及早就医诊治，以免耽误病情，造成不良后果。

在《中草药民间单方验方大全》即将付梓出版之机，我对为单方验方的收集、整理、编辑的老医务工作者们付出的辛劳和献方者的大义感到由衷的钦佩，编著者们不顾年老体弱，迎风伫立、踏石留印、抓铁有痕、善始善终、善做善成，为传承、保护、利用好祖国医学做了一件大事，为我们后来者做出了表率和榜样。昔日云南白药、季德胜蛇药、马应龙痔疮膏等这些深受百姓喜爱、疗效显著的著名中药产品均来自民间验方的研究和开发。本书就像是一座刚刚被发现的、富含珍宝的原始矿藏，我们期望着对这些单方、验方的深入研究，期盼着有新的发现和新的收获。

肖鲁伟

丁酉年秋 于杭州

---

肖鲁伟：浙江省中医药学会会长，浙江中医药大学博士生导师、主任中医师，浙江省骨伤研究所所长，中华中医药学会骨伤分会副主任委员，浙江医学会骨科专业委员会副主任委员，原浙江中医药大学校长。

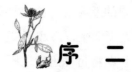# 序 二

祖国传统中医药学源远流长，博大精深。20世纪80年代，我国曾经进行过全面系统的资源调查，发现我国的药用植物资源种类包括383科、2309属、11146种，苔藓、蕨类、种子植物类高等植物有10687种。在这些药用植物中，临床常用的植物药材有700多种，形成了既有中医药理论指导下的经方，又有存在于民间群众之中、抑或常备于名医案头的有效的单方、验方，其作为中医药学独特的一种表现形式，在中医界、在民间流传着。单方、验方具有一定地域特色，与当地中草药资源紧密相连，是中医药发展的一份宝贵资源，为当地百姓健康发挥过重要作用。但随着时代的发展、时间的流逝，由于受文字记载的限制或传统保守观念的束缚，人们所发现和积累的单方、验方，靠口传心授、子承父业的方法传承，许多民间习用的单方、验方濒临着失传的趋势。

为了进一步挖掘和开发民间习用单方、验方，加强中医药传统知识的保护研究，造福于民众的身体健康，作者收集编写了这部《中草药民间单方验方大全》，经过抢救性调查、挖掘，整理了献方者提供的3000多首单方、验方，涵盖了内科、外科、妇科、儿科、皮肤科等常见疾病的治疗方法。该书收集整理的单方、验方数量多、内容全、言简意赅，具有明显的地域用药特色，汇集了民众的智慧，这是对民间习用单方、验方的重要的传承保护，也为今后的科学研究提供了宝贵的素材。

俗话有言，"一味单方，气煞名医"。意思就是，单方用之得当，确能轻松解除病痛。单方、验方在治疗疾病中有一定疗效，但我们应该客观、科学地看待问题，不能将单方、验方看成是万能的，对复杂、严重的疾病应及早就医诊治，以免耽误病情，造成不良后果。

在该书出版之际，谨作此序向各位读者推荐，并向单方、验方捐献者和参与编写者致贺！

肖建中

丁酉年秋 于浙江丽水

---

肖建中：浙江省丽水市中药科技创新服务平台（省级）理事长，浙江丽水学院教授，博士、硕士生导师，原浙江丽水学院党委书记。

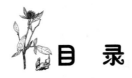

# 目　录

## 内科、儿科常见病单方验方

# 骨伤科常见病单方验方

# 妇产科常见病单方验方

# 眼科常见病单方验方

目
录

# 耳、鼻、咽喉及口腔常见病单方验方

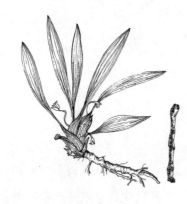

# 内科、儿科
# 常见病单方验方

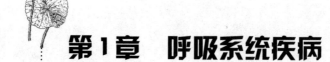

# 第1章　呼吸系统疾病

## 一、感冒与流行性感冒

### （一）单方

◇**仙鹤草汤**

［组成］仙鹤草30克。［功效与用途］清热解毒凉血。主治风热流感。［用法与疗程］水煎服。每天1剂，分2次口服。病愈即止。［宜忌］服药期间，忌温热刺激饮食。

◇**防治流感方1**

［组成］板蓝根18克。［功效与用途］清热解毒。用于治疗及预防流感。［用法与疗程］水煎服。连服3天为1个疗程。［宜忌］服药期间，忌温热刺激饮食。

◇**防治流感方2**

［组成］大青叶30克。［功效与用途］清热解毒。主治流感。［用法与疗程］水煎服。［宜忌］服药期间，宜清淡饮食。忌辛辣刺激饮食。

◇**三叶青茶**

［组成］三叶青地上茎叶3～5克。［功效与用途］清热解毒，祛风化痰。防治感冒、上呼吸道感染。［用法与疗程］泡茶喝。［宜忌］服药期间，宜清淡饮食，多喝开水。

◇**紫背浮萍汤**

［组成］紫背浮萍20克。［功效与用途］发汗祛风，清热，解毒。主治风热流感。［用法与疗程］水煎服。每日1剂，早、晚各1次。连服2～3天。［宜忌］服药期间，宜清淡饮食，多喝开水。

◇**野荆芥汤**

［组成］野荆芥（马鞭草）15～30克。［功效与用途］清热解毒，活血散瘀，利水消肿。主治感冒发热。［用法与疗程］水煎服。每日1剂，早、晚各1次。连服2～3天。［宜忌］服药期间，宜清淡饮食，多喝开水。

◇**小儿七星感冒汤**

［组成］七星莲。［功效与用途］清热解毒。小儿感冒初起，恢复期咽喉不适。［用

法与疗程］七星莲鲜品泡茶或干品 3 ～ 5 株水煎服。［宜忌］服药期间，宜清淡饮食，多喝开水。

### ◇贯众汤

［组成］贯众 9 克。小儿酌减。［功效与用途］清热解毒。预防流行性感冒（简称流感）。［用法与疗程］水煎服，每日 1 剂，每天 1 次。连服数天。［宜忌］服药期间，宜清淡饮食，多喝开水。

### ◇一枝黄花汤

［组成］鲜一枝黄花 30 克。若用干品，则用量减半。［功效与用途］清热解毒，疏散风热。主治风热感冒。［用法与疗程］水煎服，或做成冲剂，开水冲服。每日 2 次。病愈即止。［宜忌］服药期间，宜清淡饮食，多喝开水。忌辛辣刺激饮食。肝功能异常者禁服。

### ◇小石韦饮

［组成］小石韦 20 克，冰糖适量。［功效与用途］清热利尿。主治流感。［用法与疗程］水煎服。每日 1 剂，早、晚各 1 次。连服 2 ～ 3 天。［宜忌］服药期间，宜清淡饮食，多喝开水。

### ◇毛桃柿汤

［组成］毛桃柿（白毛藤）全草 30 克。［功效与用途］行气利湿，健脾补肺。用于治疗感冒。［用法与疗程］水煎服。每日 1 剂，早、晚各 1 次。连服 2 ～ 3 天。［宜忌］服药期间，宜清淡饮食，多喝开水。有小毒，不宜过量，否则会出现咽喉灼热感及恶心、呕吐、眩晕、瞳孔散大等中毒反应。

### ◇斑竹花汤

［组成］大发散斑竹花（泽兰的花序）50 克。［功效与用途］疏散风寒，和血通营。主治风寒感冒，症见畏寒、发热、头身疼痛、舌淡红、苔白、脉浮紧等。［用法与疗程］加入适量清水使全部药物没入水中，浸泡 0.5 ～ 1 小时，武火煎沸后继续煎 12 分钟左右，取汁趁热服，2 小时后仍然无汗出，再加入适量清水同法煎汁趁热服。汗出、无畏寒、头身疼痛消退即可停止服药，否则同法再服 1 剂。要避风寒。［宜忌］服药期间，宜清淡饮食，多喝开水。

## ❀（二）验方❀

### ◇风寒感冒汤

［组成］鲜生姜 4 片，带须小葱白 5 ～ 7 条。［功效与用途］解表散寒。主治风寒感冒。［用法与疗程］用大半碗水，文火煎汤顿服。每日 2 次。病愈即止。［宜忌］服药期间，宜清淡饮食。忌寒冷饮食。

### ◇白英汤

［组成］白英全草 9 ～ 15 克，热重者加白茅根。［功效与用途］解表清热。主治风热感冒、

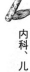

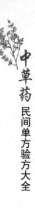

发热、（风热）头痛、牙痛。［用法与疗程］水煎服或冲蜂蜜服。每日2次。病愈即止。［宜忌］服药期间，宜清淡饮食，多喝开水。忌辛辣刺激饮食。

◇甘草陈皮葛根汤

［组成］甘草、陈皮、葛根各3克。［功效与用途］解表散寒。主治风寒感冒、伤寒初起、鼻塞目痛、颈强头痛等症。［用法与疗程］水煎服。每日2次。病愈即止。［宜忌］服药期间，宜清淡饮食。忌寒冷饮食。

◇苏子橘红汤

［组成］白苏子3克，橘红6克（3岁以下减量）。［功效与用途］解表散寒。主治小儿风寒型（舌苔白）感冒。［用法与疗程］水煎服。每日1剂，分2次服。病愈即止。［宜忌］服药期间，宜清淡饮食。忌寒冷饮食。

◇伤食感冒方

［组成］陈皮6克，山楂、生姜各9克，葱白7条。［功效与用途］解表消食。主治一切伤食感冒。［用法与疗程］水煎，热服，出汗即可。［宜忌］服药期间，少油、清淡饮食。

◇葱白生姜汤

［组成］生小葱白（切）3～4条，生姜3大片。［功效与用途］解表散寒。主治感冒初期、怕冷、发热头痛、无汗。［用法与疗程］水煎服。每日1剂。连服2剂。［宜忌］服药期间，宜清淡饮食，多喝开水。

◇葱白豆豉汤

［组成］小葱白（切）5条，淡豆豉9克。［功效与用途］解表散寒。主治感冒初期、怕冷、发热头痛、无汗。［用法与疗程］水煎服，小儿减量。每日2次。病愈即止。［宜忌］服药期间，宜清淡饮食，多喝开水。

◇麻黄甘草散

［组成］麻黄2份，甘草1份。［功效与用途］散寒，宣肺，利水。主治风寒感冒、流感初起、怕冷较重而发热、头痛、四肢酸痛、鼻塞、流清涕、吐痰清稀、口不干渴。［用法与疗程］研为细末。成年人每次服6克，小儿酌减，温开水送下；1服汗出热退勿再服。若未出汗，仍怕冷发热，可再服1次。［宜忌］服药期间，宜清淡易消化饮食。忌寒凉饮食。［警示］有汗者禁服。

◇土藿香汤

［组成］土藿香、香薷各9克。［功效与用途］清暑，祛湿，解表。主治暑湿伤表。［用法与疗程］水煎服。每天1剂，分2次口服。病愈即止。［宜忌］服药期间，忌食寒饮。

◇贯众薄荷饮

［组成］贯众15克，薄荷（后下）4.5克。［功效与用途］清热，解毒，凉血。主治流感初起、头痛、怕冷、发热、无汗。［用法与疗程］水煎服。每天1剂，分2次口服。病愈即止。［宜忌］服药期间，忌温热刺激饮食。

◇**生姜蒜头汤**

[组成]生姜12克，大蒜头5～6瓣。[功效与用途]解表散寒，和胃降逆。主治风寒感冒，流感初起、头痛、怕冷发热、无汗、伴有恶心者。[用法与疗程]加红糖少许水煎服。每天1剂，分2次口服。病愈即止。[宜忌]服药期间，忌食寒饮。

◇**苏叶香菜汤**

[组成]苏叶、生姜各6克，香菜1握。[功效与用途]解表散寒。主治风寒感冒、发热怕冷、头痛、鼻塞、流清涕，全身拘急不适，无汗。[用法与疗程]水煎服。每日2次，病愈即止。[宜忌]服药期间，宜清淡饮食。忌寒冷饮食。

◇**苏叶荆芥方**

[组成]苏叶、荆芥各9克，炒苍耳子4.5克。[功效与用途]解表散寒。主治风寒感冒、发热怕冷、头痛、鼻塞、流清涕，全身拘急不适，无汗。[用法与疗程]水煎服。每日2次，病愈即止。[宜忌]服药期间，宜清淡饮食。忌寒凉饮食。

◇**白菜萝卜汤**

[组成]干白菜根3个，生姜3片，青萝卜1个（切）。[功效与用途]解表，散寒，消食。主治风寒感冒、发热、微怕风寒、无汗。[用法与疗程]加水3碗，煎取1.5碗，分2次温服。[宜忌]服药期间，宜清淡、易消化饮食。忌寒凉饮食。服药后，均宜盖被取微汗。

◇**板蓝根汤**

[组成]板蓝根、大青叶各15克，荆芥9克。[功效与用途]清热解毒，疏散风热。主治流感初起、高热、头痛、怕冷、口干咽痛、全身无汗者。[用法与疗程]水煎服。每天1剂，分2次口服。病愈即止。[宜忌]服药期间，清淡饮食，多喝开水。忌温热刺激饮食。

◇**葛根青叶汤**

[组成]葛根9克，大青叶15克，绿豆30克。[功效与用途]发表升阳，清热生津。主治流感发病2～3天、心烦、口干渴、发热、全身无汗者。[用法与疗程]先煮绿豆约20分钟，再入2药共煎，温服。每天1剂，分2次口服。病愈即止。[宜忌]服药期间，忌温热刺激饮食。

◇**夏枯冬桑茶**

[组成]夏枯草、冬桑叶、松针各9克，紫苏6克。[功效与用途]清热平肝，疏散风热。主治风热感冒、流感。[用法与疗程]水煎代茶服。[宜忌]服药期间，宜清淡饮食，多喝开水。

◇**流感方**

[组成]忍冬、白英、一枝黄花、野菊花、桑叶各9克。[功效与用途]清热解毒。主治风热流感。[用法与疗程]任选2～3种，水煎服。每天1剂，分2次口服。病愈即止。[宜忌]服药期间，宜清淡饮食，多喝开水。

内科、儿科常见病单方验方

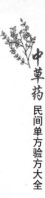

### ◇忍冬野菊桑叶汤

［组成］忍冬15克，野菊花、桑叶各9克。［功效与用途］清热解毒，疏风散热。主治风热流感。［用法与疗程］水煎服。每天1剂，分2次口服。病愈即止。［宜忌］服药期间，宜清淡饮食，多喝开水。

### ◇葱白生姜饮

［组成］葱白2～3个捣碎，生姜2～3片。高热不退者加飞来鹤根（白首乌）3克。［功效与用途］解表散寒。主治风寒流感。［用法与疗程］开水泡服。［宜忌］服药期间，忌食冷饮。

### ◇紫苏防风汤

［组成］紫苏叶、防风、甘草各6克，生姜3片，大枣5枚。［功效与用途］疏风散寒。主治风寒型感冒。［用法与疗程］水煎2次，温服。每日1剂。病愈即止。［加减运用］头痛者，加川芎、羌活各10克；鼻塞者，加苍耳子、辛夷花各10克；咳嗽者，加麻黄6克，杏仁10克；身痛者，加羌活、独活各10克。［宜忌］服药期间，宜清淡饮食，多喝开水。

### ◇桑菊荆芥芦根饮

［组成］桑叶、菊花、荆芥各10克，芦根30克。［功效与用途］疏风散热。主治风热型感冒。［用法与疗程］水煎2次，温服。每日1剂。［加减运用］咳嗽者，加杏仁、桔梗、炒牛蒡子、蜜枇杷叶、蜜百部各10克；咽痒咽痛者，加蝉蜕6克，炒僵蚕12克，胖大海6克；肢体酸痛者，加秦艽10克，络石藤、忍冬藤各15克。［宜忌］服药期间，宜清淡饮食，多喝开水。

### ◇流感复验方

［组成］六月霜（刘寄奴）12克，千里光、牛膝、白茅根各15克，留兰香3克。［功效与用途］清热解毒。主治风热流感。［用法与疗程］水煎服。每天1剂，分2次口服。病愈即止。［宜忌］服药期间，宜清淡饮食。忌辛辣、刺激饮食。

### ◇预防流感方

［组成］野菊花500克，桑叶750克，枇杷叶（去毛）500克。［功效与用途］清热解毒，润肺止咳。预防流感，可作100人用。［用法与疗程］水煎代茶饮。［宜忌］服药期间，忌辛辣、刺激饮食。

### ◇板蓝根羌活汤

［组成］板蓝根15克，羌活9克。［功效与用途］清热解毒，疏风散热。主治风热流感。［用法与疗程］水煎服。每天1剂，分2次口服。病愈即止。［宜忌］服药期间，宜清淡饮食。忌辛辣刺激饮食。

### ◇白英黄花汤

［组成］白英15克，一枝黄花30克。［功效与用途］清热解毒。主治流感。［用法与疗程］水煎服。每日1剂。［宜忌］服药期间，宜清淡饮食。忌辛辣刺激饮食。肝功能不全者禁服。

◇三叶青炖猪肘

［组成］猪肘 500 克，三叶青 20 克。［功效与用途］提高人体免疫功能。适合体弱多病者服药，预防感冒。［用法与疗程］加水同煮烂分次食用。［宜忌］服药期间，宜清淡饮食，多喝开水。

◇三叶青煮排骨

［组成］猪仔排 500 克，三叶青 20 克。［功效与用途］提高人体抗病能力、增强体质。预防感冒。［用法与疗程］加水同煮熟，分次食用。［宜忌］服药期间，宜清淡饮食，多喝开水。

◇三叶青炖鸭肉或鸡肉

［组成］三叶青，鸭肉或鸡肉或鱼。［功效与用途］有较好的保健功能，预防感冒。［用法与疗程］加水，同炖烂，分次食用。［宜忌］服药期间，宜清淡饮食，多喝开水。

◇三叶青茶

［组成］三叶青茎叶 3～5 克，加陈皮、麦芽适量。［功效与用途］清热解毒，祛风化痰。防治感冒、上呼吸道感染。［用法与疗程］水煎，当茶饮。［宜忌］服药期间，宜清淡饮食，多喝开水。

◇白英黄花贯众汤

［组成］白英 15 克，一枝黄花 30 克，贯众 20 克。［功效与用途］清热解毒。主治流感。［用法与疗程］水煎服。每日 1 剂，分 2 次口服。病愈即止。［宜忌］服药期间，宜清淡饮食，多喝开水。［警示］肝功能不全者禁服。

◇黄花贯众汤

［组成］一枝黄花 15 克，野菊花、贯众各 12 克。［功效与用途］清热解毒，主治流感。［用法与疗程］水煎服。每日 1 剂，分 2 次口服。病愈即止。［宜忌］服药期间，宜清淡饮食，多喝开水。［警示］肝功能不全者禁服。

◇马鞭莲汤

［组成］马鞭草 30 克，半边莲 15 克。［功效与用途］活血清热，解毒利水。主治流感发热、咽喉肿痛、痛经、癥瘕、水肿、小便不利、疟疾、痈疮肿毒。［用法与疗程］水煎服。每日 1 剂，分 2 次服药。病愈即止。［宜忌］服药期间，宜清淡饮食，多喝开水。

◇青叶马鞭汤

［组成］大青叶、马鞭草各 30 克。［功效与用途］清热解毒。主治流感。［用法与疗程］水煎服。每日 1 剂，分 2 次服药，连服 2～3 天。［宜忌］服药期间，宜清淡饮食，多喝开水。

◇黄花马鞭汤

［组成］薄荷 3 克，马鞭草 15 克，一枝黄花 30 克。［功效与用途］清热解毒。主治风热流感。［用法与疗程］水煎服。每日 1 剂，分 2 次服药，连服 2～3 天。［宜忌］服药期间，宜清淡饮食，多喝开水。［警示］肝功能不全者禁服。

内科、儿科常见病单方验方

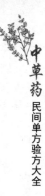

◇青叶鲜芦根汤

［组成］大青叶 10 克，鲜芦根 30 克，葛根 15 克。［功效与用途］清热生津，主治流感。［用法与疗程］水煎服。每日 1 剂，早、晚各 1 次。连服 2 ～ 3 天。［宜忌］服药期间，宜清淡饮食，多喝开水。

◇一枝黄花汤

［组成］一枝黄花 15 克，野菊花 10 克，金银花 15 克，枇杷叶（刷去毛）10 克。［功效与用途］清热解毒，主治流感。［用法与疗程］水煎服。每日 1 剂，早、晚各 1 次。连服 2 ～ 3 天。［宜忌］服药期间，宜清淡饮食，多喝开水。［警示］肝功能不全者禁服。

◇夏枯草饮

［组成］夏枯草、葱白各适量。［功效与用途］清热润肺。主治流感、急性扁桃体炎、咽喉疼痛等。［用法与疗程］水煎服。每日 1 剂，早、晚各 1 次。连服 2 ～ 3 天。［宜忌］服药期间，忌食热饮。脾胃虚寒、湿气重者慎用。

◇搁公白英汤

［组成］搁公根（蓬蘽）50 ～ 110 克，毛桃柿（白英）30 ～ 50 克。［功效与用途］清热，祛风，和胃。主治风热感冒。［用法与疗程］水煎服。每日 1 剂，早、晚各 1 次。连服 2 ～ 3 天。［宜忌］服药期间，宜清淡饮食，多喝开水。

◇加味白英汤

［组成］毛道士（白英）15 克，大叶薄荷叶（藿香）5 张。腹泻者，加食凉茶（柳叶蜡梅）15 克，呕吐者，加紫苏 10 克。［功效与用途］清热利湿，解毒消肿。主治肠胃型感冒。［用法与疗程］加食盐少许，炖服。［宜忌］服药期间，宜清淡饮食，多喝开水。

◇金银花汤

［组成］一枝黄花、野菊花各等份。［功效与用途］清热解毒。预防流感。［用法与疗程］与水比例为 1 ∶ 10，当茶饮用。［宜忌］服药期间，宜清淡饮食，多喝开水。不宜久服。

◇姜茶饮

［组成］生姜 6 克，葱白 3 克，茶叶 3 克，糖（红糖亦可）50 克。［功效与用途］解表散寒。主治风寒感冒、恶寒发热、头疼身痛、咳嗽喘急。［用法与疗程］水煎，热服，盖被出汗。每日 2 次，病愈即止。［宜忌］服药期间，宜清淡饮食。忌寒冷饮食。

◇姜苏饮

［组成］鲜生姜 15 克，紫苏 10 克，红糖 20 克。无汗者加葱白 20 克。［功效与用途］解表散寒。主治风寒感冒、发热头痛、周身酸痛无汗等症。［用法与疗程］水煎，热服，盖被出汗。每日 2 次，病愈药止。［宜忌］服药期间，宜清淡饮食。忌食寒冷饮食。

◇预防流感方

［组成］贯众 1250 克，金银花 60 克，甘草 30 克，黄芩 120 克。［功效与用途］清热解毒。预防流感，可作 100 人用。［用法与疗程］水煎，代茶饮用。［宜忌］服药期间，

忌辛辣刺激饮食。

◇苏叶菊花汤

[组成]苏叶、薄荷各6克，银花12克，野菊花15克。[功效与用途]发表和中。主治胃肠型流感。[用法与疗程]水煎服。每日1剂，分2次服药。病愈即止。[宜忌]服药期间，宜清淡饮食，多喝开水。

◇薄荷菊花汤

[组成]薄荷3克，桑叶3克，连翘6克，菊花3克，双钩藤3克，蝉蜕3克，焦栀子3克。[功效与用途]解表清热，主治小儿风热型感冒。[用法与疗程]水煎服。每日1剂，分2次服，病愈即止。[宜忌]服药期间，宜清淡饮食。忌寒凉饮食。

◇风热方

[组成]防风1.5克，秦艽2.4克，连翘1.5克，牡丹皮2.4克，甘草1.5克。[功效与用途]解表清热。主治风热感冒。[用法与疗程]煎汤服。每日2次，病愈即止。[宜忌]服药期间，宜清淡饮食，多喝开水。

◇透表清热汤

[组成]豆豉10克，薄荷5克，生石膏（先煎）30克，连翘15克，鱼腥草30克，白茅根30克，芦根30克，甘草3克。[功效与用途]开膜透邪，疏表清热。主治小儿外感发热，如各种感染所致的上呼吸道炎、扁桃体炎、支气管炎、出疹性疾病发热者。[用法与疗程]水煎服。每日1剂，分2次服药。[宜忌]服药期间，宜清淡饮食，多喝开水。

◇加味麻黄汤

[组成]净麻黄10克，桂枝、杏仁各6克，甘草3克，浮萍草6克，独活6克，紫苏5克，菊花6克，小葱白3条。[功效与用途]发汗解表，散邪。主治中风伤寒、头痛身痛、恶寒发热、鼻塞流涕、咳吐痰沫。[用法与疗程]水煎服。每日1剂，分2次服药，连服3剂。[宜忌]服药期间，宜温性食物。忌咸寒。

# 二、咳嗽（包括上呼吸道、支气管感染等）

## ✾（一）单方✾

◇鲜萝卜汤

[组成]鲜萝卜500克。[功效与用途]清热化痰。适用于急性支气管炎咳嗽、吐痰黄稠。[用法与疗程]洗净，带皮切碎，绞汁内服。连服5～7天。[宜忌]服药期间，宜清补。忌辛辣刺激饮食。

◇咳嗽喘急方

[组成]干萝卜30克。[功效与用途]补脾益气。主治肺气虚弱咳嗽。[用法与疗程]

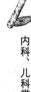

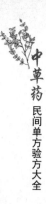

煎汤饮。每日分次饮服。［宜忌］服药期间，宜温性食物。忌咸、寒、海鲜。

◇冬瓜皮汤

［组成］霜冬瓜皮15克。［功效与用途］清热止咳。适用于长期咳嗽。［用法与疗程］加适量的蜂蜜，水煎服。［宜忌］服药期间，宜清淡饮食。忌辛辣饮食。

◇核桃食疗方

［组成］核桃（去硬壳，不去衣）6个。［功效与用途］补肾温肺。适用慢性支气管炎、在劳累或秋冬季节经常反复发作者。阴虚火旺、痰热咳嗽及便溏者不宜用。［用法与疗程］以上为每日量，分2次服，连吃15天。［宜忌］服药期间，宜温补。忌寒凉饮食。

◇鱼腥草汤

［组成］鱼腥草30克。［功效与用途］清热解毒，化痰止咳。适用于急性支气管炎咳嗽、吐痰黄稠。［用法与疗程］水煎5分钟，每日1剂。［宜忌］服药期间，宜清补。忌辛辣饮食。

◇白及验方

［组成］白及90克。［功效与用途］补肺止咳，止血生肌。适用多年咳嗽、肺虚引起的咳嗽。［用法与疗程］研粉，糯米汤送下。每次6克，每日2次。［宜忌］服药期间，宜清补。忌辛辣饮食。

◇鲜鸭跖草汁

［组成］鲜鸭跖草适量。［功效与用途］清热，解毒，利尿。主治上呼吸道感染、扁桃体炎。［用法与疗程］全草洗净捣烂绞汁。每次1酒杯（约150毫升）以温水冲服，每日2～3次；或用全草60～90克，水煎服，连服3～5天。［宜忌］服药期间，宜清淡饮食。忌辛辣油炸饮食。

◇金钱草汤

［组成］金钱草30克。［功效与用途］清热，解毒，利水。适用于急性支气管炎咳嗽、吐痰黄稠。［用法与疗程］水煎服。亦可用鲜金钱草60克，洗净捣汁，开水冲服，每日1剂，分2次服。［宜忌］服药期间，宜清补。忌辛辣饮食。

◇金钱吊葫芦汤

［组成］金钱吊葫芦（三叶青）块根3～6克。［功效与用途］清热解毒。主治小儿咳嗽发热、口腔炎。［用法与疗程］水煎服。［宜忌］服药期间，宜清淡饮食。忌辛辣饮食。

◇咳嗽声哑方

［组成］青蒿6克。［功效与用途］清虚热，润肺燥。主治阴虚肺燥咳嗽。［用法与疗程］童尿煮服。［宜忌］服药期间，宜清淡饮食。忌辛辣、油炸、炒物。

◇咳嗽简便方

［组成］北沙参。［功效与用途］养阴清肺，益胃生津。主治秋天肺燥，咳嗽无痰。［用法与疗程］每服15克，净水浓煎分次热服。［宜忌］服药期间，宜清补。忌辛辣。感冒风寒而致咳嗽忌服。

## ❀ （二）验方 ❀

◇寒嗽方

［组成］核桃仁（连薄皮）9克，冰糖3克。［功效与用途］补肾温肺，主治寒饮伏肺证咳嗽。［用法与疗程］核桃仁捣烂，入冰糖，开水冲蒸服。连服数次。［宜忌］服药期间，宜温性食物。忌咸、寒。阴虚火旺、痰热咳嗽及便溏者不宜用。

◇款冬茶

［组成］款冬花9克，冰糖15克。［功效与用途］润肺下气，化痰止嗽，消痰下气。适用于外感内伤、寒热虚实的咳嗽。［用法与疗程］放入茶壶内，冲开水500～700毫升，泡汤当茶饮。每日1剂。［宜忌］宜清淡饮食，忌辛辣。

◇鱼腥草叶猪肚汤

［组成］鱼腥草叶60克，猪肚子1个。［功效与用途］清热解毒、利尿。主治肺病、咳嗽、盗汗。［用法与疗程］鱼腥草叶置猪肚子内炖汤服。每日1剂。连用3剂。［宜忌］服药期间，宜清淡饮食。忌温补。

◇三七白及粉

［组成］三七粉6克，白及粉9克。［功效与用途］补肺止咳，止血生肌。适用于咳嗽、痰中带血。［用法与疗程］温开水冲服。分早、中、晚3次。［宜忌］服药期间，宜清补。忌辛辣刺激饮食。

◇生地黄白及粉

［组成］大生地黄、白及粉各等份。［功效与用途］清热凉血，养阴生津。适用于阴虚咳嗽、痰中带血。［用法与疗程］大生地黄捣烂拌白及粉。每日12克，分2次服。［宜忌］服药期间，宜清补。忌辛辣刺激饮食。

◇车前甘草汤

［组成］车前草15～21克，甘草9克。［功效与用途］清热祛痰利湿。主治慢性支气管炎。［用法与疗程］水煎服。每日1煎，分2次饮服。7天为1个疗程。［宜忌］服药期间，宜清补。忌辛辣饮食。

◇川贝梨食疗方

［组成］川贝母3克，梨1个。［功效与用途］补肾温肺。适用于慢性支气管炎、在劳累或秋冬季经常反复发作者。［用法与疗程］将川贝母研末，切开梨去核，把川贝末填入其中，把梨紧合起来，蒸食或煮水吃。每日1剂，分2次服，连吃15天。［宜忌］服药期间，宜温补。忌寒凉饮食。阴虚火旺、痰热咳嗽及便溏者不宜用。

◇石吊兰方

［组成］石吊兰（石杨梅）250克，冰糖适量。［功效与用途］化痰止咳。主治咳嗽。

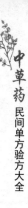

［用法与疗程］水煎服。每日1剂，早、晚各1次。连服3日。［宜忌］服药期间，宜清补。忌辛辣饮食。

◇酸枣仁鲜根汤

［组成］酸枣仁、鲜根（地榆）各500克，猪肺1具。［功效与用途］养心补肺。主治肺虚咳嗽。［用法与疗程］煎汁加猪肺，喉管朝外，炖熟。药汤、猪肺同食，日服2次，夜间入睡后喊醒再服1次。［宜忌］服药期间，宜清补。忌辛辣饮食。

◇小儿干咳方

［组成］小葱白3～5条，橘皮1个，红糖1匙。［功效与用途］发表通阳。主治小儿干咳无痰。［用法与疗程］水煎服。［宜忌］服药期间，宜清淡饮食。忌辛辣饮食。

◇枇杷叶鱼腥草汤

［组成］枇杷叶（去细毛）10克，鱼腥草15克。［功效与用途］清肺化痰止咳。主治咳嗽、痰黏稠。［用法与疗程］水煎服。每日1剂。连用5～10天。［宜忌］服药期间，宜清淡饮食。忌辛辣饮食。

◇海蜇马蹄汤

［组成］海蜇、马蹄各适量，盐等调料适量。［功效与用途］清热平肝，化痰消积，润肠。主治肺热咳嗽。［用法与疗程］一起煮汤。经常服。［宜忌］服药期间，宜清补。忌辛辣饮食。

◇苏叶桔梗汤

［组成］苏叶1.5克，桔梗3克，甘草3克。［功效与用途］发表宣肺化痰。主治小儿风寒咳嗽。［用法与疗程］加水100毫升，煎至50毫升，热服2剂。［宜忌］服药期间，宜清淡饮食。服药期间忌辛辣热饮。

◇杏仁桑皮汤

［组成］杏仁5个，桑白皮3克，生姜1片。［功效与用途］疏风散寒润燥止咳。主治小儿凉燥咳嗽。［用法与疗程］水煎，食后温服。［宜忌］服药期间，宜清淡饮食。忌辛辣。

◇加减白及汤

［组成］白及、川贝母、阿胶、白糖各9克。［功效与用途］补肺化痰，止血生肌。适用于肺虚咳嗽、痰中带血。［用法与疗程］水煎，饭后分服。每日1剂，每日2次。7天为1个疗程。［宜忌］服药期间，宜清补。忌辛辣饮食。

◇麻黄杏仁汤

［组成］麻黄4.5克，苦杏仁9克，甘草3克。［功效与用途］疏风散寒，宣肺止咳。适用于风寒袭肺证、急性支气管炎喉痒、咳嗽、咯黏液或稀痰、轻度发热。［用法与疗程］水煎服。每日1剂。连服3日。［宜忌］服药期间，宜温性食物。忌咸、寒饮食。

◇桑白枇杷汤

［组成］桑白皮、枇杷叶（去毛）各12克。［功效与用途］清热泻肺。适用于急性支气管炎、咳嗽痰稠、喉痒咽干。［用法与疗程］水煎服。每日1剂。连服3～5天。［宜忌］

服药期间，宜清补。忌辛辣刺激饮食。

◇桔梗百部根汤

［组成］桔梗、甘草、百部各6克。［功效与用途］宣肺祛痰，利咽止咳。适用于急性支气管炎、咳嗽痰稠、喉痒咽干。［用法与疗程］水煎服。每日1剂。病愈即止。［宜忌］服药期间，宜清补。忌辛辣刺激饮食。

◇萝卜杏仁汤

［组成］白萝卜60克，杏仁10克，生姜3片。［功效与用途］清热生津，凉血止血，消食化痰。主治伤风咳嗽。［用法与疗程］水煎服。每日1剂，分2次服。［宜忌］服药期间，宜清补。忌辛辣饮食。

◇佛手生姜汤

［组成］佛手10克，生姜6克，白糖适量。［功效与用途］疏肝理气，燥湿化痰。宜用于湿痰咳嗽。［用法与疗程］加水煎汤，去渣加白糖适量。每日1剂，分2次服。［宜忌］服药期间，宜清补。忌辛辣饮食。

◇枇杷叶橘皮饮

［组成］枇杷叶片2张（背面在火上烤一下，去毛），橘皮2片。［功效与用途］润肺化痰。主治小儿干咳无痰。［用法与疗程］将枇杷叶剪成碎片，加橘皮2片，水煎服。［宜忌］服药期间，宜清淡饮食。忌辛辣饮食。

◇加味川贝饮

［组成］川贝母5克，萝卜若干片，枇杷叶（去毛）10～15克。［功效与用途］清肺化痰。主治咳嗽。［用法与疗程］先将枇杷叶煎水，取水与川贝、白萝卜数片同炖服。［宜忌］服药期间，宜清淡饮食。忌辛辣饮食。

◇桔梗贝母汤

［组成］桔梗1.8克，川贝母3克，白菊花7朵，雪梨（连皮）15克。［功效与用途］宣肺，化痰，止咳。主治风热咳嗽。［用法与疗程］将上述药用开水泡。每日1剂，随意饮用。［宜忌］服药期间，宜清淡饮食。忌寒凉、肥甘厚味食物。脾胃虚寒及寒痰、湿痰者慎服川贝母。

◇复方麦冬草汤

［组成］麦冬草12克，冬桑叶15克，鲜生地黄12克，桔梗9克。［功效与用途］甘寒养阴，清泄肺热。适用于咳嗽痰少、口干、咽燥疼痛、发痒、有感冒症状。［用法与疗程］水煎服。每日1剂，分2次服药。［宜忌］服药期间，宜清淡饮食。忌辛辣饮食。连用3剂。

◇加减麻黄汤

［组成］炙麻黄6克，炒杏仁9克，胖大海4枚，冰糖12克。［功效与用途］疏风散寒，宣肺止咳。适用于风寒袭肺证、急性支气管炎喉痒、咳嗽、咯黏液或稀痰、轻度发热。［用法与疗程］水煎服。每日1剂。连服3日。［宜忌］服药期间，宜温性食物。忌咸、寒饮食。

内科、儿科常见病单方验方

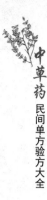

◇加味硬毛松树针方

［组成］硬毛松树针（黄山松）15 克，枇杷叶 20 克，满山红 10 克。［功效与用途］祛风止咳。主治咳嗽。［用法与疗程］水煎服。每日 1 剂，早、晚各 1 次。［宜忌］服药期间，宜清补。忌辛辣饮食。

◇暑热上感方

［组成］野苦麻（苦荬菜）、臭宅茸、鱼腥草、蛙烧衣、车前草各 50 ～ 150 克。［功效与用途］清热解毒，清肺化痰，清利湿热，利尿。主治因炎夏所致的上呼吸道感染和小便不利等。［用法与疗程］煎汤代茶饮服。疗程为 2 ～ 5 天。［宜忌］服药期间，宜清淡饮食。忌辛辣饮食。

◇温肺饮

［组成］麻黄、杏仁、半夏、陈皮、茯苓、甘草各 3 克，干姜、五味子各 2 克。［功效与用途］宣肺温肺敛肺，燥湿化痰止咳。主治外感风寒，肺失宣降，喘咳痰鸣，昼轻夜重，舌苔白滑。［用法与疗程］布包水煎。每服 3 匙，日服 3 次。［宜忌］服药期间，宜清淡饮食。忌寒凉饮食。

◇加味络石藤方

［组成］络石藤、百合花的果实各 15 克，黄堇 10 克，紫苏梗 15 克，伏地堇 10 克。［功效与用途］祛风，通络，理脾。主治虚劳咳嗽。［用法与疗程］水煎服。每日 1 剂。连服 9 日。［宜忌］服药期间，宜清补。忌辛辣饮食。

◇加味枇杷叶汤

［组成］枇杷叶（刷去毛，晒干备用）5 ～ 9 张，冬桑叶（晒干备用）5 ～ 6 张，雪梨（去皮挖核）1 个，川贝粉 3 ～ 5 克，芝麻粉 1 小勺，冰糖适量。［功效与用途］清肺，止咳，化痰。主治感冒、咳嗽咳痰、支气管炎。［用法与疗程］川贝粉、芝麻粉放入梨心中，可适量加冰糖，与其他药、水一起煮。吃梨喝汤，每日 1 ～ 2 次。一般疗程 3 ～ 5 天。［宜忌］服药期间，宜清补。忌辛辣饮食。

◇消咳方

［组成］防风、荆芥、僵蚕、桔梗各 10 克，苦杏仁、白前、紫菀、百部、款冬花各 12 克，茯苓 15 克，橘红、甘草各 6 克，并随证加减。［功效与用途］疏风，利肺，化痰。主治顽固性咳嗽。［用法与疗程］水煎服。每天 1 剂。7 天为 1 个疗程。［宜忌］服药期间，宜清淡饮食。忌寒凉饮食。

◇加味南北沙参汤

［组成］南北沙参各 12 克，天冬、麦冬各 10 克，浙贝母、知母各 10 克，石膏（先煎）20 克，百合 12 克，淡竹叶、枇杷叶、冬桑叶、甘草、杏仁、桔梗各 10 克，薄荷 6 克。［功效与用途］清热润肺，养阴止咳。用于肺阴虚兼风热者、干咳、无痰或少痰而黏、咽痒声哑等。［用法与疗程］水煎服。每天 1 剂。3 ～ 5 天为 1 个疗程。［宜忌］服药期间，宜清淡饮食。

忌辛辣饮食。

◇**大青石膏汤**

［组成］大青叶 15 克，黄芩、连翘各 12 克，石膏（先煎）25 克，牛蒡子 12 克，鱼腥草 20 克，麻黄 9 克，杏仁 12 克，甘草 5 克。［功效与用途］清热宣肺，止咳平喘。适宜有发热、咳嗽哮喘的支气管炎或哮喘性气管炎患者。［用法与疗程］水煎服。每日 1 剂。连用 2～3 天。［加减运用］小儿或体弱者，麻黄蜜炙；发热痰盛者，加桔梗 12 克；咯血痰者，加生地黄 20 克，白茅根 15 克。［宜忌］服药期间，宜清淡饮食。忌辛辣饮食。

# 三、肺炎

## ❀（一）单方 ❀

◇**蒲公英汤**

［组成］蒲公英 30～90 克。［功效与用途］清热解毒。主治大叶性肺炎。［用法与疗程］水煎服。每日 1 剂，分 2 次服。连服 3 天。［宜忌］服药期间，宜清淡饮食。忌辛辣饮食。

◇**景天叶饮**

［组成］鲜景天叶 250 克。［功效与用途］清热解毒。主治肺炎。［用法与疗程］捣烂绞汁服。每日 1 剂，早、晚各 1 次。3 天为 1 个疗程。［宜忌］服药期间，宜清淡饮食。忌辛辣饮食。脾胃虚寒者忌服。

◇**鱼腥草饮**

［组成］鱼腥草 50 克。［功效与用途］清热解毒，化痰。主治肺炎，咳嗽。［用法与疗程］榨汁喝。7 天为 1 个疗程，须 1～2 疗程。［宜忌］服药期间，宜清淡饮食。忌辛辣饮食。脾胃虚寒者忌服。

◇**杏香兔耳风汤**

［组成］一枝香（杏香兔耳风）全草 20 克。［功效与用途］清热解毒、化痰止咳、散结消肿。用于肺热痰阻、疮疡肿毒、支气管炎、肺炎、乳腺炎、皮肤疔痈、无名肿痛等。［用法与疗程］水煎服。每日 1 剂，分 2 次服。3 天为 1 个疗程。［宜忌］服药期间，宜清淡饮食。忌辛辣饮食。脾胃虚寒者忌服。

## ❀（二）验方 ❀

◇**土牛膝方**

［组成］土牛膝 60 克，加红糖适量。［功效与用途］活血祛瘀，泻火解毒，利尿。主治肺炎。［用法与疗程］水煎服。每天 1 剂。3～5 天为 1 个疗程。［宜忌］服药期间，

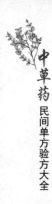

宜清淡饮食。忌辛辣饮食。

◇加味鱼腥草汤

[组成]鱼腥草、厚朴、连翘各9克。[功效与用途]清热解毒。主治病毒性肺炎、支气管炎、感冒。[用法与疗程]加桑枝30克加水煎；上药研末，冲桑枝汤服。分2次服药，3～5天为1个疗程。[宜忌]服药期间，宜清淡饮食。忌辛辣饮食。

◇威灵鱼腥汤

[组成]威灵仙、鱼腥草各6克。[功效与用途]祛风化痰，清热解毒。主治小儿肺炎。[用法与疗程]水煎服。每日2次。2～3天为1个疗程。[宜忌]服药期间，宜清淡饮食。忌辛辣饮食。

◇葶苈黑枣汤

[组成]甜葶苈6克，大黑枣4枚。[功效与用途]泻肺平喘，利水消肿。主治肺炎发热3～4天、咳嗽、咯血痰或铁锈色痰。[用法与疗程]水煎浓汁。每日1剂，煎2次服。连服3天。[宜忌]服药期间，宜清淡饮食。忌辛辣饮食。

◇蒲公英青叶汤

[组成]蒲公英、大青叶各15克。[功效与用途]清热解毒。主治肺炎发热3～4天、咳嗽、咯血痰或铁锈色痰。[用法与疗程]水煎服。每日1剂。分4～6次服。[宜忌]服药期间，宜清淡饮食。忌辛辣饮食。

◇鱼腥草石膏汤

[组成]鱼腥草（后下）、石膏（先煎）各60克。[功效与用途]肺炎后期，发热口渴，咯痰浓浊。[用法与疗程]水煎服。每日1剂，煎2次服。连服3天。[宜忌]服药期间，宜清淡饮食。忌辛辣饮食。

◇加味雪里开汤

[组成]雪里开120克，冬桑叶、白前各30克。[功效与用途]清热解毒，祛痰镇咳。主治肺炎。[用法与疗程]水煎服。每天1剂，分2次服药。5天为1个疗程。[宜忌]服药期间，宜清淡饮食。忌辛辣饮食。

◇加味毛大丁草汤

[组成]毛大丁草20克，金锦香15克，鱼腥草20克。[功效与用途]宣肺发汗，清热利湿，消肿解毒，止咳化痰。主治肺炎。[用法与疗程]水煎服。每日1剂，早、晚各1次。3天为1个疗程。[宜忌]服药期间，宜清淡饮食。忌辛辣饮食。

◇加味白茅根汤

[组成]白茅根、鱼腥草（后下）各30克，金银花15克，连翘9克。[功效与用途]凉血止血，清热解毒。主治肺炎发热3～4天、咳嗽、咯血痰或铁锈色痰。[用法与疗程]水煎服。每日1剂。连服3天。[宜忌]服药期间，宜清淡饮食。忌辛辣饮食。

◇**加味金线吊葫芦方**

［组成］金线吊葫芦（三叶青）9克，双钩藤6克，瓜子金5克，鱼腥草6克。［功效与用途］清热解毒，祛风化痰。主治小儿高热肺炎。［用法与疗程］水煎服。每日2次。连用3天。［宜忌］服药期间，宜清淡饮食。忌辛辣饮食。

◇**大叶性肺炎验方**

［组成］鱼腥草（后下）、白茅根各30克，金银花15克，连翘9克。［功效与用途］主治大叶性肺炎。［用法与疗程］水煎服。每日1剂，分2次服。连服3天。［宜忌］服药期间，宜清淡饮食。忌辛辣饮食。

◇**加味阴地蕨汤**

［组成］阴地蕨、白英、沙氏鹿茸草各15克，筋骨草、钩藤根各30克。［功效与用途］清热解毒，利湿止咳。主治肺炎。［用法与疗程］水煎服。每日1剂，分2次服。3天为1个疗程。［宜忌］服药期间，宜清淡饮食。忌辛辣饮食。

◇**加味三叶青汤**

［组成］三叶青、茜草各2.4克，杏香兔耳风3克，马蹄金（荷包草）、白英（白毛藤）各2.4克。［功效与用途］清热解毒。主治肺炎。［用法与疗程］水煎服。每日1剂，分2次服。连服3天。［宜忌］服药期间，宜清淡饮食。忌辛辣饮食。

◇**苦降辛开汤**

［组成］黄连1克（或马尾连3克），黄芩10克，干姜1克，半夏3克，枳壳5克，川郁金5克，莱菔子3克。［功效与用途］苦辛开降，豁痰宣闭。主治小儿肺炎，症见高热、喉中痰鸣、咳逆喘急、胸满腹胀、痰壅泛吐、舌苔白腻、脉象弦滑等。［用法与疗程］水煎服。每日1剂，分2次服药。病愈即止。［宜忌］服药期间，宜清淡饮食。忌辛辣饮食。

# 四、肺痈（肺脓肿）

## ❋ （一）单方 ❋

◇**橘叶饮**

［组成］橘叶500克。［功效与用途］理气化痰。主治肺痈。［用法与疗程］捣汁服下。每日2次。连用5～7天。［宜忌］服药期间，宜清淡饮食。忌辛辣饮食。

◇**鲜鱼腥草汁**

［组成］蕺菜（鲜鱼腥草）适量。［功效与用途］清热解毒、消肿排脓。主治肺痈。［用法与疗程］捣汁，加入年久芥菜卤饮之。［宜忌］服药期间，宜清淡饮食。忌辛辣饮食。

内科、儿科常见病单方验方

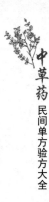

### ◇鱼腥草方

［组成］鱼腥草9克。［功效与用途］清肺排脓。主治肺痈。［用法与疗程］水煎服。每日1剂，分2次服药。病愈即止。［宜忌］服药期间，宜清淡饮食。忌辛辣饮食。

### ◇鲜鱼腥草方1

［组成］鲜鱼腥草30克。［功效与用途］清热解毒。主治肺痈。［用法与疗程］每日1剂，煎汤频饮。［宜忌］服药期间，宜清淡饮食。忌辛辣饮食。

### ◇鲜鱼腥草方2

［组成］鲜鱼腥草60克。［功效与用途］清热解毒。主治肺痈。［用法与疗程］水煎（不宜大沸）去渣，用鸡蛋1个，搅拌生服。每日1剂。连服15～20天。［宜忌］服药期间，宜清淡饮食。忌辛辣饮食。

### ◇鱼腥草饮

［组成］鱼腥草60克。［功效与用途］清热解毒。主治肺痈。［用法与疗程］水煎服或鲜草捣烂取汁内服。每日1剂，分2次饮服。病愈即止。［宜忌］服药期间，宜清淡饮食。忌辛辣饮食。［警示］鱼腥草不宜久煎。

### ◇雪里青方

［组成］雪里青（全草）120克。［功效与用途］清热解毒。主治肺痈。［用法与疗程］水煎服。每日2次。连用5～7天。［宜忌］服药期间，宜清淡饮食。忌辛辣饮食。

### ◇蛇葡萄根饮

［组成］蛇葡萄根适量。［功效与用途］清热解毒，消肿化瘀。主治肺痈。［用法与疗程］水煎服。每日1剂，早、晚各1次。病愈即止。［宜忌］服药期间，宜清淡饮食。忌辛辣饮食。

### ◇山红花汤

［组成］山红花（风毛菊）根30～60克。［功效与用途］活血散瘀，消肿解毒。主治肺痈。［用法与疗程］晒干切片，将药置碗内加黄酒120毫升左右，加盖后，放锅中隔水蒸药30分钟，倒出头汁，再加黄酒蒸取二汁。每日1剂，宜晚上临睡时服头汁，次晨服二汁。［宜忌］服药期间，宜清淡饮食。忌辛辣饮食。

## ❀（二）验方 ❀

### ◇白及柿霜颗粒

［组成］白及、柿霜各30克。［功效与用途］清热化痰，消肿生肌。主治肺痈。［用法与疗程］将上述药共研细末，用仙鹤草15克煎汤送服。每次服1.5克，每日2～3次。［宜忌］服药期间，宜清淡饮食。忌辛辣饮食。

### ◇鱼腥桔梗甘草汤

［组成］鱼腥草30克，桔梗9克，甘草4.5克。［功效与用途］清肺排脓。主治肺痈。［用法与疗程］水煎服。每日1剂，分2次饮服。病愈即止。［宜忌］服药期间，宜清淡饮食。

忌辛辣饮食。

◇加味大蓟根汤

［组成］大蓟根、鱼腥草、甘草各30克。［功效与用途］清热解毒，凉血止血，祛瘀消痈。主治肺脓肿。［用法与疗程］水煎服。每日1剂，早、晚各1次。病愈即止。［宜忌］服药期间，宜清淡饮食。忌辛辣饮食。

◇木芙蓉花饮

［组成］木芙蓉鲜花30～60克，或干花24～30克，冰糖15克。［功效与用途］清热解毒消肿。主治肺痈。［用法与疗程］水煎，加冰糖冲服，连服数天。［宜忌］服药期间，宜清淡饮食。忌辛辣饮食。

◇二仁肺痈汤

［组成］生米仁、冬瓜仁各15克，鱼腥草（后下）30克。［功效与用途］清热解毒消痈。主治肺痈。［用法与疗程］水煎服。每日1剂，早、晚各1次。病愈即止。［宜忌］服药期间，宜清淡饮食。忌辛辣饮食。

◇加味芦根汤

［组成］芦根、冬瓜仁、川贝母各15克，瓜蒌仁10克。［功效与用途］清热生津，化痰消痈。主治肺痈。［用法与疗程］水煎服。每日1剂，早、晚各1次。病愈即止。［宜忌］服药期间，宜清淡饮食。忌辛辣饮食。

◇加味鱼腥牛膝汤

［组成］鱼腥草30克，牛膝9克，木芙蓉叶6克，石豆兰15克。［功效与用途］清热解毒，活血排脓。主治肺痈。［用法与疗程］水煎服。每日1剂，分2次饮服。病愈即止。［宜忌］服药期间，宜清淡饮食。忌辛辣饮食。

◇加味金刚刺汤

［组成］小叶金刚刺根（切片）60克，鱼腥草、羊乳根各30克。［功效与用途］养阴润肺、祛痰排脓、清热解毒。主治肺脓肿。［用法与疗程］水煎服。每日1剂，早、晚各1次。病愈即止。［加减运用］镜检有肺穿孔加白及粉吞服。［宜忌］服药期间，宜清淡饮食。忌辛辣饮食。

◇加味鱼腥草汤

［组成］鱼腥草（后下）30克，粉葛根粉、苎麻各15克。［功效与用途］清热解毒，消痈排脓，利尿，通淋，润肺，抗炎，镇痛，主治肺脓肿。［用法与疗程］水煎服，每日3次，连服数天。［宜忌］服药期间，宜清淡饮食。忌辛辣饮食。肾功能不全或肾虚者忌服。

◇加味金锦香汤

［组成］金锦香、狗舌草各15克，烧酒250毫升。［功效与用途］清热解毒。主治肺痈。［用法与疗程］干药置碗中，加入烧酒，放锅内隔水炖。服酒，药渣于下午加水炖服。连服10～15天。［宜忌］服药期间，宜清淡饮食。忌辛辣饮食。

内科、儿科常见病单方验方

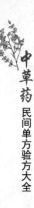

# 五、哮喘（包括肺气肿）

## (一) 单方

### ◇梨皮饮

［组成］梨皮30克。［功效与用途］清心润肺，降火生津。主治肺哮喘。适用于咳嗽多痰者。［用法与疗程］洗净煎汤。每日服3次。［宜忌］服药期间，宜清淡饮食。忌辛辣饮食。

### ◇刀豆子粉

［组成］刀豆子500克。［功效与用途］散寒、定喘。主治肺哮喘。［用法与疗程］刀豆子炒干研粉末。每次取6克，开水冲服。［宜忌］服药期间，宜清淡饮食。忌辛辣饮食。

### ◇伤寒气喘方

［组成］紫苏1把。［功效与用途］散寒解表，理气宽中。主治伤寒气喘。［用法与疗程］水煮，饮服。［宜忌］服药期间，宜清淡饮食。忌辛辣饮食。

### ◇哮喘痰厥方

［组成］薏苡仁适量。［功效与用途］健脾利湿，清热排脓。主治哮喘痰厥。［用法与疗程］薏苡仁制成粥。每日早晨空腹吃1碗。［宜忌］服药期间，宜清淡饮食。忌辛辣饮食。

### ◇霜后丝瓜藤汤

［组成］霜后丝瓜藤120克。［功效与用途］健脾祛痰。主治肺哮喘。［用法与疗程］加水600毫升，煎成200毫升，早晚2次服完。［宜忌］服药期间，宜清淡饮食。忌辛辣饮食。

### ◇杏仁汤

［组成］杏仁10克。［功效与用途］止咳平喘。主治肺哮喘。［用法与疗程］加水煎汤。每日1次。连服5～7日。［宜忌］服药期间，宜清淡饮食。忌辛辣饮食。

### ◇如神汤

［组成］生茅草根（白茅根，打碎）1握。［功效与用途］清热凉血。主治肺热气喘。［用法与疗程］加水140毫升，煎至60毫升，饭后温服。严重者3服止。［宜忌］服药期间，宜清淡饮食。忌辛辣饮食。

### ◇石韦饮

［组成］石韦30克。［功效与用途］清肺泄热。主治肺哮喘。［用法与疗程］水煎服，每日1剂。早、晚各1次。病愈即止。［宜忌］服药期间，宜清淡饮食。忌辛辣饮食。

### ◇海螵蛸方

［组成］海螵蛸。［功效与用途］收敛平喘。主治肺哮喘。［用法与疗程］焙干，研末，每日服24克，分2次服，用温开水送下。［宜忌］服药期间，宜清淡饮食。忌辛辣饮食。

◇**外用毛茛方**

［组成］毛茛适量。［功效与用途］退黄，定喘，截疟，镇痛，消翳。主治肺哮喘。［用法与疗程］鲜叶捣烂敷大椎穴，胶布固定，6～8小时去药，皮肤起疱后用消毒针头刺破，挤出黄色液体，外用消毒纱布包扎。［宜忌］服药期间，宜清淡饮食。忌辛辣饮食。

◇**酢浆草汤**

［组成］酢浆草（鲜30～90克，干3～9克）。［功效与用途］清热，解毒，化痰。主治肺哮喘。［用法与疗程］水煎服。每日1剂，早、晚各1次。病愈即止。或早晨清水浸泡，再放火上炖滚后空腹服。连服7天。［宜忌］服药期间，宜清淡饮食。忌辛辣饮食。

# ❊ （二）验方 ❊

◇**茶叶子百合汤**

［组成］茶叶子（茶的种子）、百合各等量。［功效与用途］清热，祛痰，补肺。主治肺哮喘。［用法与疗程］烘干研末，每次服1茶匙，每日2～3次。［宜忌］服药期间，宜清淡饮食。忌辛辣饮食。

◇**柚皮饮**

［组成］柚皮1个，蜂蜜、黄酒各适量。［功效与用途］理气、止咳、化痰、消食、下气。主治肺哮喘。［用法与疗程］柚皮剥去内层的瓤，打碎，加适量的蜂蜜，用慢火炖烂，再加适量的黄酒。每日早、饭后各服1次，每次1匙。［宜忌］服药期间，宜清淡饮食。忌辛辣饮食。

◇**豆腐红糖饮**

［组成］新鲜豆腐500克，红糖100克。［功效与用途］补脾益胃，清热解毒。主治肺哮喘。［用法与疗程］豆腐加红糖放入碗内，隔水蒸30分钟。一次吃完，每日1次，连服4～5日。［宜忌］服药期间，宜清淡饮食。忌辛辣饮食。

◇**陈醋饮**

［组成］陈醋500毫升，冰糖400克。［功效与用途］增进食欲，促进消化，杀菌。主治肺哮喘。［用法与疗程］把冰糖和陈醋放锅内，用猛火加热煮沸即可。每日2次，每次10毫升。连服3～5日。［宜忌］服药期间，宜清淡饮食。忌辛辣饮食。脾胃湿盛、外感初起者忌服；胃溃疡和胃酸过多者不宜食醋。

◇**麻黄甘草汤。**

［组成］麻黄6克，甘草3克。［功效与用途］散寒，宣肺，平喘。主治肺哮喘。［用法与疗程］加水半碗，急火煎浓，1次服下。［宜忌］服药期间，宜清淡饮食。忌辛辣饮食。

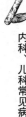

内科、儿科常见病单方验方

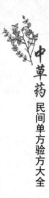

◇麻黄豆腐汤

[组成]麻黄9克,豆腐120克。[功效与用途]散寒,宣肺,平喘。主治肺哮喘。[用法与疗程]加水1碗,煎煮约1小时,去麻黄,喝汤吃豆腐。或用麻黄(炙)1.5克研细末,冲入刚煮开的豆浆1碗,趁热徐徐饮之。[宜忌]服药期间,宜清淡饮食。忌辛辣饮食。

◇胡颓子叶枇杷叶粉

[组成]胡颓子叶、枇杷叶(刷去毛)等量。[功效与用途]止咳平喘。主治支气管哮喘。[用法与疗程]晒干碾粉,加蜂蜜,开水冲服。每日1剂,早、晚各1次。病愈即止。[宜忌]服药期间,宜清淡饮食。忌辛辣饮食。

◇虚哮方

[组成]麦冬9克,梗草6克,甘草6克。[功效与用途]养阴润肺。主治肺哮喘。[用法与疗程]水煎服。每日1剂,早、晚各1次。病愈即止。[宜忌]服药期间,宜清淡饮食。忌辛辣饮食。加入祛痰药无效。

◇痰实气喘方

[组成]苏子、白芥、莱菔子各3克。[功效与用途]温肺化痰,降气消食。主治痰壅气逆食滞证、咳嗽喘逆、痰多胸痞、食少难消、舌苔白腻、脉滑。临床常用于治疗顽固性咳嗽、慢性支气管炎、支气管哮喘、肺心病等痰壅气逆食滞者痰多气喘。[用法与疗程]水煎服。每日1剂,早、晚各1次。病愈即止。[宜忌]服药期间,宜清淡饮食。忌辛辣饮食。

◇小儿咳嗽方

[组成]杏仁5个,桑白皮3克,生姜1片。[功效与用途]宣肺,止咳,平喘。主治肺哮喘。[用法与疗程]水煎,食后温服。每日1剂,早、晚各1次。病愈即止。[宜忌]宜清淡饮食。忌辛辣饮食。

◇天胡荽

[组成]天胡荽、酢浆草各15～30克,节节草6克。[功效与用途]清热利尿,解毒化痰。主治肺哮喘。[用法与疗程]水煎服。每日1剂,早、晚各1次。病愈即止。[宜忌]服药期间,宜清淡饮食。忌辛辣饮食。

◇金樱子果方

[组成]金樱子果60克,捣碎去种子,加冰糖30克。[功效与用途]补肾利尿。主治肺哮喘。[用法与疗程]水煎服,每天服2～3次。[宜忌]服药期间,宜清淡饮食。忌辛辣饮食。

◇鲜白萝卜汤

[组成]鲜白萝卜3片,绿豆5克,红皮鸡蛋1只。[功效与用途]下气消食、除疾润肺、解毒生津,利尿通便。主治肺哮喘。[用法与疗程]放砂锅内,加水适量,煮至绿豆熟烂为止。将鸡蛋去壳,连白萝卜、绿豆及汤一起吃下,连服月余。[宜忌]服药期间,宜清淡饮食。

忌辛辣饮食。

◇顺气汤

[组成]三叶青3克，鱼腥草15克，乌药儿3克。[功效与用途]活血散结，清热解毒，祛风化痰，抗病毒，抗肿瘤等功效。主治肺气肿。[用法与疗程]水煎服，每日2次。[宜忌]服药期间，宜清淡饮食。忌辛辣饮食。气虚，阳虚内热者忌服。

◇加味一枝黄花汤

[组成]一枝黄花、酢浆草各15～30克，干地龙、枇杷叶（去毛）各6克。[功效与用途]清热解毒，化痰平喘。主治肺哮喘性支气管炎。[用法与疗程]水煎服。日服1剂。一般服3～5剂。[加减运用]如气急严重者，加麻黄3～6克，杏仁6克；咳嗽痰多者，加姜半夏、葶苈子（或苏子）各6克；体虚者，加党参、白芍各9克等。[宜忌]服药期间，宜清淡饮食。忌辛辣饮食。肝功能不全者禁服。

◇参麦定喘汤

[组成]北沙参12克，玉竹15克，麦冬、桑白皮各12克，麻黄3克，紫菀10克，冬瓜仁12克，茯苓10克，甘草5克。[功效与用途]养阴润肺，豁痰平喘。主治虚性咳喘。[用法与疗程]水煎服。每日1剂，早、晚各1次。病愈即止。[宜忌]服药期间，宜清淡饮食。忌辛辣饮食。

◇麻杏射胆汤

[组成]净麻黄5克，大杏仁10克，嫩射干、杜苏子各9克，净蝉蜕4.5克，炒僵蚕、半夏各9克，陈皮4.5克，枳实5克，制胆星9克，桔梗、甘草各4.5克，鹅管石（煅、杵）10克。[功效与用途]宣肺化痰，降气定喘。主治支气管哮喘、慢性气管炎急性发作期。[用法与疗程]先用冷水浸过药面，约30分钟后再加水少许，煎沸后再煎10分钟左右，头煎取汁1碗，接着加水煎熬二煎，取汁大半碗，把头煎、二煎药汁一同灌入热水瓶内，分2次服。小儿可分3～4次服，当天服完。[宜忌]服药期间，宜清淡饮食。忌辛辣饮食。

◇益肺宣痹汤

[组成]南沙参30克，五味子6克，麦冬15克，丹参30克，砂仁10克，苏子15克，苏梗、法半夏、陈皮各10克，茯苓15克，甘草6克。[功效与用途]益肺宣痹平喘。主治久咳、久嗽、久喘等肺慢性疾病迁延日久，导致肺虚累及于心，痰瘀交阻为患之肺胀病。[用法与疗程]水煎服。每日1剂，早、晚各1次。病愈即止。[加减运用]肺虚及肾，久喘不已者，加生牡蛎（先煎）15克，山茱萸6克；咳嗽、痰稠色黄者，去半夏6克，加川贝母3克，黄芩6克，海蛤壳10克；肺胀合并胸痛者，加降香、郁金各6克；脾肾阳虚、肢冷水肿者，加白术6克，桂枝3克。[宜忌]服药期间，宜清淡饮食。忌辛辣饮食。

◇小儿止咳平喘汤

[组成]麻黄5克，北杏仁、苏子各6克，葶苈子5克，海蛤粉15克，蚤休6克，毛冬青15克，五味子6克，白术、甘草各5克（此为2—3岁小儿用量，其余酌情加减）。[功

内科、儿科常见病单方验方

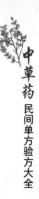

效与用途］宣肺平喘，清热化痰，扶正祛邪。主治小儿喘息性支气管炎（痉挛性支气管炎）。［用法与疗程］清水 1.5 碗，煎取 0.5 碗，药渣重煎 1 次。分 2～3 次服。每日 1 剂。［加减运用］唇周发绀、舌质晦暗者，加丹参 8 克，当归 4 克；咳频痰多者，加僵蚕、法半夏各 6 克；面赤舌红苔黄者，去白术，加连翘 8 克；其中兼发热者，再加青蒿 6 克；多汗者，加龙骨 15 克；面色苍白、手足不温者，去蚤休，加当归 4 克，细辛 2 克。［宜忌］服药期间，宜清淡饮食。忌辛辣饮食。

# 六、痰饮（包括慢性支气管炎、肺气肿等）

## ❊（一）单方 ❊

### ◇白花胡枝子

［组成］白花胡枝子 30 克。［功效与用途］清热，理气，化痰。主治慢性支气管炎。［用法与疗程］水煎服。每日 1 剂，早、晚各 1 次。病愈即止。［宜忌］服药期间，宜清淡饮食。忌辛辣饮食。

### ◇冬花止喘烟

［组成］款冬花。［功效与用途］止咳平喘。适用于寒性喘咳。［用法与疗程］曝干研粗粉，裹烟抽。每日 2 次，每次 1 支，分 10 口抽吸。

### ◇平地木汤

［组成］新鲜平地木 30 克。［功效与用途］化痰止咳。主治慢性支气管炎。［用法与疗程］水煎服，可以连续服药。［宜忌］服药期间，宜清淡饮食。忌辛辣饮食。

### ◇车前草汤

［组成］干车前草 30～60 克，鲜者加倍。［功效与用途］清热利尿，祛痰平喘。主治肺热咳嗽气喘。［用法与疗程］先用冷水浸泡 30 分钟，再武火煎煮 2 次服。每日 1 剂。连用 3～5 天。［宜忌］服药期间，宜清淡饮食。忌辛辣饮食。

### ◇飞来鹤粉

［组成］飞来鹤（白首乌）10 克。［功效与用途］健胃消积，解毒化痰。主治慢性支气管炎。［用法与疗程］水磨，取磨下的淀粉晒干备用。每日早晨 1 匙加白糖服下。［宜忌］服药期间，宜清淡饮食。忌辛辣饮食。

## ❊（二）验方 ❊

### ◇红心柚皮煮鸡汤

［组成］红心柚皮适量，鸡 1 只。［功效与用途］补肺止咳，理气化痰。主治慢性

支气管炎。［用法与疗程］煎汁，加鸡煮烂。食鸡服汤。［宜忌］服药期间，宜清淡饮食。忌辛辣饮食。

### ◇鲜萝卜汁

［组成］鲜萝卜汁 240 毫升，白糖 30 克。［功效与用途］消食，下气，化痰。主治慢性支气管炎。［用法与疗程］水煎服。每日 1 剂，早、晚各 1 次。病愈即止。［宜忌］服药期间，宜清淡饮食。忌辛辣饮食。

### ◇草莓汤

［组成］草莓 60 克，冰糖 25 克。［功效与用途］健脾化痰。主治慢性支气管炎。［用法与疗程］草莓洗净，放碗内加冰糖，放锅里隔水蒸炖 20 分钟。每日 3 次。连服 3～4 日。［宜忌］服药期间，宜清淡饮食。忌辛辣饮食。

### ◇云雾草汤

［组成］云雾草（松萝）6～9 克，冰糖或蜜糖 15 克。［功效与用途］清热解毒，止咳化痰。主治慢性支气管炎。［用法与疗程］水煎服。二汁可不加糖，每日 2 次。连服 3～4 天。［加减运用］咯痰不畅者，可加天竹子、黄荆子各 12 克，空沙参 15 克同煎。［宜忌］服药期间，宜清淡饮食。忌辛辣、鱼腥饮食。有咯血者不应服药。

### ◇治老年咳嗽方

［组成］杏仁（去皮尖）、核桃仁各等份。［功效与用途］补肺肾，止痰咳。主治慢性支气管炎。［用法与疗程］用蜜做成弹珠大的丸，每服 1 丸，细嚼后用生姜汤送服。［宜忌］服药期间，宜清淡饮食。忌辛辣饮食。

### ◇黄连紫苏汤

［组成］黄连 3 克，紫苏叶 2.4 克。［功效与用途］清热燥湿，理气化痰。主治慢性支气管炎。［用法与疗程］水煎服。每日 1 剂，早、晚各 1 次。病愈即止。［宜忌］服药期间，宜清淡饮食。忌辛辣饮食。

### ◇鲜酢浆草

［组成］鲜酢浆草（老鸦饭、酸酸草）30 克，加米少许。［功效与用途］清热利湿，解毒化痰。主治慢性支气管炎。［用法与疗程］水煎服。连服 3 剂。［宜忌］服药期间，宜清淡饮食。忌辛辣饮食。

### ◇紫菀二仁丸

［组成］紫菀 40 克，杏仁（去皮尖）、核桃仁各 80 克。［功效与用途］化痰纳气，降浊润肠。主治慢性支气管炎，症见咳喘多痰、大便偏于燥结。［用法与疗程］共研细末，炼蜜为丸，温开水送服。丸重 10 克，每服 1 丸，每日 2～3 次。［宜忌］服药期间，宜清淡饮食。忌辛辣饮食。

### ◇盐肤木兰花参汤

［组成］盐肤木（五倍子）10 克，薄菜 15 克，兰花参 10 克。［功效与用途］清热解毒，

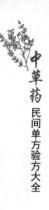

补肺解表，化痰止咳。主治慢性支气管炎。[用法与疗程]水煎服。每日1剂，早、晚各1次。病愈即止。[宜忌]服药期间，宜清淡饮食。忌辛辣饮食。

### ◇白前石吊兰方

[组成]白前、千日白、石吊兰各15克。[功效与用途]化痰止咳。主治慢性支气管炎。[用法与疗程]水煎加白糖服。每日1剂，早、晚各1次。病愈即止。[宜忌]服药期间，宜清淡饮食。忌辛辣饮食。

### ◇向四轮风汤

[组成]向四轮风15克，紫苏梗、枇杷叶（刷去毛）各10克。[功效与用途]理气，健脾，化痰。主治慢性支气管炎。[用法与疗程]水煎服。每日1剂，早、晚各1次。病愈即止。[宜忌]服药期间，宜清淡饮食。忌辛辣饮食。

### ◇前胡桔梗汤

[组成]前胡、盐肤木各30克，桔梗、桑白皮各15克。[功效与用途]化痰止咳。主治慢性支气管炎。[用法与疗程]水煎服。每日1剂，早、晚各1次。病愈即止。[宜忌]服药期间，宜清淡饮食。忌辛辣饮食。

### ◇加味盐肤木汤

[组成]盐肤木10克，紫金牛15克，秋鼠曲草、杏香兔耳风各10克。[功效与用途]清热解毒，舒筋活络，化痰止咳。主治慢性支气管炎。[用法与疗程]水煎2次，将二汁混合。分3次服，连服7～10日。[宜忌]服药期间，宜清淡饮食。忌辛辣饮食。

### ◇参蛤散

[组成]红参200克，蛤蚧80克（约1对），川贝160克，紫河车300克，五味子100克。[功效与用途]补肺肾，定喘嗽。主治慢性支气管炎。[用法与疗程]共研细末，装瓶备用。一般于每年冬季从头九节气的第一天开始服药，开水送服。每次5克，每日2次。81天为1个疗程。[宜忌]服药期间，宜清淡饮食。忌辛辣饮食。

### ◇加味石豆兰汤

[组成]石豆兰、盐肤木、白花莶草（白蓼花）各30克，沙氏鹿茸草（千年霜）、枇杷叶（刷去毛）各15克。[功效与用途]清肺滋阴，化痰止咳。主治慢性支气管炎。[用法与疗程]水煎服。每日1剂，早、晚各1次。病愈即止。[宜忌]服药期间，宜清淡饮食。忌辛辣饮食。

### ◇加味苇茎汤

[组成]桃仁、杏仁各10克，薏苡仁、冬瓜仁各12克，干芦根20克，石韦15克，海浮石12克，枇杷10克。[功效与用途]清化痰热，肃肺定喘。主治慢性支气管炎、肺炎、喘息性支气管炎等。[用法与疗程]水煎服。每日1剂，早、晚各1次。病愈即止。[加减运用]痰热久羁、肺阴损伤者，加入沙参30克，麦冬10克，亦可加用生芦根30克，以清热生津；痰热久伏、肺气耗伤者，则又宜加入生黄芪15克。[宜忌]服药期间，宜清淡饮食。忌辛辣饮食。

◇喘咳定煎剂

[组成] 麻黄 4 克，杏仁 9 克，甘草 3 克，法半夏 9 克，陈皮 6 克，茯苓 10 克，当归 9 克，熟地黄 10 克。[功效与用途] 化痰除饮，止咳平喘。主治慢性支气管炎、肺气肿。[用法与疗程] 加水 3 碗，先浸 1 小时，而后煎煮，沸后文火再煎 25 分钟，滤取药液约 250 ～ 500 毫升。每日煎服 2 次。[加减运用] 喘咳、喉中有痰似水鸡声者，加射干 6 克；痰稀白而黏者，加干姜、五味子（同杵）各 2 克；渐从热化、咽干不利者，加鱼腥草 2 克，甚者可加生石膏 20 克。[宜忌] 服药期间，宜清淡饮食。忌辛辣饮食。

◇佛耳草汤

[组成] 佛耳草、蕺菜各 15 ～ 30 克，地龙、百部各 12 克，车前草 15 克，陈皮、甘草各 9 克。[功效与用途] 镇咳平喘，清热化痰。主治老年慢性支气管炎咳喘症。[用法与疗程] 水煎服。每日 1 剂，早、晚各 1 次。病愈即止。[加减运用] 若寒甚者，加麻黄、紫苏各 9 克；热甚者，加葎草、半边莲各 15 ～ 30 克；湿甚者，加苍术、川朴各 9 克；阴虚者，加沙参、麦冬各 15 克。[宜忌] 服药期间，宜清淡饮食。忌辛辣饮食。

◇四子平喘汤

[组成] 葶苈子 12 克，炙苏子、莱菔子各 9 克，白芥子 2 克，苦杏仁 9 克，浙贝母 12 克，半夏 9 克，陈皮、沉香（后下）各 5 克，大生地黄 12 克，当归 5 克，紫丹参 15 克。[功效与用途] 化痰止咳，纳气平喘。主治肾虚失纳、痰饮停肺之咳喘。[用法与疗程] 水煎服。每日 1 剂，早、晚各 1 次。病愈即止。[加减运用] 畏寒肢冷者，加肉桂 6 克；咳嗽甚者，加百部 10 克，前胡 10 克；咳痰黄稠者，去沉香、生地黄，加黄芩 10 克，焦栀子 10 克；咯痰不畅者，加竹沥 10 毫升，瓜蒌皮 10 克。[宜忌] 服药期间，宜清淡饮食。忌辛辣饮食。

# 第2章 消化系统疾病

## 一、胃痛（包括食管炎、胃及十二指肠溃疡、慢性胃炎、胃神经官能症等）

### ❈ （一）单方 ❈

◇蜂蜜饮

［组成］蜂蜜适量。［功效与用途］抗菌消炎，促进组织再生，促进消化，提高免疫力。主治胃痛。［用法与疗程］用开水调拌。每日早、晚各饮服1次。连服15～20日。［宜忌］服药期间，宜清淡饮食。忌辛辣刺激性食物。

◇蜂蜜单方治食管炎

［组成］蜂蜜。［功效与用途］润肤补虚、止痛解毒。主治口疮、火烫、疮疡等。［用法与疗程］单服蜂蜜，每日早晚1羹匙，慢慢咽下，或以温开水冲服。坚持服4个月，共服蜂蜜8000克。［宜忌］服药期间，宜清淡饮食。忌辛辣刺激性食物。凡痰湿较盛、脘腹胀满或肠弱泄泻者应慎用。

◇包菜汁

［组成］包菜（卷心菜）适量。［功效与用途］缓解胆绞痛，促进溃疡愈合。主治胃、十二指肠溃疡。［用法与疗程］榨汁200～300毫升，加温，饭前饮服。每日2次。连服2周。［宜忌］服药期间，宜清淡饮食。忌辛辣刺激性食物。

◇苹果皮茶

［组成］新鲜苹果皮30克。［功效与用途］制酸和胃。主治胃酸过多。［用法与疗程］洗净新鲜苹果皮，煎汤或泡茶。当茶水饮服。［宜忌］服药期间，宜清淡饮食。忌辛辣刺激性食物。

◇蛋壳粉

［组成］鸡蛋壳1只。［功效与用途］制酸止痛。主治十二指肠溃疡。［用法与疗程］捣碎鸡蛋壳，放锅内用文火炒黄（不能炒焦），研成细粉服药。每日饭前用开水吞服。连

服 3 周。［宜忌］服药期间，宜清淡、易消化、含足够热量、蛋白质和维生素丰富的食物。忌辛辣刺激饮食。

◇**甘草粉**

［组成］甘草粉。［功效与用途］主治胃溃疡有用。［用法与疗程］每日 3 次，每次 3 克，开水冲服。3 周为 1 个疗程。［宜忌］服药期间，宜清淡饮食。忌辛辣饮食。

◇**檵木根汤**

［组成］檵木根 60 克。［功效与用途］收敛止血，清热解毒。主治胃痛。［用法与疗程］水煎服。每日 1 剂，早、晚各 1 次。病愈即止。［宜忌］服药期间，宜清淡饮食。忌辛辣刺激饮食。

◇**牡荆子汤**

［组成］牡荆（黄金柴）子 6 ～ 9 克。［功效与用途］解暑发汗，平喘止痛。主治哮喘胃痛。［用法与疗程］水煎服。每日 1 剂，早、晚各 1 次。病愈即止。［宜忌］服药期间，宜清淡饮食。忌辛辣饮食。

◇**吊儿柴根方**

［组成］吊儿柴根（乌药）6 ～ 9 克。［功效与用途］理气止痛。主治胃痛。［用法与疗程］水煎服。每日 1 剂，每日 2 次，5 ～ 7 天为 1 个疗程。［宜忌］服药期间，宜清淡饮食。忌辛辣刺激性食物。肾功能不全者慎服。

◇**艾叶汤**

［组成］艾叶（盐卤炒）3 克。［功效与用途］理气血，温经脉，逐寒湿，止冷痛。主治胃痛久而不愈，痛时喜按，得热则痛减。［用法与疗程］水煎服。每日 1 剂，早、晚各 1 次。病愈即止。［宜忌］服药期间，宜清淡饮食。忌辛辣饮食。

◇**兰香草粉**

［组成］兰香草 3 ～ 6 克。［功效与用途］疏风解表，祛寒除湿，散瘀止痛。主治胃痛。［用法与疗程］代茶饮或研粉吞服。每日 1 剂，水煎分 2 次服。7 天为 1 个疗程。［宜忌］服药期间，宜清淡饮食。忌辛辣刺激性食物。

◇**山昌子方**

［组成］山昌子（山鸡椒）10 ～ 20 克。［功效与用途］温肾健胃，行气散结。主治胃痛、腹气胀。［用法与疗程］水煎服。每日 1 剂，每日 2 次。5 ～ 7 天为 1 个疗程。［宜忌］服药期间，宜清淡饮食。忌辛辣刺激性食物。肾功能不全者慎服。

◇**仙人球煎剂**

［组成］仙人球剥去外皮 90 克。［功效与用途］行气活血，滋补健胃，清热解毒。主治胃痛。［用法与疗程］水煎服，每日 1 剂，每日 2 次，5 ～ 7 天为 1 个疗程。［宜忌］服药期间，宜清淡饮食。忌辛辣刺激性食物。

内科、儿科常见病单方验方

# ❋ (二) 验方 ❋

◇**土豆苹果泥**

[组成]土豆、苹果各120克。[功效与用途]健脾和胃，益气调中，缓急止痛，通利大便。主治胃肠道溃疡。[用法与疗程]去皮切成小块，放搅拌器拌成泥状。每日下午午休后（约2—3点钟）服之。坚持2～3个月。[宜忌]服药期间，宜清淡、易消化、含足够热量、蛋白质和维生素丰富的食物。忌辛辣刺激饮食。

◇**白术乌药汤**

[组成]白术、乌药各等量。[功效与用途]健脾，理气，止痛。主治胃痛。[用法与疗程]水煎，当茶喝。[宜忌]服药期间，宜清淡饮食。忌辛辣饮食。

◇**乌梅山楂煎**

[组成]乌梅5枚，山楂肉20克。[功效与用途]消食，收湿，降逆。主治呕吐，除用于肝胆病所致的呕吐外，也适用于其他呕吐。[用法与疗程]水煎沸20分钟后，趁热慢慢服用。[宜忌]服药期间，宜清淡饮食。忌辛辣刺激性食物。

◇**海螵蛸象贝粉**

[组成]海螵蛸、象贝各等份。[功效与用途]收敛止血，制酸止痛。主治胃痛。[用法与疗程]研末，混合后服药。每日3次，每次4.5～9克。[宜忌]服药期间，宜清淡饮食。忌辛辣刺激饮食。

◇**五灵木香胃通灵**

[组成]五灵脂30克，木香15克。[功效与用途]活血，行气，止痛。主治慢性胃炎、胃脘气胀作痛。[用法与疗程]共研细末，温开水送服。每次3克。[宜忌]服药期间，宜清淡饮食。忌辛辣刺激饮食。

◇**乌贼芍药粉**

[组成]乌贼骨、白芍各30克。[功效与用途]养胃，制酸，止痛。主治溃疡病、胃痛。[用法与疗程]研末，用温开水送下。每日3次，每次3～6克。[宜忌]服药期间，宜易消化、含足够热量、蛋白质和维生素丰富的食物。忌辛辣刺激饮食。

◇**乌贼贝母粉**

[组成]乌贼骨255克，浙贝母45克。[功效与用途]收敛，制酸，止痛。主治溃疡病、胃酸过多。[用法与疗程]研末，饭前温开水送下。每日3次，每次3～12克。[宜忌]服药期间，宜清淡、易消化、含足够热量、蛋白质和维生素丰富的食物。忌辛辣刺激饮食。

◇**乌贼甘草粉**

[组成]乌贼骨粉45克，甘草粉30克。[功效与用途]收敛，制酸，止痛。主治溃疡病、胃酸过多。[用法与疗程]研末拌匀，饭后温开水送下。每日3次，每次3克。[宜忌]

服药期间，宜清淡、易消化、含足够热量、蛋白质和维生素丰富的食物。忌辛辣刺激饮食。

◇侧柏叶白及粉

［组成］侧柏叶、白及各9克。［功效与用途］止血生肌。主治溃疡病出血、大便呈黑色者。［用法与疗程］研末，温开水送下。每日2次，每次3～6克。［宜忌］服药期间，宜清淡饮食。忌辛辣刺激性食物及不易消化食物。

◇长梗南五味子根皮粉

［组成］长梗南五味子根皮5克，乌贼骨50克。［功效与用途］行气制酸。主治胃痛。［用法与疗程］研粉吞服，饭前服药。每日服10克，分3次服。［宜忌］服药期间，宜清淡饮食。忌辛辣刺激性食物。

◇姜附粉

［组成］高良姜（酒炒）、香附（醋炒）各等份。［功效与用途］温胃，理气，止痛。主治因受寒，过食生冷或盛怒生气所引起的胃气痛、绞痛或绵绵作痛。［用法与疗程］共研末，饭前温开水送服。每次1.5～3克，每日服3次。或用上述药9克水煎温服。［宜忌］服药期间，宜清淡饮食。忌辛辣饮食。

◇加味连钱草汤

［组成］活血丹（连钱草）30克，鸡儿肠（马兰根）15克。［功效与用途］清热利湿，散瘀消肿。主治胃痛。［用法与疗程］水煎服。每日1剂，分2次服。7天为1个疗程。［宜忌］服药期间，宜清淡饮食。忌辛辣刺激性食物。

◇龙骨牡蛎粉

［组成］龙骨粉、牡蛎粉各250克，面粉60克。［功效与用途］制酸，止痛。主治溃疡病胃酸过多。［用法与疗程］研细混匀服药。每日3次，每次服3克。5～7天为1个疗程。［宜忌］服药期间，宜清淡饮食。忌辛辣刺激性食物及不易消化食物。

◇海蜇大枣膏

［组成］海蜇、大枣各500克，红糖250克。［功效与用途］软坚散结，行瘀化积。主治胃痛。［用法与疗程］煮煎成膏服用。每日2次，每次服1汤匙。连服15～20日。［宜忌］服药期间，宜清淡、易消化、含足够热量、蛋白质和维生素丰富的食物。忌辛辣刺激饮食。

◇附子连芍汤

［组成］附子、黄连各3克，白芍15克。［功效与用途］温阳止痛，泻火柔肝。主治九种心胃疼痛。［用法与疗程］水煎服。附子需先煎1～2小时。［宜忌］服药期间，宜清淡饮食。忌辛辣刺激性食物。服过诸药无效者可用此方，但不宜久服。

◇加味乌药汤

［组成］乌药、紫金皮各10克，青木香3克。［功效与用途］理气和胃，祛瘀止痛。主治胃痛。［用法与疗程］水煎服。每日1剂，每日2次，5～7天为1个疗程。［宜忌］服药期间，宜清淡饮食。忌辛辣刺激性食物。肾功能不全者禁服。

内科、儿科常见病单方验方

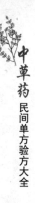

◇**胃溃疡食疗方**

［组成］白头蚯蚓 3～5 条，土鸡 1 只，猪肚 1 只。［功效与用途］解毒，生肌，养胃。主治胃溃疡糜烂。［用法与疗程］将蚯蚓洗干净，用纱布包好，塞入土鸡腹内，又将土鸡放入猪肚内。猪肚放入锅内加水烧熟（1.5～2 小时），凉后去除纱布，猪肚、鸡连汤服。连服 3 周。［宜忌］服药期间，宜清淡、易消化、含足够热量、蛋白质和维生素丰富的食物。不能饮酒、吸烟，忌辛辣刺激饮食。

◇**乌贼贝母甘草粉**

［组成］乌贼骨 90 克，浙贝母 75 克，甘草 60 克。［功效与用途］收敛，制酸，止痛。主治溃疡病、胃酸过多。［用法与疗程］研末拌匀，饭后温开水送下。每日 3 次，每次 3～6 克。［宜忌］服药期间，宜清淡、易消化、含足够热量、蛋白质和维生素丰富的食物。忌辛辣刺激饮食。

◇**山楂木香汤**

［组成］山楂根 15 克，青木香 9 克，白术 15 克。［功效与用途］健脾，理气，和胃。主治胃痛。［用法与疗程］水煎服。每日 1 剂，早、晚各 1 次。病愈即止。［宜忌］服药期间，宜清淡饮食。忌辛辣饮食。［警示］不宜久服，肾功能不全者禁服。

◇**胃痛制酸剂**

［组成］乌贼骨 30 克，甘草 15 克，瓦楞子（煅）60 克。［功效与用途］养胃，制酸，止痛。主治胃痛、吞酸。［用法与疗程］共研末服药。每日 3 次，每次 4.5～9 克。［宜忌］服药期间，宜清淡饮食。忌辛辣饮食。

◇**樟树梨方**

［组成］樟树梨（病态樟树果实）10 克。［功效与用途］健胃温中，理气止痛。主治寒性胃痛、上吐下泻。［用法与疗程］水煎服。每日 1 剂，每日 2 次，5～7 天为 1 个疗程。［宜忌］服药期间，宜清淡饮食。忌辛辣刺激性食物。

◇**蒲公英马兰头双根汤**

［组成］蒲公英连根 30 克，马兰头草根 60 克，大枣 10 枚。［功效与用途］清热解毒，利湿消食。主治胃溃疡、胃炎。［用法与疗程］水煎服。每日 1 剂，早、晚各 1 次。病愈即止。［宜忌］服药期间，宜清淡饮食。忌辛辣饮食。

◇**加味刺茎楤木汤**

［组成］刺茎楤木 9～15 克，半夏 6～9 克，枳壳 3～6 克（或用陈皮）。［功效与用途］活血，行气，止痛。主治胃痛。［用法与疗程］水煎服。每日 1 剂，分 2 次服。7 天为 1 个疗程。［加减运用］胃酸多者，加海螵蛸、浙贝母各 9 克，或用煅瓦楞子 12 克。胃痛剧烈者，加延胡索 9 克，广木香 4.5 克。胃出血者加白及 10 克，茜草炭 9～12 克，炮姜炭 3 克。［宜忌］服药期间，宜清淡饮食。忌辛辣刺激性食物。

◇加味山楂汤

[组成]山楂、紫金皮各15克，乌药9克，青木香3克。[功效与用途]活血，行气，止痛。主治胃痛。[用法与疗程]水煎服。每日1剂，分2次服。7天为1个疗程。[宜忌]服药期间，宜清淡饮食。忌辛辣刺激性食物。肝、肾功能不全者禁服。

◇楤木木香乌药汤

[组成]楤木60～90克，红木香（长梗南五味子根皮）、甘草、乌药、枳壳各9克。[功效与用途]活血，行气，止痛。主治胃痛。[用法与疗程]水煎服。每日1剂，分2次服。7天为1个疗程。[宜忌]服药期间，宜清淡饮食。忌辛辣刺激性食物。

◇加味山萸肉汤

[组成]山药30克，山茱萸20克，川芎30克，茯苓50克，升麻10克，木香20克，姜若干。[功效与用途]补中，益气，升提。主治胃溃疡、慢性胃炎、胃下垂。[用法与疗程]将药放入猪肚内水煎。食肉又喝汤。[宜忌]服药期间，宜清淡、易消化、含足够热量、蛋白质和维生素丰富的食物。忌辛辣刺激饮食。

◇解毒杀菌方

[组成]黄连6克，黄芩10克，蒲公英30克，大黄6克，木香10克，砂仁6克。[功效与用途]解毒，利湿，杀菌。主治幽门螺杆菌感染。[用法与疗程]水煎服。每日1剂，分2次服。15天为1个疗程。[宜忌]服药期间，宜清淡饮食。忌辛辣刺激性食物。

◇散结蒲公英煎

[组成]蒲公英30克，生白芍10克，甘草5克，刺猬皮12克，法半夏10克，黄连5克，瓜蒌皮10克，米仁12克，鸡内金6克。[功效与用途]益胃和中，消炎散结。主治慢性胃炎。[用法与疗程]水煎服。每日1剂，早、晚各1次。病愈即止。[宜忌]服药期间，宜清淡饮食。忌辛辣刺激饮食。

◇养阴建中汤

[组成]北沙参30克，桑寄生、玉竹各20克，青黛10克，山药30克，白芍10克，石斛、焦山楂各30克，浙贝母10克。[功效与用途]养阴建中。主治胃痛胃胀、嘈杂灼热、口干苦、舌质淡红、无苔或少苔、脉细软，表现为肺虚肝热、胃阴受伤、胃阴不足型之患者。[用法与疗程]将上药放入砂钵内，加冷水浸过药面，浸泡10分钟后煎煮。煮沸后改用微火再煎15分钟，滤取药液约400毫升服药。[宜忌]服药期间，宜清淡饮食。忌辛辣刺激饮食。

◇益气建中汤

[组成]桂枝、白芍各10克，甘草3克，大枣3枚，黄芪50克，太子参、山药各30克，黄精20克。[功效与用途]益气建中。主治胃痛胃胀、喜暖喜按、遇寒加重、口淡不干、四肢欠温、舌质淡、苔薄白、脉迟或缓，表现为中阳不振、肝气升达无力、胃阳不足型之患者。[用法与疗程]将上药放入砂钵内，加冷水浸过药面，浸泡10分钟后煎煮，

内科、儿科常见病单方验方

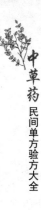

煮沸后改用微火再煎 15 分钟，滤取药液约 400 毫升服药。每日 1 剂。连用 3～5 天。［宜忌］服药期间，宜清淡饮食。忌辛辣刺激饮食。

### ◇理气制酸汤

［组成］炒川楝子、制延胡索、海螵蛸各 10 克，煅瓦楞子 20 克，木香 10 克，砂仁（后下）6 克。［功效与用途］理气制酸。主治胃痛。［用法与疗程］水煎服。每日 1 剂，分 2 次服。5～7 天为 1 个疗程。［加减运用］寒性的加干姜 6 克，制吴茱萸 3 克；热性的加黄连 6 克，蒲公英 30 克。［宜忌］服药期间，宜清淡饮食。忌辛辣刺激性食物及不易消化食物。

### ◇溃疡散

［组成］黄芪、党参、白芍、延胡索各 3 克，白及 2 克，三七 1.5 克，煅瓦楞子、川楝子、浙贝母各 3 克。［功效与用途］健脾，益气，和络止血。主治胃及十二指肠溃疡。［用法与疗程］研成细末，过筛，混合，温开水送下。每日 3 次，每次 6 克。亦可将药末分装胶囊吞服。［宜忌］服药期间，宜清淡、易消化、含足够热量、蛋白质和维生素丰富的食物。忌辛辣刺激饮食。

### ◇疏肝和胃汤

［组成］当归、炒白术各 10 克，醋柴胡、木香各 5 克，白芍、法半夏各 10 克，陈皮 6 克，炒枳壳 10 克，姜竹茹、佛手各 5 克。［功效与用途］疏肝和胃，理气降逆。主治胃脘痛、肝胃不和型的浅表性胃炎、萎缩性胃炎及十二指肠炎。［用法与疗程］水煎服。每日 1 剂，分 2 次服。7 天为 1 个疗程。［宜忌］服药期间，宜清淡、易消化、含足够热量、蛋白质和维生素丰富的食物。忌辛辣刺激饮食。

### ◇复方紫金皮汤

［组成］紫金皮 9 克，醉鱼草、天仙果、山楂各 15 克，枳树、蓬莪术各 9 克，青木香 6 克，胡颓子 9 克，丹参 30 克。［功效与用途］祛瘀通络。主治胃痛。［用法与疗程］水煎服。每日 1 剂，分 2 次服。7 天为 1 个疗程。［宜忌］服药期间，宜清淡饮食。忌辛辣刺激性食物，不宜久服。［警示］肝、肾功能不全者禁服。

### ◇加味石冷撑根方

［组成］石冷撑根（柳叶蜡梅根）、茅莓（插田扭）、地苓（地落苏）各 10 克，艾叶 3 克，厚朴、菖蒲根、盐肤木根各 10 克。［功效与用途］行气，散瘀，止痛。主治胃痛。［用法与疗程］水煎服。每日 1 剂，早、晚各 1 次。7 天为 1 个疗程。［宜忌］服药期间，宜清淡饮食。忌辛辣刺激性食物。

### ◇加味石菖蒲汤

［组成］石菖蒲、竹叶椒根、乌药、青木香、钩藤各 10 克，金樱子根 15 克，鸟不宿（云实）10 克，长梗南五味子 15 克。［功效与用途］行气止痛。主治胃痛。［用法与疗程］水煎服。每日 1 剂，分 3 次，服时加红糖。［宜忌］服药期间，宜清淡饮食，忌辛辣刺激性食物。［警示］不宜久服，肾功能不全者禁服。

◇紫金皮仙果汤

［组成］紫金皮10克，醉鱼草根（路木引）、天仙果（小攀坡）、山橿（山木通）各15克，青木香6克，胡颓子根10克，丹参30克。［功效与用途］祛瘀通络，消食去积滞。主治胃痛。［用法与疗程］水煎服。每日1剂，每日2次。连服2周。［宜忌］服药期间，宜清淡饮食。忌辛辣刺激性食物。不宜久服，肾功能不全者禁服。

◇健中调胃汤

［组成］党参15克，白术10克，姜半夏、陈皮各6克，沉香10克，公丁香6克，海螵蛸15克，甘草6克。［功效与用途］益气健中，调胃止痛，敛疡制酸。主治消化性溃疡、慢性胃炎。［用法与疗程］水煎服。每日1剂，每日2次，5～7天为1个疗程。［加减运用］胃中冷痛较重者，加良姜10克，荜澄茄6克；脘腹胀满、嗳气矢气多者，加佛手6克，香橼皮6克；泛吐清水或胃有振水音者，加茯苓10克，生姜6克，三七粉（另冲服）3克。

◇补中消痞汤

［组成］黄芪、党参各15克，枳实、桂枝各10克，炒白芍、丹参各15克，甘草、生姜各10克，大枣5枚，白术15克。［功效与用途］益气温中，导滞消痞。主治萎缩性胃炎、浅表性胃炎。［用法与疗程］水煎服。每日1剂，每日2次，5～7天为1个疗程。［加减运用］嗳气矢气不畅者，加佛手6克；脘中隐痛明显者，加延胡索6克，香橼皮6克；胸脘拘急、气逆咽梗者，加香附6克，苏梗6克；胁背胀痛者，加广木香6克，郁金9克；食少难消者，加鸡内金10克，炒谷麦芽10克；大便溏泻者，加茯苓10克；大便秘结者，加肉苁蓉10克；贫血、头眩者加当归10克，枸杞子10克。［宜忌］服药期间，宜清淡饮食。忌辛辣刺激性食物。

◇和中消痞汤

［组成］党参15克，半夏10克，黄连3克，丹参、蒲公英、白芍各15克，甘草6克，干姜3克。［功效与用途］益气健胃，辛开苦降，和中开痞。主治浅表性胃炎、反流性胃炎、萎缩性胃炎等病。［用法与疗程］水煎服。每日1剂，每日2次，5～7天为1个疗程。［加减运用］胃痛明显者，加延胡索6克，香橼皮6克；胃中冷者倍干姜6克，肉桂3克；灼痛口干者，干姜易炮姜6克，加石斛10克；嗳气矢气不畅者加佛手、枳壳各6克；食少难消者加鸡内金、炒谷麦芽各10克。［宜忌］服药期间，宜清淡饮食。忌辛辣刺激性食物。

◇兰洱延馨饮

［组成］佩兰10克，普洱茶5克，延胡索10克，素馨花12克，厚朴、甘草各5克。［功效与用途］芳香解郁，行气止痛。主治胃神经官能症、慢性胃炎、胃痛。［用法与疗程］水煎服。每日1剂，每日2次，5～7天为1个疗程。［加减运用］痛甚者，可加白芍15克，广木香6克；胁肋胀痛者，加炒麦芽15克，郁金12克；吐酸嗳气者，加淡鱼骨15克，佛手花10克；纳食不馨者加炒谷芽15克，鸡内金10克。［宜忌］服药期间，宜清淡饮食。忌辛辣刺激性食物。

内科、儿科常见病单方验方

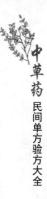

◇加味香苏饮

[组成]苏梗6克，香附10克，陈皮、荜澄茄各6克，枳壳、大腹皮、香橼皮各10克，佛手6克。[功效与用途]理气，和胃，通降。主治胃胀、胃痛。[用法与疗程]水煎服。每日1剂，每日2次，5～7天为1个疗程。[加减运用]肝郁胁胀者，加柴胡、青皮各6克，郁金9克；食滞者，加鸡内金、焦三仙各10克；兼痛甚者，加金铃子、延胡索各6克；吞酸者，加左金丸6克，乌贼骨、瓦楞子各10克。[宜忌]服药期间，宜清淡饮食。忌辛辣刺激性食物。

◇脘腹蠲痛汤

[组成]延胡索9克，白芍12克，川楝子、甘草、海螵蛸、制香附各9克，蒲公英20克，沉香曲9克，乌药6克。[功效与用途]缓解脘腹疼痛。主治急、慢性胃炎，胃、十二指肠溃疡，胃神经官能症，慢性肠炎，慢性胆囊炎，胆石症，慢性胰腺炎，内脏神经功能紊乱等病。[用法与疗程]水煎服。每日1剂，每日2次。5天为1个疗程。[加减运用]脘腹疼痛并有泛酸呕吐者，可酌加姜半夏9克，吴茱萸3克；噫嗳气多者，亦可加服越鞠丸15～30克。[宜忌]服药期间，宜清淡、易消化、含足够热量、蛋白质和维生素丰富的食物。忌辛辣刺激饮食。

◇乌梅养阴和胃汤

[组成]乌梅9克，石斛、沙参、麦冬各12克，玉竹9克，山药、延胡索各12克，甘草3克。[功效与用途]滋养胃阴，益津开胃。主治萎缩性胃炎。[用法与疗程]水煎3次，合在一起，浓缩成300毫升，每日3次，每次100毫升。[加减运用]恶心呕吐者，加川连3克，炒竹茹6克，半夏9克；黑便者，加蒲黄炭12克，花蕊石9克，鲜茅根30克；饭后饱胀不适者，加六曲、莱菔子各9克；胃痛甚者，加炒九香虫、五灵脂、制香附各9克。[宜忌]服药期间，宜清淡饮食。忌辛辣刺激性食物。

◇温阳健胃汤

[组成]潞党参15克，炒白术、白芍、炒枳壳各10克，高良姜5克，陈皮6克，法半夏10克，川桂枝3克，木香5克，甘草3克。[功效与用途]温运脾阳，健胃和中。主治浅表性胃炎、萎缩性胃炎及十二指肠球炎。[用法与疗程]水煎服。每日1剂，分2次服。[加减运用]食欲不振者，去党参，加炒山楂、鸡内金；大便溏稀者，木香改煨木香，加炒六曲；睡眠欠佳者，加熟枣仁、首乌藤。[宜忌]服药期间，宜清淡、易消化、含足够热量、蛋白质和维生素丰富的食物。忌辛辣刺激饮食。

◇健脾和胃汤

[组成]太子参10克，苍白术9克，茯苓15克，甘草3克，法半夏、陈皮各9克，木香、砂仁、蔻仁、厚朴各6克，佛手片、香橼皮各9克，川芎6克，丹参15克。[功效与用途]健脾和胃，理气，除湿，化瘀。主治浅表性胃炎。[用法与疗程]水煎服。每日1剂，每日2次，5～7天为1个疗程。[加减运用]舌红、口干、便结者，去苍术，加玉竹、石斛、

生白芍各9克，火麻仁15克；见苔厚腻、口黏、便溏者，加藿香9克，佩兰9克，薏苡仁15克，煨诃子15克；兼食滞嗳气、腹胀者，加神曲、山楂、麦芽各9克，大腹皮6克。

［宜忌］服药期间，宜清淡饮食。忌辛辣刺激性食物。

# 二、急性胃肠炎（包括食物中毒等）

## （一）单方

◇**大蒜方**

［组成］大蒜。［功效与用途］温中行滞，排毒清肠。主治急性肠炎、腹痛、腹泻。适用于泻下、肛门灼热、心烦口渴、舌苔黄而厚腻等证。［用法与疗程］每次1～2头，内服，每日3次。病愈即止。［宜忌］服药期间，宜清淡饮食。忌辛辣刺激性食物。

◇**鲜马齿苋方**

［组成］鲜马齿苋30～60克。［功效与用途］清热解毒，利水去湿，止血凉血。主治痢疾、急性肠炎、腹痛、腹泻。［用法与疗程］水煎服，每日1剂，分2～3次服。［宜忌］服药期间，宜清淡饮食。忌辛辣刺激性食物。

◇**车前子汤**

［组成］车前子30克。［功效与用途］健脾利湿。主治急性肠炎初起、大便水样。［用法与疗程］水煎2次服。病愈即止。［宜忌］服药期间，宜清淡饮食。忌辛辣刺激性食物。

◇**虎杖根汤**

［组成］虎杖根30克。［功效与用途］清热，解毒，利湿，退黄。主治急性湿热型胃肠炎。［用法与疗程］水煎服。每日1剂，分2～3次服。病愈即止。［宜忌］服药期间，宜清淡、易于消化食物。忌辛辣刺激性食物。

◇**爵床饮**

［组成］爵床（小青草）30克。［功效与用途］清热解毒，利尿消肿，截疟。主治小儿一天数次水泻，屎便很少。［用法与疗程］水煎服。每日1剂，每日2次。5～7天为1个疗程。［宜忌］服药期间，宜清淡饮食。忌辛辣刺激性食物。

◇**杠板归**

［组成］杠板归适量。［功效与用途］清热，解毒，利湿。主治急性湿热型胃肠炎。［用法与疗程］捣汁，开水冲服。每日1剂，分2～3次服。病愈即止。［宜忌］服药期间，宜清淡饮食。忌辛辣刺激性食物。

◇**鲜青斑草汤**

［组成］鲜青斑草2～3克。［功效与用途］芳香化浊，和中止呕。主治霍乱吐泻。［用法与疗程］用藿香叶包住青斑草，水煎服。每日1剂，早、晚各1次。病愈即止。［宜忌］

内科、儿科常见病单方验方

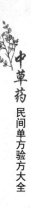

服药期间，宜清淡、易于消化食物。忌辛辣刺激性食物。［附注］青斑草有大叶和细叶两种，大叶白花比细叶红花效果好一些。

## ❋（二）验方❋

◇甘草绿豆汤

［组成］生甘草30克，绿豆120克。［功效与用途］补脾益气，缓急解毒。主治误食野菰、毒蕈中毒、呕吐、腹痛、泄泻、心中烦乱。［用法与疗程］煎汤频频灌服。在食后不到1小时者，可先用手指探咽催吐，然后再服药。同时拨打120急救电话，实施紧急救治。［宜忌］服药期间，宜清淡饮食。忌辛辣刺激性食物。

◇苏叶生姜汤

［组成］紫苏叶60克，生姜3大片。［功效与用途］行气宽中，和胃止呕，解鱼蟹毒。主治食蟹中毒、呕吐，腹痛、腹泻。［用法与疗程］急火煎汤，频频饮用。同时拨打120急救电话，实施紧急救治。［宜忌］服药期间，宜清淡饮食。忌辛辣刺激性食物。

◇竹茹生姜汤

［组成］竹茹9克，生姜6克。［功效与用途］清热止呕，涤痰开郁。主治急性胃肠炎、恶心、腹泻次数较多。［用法与疗程］水煎服。每日1剂，分3次服。病愈即止。［宜忌］服药期间，宜清淡饮食。忌辛辣刺激性食物。

◇石榴树叶方

［组成］鲜石榴树叶、鸡冠花各15～24克。［功效与用途］涩肠，止血，驱虫。主治急性胃肠炎、恶心、腹泻次数较多。［用法与疗程］水煎服。每日1剂，分3次服。病愈即止。［宜忌］服药期间，宜清淡饮食。忌辛辣刺激性食物。

◇水杨梅汤

［组成］水杨梅（轻泻用花果，重泻用根）9～30克。［功效与用途］清热利湿，解毒消肿。主治急性胃肠炎。［用法与疗程］水煎服。每日1剂，分2～3次服。病愈即止。［宜忌］服药期间，宜清淡、易于消化食物。忌辛辣刺激性食物。

◇加味酢浆草汤

［组成］酢浆草9～15克，枫香嫩头15～30克。发热加马兰30克。［功效与用途］清热利湿，解毒消肿。主治急性胃肠炎。［用法与疗程］水煎服。每日1剂，分2～3次服。病愈即止。［宜忌］服药期间，宜清淡饮食。忌辛辣刺激性食物。

◇苍术车前神曲汤

［组成］炒苍术、车前草、神曲各9克。［功效与用途］健脾利湿。主治急性肠炎初起、大便水样。［用法与疗程］水煎2次服。病愈即止。［宜忌］服药期间，宜清淡饮食。忌辛辣刺激性食物。

◇藿香连姜方

［组成］藿香9克，黄连、生姜各4.5克。［功效与用途］芳香化浊，和中止呕，发表解暑。主治急性胃肠炎初起、突然腹痛、上吐下泻、口渴、小便短赤、发热或不发热。［用法与疗程］水煎服。每日1剂，每日2次。病愈即止。［宜忌］服药期间，宜清淡饮食。忌辛辣刺激性食物。［附注］如无黄连，可用黄柏9克；如无生姜，可用干姜。

◇焦茶叶汤

［组成］焦盐开水冲泡焦茶叶1碗，童尿1杯。［功效与用途］芳香化浊，和中止呕。主治霍乱吐泻。［用法与疗程］焦茶叶、焦盐开水冲童尿送服。每日1剂，早、晚各1次。病愈即止。［宜忌］服药期间，宜清淡、易于消化食物。忌辛辣刺激性食物。

◇加味老柚子皮汤

［组成］老柚子皮9克，茶叶6克，生姜2片。［功效与用途］健胃清肠，清热止呕。主治急性胃肠炎初起、突然腹痛、上吐下泻、口渴、小便短赤、发热或不发热。［用法与疗程］水煎服。每日1剂，分2次服药。病愈即止。［宜忌］服药期间，宜清淡饮食。忌辛辣刺激性食物。

◇五更泻方

［组成］补骨脂、山茱萸各10克，白芷9克，白豆蔻10克。［功效与用途］温肾健脾，固涩止泻。主治五更泻（肾虚作泻）。［用法与疗程］水煎服。连用3天。［宜忌］服药期间，宜清淡饮食。忌辛辣刺激性食物。

◇加味马齿苋汤

［组成］马齿苋、斑地锦各9克，叶下珠、仙鹤草各15克。［功效与用途］清热解毒，利水去湿，止血凉血。主治急性胃肠炎。［用法与疗程］水煎服。每日1剂，分2～3次服。病愈即止。［宜忌］服药期间，宜清淡饮食，易于消化食物。忌辛辣刺激性食物。

◇复方抱石莲汤

［组成］抱石莲、黄瓜叶、长萼鸡眼草、王瓜（瓜蒌）各15～30克。［功效与用途］健脾利湿，清热止痢。主治急性湿热型胃肠炎。［用法与疗程］水煎服。每日1剂，分2～3次服。病愈即止。［宜忌］服药期间，宜清淡、易于消化食物。忌辛辣刺激性食物。

◇小儿惊吓方

［组成］人参、白术、茯苓、砂仁、双钩藤、甘草各3～6克（药量随小儿大小酌情而用）。［功效与用途］健脾，化湿，开胃，平肝，息风，定惊。主治小儿惊吓，梦中惊叫不宁而致泻。［用法与疗程］水煎服。每日1剂，每日2次。3天为1个疗程。［宜忌］服药期间，宜清淡饮食。忌辛辣刺激性食物。

◇加味凤尾草方

［组成］凤尾草、桃仁各10克，鱼腥草、飞来鹤、马齿苋各15克，水辣蓼10克。［功效与用途］清热利湿，凉血止血，消肿解毒。主治急性胃肠炎。［用法与疗程］水煎服（鱼腥草只需煎3～5分钟）。每日1剂，早、晚各1次。［宜忌］服药期间，宜清淡、易于

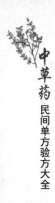

消化食物。忌辛辣刺激性食物。

◇加味苍术汤

[组成] 苍术 10 克，陈皮 15 克，猪苓、竹茹、厚朴、紫苏、藿香各 10 克，甘草 5 克。[功效与用途] 芳香化浊，和中止呕，发表解暑。主治湿浊中阻型急性胃肠炎。[用法与疗程] 水煎服。每日 1 剂，早、晚各 1 次。病愈即止。[宜忌] 服药期间，宜清淡、易于消化食物。忌辛辣刺激性食物。

# 三、腹痛

## （一）单方

◇木防己汤

[组成] 木防己 15 克。[功效与用途] 祛风除湿，通经活络，解毒消肿。主治中暑腹痛、胃痛、痛经。[用法与疗程] 水煎服。每日 1 剂，早、晚各 1 次。病愈即止。[宜忌] 服药期间，宜清淡饮食。忌辛辣刺激性食物。

◇大血藤汤

[组成] 黄省绳（大血藤）15 ～ 30 克。[功效与用途] 清热解毒，活血通络，祛风止痉。主治肠胃炎引起的腹痛。[用法与疗程] 水煎服。每日 1 剂，早、晚各 1 次。病愈即止。[宜忌] 服药期间，宜清淡饮食。忌辛辣刺激性食物。

◇羊角豆叶外敷

[组成] 鲜羊角豆叶 1 握。[功效与用途] 内服帮助消化，改善人体肠胃功能；外用消肿解毒。主治肚痛。[用法与疗程] 捣烂敷患处。[宜忌] 服药期间，宜清淡饮食，忌辛辣刺激性食物。

## （二）验方

◇加味大血藤汤

[组成] 大血藤 15 克，白花益母草 20 克，龙芽草 15 克。[功效与用途] 清热解毒，活血调经。主治妇女经期腹痛。[用法与疗程] 水煎服。每日 1 剂，早、晚各 1 次。3 天为 1 个疗程。[宜忌] 服药期间，宜清淡饮食。忌辛辣刺激性食物。

◇温中散寒汤

[组成] 熟附片、炒干姜各 6 克，肉桂（去粗皮）3 克，益智、川椒壳、吴茱萸各 6 克，丁香 3 克，法半夏 15 克，草果仁（面炒）3 克。[功效与用途] 温中散寒，回阳通脉。主治腹中寒痛、痛极以致蜷曲不能伸，热手按之相安，此乃寒痛也。[用法与疗程] 水煎服。

熟附片需先煎 1～2 小时。每日 1 剂，早、晚各 1 次。［宜忌］服药期间，宜清淡饮食。忌寒凉食物。

# 四、急、慢性阑尾炎

## (一) 单方

### ◇败酱草汤

［组成］败酱草 250～500 克。［功效与用途］清热解毒，消痈排脓，活血行瘀。主治急、慢性阑尾炎无手术指征者。［用法与疗程］水煎服。每日 1 剂，早、晚各 1 次。3～5 天为 1 个疗程。［宜忌］服药期间，宜清淡饮食。忌辛辣、热性、刺激性食物。

### ◇香芹娘汤

［组成］香芹娘 120 克。［功效与用途］清热解毒。主治阑尾炎（盲肠炎）。［用法与疗程］煎水或当菜吃。［宜忌］服药期间，宜清淡饮食。忌辛辣刺激性食物。

## (二) 验方

### ◇半边莲汤

［组成］半边莲 250 克，酒适量。［功效与用途］清热解毒。主治急、慢性阑尾炎无手术指征者。［用法与疗程］把半边莲捣烂，加酒、水煎煮饮服，每日分 5 次饮服。其渣再加入米酒少许，敷患处。［宜忌］服药期间，宜清淡饮食。忌辛辣刺激性食物。

### ◇阑尾炎外用方 1

［组成］大田螺、荞麦面各适量。［功效与用途］退热醒酒，清利湿热。捣烂外用，引热下行。主治急、慢性阑尾炎。［用法与疗程］大田螺捣碎、去壳，将其肉捣成烂泥，用荞麦面拌成糊，再调匀，摊于纱布上贴在阑尾部。每日更换 2 次。［宜忌］贴敷期间，宜清淡饮食。忌辛辣刺激性食物。

### ◇阑尾炎外用方 2

［组成］鲜姜、鲜芋头、面粉各适量。［功效与用途］主治急、慢性阑尾炎保守治疗者。［用法与疗程］鲜姜、芋头去粗皮、洗净、捣烂如泥，再加适量面粉调匀，敷患处。每日 1 次，每次敷 3 小时。［宜忌］贴敷期间，宜清淡饮食。忌辛辣刺激性食物。

### ◇加味败酱红藤汤

［组成］败酱草、红藤各 60 克。［功效与用途］清热解毒，消痈排脓，活血行瘀。主治单纯性阑尾炎。［用法与疗程］水煎服。每日 1 剂，早、晚各 1 次。3 天为 1 个疗程。［宜忌］服药期间，宜清淡饮食。忌辛辣刺激性食物。

内科、儿科常见病单方验方

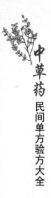

### ◇加味败酱草方

［组成］败酱草25克，白花蛇舌草50克。［功效与用途］清热解毒，活血行瘀。主治急、慢性阑尾炎无手术指征者。［用法与疗程］水煎服。煎2次，每次1碗，混合后分上、下午服。［宜忌］服药期间，宜清淡饮食。忌辛辣刺激性食物。

### ◇加味红藤汤

［组成］红藤60克，紫花地丁30克。［功效与用途］活血通络，败毒散瘀。主治阑尾炎初起、症状不重者。［用法与疗程］水煎服。每日1剂，分4次服完。［宜忌］服药期间，宜清淡饮食。忌辛辣刺激性食物。

### ◇加味大蓟干根汤

［组成］大蓟干根60克，大血藤（红藤根）30克。［功效与用途］凉血止血，行瘀消肿。主治阑尾炎（盲肠炎）。［用法与疗程］水煎服。早、晚各1次，2～3天为1个疗程。［宜忌］服药期间，宜清淡饮食。忌辛辣刺激性食物。

### ◇复方红藤汤

［组成］红藤30克，败酱草15克，黄芩9克。［功效与用途］清热解毒，活血行瘀。主治单纯性阑尾炎初起，症状不重者。［用法与疗程］水煎服，每日1剂。早、晚各1次。2～3天为1个疗程。［宜忌］服药期间，宜清淡饮食。忌辛辣刺激性食物。

### ◇加味薏苡仁汤

［组成］薏苡仁60克，炮附子6克，败酱草30克。［功效与用途］清热解毒，消痈排脓，活血行瘀。主治急、慢性阑尾炎不同意手术者。［用法与疗程］炮附子需先煎1小时；其余二药混合均匀，研成细粉，每次取9克放入100毫升炮附子汤中搅拌均匀。每日2次，用米汤送服。［宜忌］服药期间，宜清淡饮食。忌辛辣刺激性食物。阴虚体质者忌服本汤。

### ◇加味红藤汤

［组成］鲜红藤60克，鲜紫花地丁30克，鲜败酱草15克。［功效与用途］清热解毒，活血行瘀。主治急、慢性阑尾炎无手术指征者。［用法与疗程］水煎服。每日1剂，分4次服。［宜忌］服药期间，宜清淡饮食。忌辛辣刺激性食物。

### ◇大黄牡丹皮汤

［组成］大黄12克，牡丹皮9克，桃仁（打碎）、冬瓜子各15克，玄明粉9克。［功效与用途］泻热破瘀，散结消肿。主治阑尾炎初起、右下腹痛、便秘者。［用法与疗程］分2次开水冲服。泻下有效。或及时到医院就诊。［宜忌］服药期间，宜清淡饮食。忌辛辣刺激性食物。

### ◇解毒消痈汤

［组成］生薏苡仁30克，败酱草24克，制附子6克，广木香、枳壳各9克。［功效与用途］清热解毒，消痈排脓，活血行瘀。主治右下腹痛较重，而发热较轻、大便不成形或腹泻。［用法与疗程］水煎服，制附子需先煎1小时。分2次服药，或及时到医院就诊。［宜忌］

服药期间，宜清淡饮食。忌辛辣刺激性食物。

### ◇加味紫花地丁汤

［组成］紫花地丁、金银花各30克，桃仁9克，大血藤60克，天葵15克。［功效与用途］清热解毒，活血行瘀。主治急、慢性阑尾炎无手术指征者。［用法与疗程］水煎服。每日1剂，分2次服。3天为1个疗程。［宜忌］服药期间，宜清淡饮食。忌辛辣刺激性食物。

### ◇米仁败酱冬青汤

［组成］生米仁、败酱草各30克，青木香6克，大叶冬青15克，香附9克。［功效与用途］清热解毒，活血行瘀。主治急、慢性阑尾炎无手术指征者。［用法与疗程］2剂，水煎服。每日1剂，分2次服。不能多服。［宜忌］服药期间，宜清淡饮食。忌辛辣刺激性食物。［警示］肾功能不全者禁服。

### ◇复方大血藤汤

［组成］大血藤、金樱子果、爵床（小青草）、青藤根各20克，白地茄白花10克。［功效与用途］清热解毒，活血通经。主治急、慢性阑尾炎无手术指征者。［用法与疗程］水煎服。每日1剂，分2次饮服，连用1～2天。如未见好转者，及时送医院就诊。［宜忌］服药期间，宜清淡饮食。忌辛辣刺激性食物。

### ◇复方红藤汤

［组成］红藤、紫花地丁各30克，牡丹皮、乳香各9克，大黄、甘草各6克，银花、连翘各10克。［功效与用途］清热解毒，活血行瘀。主治急、慢性阑尾炎无手术指征者。［用法与疗程］水煎服。每日1剂，分2次服。［宜忌］服药期间，宜清淡饮食。忌辛辣刺激性食物。

### ◇加味红藤汤

［组成］大血藤（红藤）20克，金银花、紫花地丁各15克，山苍子根、樟树根各10克。［功效与用途］清热解毒，行瘀散结。主治急、慢性阑尾炎行保守治疗者。［用法与疗程］3剂，水煎服。每日1剂，早、晚各1次。［宜忌］服药期间，宜清淡饮食。忌辛辣刺激性食物。

### ◇加味败酱草汤

［组成］败酱草、生米仁各30克，青木香6克，大叶冬青（苦丁茶）15克，香附10克。［功效与用途］清热解毒，活血行瘀。主治急、慢性阑尾炎行保守治疗者。［用法与疗程］水煎服。每日1剂，早、晚各1次。不宜多服。肾功能不全者禁服。［宜忌］服药期间，宜清淡饮食。忌辛辣刺激性食物。

内科、儿科常见病单方验方

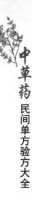
# 五、胆石症与胆囊炎

## ❁（一）单方❁

◇冬瓜皮汤

［组成］干冬瓜皮80克（鲜的加倍）。［功效与用途］化湿利胆。主治胆石症、胆囊炎。［用法与疗程］水煎服。每日2～3次。5～7天为1个疗程。［宜忌］服药期间，宜清淡饮食。忌辛辣油腻性食物。

◇蒲公英汤

［组成］蒲公英60克。［功效与用途］清热解毒。主治胆石症、胆囊炎。［用法与疗程］水煎服。每日1剂。分2次服。3～5天为1个疗程。［宜忌］服药期间，宜清淡饮食。忌辛辣油腻性食物。

◇筋骨草

［组成］筋骨草30克。［功效与用途］清热解毒，凉血平肝。主治胆石症、胆囊炎。［用法与疗程］水煎服。每日1剂。分2次服。3～5天为1个疗程。［宜忌］服药期间，宜清淡饮食。忌辛辣油腻性食物。

◇鲜虎耳草汤

［组成］鲜虎耳草30克。［功效与用途］清热利胆，凉血解毒。主治胆结石、胆囊炎。［用法与疗程］加米酒与水各半煎服。每日1剂。分2次服。3～5天为1个疗程。［宜忌］服药期间，宜清淡饮食。忌辛辣油腻食物。

◇金钱草汤

［组成］金钱草60～240克。［功效与用途］清热，解毒，排石，利胆。主治肝胆管及胆总管泥沙状结石，或胆道较小的结石在静止期者。［用法与疗程］水煎服。每日1剂，鲜草用量加倍，有黄疸者用量要大。［宜忌］服药期间，宜清淡饮食。忌辛辣油腻性食物。［警示］此方量大，不宜久服。

## ❁（二）验方❁

◇清热利胆粉

［组成］猪胆1只，小米150克。［功效与用途］清热，解毒，利胆。主治胆石症、胆囊炎。［用法与疗程］把小米炒黄后与猪胆烘干，研粉末混合备用。每日10克，早、晚各1次，用开水送服。5～7天为1个疗程。［宜忌］服药期间，宜清淡饮食。忌辛辣油腻性食物。

◇冬瓜子绿豆汤

［组成］冬瓜籽15克，绿豆15克。［功效与用途］润肺，化痰，消痈，利水。主治胆石症、

胆囊炎。［用法与疗程］加水 1 碗煎服。每日 3 次。连服 10 天。［宜忌］服药期间，宜清淡饮食。忌辛辣油腻性食物。脾胃虚寒者忌服。

### ◇大枣鸡骨草汤

［组成］大枣 60 克，鸡骨草 125 克。［功效与用途］利湿退黄，清热解毒，疏肝止痛。主治胆石症、胆囊炎。［用法与疗程］加水 1000 毫升，煎至 250 毫升。每日 1 剂，分 2 次温服。［宜忌］服药期间，宜清淡饮食。忌辛辣油腻性食物。脾胃虚寒者忌服。

### ◇黄瓜藤鸡胆汤

［组成］黄瓜藤 60 克，鸡胆 1 只。［功效与用途］利水，解毒。主治胆石症、胆囊炎。［用法与疗程］将黄瓜藤煮汤，取其汤加鸡胆汁拌匀。趁温热时服下。［宜忌］服药期间，宜清淡饮食。忌辛辣油腻性食物。脾胃虚寒者忌服。

### ◇爵床马蹄金方

［组成］爵床 60 克，马蹄金 30 克。［功效与用途］清热解毒，利尿消肿。主治胆石症、胆囊炎。［用法与疗程］水煎服。每日 1 剂，分 2 次服。不宜久服。［宜忌］服药期间，宜清淡饮食。忌辛辣油腻性食物。脾胃虚寒者忌服。

### ◇连钱草汤

［组成］连钱草、积雪草各 60 克。亦可加玉米须 60 克。［功效与用途］利湿通淋，清热解毒，散瘀消肿。主治胆石症、胆囊炎。［用法与疗程］水煎服。每日 1 剂，分 2 次服。此方量大，不宜久服。［宜忌］服药期间，宜清淡饮食。忌辛辣油腻性食物。

### ◇加味野菊花汤

［组成］野菊花、马齿苋、鱼腥草各 60 克。［功效与用途］清热，解毒，利湿。主治胆石症、胆囊炎。［用法与疗程］水煎服。水煎时间不宜过久，每日 1 剂。［宜忌］服药期间，宜清淡饮食。忌辛辣油腻性食物。［警示］肝功能不全者禁服。

### ◇加味玉米须汤

［组成］玉米须、芦根各 30 克，茵陈 15 克。［功效与用途］玉米须退黄疸、清湿热、利尿退肿、利胆排石；芦根解热镇痛、溶解胆结石；茵陈利胆、增强胆汁分泌。主治肝胆管及胆总管泥沙状结石，或胆道较小的结石在静止期者。若结石＞8 毫米，该方不宜。［用法与疗程］水煎服。每日 1 剂，分 2 次服。3 ～ 5 天为 1 个疗程，连服 3 月。［宜忌］服药期间，宜清淡饮食。忌辛辣油腻性食物。

### ◇健脾利胆粥

［组成］山楂 10 克，三七 3 克，大米 50 克，蜂蜜适量。［功效与用途］健脾开胃，消食化滞，活血化痰。主治胆石症、胆囊炎。［用法与疗程］三七研成细末，先将山楂、大米煮粥，待沸时调入三七、蜂蜜，煮至粥熟。每日 1 剂，早、晚各 1 次。3 天为 1 个疗程。［宜忌］服药期间，宜清淡饮食。忌辛辣油腻性食物。

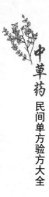

◇三黄利胆汤

［组成］广木香、枳壳、黄芩、制大黄各9克，黄连3克。［功效与用途］清化湿热，疏利肝胆。主治胆石症发作期及伴有胆道感染者。［用法与疗程］水煎服。每日1～2剂，每剂煎服2次。3～5天为1个疗程。［加减运用］有黄疸者，加茵陈30克；大便秘结者，加玄明粉（冲服）9～15克。无黄连改用黄柏9克。［宜忌］服药期间，宜清淡饮食。忌辛辣油腻性食物。

◇加味茵陈汤

［组成］茵陈蒿、海金沙、车前草各60克，连钱草120克。［功效与用途］清利肝胆。主治胆石症、胆囊炎。［用法与疗程］水煎服。每日1剂，分2次服。［宜忌］宜清淡饮食，忌辛辣刺激性食物。［警示］此方量大，不宜久服。

◇加味金钱草汤

［组成］金钱草60克，茵陈30克，广木香、郁金、黄芩、枳壳各9克。［功效与用途］清热解毒，排石利胆。主治胆石症发作期及伴有胆道感染者。［用法与疗程］水煎服。每日1～2剂。15天为1个疗程。［加减运用］高热者，加金银花、连翘各15克；黄疸者，加龙胆草、栀子各9克；大便秘结者，加大黄（后下）、玄明粉（冲服）各9克；恶心呕吐者，加竹茹或陈皮、姜半夏各9克。［宜忌］服药期间，宜清淡饮食。忌辛辣油腻性食物。脾胃虚寒者忌服。

◇加味马蹄金汤

［组成］马蹄金60克，青皮9克，茵陈、郁金各15克。小儿药量酌减。［功效与用途］清热解毒，行气利胆。主治胆囊炎。［用法与疗程］水煎服。每日1剂，分2次服。3～5天为1个疗程。［宜忌］服药期间，宜清淡饮食。忌辛辣油腻性食物。

◇加味五金汤

［组成］金钱草30克，海金沙15克，鸡内金、金铃子、川郁金各10克，玉米须15克。［功效与用途］清热利湿、化结排石。主治肝胆结石、尿路结石以及肝炎、胆囊炎、肾炎、肾盂肾炎、膀胱炎等。［用法与疗程］水煎服。每日1剂，分2次口服。5天为1个疗程。［加减运用］肝胆结石症者，加枳壳、根朴各6克；大便不通者，加延胡索粉（后入）12克；尿路结石症者，加石韦、猫须草各12克；有绞痛者，加延胡索10克，生甘草3克。［宜忌］服药期间，宜清淡饮食。忌辛辣油腻性食物。

◇金钱茵陈藿胆汤

［组成］金钱草60克，茵陈30克，落得打、凤尾草各15克，车前草、藿香、枳壳、龙胆草、郁金、广木香各9克。［功效与用途］清热解毒，排石利胆。主治胆石症、胆囊炎。［用法与疗程］水煎服。每日1剂，分2次口服。15天为1个疗程。［宜忌］服药期间，宜清淡饮食。忌辛辣油腻性食物。

◇疏肝利胆汤

［组成］柴胡6克，炒白芍12克，炒川楝子、制延胡、炒枳壳各10克，川芎6克，黄芩、制半夏各10克，甘草6克，蒲公英30克，焦山栀、牡丹皮各10克。［功效与用途］疏肝利胆，清化湿热。主治胆石症、胆囊炎。［用法与疗程］水煎服。每日1剂，分2次口服。15天为1个疗程。［宜忌］服药期间，宜清淡饮食。忌辛辣油腻性食物。

◇利胆排石汤

［组成］柴胡6克，栀子9克，生大黄（后下）、陈皮各6克，玄明粉（冲）15克，茵陈、延胡索、金钱草、玉米须各30克，木香6克，制香附12克，郁金9克，当归、白芍各15克。［功效与用途］疏肝清热，通里攻下，利胆排石。主治胆道结石。［用法与疗程］水煎服。每日1剂，分2次口服。5天为1个疗程。［加减运用］热甚者，加板蓝根30克，黄连3克，金银花15克；嗳气者，加姜半夏、旋覆花（包）、竹茹各9克；腹胀者，加枳实9克，厚朴6克，乌药9克；大便次数较多者，去生大黄、玄明粉；小便较少者，加泽泻15克，车前子（包）30克，木通6克。［宜忌］服药期间，宜清淡饮食。忌辛辣油腻性食物。

◇消石利胆汤

［组成］金钱草30克，生鸡内金20克，威灵仙、生麦芽各30克，虎杖15克，桃仁10克，红花、柴胡各6克，蒲公英30克，黄芩、三棱、莪术、五灵脂各10克，蒲黄（包煎）6克，炒枳壳、炒白芍各10克，大黄（后下）6克。［功效与用途］清化湿热，消石利胆。主治胆石症、胆囊炎。［用法与疗程］水煎服。每日1剂，分2次服。15天为1个疗程。［宜忌］服药期间，宜清淡饮食。忌辛辣油腻性食物。


# 六、急性胰腺炎

## ❋ 验方 ❋

◇清胰汤

［组成］白花蛇舌草、金钱草各30克，紫背天葵（天葵子）、海金沙、生山栀（栀子）、一枝黄花、荷包草各15克，紫丹参12克，凤尾草、延胡索、神曲、生大黄各9克，藿香、制川朴各6克。［功效与用途］清利肝脾，内泻热结。主治急性胰腺炎行保守治疗者。［用法与疗程］水煎服。每日1剂，分2次口服。5天为1个疗程。［宜忌］服药期间，宜清淡饮食。忌辛辣油腻性食物。

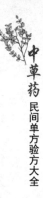

## 七、肠梗阻

### ❀ 单方 ❀

◇**润肠通便法**

[组成]豆油250克。如无豆油，亦可用香油。[功效与用途]润肠通便。主治肠梗阻、阵发性腹痛、呕吐、数日不大便、腹胀较轻者。[用法与疗程]2小时内分2次服完，儿童酌减。[宜忌]宜清淡饮食，忌辛辣油腻性食物。

## 八、便秘

### ❀ （一）单方 ❀

◇**便秘食疗方1**

[组成]荸荠适量。[功效与用途]清热止渴，利湿化痰，降血压。主治便秘。[用法与疗程]洗净，用水煮熟。水澄清后喝下，去皮吃掉荸荠，每日分上、下午吃2次，每次5～6只。[宜忌]服药期间，宜清淡饮食。忌辛辣油腻性食物。

◇**便秘食疗方2**

[组成]猕猴桃。[功效与用途]助消化，润肠通便。主治便秘。[用法与疗程]每日清晨起床后，空腹吃2只猕猴桃，隔1小时后再吃早餐。[宜忌]服药期间，宜清淡饮食。忌辛辣油腻性食物。

◇**鲜苦马菜秆汤**

[组成]鲜苦马菜秆（苦荬菜）30克。[功效与用途]清热，凉血，解毒。主治便秘。[用法与疗程]洗净切段，煎水1碗，饮服。每日1剂，分2次口服。3天为1个疗程。[宜忌]服药期间，宜清淡饮食。忌辛辣油腻性食物。

◇**乌桕根皮饮**

[组成]乌桕根皮30克。[功效与用途]清热利湿，拔毒消肿。主治便秘。[用法与疗程]细根刮去外皮捣碎，冲米泔水内服。[宜忌]服药期间，宜清淡饮食。忌辛辣油腻性食物。[警示]此方量大，有毒，便通则止，不宜多服。体虚、孕妇及溃疡病患者禁服。

◇**手术后便秘茶**

[组成]连翘（去梗、芯）30克。[功效与用途]抗菌消炎，利尿润肠。主治手术后便秘、妇女（妊娠、经期、产后）便秘、外伤后（颅脑损伤，腰椎骨折，截瘫等）便秘、老年肠无力症、习惯性便秘、脑血管病便秘、癌症便秘等。[用法与疗程]煎汤当茶饮。大便通畅后，再饮用1～2天。[宜忌]服药期间，宜清淡饮食。忌辛辣油腻性食物。

# ❀ (二) 验方 ❀

◇**蜂蜜饮**

［组成］蜂蜜、香蕉各适量。［功效与用途］滋阴润燥、补虚润肺。主治阴虚便秘。［用法与疗程］温开水加适量蜂蜜使其发甜为宜。每次饮服200克，每日下午饮用，用时吃1根香蕉。连服2～3天。［宜忌］服药期间，宜清淡饮食。忌辛辣油腻性食物。

◇**便秘食疗方**

［组成］蜂房、酒各适量。［功效与用途］祛风止痛，攻毒消肿，润肠。主治便秘。最适用于大、小便闭塞不通症。［用法与疗程］蜂房烧成粉末，用酒送服。每日2次，每次6克。［宜忌］服药期间，宜清淡饮食。忌辛辣油腻性食物。

◇**青皮甘蔗汤**

［组成］青皮甘蔗、蜂蜜各适量。［功效与用途］疏肝破气，消积化滞。主治便秘。［用法与疗程］取青皮甘蔗汁、蜂蜜各1杯拌匀。每日早、晚空腹各服1次。连服5～7日。［宜忌］服药期间，宜清淡饮食。忌辛辣油腻性食物。

◇**首乌羊蹄汤**

［组成］制何首乌15克，羊蹄15克。［功效与用途］补益精血，润肠通便。主治肾阴虚便秘。［用法与疗程］水煎服。每日1剂。分2次口服。3天为1个疗程。［宜忌］服药期间，宜清淡饮食。忌辛辣油腻性食物。

◇**便秘外用方**

［组成］芦荟、土黄粉各适量。［功效与用途］清热生津，润肠通便。主治便秘。［用法与疗程］芦荟捣烂，加少量土黄粉，搅拌均匀，敷在肚脐处。连用3天。［宜忌］敷药期间，宜清淡饮食。忌辛辣油腻性食物。

◇**治产后便秘方**

［组成］人参、麻子仁、枳壳（麸炒）各适量。［功效与用途］补气润肠。主治气虚便秘。［用法与疗程］一起捣散，用糖做成梧桐子大小的丸，米汤送下。每服50丸。［宜忌］服药期间，宜清淡饮食。忌辛辣油腻性食物。

◇**通便方**

［组成］熟地黄、玄参、当归各30克，川芎15克，火麻仁（后下）3克，大黄3克，桃仁10个，红花0.9克。［功效与用途］补阴，活血通便。主治便秘。［用法与疗程］蜂蜜适量和水煎服。［宜忌］服药期间，宜清淡饮食。忌辛辣油腻性食物。

◇**加味三仁通便方**

［组成］桃仁、苦杏仁、柏子仁、生地黄、玄参、麦冬各10克，生白术30克，昆布、肉苁蓉、生何首乌各15克。［功效与用途］活血补阴，润肠通便。主治便秘。［用法与疗

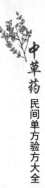

程]水煎服。每日1剂,分2次服。[宜忌]服药期间,宜清淡饮食。忌辛辣油腻性食物。肝功能不全者禁服。[附注]也可用生大黄5～10克或番泻叶5～10克泡服。

# 九、黄疸

## 🌸 (一)单方 🌸

### ◇鲜马齿苋汁

[组成]鲜马齿苋。[功效与用途]清热,利湿,退黄。主治湿热黄疸。[用法与疗程]绞汁,开水冲服。每次约30克。每日2次。[宜忌]服药期间,宜清淡饮食。忌辛辣油腻性食物。

### ◇白英汤

[组成]白英15克。[功效与用途]清热利湿,解毒消肿。主治湿热黄疸初起。[用法与疗程]单用白酒煎服。每日1剂,分2次饮服,连服3天。[宜忌]服药期间,宜清淡饮食。忌辛辣油腻性食物。[警示]肝功能不全者慎服。

### ◇鲜白英全草汤

[组成]鲜白英全草60～120克。[功效与用途]清热利湿,解毒消肿。主治湿热黄疸。[用法与疗程]水煎服。每日1剂,分3次服。一般连服4天。[宜忌]服药期间,宜清淡饮食。忌辛辣油腻性食物。[警示]有小毒,不宜久服。肝功能不全者禁服。

### ◇鲜凤尾蕨草汤

[组成]鲜凤尾蕨草60～90克。[功效与用途]清热利湿,凉血解毒,止泻。主治黄疸。[用法与疗程]水煎服。每日1剂,连服数剂。[宜忌]宜清淡饮食,忌辛辣油腻性食物。

## 🌸 (二)验方 🌸

### ◇茵陈蒿粥

[组成]茵陈蒿30克,大米50克,白糖适量。[功效与用途]清热利湿,利胆退黄,主治湿热黄疸、身黄、目黄、小便黄,小便不利、脘腹胀满、食欲不振等。[用法与疗程]将茵陈挑净,放入锅中,加水浸泡5～10分钟后,水煎取汁,加大米煮粥,将熟时加入白糖30克,再煮沸即成。每日1剂。[宜忌]服药期间,宜清淡饮食。忌辛辣油腻性食物。

### ◇鲜紫花地丁汤

[组成]鲜紫花地丁全草60～180克,加蜂蜜30克。[功效与用途]清热,解毒,利湿。主治黄疸内热、肠痈下血、小儿肝热鼻衄。[用法与疗程]水煎服。连服数日。[宜

忌］服药期间，宜清淡饮食。忌辛辣油腻性食物。

◇熊柳藤玉柏汤

［组成］熊柳藤30～60克，玉柏（金不换草）12～15克。［功效与用途］清热，凉血，利尿，解毒。主治湿热黄疸。［用法与疗程］3剂，水煎服。每日1剂，每日2次。［宜忌］服药期间，宜清淡饮食。忌辛辣油腻性食物。

# 十、呃逆

## (一) 单方

◇柿蒂汤

［组成］柿蒂15克。［功效与用途］清热解毒，收敛止血。主治呃逆。［用法与疗程］3剂，水煎服，每日1剂，每日3次。［宜忌］服药期间，宜清淡饮食。糖尿病患者、脾胃泄泻、便溏、体弱多病、产后、外感风寒者忌食。

◇韭菜子汤

［组成］韭菜子30克。［功效与用途］具有降逆止呃。用于辅助治疗顽固性的呃逆。［用法与疗程］炒熟后加水300毫升，用文火煎至100毫升。每日1剂，分早晚2次服，连服3天。［宜忌］服药期间，宜清淡饮食。忌辛辣油腻性食物。韭菜子不宜和鸭肉同吃，因两者性味相冲，可削弱韭菜子作用。

## (二) 验方

◇鲜鹅血饮

［组成］鲜鹅血1杯，黄酒适量。［功效与用途］养阴益气，大补五脏。主治呃逆、消渴、乏力。［用法与疗程］将鲜鹅血与黄酒搅拌。饮服。［宜忌］服药期间，宜清淡饮食。忌辛辣油腻性食物。

◇黄连紫苏汤

［组成］黄连3克，紫苏叶2.4克。［功效与用途］清化湿热，理气和营。主治呃逆。［用法与疗程］3剂，水煎服。每日1剂，分2次服药。［宜忌］服药期间，宜清淡饮食。忌辛辣油腻性食物。

◇鱼腥草全草汤

［组成］鱼腥草全草120～150克，红糖适量。［功效与用途］清热解毒，消肿疗疮，利尿除湿，清热止痢，健胃消食。主治呃逆。［用法与疗程］用箬壳包扎，煨熟后水煎，冲红糖服。［宜忌］宜清淡饮食，忌辛辣油腻性食物。

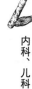

内科、儿科常见病单方验方

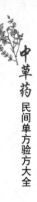

◇加味酒制大黄颗粒

［组成］大黄(酒制九次)60克,上等沉香末、桃仁(泡、去皮)各18克,乌药(水煮、炒)30克,硼砂6克。［功效与用途］通便润燥,消食化滞,降气温中,暖肾纳气。主治呃逆。［用法与疗程］研末,五更时舌上舔咽下。每服0.9克。［宜忌］服药期间,宜清淡饮食。忌辛辣油腻性食物。

◇加味丁香柿蒂汤

［组成］丁香3克,柿蒂、党参各10克,沉香(后下)3克,代赭石(先煎)20克,旋覆花(布包)、半夏、陈皮、茯苓、乌药、炒枳壳各10克,生姜3片,大枣5枚。［功效与用途］温中降逆。主治脾胃虚寒型呃逆。［用法与疗程］水煎服。每日1剂,分2次服。连服3天。［宜忌］服药期间,宜清淡饮食。忌辛辣油腻性食物。

# 十一、腹胀

## （一）单方

◇中满腹胀方

［组成］萝卜子30克。［功效与用途］消食除胀,降气化痰。主治中满食滞腹胀。［用法与疗程］微炒,水煎,每日1剂,分2次服药。3天为个疗程。［宜忌］服药期间,宜清淡饮食。忌辛辣油腻性食物。

## （二）验方

◇健脾胜湿汤

［组成］炒白术9克,制川朴4.5克,白蔻仁(后下)3克,广藿香9克,新会皮、石菖蒲、炒枳壳各6克,神曲9克,薏苡仁20克,白茯苓12克,车前草9克,广木香6克。［功效与用途］健脾助运,分化湿浊。主治脘痞腹胀、食欲不振、泛恶欲吐、身倦困重或头身重痛、面浮肢肿、小便短少、大便溏泻。［用法与疗程］清水煎服。每日1剂,上、下午各服1次。3天为1个疗程。［加减运用］脾虚气弱、湿伤中阻者,加党参12克,干姜6克;苔腻而黄、口苦溲赤者,加黄芩10克,黄连6克;身肿腹胀较为严重者,加大腹皮12克,茯苓皮12克。［宜忌］服药期间,宜清淡饮食。忌辛辣油腻性食物。

# 十二、肝硬化（包括肝脾大、脂肪肝等）

## （一）单方

### ◇大叶辣蓼汤

［组成］荭草30克。［功效与用途］凉血止血，祛瘀止痛。主治腹水（肝硬化）。［用法与疗程］水煎服。每日1剂，早、晚各1次。5剂1个疗程。［宜忌］服药期间，宜清淡饮食。忌辛辣油腻性食物。

### ◇鲜白英汤

［组成］鲜白英15克。［功效与用途］清热利湿，解毒消肿。主治肝硬化初期。［用法与疗程］水煎服。每天1剂，分2次服药。7天为1个疗程。［宜忌］服药期间，宜清淡、低脂、高蛋白、易消化饮食。忌辛辣油腻性食物。

## （二）验方

### ◇丹参三棱汤

［组成］紫丹参30克，荆三棱15克。［功效与用途］破血消癥，行气消积。主治肝大。［用法与疗程］水煎服。每日1剂，早、晚各1次。7天为1个疗程。［宜忌］服药期间，宜清淡、低脂饮食。忌辛辣油腻性食物。

### ◇双根外敷

［组成］土苍术根、水杨梅根(细叶水团花)各适量。［功效与用途］清热利湿，拔毒消肿。主治脾肿大。［用法与疗程］适量捣烂。外敷。［宜忌］服药期间，宜清淡饮食。忌辛辣油腻性食物。

### ◇蕨菜海带粥

［组成］干蕨菜30克，大米100克，海带30克。［功效与用途］清热解毒，利湿，滑肠。主治脂肪肝兼高血压。［用法与疗程］放入锅内加清水煮粥。每日早餐1次。［宜忌］服药期间，宜清淡、低脂饮食。忌辛辣油腻性食物。［警示］干蕨菜不宜久服。肿瘤患者禁服。

### ◇加味土苍术汤

［组成］土苍术（鲜品）、小松根、乌桕根、水杨梅根皮（细叶水团花）各适量。［功效与用途］清热解毒，利湿消肿。主治脾肿大。［用法与疗程］水煎服。隔日服1次，日服1剂，早、晚各1次，每3天为1个疗程。［宜忌］服药期间，宜清淡、低脂饮食。忌辛辣油腻性食物。

### ◇香菇带鱼餐

［组成］香菇20克，带鱼100克，姜片、葱段、粗盐、味精各适量。［功效与用途］

内科、儿科常见病单方验方

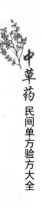

降脂降压，提高机体免疫力。主治脂肪肝兼高血压。[用法与疗程]洗净带鱼并切块，泡发香菇切丝，一并放碗中，再加姜片、葱段、粗盐、味精上笼蒸透。做早餐食用。[宜忌]服药期间，宜清淡、低脂饮食。忌辛辣油腻性食物。

### ◇芫花根丸

[组成]鲜的芫花根第二重皮（蒸熟）30克，大枣12粒，红糖30克。[功效与用途]舒筋活络，散结消肿。主治肝硬化腹水。[用法与疗程]共捣烂，搓成绿豆大小的丸，用开水送下。用量按患者体质不同，一般为5～7粒，每日1次。[宜忌]服药期间，宜清淡、低脂、高蛋白、易消化饮食。忌辛辣油腻性食物。[警示]本品药性剧烈，服后有呕吐和腹痛、泄泻的副作用。凡体弱和晚期患者忌用。量大会中毒。

### ◇加味六棱菊汤

[组成]六棱菊（溪介香）、杏香兔耳风、小乌桕根各10克。[功效与用途]清热解毒，消积散结。主治肝硬化。[用法与疗程]加酒、水各半煎服。也可研粉冲服。7天为1个疗程。[宜忌]服药期间，宜清淡饮食。忌辛辣油腻性食物。

### ◇健脾疏肝饮

[组成]苍白术9克，桂枝3克，茯苓9克，厚朴、郁金、木瓜各6克，谷麦芽12克，姜半夏9克，甘草3克，青陈皮6克。[功效与用途]健脾燥湿，疏肝理气。主治慢性肝炎、早期肝硬化。[用法与疗程]水煎服。每天1剂，分2次服药。7天为1个疗程。[加减运用]黄疸者，加茵陈30克，山栀6克；右胁胀痛者，加姜黄5克，白芍9克；尿少者，加猪苓、茯苓各15克。预防肝病复发，每月服药7剂或原方制丸常服。[宜忌]服药期间，宜清淡、低脂饮食。忌辛辣油腻性食物。

### ◇鳖蒜汤

[组成]鳖鱼500克，独头大蒜200克。或鳖甲30～60克，大蒜15～30克。[功效与用途]益肝阴，健脾气，破瘀软坚，行气利水，消食杀虫。主治臌胀（肝硬化、脾肿大）。[用法与疗程]以鳖鱼、大蒜水煮烂熟，勿入盐，每日1剂，分3次（早、午、晚）饮汤、食鱼和蒜；或以鳖甲、大蒜为主，水煎2次，每日1剂，上、下午各服1次。7天为1个疗程。[加减运用]若胁痛甚者，可合四逆散10克，金铃子散10克，失笑散10克；若脘痞腹胀纳呆者，酌合枳术丸10克，保和丸10克，平胃散10克；六君子汤常用量煎服。[宜忌]服药期间，宜清淡、低脂饮食。忌辛辣油腻性食物。

### ◇温阳利水汤

[组成]熟附子（先煎1～2小时）10克，紫油桂（后下）6克，党参、白术各15克，大腹皮12克，木香10克，上等沉香（后下）6克，泽泻、猪苓、茯苓各15克。[功效与用途]温运肾阳，健益脾气，化气利水。主治晚期肝硬化，慢性肾炎（肾病型）臌胀、水肿。[用法与疗程]水煎服。每天1剂，分2次服药。7天为1个疗程。[加减运用]心悸怔忡者，红参6克代换党参，加白芍12克；畏寒肢冷不著者，去熟附子，肉桂剂量可酌减；胀满

甚者，去熟附子、党参，加槟榔、郁李仁各 10 克。［宜忌］服药期间，宜清淡、低脂饮食。忌辛辣油腻性食物。

◇鳌龙汤

［组成］羚羊角 4 克，牡蛎 12 克，石斛（先煎）10 克，麦冬（青黛少许拌）5 克，南沙参 12 克，夏枯草、牡丹皮各 5 克，黑荆芥 3 克，薄荷炭 3 克，茜草根、牛膝各 6 克，白茅根 15 克，藕片 5 大片，川贝（去心）6 克。［功效与用途］清热养阴，降火止血。主治肝炎、肝硬化早期肝肺邪热上冲，以致鼻衄、血色鲜红、心烦口渴、面红目赤、苔黄脉数者。［用法与疗程］水煎开后，再用文火煎 30 分钟左右，取汁服下。每日 1 剂，水煎 2 次。7 天为 1 个疗程。［宜忌］服药期间，宜清淡、低脂、高蛋白、易消化饮食。忌辛辣油腻性食物。

# 十三、腹泻（包括慢性肠炎等）

## ❀（一）单方❀

◇年远脾泻方

［组成］白萝卜适量。［功效与用途］健脾消食。主治年远脾泻。［用法与疗程］淡水煮。坚持适量饮服。［宜忌］服药期间，宜清淡饮食。忌辛辣油腻性食物。

◇蒜头止泻方

［组成］大蒜头 1 只。［功效与用途］行气消积，解毒杀虫，止泻止痢，温脾暖胃。主治腹泻。［用法与疗程］煨熟。1 次食下。［宜忌］服药期间，宜清淡饮食。忌辛辣油腻性食物。凡肺、胃有热、血虚目昏，以及狐臭患者均忌用。

◇荠菜冲剂

［组成］荠菜适量。［功效与用途］凉血止血，利尿除湿。主治腹泻。［用法与疗程］炒炭研粉服药。每日 1 剂，分 3 次冲服。疗程 3 天。［宜忌］服药期间，宜清淡饮食。忌辛辣油腻性食物。

◇荠菜花汤

［组成］鲜荠菜花 9 ～ 15 克。［功效与用途］清热解毒，凉血止血，健脾明目。主治小儿单纯性腹泻。［用法与疗程］水煎服。每日 1 剂，分 2 次服。2 天为 1 个疗程。［宜忌］服药期间，宜清淡饮食。忌辛辣油腻性食物。

◇山药末粥

［组成］山药。［功效与用途］补脾养胃，益肾涩肠。主治脾虚泄泻、久泻、每早溏泻 1 ～ 2 次者。［用法与疗程］切片炒黄研末，调入粥内食之。［宜忌］服药期间，宜清淡饮食。

内科、儿科常见病单方验方

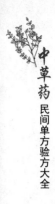

忌生冷油腻性食物。

◇酸苋菜

［组成］鲜马齿苋适量。［功效与用途］清热利湿，消炎止泻。主治疗急慢性肠炎。［用法与疗程］每日当菜吃。［宜忌］服药期间，宜清淡饮食。忌生冷油腻性食物。

◇石榴皮汤

［组成］石榴皮。［功效与用途］涩肠止泻。主治腹泻。［用法与疗程］水煎服。每日1剂，分2次服。2天为1个疗程。［宜忌］服药期间，宜清淡饮食。忌辛辣油腻性食物。

◇橄榄核粉

［组成］橄榄核4只。［功效与用途］解毒，敛疮，止血，利气。主治腹泻。［用法与疗程］焙干研成粉末，用开水冲服。每日2次。连服2～3日。［宜忌］服药期间，宜清淡饮食。忌辛辣油腻性食物。

◇地苓汤

［组成］地苓10～50克。［功效与用途］解毒，清热，燥湿，利湿，涩肠，止痢。主治轮状病毒导致的秋季腹泻、发热和大肠杆菌引起的夏季腹泻。［用法与疗程］水煎服。每日1剂，分2次服药。3天为1个疗程。［宜忌］服药期间，宜清淡饮食。忌生冷油腻性食物。伴有脱水者应配合补液。

◇止泻药

［组成］乌饭炉（乌饭树的嫩枝叶）100克。［功效与用途］性凉入阴经，清肠止泻。主治冷痢下泻。［用法与疗程］随水浸泡30分钟左右，文火煎至40分钟，口服。［宜忌］服药期间，宜清淡饮食。忌生冷油腻性食物。怕寒、怕凉者慎用。

◇燕窝泥饮

［组成］燕窝泥50克。［功效与用途］清热解毒。主治腹泻。［用法与疗程］捣碎用开水泡。待沉淀后喝上面清液。［宜忌］服药期间，宜清淡饮食。忌辛辣油腻性食物。

◇醋炒五倍子末

［组成］五倍子(醋炒)适量。［功效与用途］涩肠止泻。主治肠炎久不愈、滑泻不止。［用法与疗程］研细末，每次服3克，米汤送下，每日2次。3剂1个疗程。［宜忌］服药期间，宜清淡饮食。忌辛辣油腻性食物。

◇仙鹤草汤

［组成］仙鹤草根30克。［功效与用途］收敛止血，解毒止痢。主治腹泻、菌痢。［用法与疗程］水煎服。每天1剂，分2次服药。2天为1个疗程。患白痢与红糖煎服，患红痢与白糖煎服。［宜忌］服药期间，宜清淡饮食。忌辛辣油腻性食物。

◇鲜车前全草汤

［组成］鲜车前全草30克。［功效与用途］清热解毒，利尿止泻。主治中暑腹泻。［用法与疗程］水煎服。每日1剂，分2次服。2天为1个疗程。［宜忌］服药期间，宜清淡饮食。

忌辛辣油腻性食物。

◇金鸡脚汁

［组成］草胞（金鸡脚）30克。［功效与用途］祛风清热，利湿解毒。主治腹泻。［用法与疗程］用开水磨汁。服1小酒杯。［宜忌］服药期间，宜清淡饮食。忌辛辣油腻性食物。

◇紫珠汤

［组成］小叶华紫珠根（白棠子树）30克。［功效与用途］祛风，破瘀，解毒。主治肠炎。［用法与疗程］水煎服。每日1剂，分2次服。疗程3天。［宜忌］服药期间，宜清淡饮食。忌辛辣油腻性食物。

◇太阳草汤

［组成］太阳草60克。［功效与用途］清热解毒，利湿止血。主治腹泻、菌痢。［用法与疗程］水煎服。每天1剂，分2次服药。2天为1个疗程。［宜忌］服药期间，宜清淡饮食。忌辛辣油腻性食物。

◇落新妇根茎饮

［组成］红花落新妇根茎（落新妇）1粒。［功效与用途］散瘀止痛，祛风除湿，清热止咳。主治肠炎。［用法与疗程］开水磨汁服。［宜忌］服药期间，宜清淡饮食。忌辛辣油腻性食物。

◇细梗胡枝子汤

［组成］细梗胡枝子30克。［功效与用途］清热，止血，截疟，镇咳。主治肠炎。［用法与疗程］水煎服。或加鲜瘦肉炖服。每日1剂，分2次服。疗程3天。［宜忌］服药期间，宜清淡饮食。忌辛辣油腻性食物。

◇扁担柴

［组成］扁担柴（扁枝越橘）15～30克。［功效与用途］健脾益气，祛风除湿。主治腹泻。［用法与疗程］水煎服。每日1剂，早、晚1次服药。疗程3天。［宜忌］服药期间，宜清淡饮食。忌辛辣油腻性食物。

◇刺黄柏柴汤

［组成］刺黄柏柴（阔叶十大功劳）适量。［功效与用途］清热利湿。主治湿热、小便火辣、尿如黄柏水。还可治糖尿病初期口渴。［用法与疗程］水煎服。每日1剂，分2次服，连服3天。［加减运用］三消症者，要加冬瓜皮或西瓜外皮；要长期服药。［宜忌］服药期间，宜清淡饮食。忌辛辣油腻性食物。

◇干萝卜种菀汤

［组成］干萝卜种菀（地骷髅），如无菀即萝卜子亦佳。［功效与用途］消食化积，行滞宽中。主治腹泻。［用法与疗程］水煎服。每日1剂，早晚1次服药。疗程3天。［宜忌］服药期间，宜清淡饮食。忌辛辣油腻性食物。

◇小儿腹泻茶

［组成］山蜡梅（柳叶蜡梅）带枝干叶10余张。［功效与用途］疏风散寒，芳香化湿，

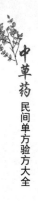

辟秽。主治腹泻。也可用于风寒感冒、咳嗽痰喘、食欲不振。其根用于跌打损伤、风湿、寒性胃痛、感冒头疼、疖疮肿毒。［用法与疗程］在炭火上烧成部分炭化后泡茶或煎饮。服药2天。［宜忌］服药期间，宜清淡饮食。忌辛辣油腻性食物。

## ❀ （二）验方 ❀

［组成］茶叶30克，红糖50克。［功效与用途］消食，利尿，解毒。主治腹泻。［用法与疗程］水煎茶后，再加红糖煎至发黑，饮服。［宜忌］服药期间，宜清淡饮食。忌辛辣油腻性食物。

### ◇茶叶生姜汤

［组成］茶叶9克，生姜2段。［功效与用途］解表温中，消食利尿。适用于泄泻清稀。面色萎黄。舌淡苔白等证。主治急性肠炎、水泻不止。［用法与疗程］加水2碗，浓煎0.5碗，1次服下。［宜忌］服药期间，宜清淡饮食。忌辛辣油腻性食物。

### ◇大米茶叶饮

［组成］大米30克，茶叶10克。［功效与用途］补中益气，健脾养胃，益精强志，和五脏，通血脉，聪耳明目，止烦，止渴，止泻。主治腹泻。［用法与疗程］将大米放锅炒黄，再放入茶，一起炒至黄黑色，加水250毫升煮沸，滤去渣，温凉后1次性饮服（小儿分多次饮服）。［宜忌］服药期间，宜清淡饮食。忌辛辣油腻性食物。

### ◇脾泻肠滑方

［组成］石莲肉，陈仓米。［功效与用途］养心益肾，补脾涩肠。主治脾虚泄泻、凡久泻每日早晨溏泻1～2次者。［用法与疗程］石莲肉炒为末，每服6克，陈仓米汤送下。［宜忌］服药期间，宜清淡饮食。忌生冷油腻性食物。

### ◇麦面米糠颗粒

［组成］小麦面、小米糠各100克。［功效与用途］补中，益气脉，和五脏，调经络。主治腹泻。［用法与疗程］将小麦面炒焦黑，小米糠炒黄，凉后拌匀，加红糖水冲服。每次服50克，每日2次。连服至不泄为止。［宜忌］服药期间，宜清淡饮食。忌辛辣油腻性食物。

### ◇泄泻简便方

［组成］白术（土炒）、白茯苓各9克。［功效与用途］健脾利湿。主治因伤湿而起泄泻、米谷不化、不思饮食、困弱无力。［用法与疗程］水煎，食前服。每天1剂，分2次服药。3天为1个疗程。［宜忌］服药期间，宜清淡饮食。忌辛辣油腻性食物。

### ◇参香止泻汤

［组成］苦参3克，广木香10克。［功效与用途］清热燥湿，健胃消胀，调气止泻。主治急性腹泻。［用法与疗程］加水5000毫升，煎至300毫升服药。每日1剂，分3～4

次服。4 天为 1 个疗程。[宜忌]服药期间，宜清淡饮食。忌生冷油腻性食物。

◇**大青墨旱莲汤**

[组成]大青叶 30 克，墨旱莲 15 克。[功效与用途]清热解毒，凉血止血。主治腹泻、菌痢。[用法与疗程]加水 1000 毫升煎至 600 毫升服药，每日 1 剂，分 2 次服。2 天为 1 个疗程。[宜忌]服药期间，宜清淡饮食。忌辛辣油腻性食物。

◇**分水神丹**

[组成]白术 30 克，车前子 15 克。[功效与用途]健脾益气，燥湿利水。主治水泻。[用法与疗程]煎汤服。每天 1 剂，分 2 次服药。3 天为 1 个疗程。[宜忌]服药期间，宜清淡饮食。忌辛辣油腻性食物。

◇**地锦鸡眼汤**

[组成]斑地锦、鸡眼草各 30 克。[功效与用途]清热解毒，健脾利湿。主治肠炎。[用法与疗程]水煎服。每日 1 剂，分 2 次服。疗程 3 天。[宜忌]服药期间，宜清淡饮食。忌辛辣油腻性食物。

◇**地锦鸡娘草汤**

[组成]地锦草、鸡娘草（伏地堇）各 30 克。[功效与用途]清热解毒，利湿消积。主治腹泻。[用法与疗程]水煎服。每日 1 剂，早、晚 1 次服药。疗程 3 天。[宜忌]服药期间，宜清淡饮食。忌辛辣油腻性食物。

◇**苡仁煮锅巴治疗五更泻**

[组成]薏苡仁、锅巴各 60 克。[功效与用途]健脾渗湿，助消化，除痹止泻。主治五更泻（五更泻症状：每在拂晓之前，脐下先隐痛，继之肠鸣辘辘，随即而泻，完谷不化，泻后则安。）[用法与疗程]加清水适量，放锅内同煮成稀粥。每日 3 次，连服 1～2 天。用量可按患者食量大小增减。[宜忌]服药期间，宜清淡饮食。忌辛辣、荤腥、油腻性、黏性食物 1 个月。

◇**脾虚五更泄泻方**

[组成]诃子（以湿草纸包裹煨热去核）1 枚，肉果（面裹微火煨黑色）1 枚，[功效与用途]温中散寒，补脾止泻。主治脾虚泄泻，凡久泻、每日早晨溏泻 1～2 次者。[用法与疗程]共研末，每服 1.5 克，米汤下。每日 1 剂，早晚 1 次服药。疗程 5 天。[宜忌]服药期间，宜清淡饮食。忌辛辣油腻性食物。

◇**牡荆辣蓼根汤**

[组成]牡荆叶 9～15 克，水辣蓼根 15 克。或牡荆嫩叶苗 3～5 个。[功效与用途]祛风解表，调气和胃。主治中暑腹泻。[用法与疗程]1 剂，水煎服。分 2 次服药。或牡荆嫩叶苗搓成黄豆大小的丸，开水吞服。[宜忌]服药期间，宜清淡饮食。忌辛辣油腻性食物。

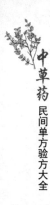

### ◇山楂肉大麦颗粒

［组成］山楂肉炭、大麦炒炭各等份，红糖9克。［功效与用途］健脾开胃，消食化滞。主治肚腹水泻。［用法与疗程］研末，每次9克，姜汤冲服。病愈即止。［宜忌］服药期间，宜清淡饮食。忌辛辣油腻性食物。

### ◇山楂陈皮煎剂

［组成］炒山楂、炒麦芽、陈皮各15克。［功效与用途］健脾消食。主治伤食腹泻，症见腹痛肠鸣、腹痛即泻、粪便臭如败卵、泻后痛减。［用法与疗程］水煎2次，混合后上、下午各服1次。每日1剂。5剂1个疗程。［宜忌］服药期间，宜清淡饮食。忌生冷油腻性食物。

### ◇平泻汤

［组成］芍药60克，茯苓30克，白术60克。［功效与用途］柔肝，健脾，利湿。主治肝乘脾土，湿气下行之泄泻。［用法与疗程］水煎服。每天1剂，分2次服药。3天为1个疗程。［宜忌］服药期间，宜清淡饮食。忌辛辣油腻性食物。

### ◇加味地锦草汤

［组成］地锦草30克，青蒿9克，海金沙15克。［功效与用途］清热解毒，利湿退黄，活血止血。主治腹泻、菌痢。［用法与疗程］水煎服。每天1剂，分2次服药。3天为1个疗程。［宜忌］服药期间，宜清淡饮食。忌辛辣油腻性食物。

### ◇加味石榴树叶汤

［组成］石榴树叶60克，生姜15克，食盐30克。［功效与用途］涩肠，散寒，止泻。主治急性肠炎、腹泻不止。［用法与疗程］将三味药炒黑，煎汤代茶，频频饮服。另用葱白、大粒食盐各适量，放锅内炒热，布包敷于腹部。［宜忌］服药期间，宜清淡饮食。忌辛辣油腻性食物。［警示］此方量大，病愈即止。

### ◇加味鸡眼草汤

［组成］鸡眼草30克，华荠苧、爵床各15克。［功效与用途］清热解毒，健脾利湿。主治肠炎。［用法与疗程］水煎服。水泻加金锦香15克。［宜忌］服药期间，宜清淡饮食。忌辛辣油腻性食物。

### ◇加味爵床汤

［组成］爵床、黄毛耳草、鸡眼草各30克。［功效与用途］清热解毒，健脾利湿。主治肠炎。［用法与疗程］水煎服。小儿减半。每日1剂，分2次服。疗程3天。［宜忌］服药期间，宜清淡饮食。忌辛辣油腻性食物。

### ◇加味蛋壳液

［组成］蛋壳3个（孵小鸡的蛋壳），长梗南五味子根20克，柿蒂7粒。［功效与用途］止痛解毒。主治腹泻。［用法与疗程］开水泡汁服。每日1剂。连用3天。［宜忌］服药期间，宜清淡饮食。忌辛辣油腻性食物。

◇**脾虚滑泻方**

［组成］乌骨母鸡 1 只，豆蔻 30 克，草果仁 2 枚。［功效与用途］温中补脾，化湿行气。主治脾虚泄泻凡久泻、每日早晨溏泄 1～2 次者。［用法与疗程］母鸡洗净，去肠杂用肉，豆蔻、草果仁面裹煨烧存研末，掺入鸡内，扎紧煮熟，空腹食。［宜忌］服药期间，宜清淡饮食。忌生冷油腻性食物。

◇**开胃醒脾丸**

［组成］厚朴 500 克，生老姜 240 克，甘草 15 克。［功效与用途］降气化痰，温中进食。主治脾胃虚损、饮冷泄泻等症。［用法与疗程］厚朴去粗皮切片，生老姜切片，加水 1 升同煮干，拣去姜，将厚朴焙干又用干姜 30 克、甘草 15 克、水 1 升再同厚朴煮干，拣去甘草，将干姜、厚朴焙燥研为细末，另用大枣 500 克、生老姜 60 克煮熟，拣去姜，将枣捣如泥和厚朴末为丸，如梧桐籽大。每服 50 丸，清晨米饮汤下。［宜忌］服药期间，宜清淡饮食。忌生冷油腻性食物。

◇**补脾固肠汤**

［组成］土炒焦白术、炒干山药、陈米炒老黄色各 6 克。［功效与用途］补脾养胃，固肠止泻。主治脾虚泄泻凡久泻、每早溏泻 1～2 次者。［用法与疗程］加黑砂糖少许，水煎服。每日 1 剂，早晚 1 次服药。疗程 5 天。［宜忌］服药期间，宜清淡饮食。忌辛辣油腻性食物。

◇**益中散**

［组成］白术、茯苓、橘皮、芍药、甘草各等份。［功效与用途］益脾，柔肝，利湿。主治风寒泄泻。［用法与疗程］水煎服。每天 1 剂，分 2 次服药。3 天为 1 个疗程。［宜忌］服药期间，宜清淡饮食。忌辛辣油腻性食物。

◇**止泻散**

［组成］车前子、白茯苓、山药（炒）各 30 克，炙甘草 9 克。［功效与用途］清热利尿，渗湿止泻。主治久泻不止。［用法与疗程］车前子以青盐水炒 7 次，然后共研细末，炒米汤调服。每服 9 克。［宜忌］服药期间，宜清淡饮食。忌辛辣油腻性食物。

◇**三白汤**

［组成］白术、白茯苓、白芍药各 4.5 克，甘草（炙）1.5 克。［功效与用途］健脾利湿。主治一切泄泻。［用法与疗程］水煎服。每天 1 剂，分 2 次服药。3 天为 1 个疗程。［宜忌］服药期间，宜清淡饮食。忌辛辣油腻性食物。

◇**加味煨葛根汤**

［组成］煨葛根 15 克，地锦草、广藿香、车前草各 30 克。［功效与用途］解表生津，利湿止泻。主治湿热泄泻。［用法与疗程］3 剂，水煎服。每日 1 剂，分 2 次服。［宜忌］服药期间，宜清淡饮食。忌辛辣油腻性食物。

内科、儿科常见病单方验方

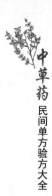

◇加味大青叶汤

［组成］大青叶30克，辣蓼、大风艾、刺苋菜、番石榴叶各9克。［功效与用途］清热解毒。主治腹泻、菌痢。对福氏杆菌痢疾疗效较好。［用法与疗程］水煎服。每日1次。7天为1个疗程。［宜忌］服药期间，宜清淡饮食。忌辛辣油腻性食物。

◇苦参薤白木香汤

［组成］苦参30克，薤白、木香各10克。腹痛甚者，加白芍15克，甘草10克；坠胀甚者，加枳壳10克。［功效与用途］清热燥湿，行气导滞。主治慢性泻痢。［用法与疗程］水煎服。每日1剂，分2次服。疗程3天。［宜忌］服药期间，宜清淡饮食。忌辛辣油腻性食物。

◇加味金锦香汤

［组成］金锦香、黄毛耳草、爵床（小青草）、石荠苎各15克。［功效与用途］清热利湿，消肿解毒。主治腹泻。［用法与疗程］水煎服。每日1剂，早、晚1次服药。疗程3天。［宜忌］服药期间，宜清淡饮食。忌辛辣油腻性食物。

◇肚腹水泻方

［组成］茯苓6克，厚朴1.5克，陈皮3克，炒枳壳6克，甘葛3克，川木瓜9克，陈石榴酒炒6克。［功效与用途］健脾和胃，行气消积，燥湿除满，涩肠止痢。主治肚腹水泻。［用法与疗程］大枣煨姜作引，水煎服。每日1剂，早晚1次服药。疗程3天。［宜忌］服药期间，宜清淡饮食。忌辛辣油腻性食物。

◇白术茯苓肉蔻丸

［组成］土炒白术、白茯苓各60克，炒小茴香、煨肉蔻各30克，盐水炒破故纸60克，木香15克。［功效与用途］温中散寒，行气消食，涩肠止泻。主治脾虚泄泻。［用法与疗程］研末，用生姜煮大枣肉，捣如泥，做成药丸，梧桐子大，每日早晨空腹服9克白汤送服。又川花椒炒，研细末，每日加入饭菜内食之。［宜忌］服药期间，宜清淡饮食。忌辛辣油腻性食物。

◇健脾渗湿汤

［组成］老陈米（炒3次成老黄色）250克，莲肉（炒）60克，焦术、干姜各6克，木香3克。［功效与用途］调中和胃，渗湿止泻。主治脾虚泄泻。［用法与疗程］研细末，加白砂糖30克，空腹白汤送服。每服9克，可以常服。［宜忌］服药期间，宜清淡饮食。忌辛辣油腻性食物。

◇水泻不止方

［组成］炒苍术、猪苓、泽泻、焦术、陈皮、茯苓各4.5克，肉桂、甘草各2.4克。［功效与用途］温中健脾，燥湿止泻。主治脾虚泄泻。［用法与疗程］水煎服。每日1剂，早晚1次服药。疗程3天。［宜忌］服药期间，宜清淡饮食。忌生冷油腻性食物。

◇止泻汤

［组成］炒白术、扁豆、南山楂、茯苓、山药各9克，醋半夏5克，陈皮3克，赤芍9克，

白蔻 2 粒。［功效与用途］健脾止泻。主治小儿泄泻。［用法与疗程］水煎服。每日 1 剂，分 2 次服。3 天为 1 个疗程。［加减运用］发热者，加炒川连 3 克，荷叶 9 克；食积者，加鸡内金、麦谷芽各 9 克；口渴者，加石斛 10 克；小便不利者，加泽泻、车前子各 9 克；外感风寒者，加防风、藿香各 3 克；外感风热者，加连翘、葛根各 9 克。［宜忌］服药期间，宜清淡饮食。忌辛辣生冷油腻性食物。

### ◇扶正祛邪汤

［组成］党参、黄芪各 20 克，苍术 12 克，广木香、肉豆蔻、制附子各 10 克，骨碎补 12 克，荜茇 10 克，败酱草、白花蛇舌草各 20 克。［功效与用途］益气健脾，温肾清肠。主治慢性结肠炎、久泻虚实夹杂者。［用法与疗程］水煎服。制附子需先煎 1 小时。每日 1 剂，分 2 次服。3 天为 1 个疗程。［加减运用］湿重者，去败酱草、白花蛇舌草，加川朴、槟榔各 10 克；肾阳不振者，加仙茅 12 克；纳谷不馨者，加炒谷芽 30 克；血便者，加仙鹤草 20 克。［宜忌］服药期间，宜清淡饮食。忌辛辣生冷油腻性食物。

### ◇加味四君子汤

［组成］党参、炒白术、茯苓各 15 克，甘草 6 克，车前子 15 克，防风、广藿香、紫苏叶各 10 克，炒薏苡仁 30 克，炒补骨脂 10 克，砂仁 6 克，炒木香 10 克。［功效与用途］益气健脾，行气化滞，解表和胃，芳香化湿，涩肠止泻。主治慢性肠炎。［用法与疗程］水煎 2 次，分 2 次温服。每日 1 剂，3 天为 1 个疗程。［加减运用］大便黏液有热象者，加黄连 6 克，白头翁 15 克，金银花 15 克；大便见血者，加地榆炭、槐花炭各 10 克；虚寒者，加制附子 10 克（先煎），干姜 6 克。［宜忌］服药期间，宜清淡饮食。忌辛辣生冷油腻性食物。

### ◇疏健分运汤

［组成］炒白术 5 克，茯苓 6 克，陈皮 5 克，炒荠菜花 5 克，焦曲 9 克，焦楂炭 6 克，玉蝴蝶 2 克，厚朴花 5 克，煨木香 2 克，藿香 5 克，扁豆衣 9 克，扁豆花 6 克。［功效与用途］健脾分运，疏肝行气。主治婴儿惊泻。［用法与疗程］水煎服。每日 1 剂，分 2 次服。3 天为 1 个疗程。［加减运用］外感鼻塞者，酌加苏梗 3 克，蝉蜕 2 克；痰滞咳嗽不爽者，去陈皮加浙贝母 3 克，橘红 2 克；咳甚者，加竹沥 3 克，半夏 3 克；小便量少者，酌加灯心草 2 克；泄泻日久、面色萎黄、舌质偏淡者，酌加党参 5 克。［宜忌］服药期间，宜清淡饮食。忌辛辣生冷油腻性食物。

内科、儿科常见病单方验方

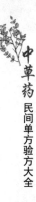

# 十四、厌食、疳积等

## （一）单方

◇**鲜白扁豆花汤**

[组成]鲜白扁豆花30克。[功效与用途]健脾和胃，消暑化湿。主治小儿消化不良、腹胀、便泄不止。[用法与疗程]水煎服。每日1剂，分2次服。3天为1个疗程。[宜忌]服药期间，宜清淡饮食。忌辛辣、生冷、油腻性食物。

◇**千里光炖鸡肝汤**

[组成]鲜千里光全草9～15克。[功效与用途]清热解毒，凉血消肿，清肝明目，杀虫止痛。主治厌食。[用法与疗程]与未沾水的鸡肝炖服，每日1剂，连服3～5天。[宜忌]服药期间，宜清淡饮食。忌生冷油腻性食物。[警示]肝功能不全者禁服。

◇**食凉茶**

[组成]食凉茶叶（柳叶蜡梅或浙江蜡梅）10～15克。[功效与用途]祛风解表，清热解毒，理气健脾，消导止泻。主治厌食。[用法与疗程]水煎服。每日1剂，分2次服。3天为1个疗程。[宜忌]服药期间，宜清淡饮食。忌生冷油腻性食物。

◇**鲜奶积草汤**

[组成]鲜奶积草（地锦草）20克。[功效与用途]健胃消食。主治小儿奶疳积。[用法与疗程]水煎服。每日1剂，分2次服。3天为1个疗程。[宜忌]服药期间，宜清淡饮食。忌生冷油腻性食物。

◇**熊柳根汤**

[组成]熊柳根90～120克。[功效与用途]健脾，祛风，除湿。主治脾胃衰弱、食欲减退。[用法与疗程]水煎服。[宜忌]服药期间，宜清淡饮食。忌生冷油腻性食物。

## （二）验方

◇**伤食方**

[组成]生姜，紫苏。[功效与用途]发汗解表，温中止呕，解鱼蟹毒，行气宽中。主治伤冷食及难化之物。[用法与疗程]以生姜或紫苏煎汤，置浴锅内，病者热浸汤，以热手揉心、胃、肚腹，气通食化；或以紫苏、生姜渣绢布包裹，熨胸腹，冷即渍前热汤熨之，汤须换热用。[宜忌]用药期间，宜清淡饮食。忌生冷油腻性食物。

◇**茶叶秦皮汤**

[组成]陈茶叶45克，秦皮9克。[功效与用途]清头目，除烦渴，消食，化痰，利尿，解毒，清热，燥湿，收涩，止痢，止带。主治小儿消化不良、腹胀、便泄不止等。[用

法与疗程〕将药用水浸泡 1 昼夜，以水 1 碗，煎至半碗。1 岁以下，每次服半食匙；1—2 岁，每次服 1 食匙；3—4 岁，每次 1.5 食匙。每日 3 次。〔宜忌〕服药期间，宜清淡饮食。忌辛辣生冷油腻性食物。

### ◇暖脾开胃方

〔组成〕饭焦锅巴（焦透）适量，砂仁 0.9 克。〔功效与用途〕温暖脾肾，疏气滞，除呕逆，增食欲，止冷泻，开胃，化滞消食。主治小儿胃口不好、消化不良，经常便泄，或婴儿排蛋花样大便。〔用法与疗程〕研匀，加白糖，温水调服。每日 1 剂，分 2 ～ 3 次。〔宜忌〕服药期间，宜清淡饮食。忌辛辣生冷油腻性食物。

### ◇牡蒿地锦汤

〔组成〕牡蒿 6 克，斑地锦 15 克。〔功效与用途〕解表，清湿热，通乳开胃。主治厌食。〔用法与疗程〕水煎汤，煮猪肝服。3 天为 1 个疗程。〔宜忌〕服药期间，宜清淡饮食。忌生冷油腻性食物。

### ◇栀子胡椒饼外用方

〔组成〕黄栀子 9 克，白胡椒 1.5 克。〔功效与用途〕护肝利胆，清热凉血，温中散寒，下气消痰。主治厌食。〔用法与疗程〕将药捣细，调面粉 60 克，鸡蛋白 1 个，做成饼，贴二足涌泉穴。〔宜忌〕服药期间，宜清淡饮食。忌生冷油腻性食物。

### ◇莱莶叶芡实汤

〔组成〕莱莶叶与茎 30 ～ 60 克，芡实 15 ～ 30 克。〔功效与用途〕解毒，补中益气，收敛固涩，止泻。主治厌食。〔用法与疗程〕加水煎 3 小时服药。加些白糖，吃芡实并喝汤，可以常服。〔宜忌〕服药期间，宜清淡饮食。忌生冷油腻性食物。

### ◇菟丝子藤厚朴粉

〔组成〕菟丝子藤 1.5 克，厚朴 0.6 ～ 0.9 克。〔功效与用途〕补肝脾肾，固精缩尿，行气消积，燥湿除满。主治厌食。〔用法与疗程〕研粉或加 5 倍量的水煎服。每日 3 次。3 天为 1 个疗程。〔宜忌〕服药期间，宜清淡饮食。忌辛辣生冷油腻性食物。

### ◇茵陈蒿炒肉丝食疗方

〔组成〕茵陈蒿嫩茎叶 250 克，猪肉 100 克，调味品适量。〔功效与用途〕健脾益胃，和中利湿。主治脾胃不和、不思饮食、小便不畅、大便溏泄等。〔用法与疗程〕将茵陈蒿洗净，入沸水焯片刻，捞出挤干水分，切段，猪肉洗净切丝，将料酒、精盐、味精、酱油、葱花、姜末放入碗内，搅匀成调味汁。炒锅加油烧热，放入肉丝煸炒，倒入调味汁，肉丝炒熟后，投入茵陈蒿，再炒片刻即成。〔宜忌〕服药期间，宜清淡饮食。忌生冷油腻性食物。

### ◇核桃神曲莱菔子汤

〔组成〕核桃仁 2 个，神曲 15 克，莱菔子 9 克。〔功效与用途〕补肾温胃，健脾消食。主治小儿疳积，面黄肌瘦，善食腹大，精神萎靡。〔用法与疗程〕焙焦研末，水煎加红糖少许服药。分 2 ～ 3 次服。3 天为 1 个疗程。〔宜忌〕服药期间，宜清淡饮食。忌生冷油

内科、儿科常见病单方验方 ≪

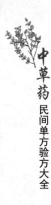

腻性食物。

◇健胃消食汤

[组成]炒神曲、焦山楂、炒谷、麦芽各 9 克。[功效与用途]健胃消食。主治小儿胃口不好、消化不良、经常便泄或婴儿排蛋花样大便。[用法与疗程]水煎服，每日 1 剂。婴幼儿药量可酌减，并可加鸡内金 3 克。3 天为 1 个疗程。[宜忌]服药期间，宜清淡饮食。忌生冷油腻性食物。

◇加味田皂角汤

[组成]田皂角、六月雪各 9 克，香附子 6 克，斑地锦 15 克。[功效与用途]清热利湿，舒肝解郁。主治厌食。[用法与疗程]水煎服。每日 1 剂，分 2 次服。3 天为 1 个疗程。[宜忌]服药期间，宜清淡饮食。忌生冷油腻性食物。

◇食积验方

[组成]大米，面条，肉骨头，蛋壳，鸡内金，橘皮。[功效与用途]主治食积，如饮食过甘、宿食内停、呃逆含硫化氢气味、腹痛或腹泻。[用法与疗程]大米 1 把，面条 1 小把，小火炒焦，肉骨头炒焦，蛋壳若干炒焦，鸡内金 1 个炒焦，橘皮 1 只炒焦，加水煎。吃时用茶饼 1 小块，红糖为引。一般服 1～2 次。[宜忌]服药期间，宜清淡饮食。忌生冷油腻性食物。肝功能不全者禁服。

◇加味叶下珠汤

[组成]叶下珠、田角皂、胡颓子根、硕苞蔷薇根各 10 克。[功效与用途]清热解毒，平肝利湿，消积行滞。主治厌食。[用法与疗程]水煎服。每日 1 剂，分 2 次服。3 天为 1 个疗程。[宜忌]服药期间，宜清淡饮食。忌生冷、油腻性食物。

◇加味墨旱莲猪肝方

[组成]墨旱莲、合萌、马兰头各 15 克，白玉簪花 3 克，山楂 15 克，猪肝 30 克。[功效与用途]凉血止血，补肾益阴，利湿消食。主治厌食。[用法与疗程]将药焙干研末，用竹片把猪肝对中剖开，将药 6 克纳入猪肝内，用笋壳包裹，放入火内煨熟吃。每日 1 次，连服 3～5 日。[宜忌]服药期间，宜清淡饮食。忌生冷油腻性食物。

◇健运麦谷芽汤

[组成]麦芽、谷芽各 30 克，鸡内金、山药各 15 克，党参 10 克，甘草 5 克。[功效与用途]健脾和胃，复元益气。主治内伤、外感而有健运不及、脏腑功能低下者。[用法与疗程]加清水超过药面 3 厘米，浸泡 1 小时，然后置火上煎熬，沸后再沸 5 分钟，不宜久煎。每日 1 剂，分 2 次服。3 天为 1 个疗程。[宜忌]服药期间，宜清淡饮食。忌生冷、油腻性食物。

◇小儿理脾和胃散

[组成]薏仁米 20 克，山药 20～25 克，扁豆 10 克，云茯苓、山楂各 15 克，神曲、陈皮、芡实各 10 克，麦芽 20 克，莲子 6 克，砂仁 5 克，黄连 2 克，炒米 250 克。[功效与用途]

健脾和胃，祛湿止泻，安神定惊。主治小儿肠炎、疳积、脾胃不和型胃痛。[用法与疗程]将药焙干研细末，每餐饭后服1匙（约10克）。3天为1个疗程。[宜忌]服药期间，宜清淡饮食。忌生冷、油腻性食物。

### ◇增免抗感方

[组成]太子参（先煎）、黄芪、水仙草、地锦草各10～15克，黄芩4.5～6克，淫羊藿6克，五味子4.5～6克，黄精6克，生地黄9克，麦冬6克，白术9克，甘草4.5克。[功效与用途]益气升阳，健脾补肾，清热祛邪，提高小儿抗病免疫能力。主治小儿因反复感染（主要为呼吸道感染）、病程较久而引起的脾虚证。[用法与疗程]水煎服。每日1剂，可连续服药6～8周。[宜忌]服药期间，宜清淡饮食。忌生冷、油腻性食物。

### ◇温中运脾汤

[组成]制附子3克，肉桂1克，干姜2克，炒白术6克，炒苍术5克，茯苓6克，鸡内金5克，焦山楂、神曲各10克，炒枳实6克，青陈皮各5克，甘草3克。[功效与用途]温中运脾。主治寒湿困中、脾失健运之厌食症。[用法与疗程]水煎服。每日1剂，分2次服。3天为1个疗程。[加减运用]兼泄泻者，加砂仁3克，苡仁米10克；兼呕吐者，加姜半夏、苏叶梗、旋覆花（包）各6克，蔻仁3克；兼积滞者，加槟榔5克，莱菔子6克，谷芽、麦芽各10克。

# 第3章 循环系统疾病及血液病

## 一、高血压及心脑血管病（包括心律失常、心肌炎、心脏病、冠心病等）

### ❋（一）单方 ❋

◇土豆皮汤

［组成］土豆皮适量。［功效与用途］和中养胃，健脾利湿，降糖降脂，活血消肿。主治高血压。［用法与疗程］土豆（马铃薯）5只洗净后，把削下来的皮放锅里，加水煮8～10分钟（水量要超过土豆皮）取其汤。每饭前喝2小勺。［宜忌］服药期间，宜清淡、低盐、低脂饮食。忌生冷、油腻性食物。

◇芹菜汁

［组成］芹菜250～500克。［功效与用途］清热利湿，平肝健胃。主治高血压。［用法与疗程］洗净榨汁服药。每日1剂，分3～5次服。5天为1个疗程。［宜忌］服药期间，宜清淡、低盐、低脂饮食。忌生冷油腻性食物。［附注］用芹菜根60克，水煎服亦可；或用芹菜500克，苦瓜90克，水煎服。

◇水芹菜根汤

［组成］水芹菜根60克。［功效与用途］疏风清热，止血养精，保血脉，益气开胃。主治高血压。［用法与疗程］水煎服。每日1剂，分2次服。5天为1个疗程。［宜忌］服药期间，宜清淡、低盐、低脂饮食。忌生冷、油腻性食物。

◇花生壳汤

［组成］花生壳120克。［功效与用途］助脾胃运化，降压降脂。主治高血压。［用法与疗程］水煎服。每日2次，3周为1个疗程。［宜忌］服药期间，宜清淡、低盐、低脂饮食。忌生冷油腻性食物。

◇莲子心茶

［组成］莲子心20克。［功效与用途］清热，固精，安神，强心。主治高血压。［用

法与疗程］水煎服。当茶水饮。［宜忌］服药期间，宜清淡、低盐、低脂饮食。忌生冷油腻性食物。［警示］量过大，会有副作用。脾胃虚寒者慎服。

### ◇葛根汤

［组成］葛根15克。［功效与用途］升阳解肌，透疹止泻，除烦止渴。主治高血压病。［用法与疗程］水煎3次，将3次药汁混合一起，分2次饭后温服。每日1剂，连服1周。［宜忌］服药期间，宜清淡、低盐、低脂饮食，忌生冷、油腻性食物。

### ◇野菊花茶

［组成］野菊花15～30克。［功效与用途］清热解毒，疏风平肝。主治高血压、感冒。［用法与疗程］开水泡，代茶饮。每次3～6克。［宜忌］服药期间，宜清淡、低盐、低脂饮食，忌生冷、油腻性食物。［警示］量过大会损害肝脏。脾胃虚寒者慎服。

### ◇金钱草汤

［组成］金钱草60克。［功效与用途］清热利尿，祛风止痛，止血生肌，消炎解毒。主治肾性高血压（全身或四肢水肿者）。［用法与疗程］水煎服。每日1剂，分2次服。5天为1个疗程。［宜忌］服药期间，宜清淡、低盐、低脂饮食。忌生冷、油腻性食物。

### ◇桑寄生汤

［组成］桑寄生30～60克。［功效与用途］补肝肾，强筋骨，除风湿，通经络，益血，安胎。主治高血压。［用法与疗程］水煎服。每日1剂，分2次服。5天为1个疗程。［宜忌］服药期间，宜清淡、低盐、低脂饮食。忌生冷、油腻性食物。

### ◇臭梧桐叶汤

［组成］臭梧桐叶60克。［功效与用途］祛风除湿，平肝降压，解毒杀虫。主治高血压。［用法与疗程］水煎服。每日1剂，分2次服。5天为1个疗程。［宜忌］服药期间，宜清淡、低盐、低脂饮食。忌生冷油腻性食物。

### ◇决明子汤

［组成］新鲜决明子20克。［功效与用途］清肝明目，通便。主治高血压、高血脂。［用法与疗程］水煎服，可以连续服药。每日1剂，早、晚各1次。5天为1个疗程。［宜忌］服药期间，宜清淡、低盐、低脂饮食。忌生冷、油腻性食物。

### ◇萝芙木根汤

［组成］萝芙木根30～45克。［功效与用途］镇静降压，活血止痛，清热解毒。主治高血压、头痛、眩晕、耳鸣、乏力、心悸。［用法与疗程］洗净切片，水煎服。每日1剂，分2次服。5天为1个疗程。［宜忌］服药期间，宜清淡、低盐、低脂饮食，忌生冷、油腻性食物。［附注］亦可用萝芙木草30克，水煎服。

内科、儿科常见病单方验方

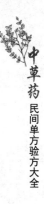

# ❀（二）验方❀

### ◇鲜山楂糖浆

［组成］新鲜山楂10克，红糖30克。［功效与用途］舒张血管，降压强心，消食健胃等。主治高血压。［用法与疗程］山楂捣碎，加红糖、水适量煎煮（或成糖浆）服药。每日1次，连服1个月。［宜忌］服药期间，宜清淡、低盐、低脂饮食。忌生冷、油腻性食物。

### ◇葡萄苹果汁

［组成］葡萄、苹果各适量。［功效与用途］补气养血，调理血压。主治高血压。［用法与疗程］分别将二者榨汁。各取15毫升，用温开水送服，早、晚各服1次。［宜忌］服药期间，宜清淡、低盐、低脂饮食。忌生冷、油腻性食物。

### ◇玉米须茶叶茶

［组成］玉米须60克，茶叶适量。［功效与用途］利水消肿，利湿退黄，清肝利胆。主治高血压合并肾炎有眼睑水肿者。［用法与疗程］玉米须洗净与茶叶一并用沸水冲泡，当茶喝。［宜忌］服药期间，宜清淡、低盐饮食。忌辛辣刺激性食物。

### ◇车前鱼腥草汤

［组成］车前草、鱼腥草各30克。［功效与用途］清热，解毒，利尿，清肝，明目，除湿痹。主治高血压。［用法与疗程］水煎服。每日1剂，分2次服。5天为1个疗程。［宜忌］服药期间，宜清淡、低盐、低脂饮食。忌生冷油腻性食物。

### ◇豨莶槐花汤

［组成］豨莶草、槐花各30克。［功效与用途］祛风湿，利关节，解毒。主治高血压、四肢麻木、腰膝无力。［用法与疗程］水煎服。每日1剂，分2次服。5天为1个疗程。也可单用豨莶草6～15克，煎汤代茶饮服。［宜忌］服药期间，宜清淡、低盐、低脂饮食。忌生冷油腻性食物。

### ◇槐花腺梗豨莶汤

［组成］槐花、腺梗豨莶各30克。［功效与用途］清肝，祛风，泻火。主治高血压。［用法与疗程］水煎服。每日1剂，分2次服。5天为1个疗程。［宜忌］服药期间，宜清淡、低盐、低脂饮食。忌生冷油腻性食物。

### ◇地龙食疗方

［组成］活地龙15条，白糖100克。［功效与用途］清热息风，通络利尿。主治高血压。［用法与疗程］剖开洗净，加白糖，30分钟后，待地龙溶化成液体，将其煮熟后立即服药。每日早晚各服1次，5天为1个疗程，待血压恢复正常后，再服1个疗程。［宜忌］服药期间，宜清淡、低盐、低脂饮食。忌生冷、油腻性食物。

◇青葙夏枯草汤

［组成］青葙子30克，夏枯草15克。［功效与用途］清泄肝火、凉血止血。主治高血压。［用法与疗程］水煎服。每日1剂，分2次服。5天为1个疗程。［宜忌］服药期间，宜清淡、低盐、低脂饮食。忌生冷、油腻性食物。

◇海州常山根汤

［组成］海州常山根15～30克，海州常山叶30～60克。［功效与用途］祛风湿，降压镇惊。主治高血压。［用法与疗程］水煎服。宜文火慢煎，高热煎煮后，降压作用减弱。每日1剂，分2次服。5天为1个疗程。［宜忌］服药期间，宜清淡、低盐、低脂饮食。忌生冷、油腻性食物。

◇野菊决明海带汤

［组成］野菊花30克，决明子60克，海带30克。［功效与用途］清热解毒，疏风平肝。主治高血压。［用法与疗程］水煎服。每日1剂，分2次服。5天为1个疗程。［宜忌］服药期间，宜清淡、低盐、低脂饮食。忌生冷、油腻性食物。

◇茵陈蒿茶

［组成］茵陈蒿5克，绞股蓝、草决明各10克。［功效与用途］清热利湿。主治高血压、高脂血症、高尿酸血症、脂肪肝、肥胖症以及口苦便秘、头目眩晕等。［用法与疗程］放入茶杯中，冲入沸水适量，浸泡片刻，代茶频频饮服，每日1剂。［宜忌］服药期间，宜清淡、低盐、低脂饮食。忌生冷、油腻性食物。

◇加味玉米须汤

［组成］玉米须30克，白茅根6克，车前草30克。［功效与用途］泄热通淋，平肝利胆，凉血止血，清热利尿。主治高血压、血尿。［用法与疗程］水煎服。每日1剂，分2次服。7天为1个疗程。［宜忌］服药期间，宜清淡饮食。忌生冷、油腻性食物。

◇钩藤蒺藜牛膝汤

［组成］钩藤12克，蒺藜15克，牛膝9克。［功效与用途］清热平肝，息风定惊。主治高血压、头晕、头痛、眼花、腿软。［用法与疗程］水煎服。每日1剂，分2次服。5天为1个疗程。［宜忌］服药期间，宜清淡、低盐、低脂饮食。忌生冷、油腻性食物。

◇加味黑芝麻汤

［组成］黑芝麻15克，制何首乌、牛膝各30克。［功效与用途］补肝肾，润五脏，养血祛风，逐瘀通经，利尿通淋。主治高血压。［用法与疗程］水煎服。每日1剂，分2次服。5天为1个疗程。［宜忌］服药期间，宜清淡、低盐、低脂饮食。忌生冷油腻性食物。［警示］不宜久服，肝功能不全者禁服。

◇桑皮野菊夏枯汤

［组成］桑白皮、野菊花各15克，夏枯草10克。［功效与用途］清热泻肺行水。主治高血压。［用法与疗程］水煎服。每日1剂，早、晚各1次。5天为1个疗程。［宜忌］

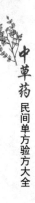

服药期间，宜清淡、低盐、低脂饮食，忌生冷、油腻性食物。

◇三白夏枯节节草汤

［组成］三白草根 15 克，夏枯草 50 克，节节草 15 克。［功效与用途］利水除湿，清热解毒。主治高血压。［用法与疗程］水煎服。每日 1 剂，分 2 次服。连服 5 天为 1 个疗程。［宜忌］服药期间，宜清淡、低盐、低脂饮食。忌生冷、油腻性食物。

◇玉米须白茅枝子汤

［组成］玉米须、白茅根各 15 克，中华胡枝子 10 克。［功效与用途］平肝利胆，凉血止血，清热利尿。主治高血压。［用法与疗程］水煎服。每日 1 剂，早、晚各 1 次。5 天为 1 个疗程。［宜忌］服药期间，宜清淡、低盐、低脂饮食，忌生冷、油腻性食物。

◇女贞钩藤藤梨汤

［组成］女贞子 9 克，钩藤根 15 克，猕猴桃根 30 克。［功效与用途］滋补肝肾，降脂通络。主治高血压引起的头晕。［用法与疗程］水煎服。每日 1 剂，分 2 次服。5 天为 1 个疗程。［宜忌］服药期间，宜清淡、低盐、低脂饮食。忌生冷油腻性食物。

◇一两金

［组成］霜松叶 15 克，天师剑（鬼箭羽）10 克，南酸枣 5 克。［功效与用途］祛风燥湿，活血安神，破血通经。主治高血压，高血糖，高血脂。［用法与疗程］水煎服。每日 1 剂，早、晚各 1 次。5 天为 1 个疗程。［宜忌］服药期间，宜清淡、低盐、低脂饮食。忌生冷、油腻性食物。

◇加味钩藤根汤

［组成］钩藤根、野菊花各 9 克，车前草、夏枯草各 15 克。［功效与用途］舒筋活络，清泄肝火，凉血止血。主治高血压。［用法与疗程］水煎服。每日 1 剂，分 2 次服。5 天为 1 个疗程。［宜忌］服药期间，宜清淡、低盐、低脂饮食。忌生冷、油腻性食物。

◇加味大麦叶汤

［组成］大麦叶 20 克，夏枯草 10 克，玉米须、白茅根各 15 克。［功效与用途］健胃，平肝，凉血。主治高血压。［用法与疗程］水煎服。每日 1 剂，早、晚各 1 次。5 天为 1 个疗程。［宜忌］服药期间，宜清淡、低盐、低脂饮食。忌生冷、油腻性食物。

◇加味毛冬青根汤

［组成］毛冬青根（乌青胖）200 克，丹参、葛根各 30 克，桂枝 6 克。［功效与用途］清热解毒，活血通脉。主治冠心病。［用法与疗程］水煎服。每日 2 次，7 天为 1 疗程。［宜忌］服药期间，宜清淡、低盐、低脂饮食。忌生冷油腻性食物。

◇山楂金樱虎杖汤

［组成］山楂根 30 克，金樱子根、枸骨根、虎杖各 15 克，菝葜 30 克。［功效与用途］祛风利湿，活血散瘀。主治风湿性心脏病。［用法与疗程］水煎服，每日 1 剂，分 2 次口服。连服 15～30 天。［宜忌］服药期间，宜清淡饮食。忌辛辣刺激性食物。

◇**加味丹参汤**

［组成］丹参20克，川芎10克，夏枯草15克，泽泻20克，橘络、苍术各10克，茵陈15克，生山楂18克。［功效与用途］活血化瘀，利湿祛浊。主治冠心病、动脉硬化症、高脂血症。［用法与疗程］水煎服。每日1剂，分2次服。3天为1个疗程。［宜忌］服药期间，宜清淡、低盐、低脂饮食。忌生冷、油腻性食物。

◇**加味炙甘草汤**

［组成］甘草15克，熟地黄、火麻仁、大枣各10克，丹参、苦参各20克，桂枝、阿胶（另烊）、生姜、五味子各6克。［功效与用途］益气滋阴，通阳复脉，养血定悸。主治室性早搏。［用法与疗程］水煎服。每日1剂，分2次口服。15天为1个疗程。［宜忌］服药期间，宜清淡饮食。忌辛辣刺激性食物。

◇**舒心消痛汤**

［组成］瓜蒌仁、郁金、娑罗子、延胡索各10克，细辛5克，丹参15克，川芎10克，失笑散12克。［功效与用途］行气豁痰，活血通瘀。主治冠心病、心肌梗死、心绞痛。［用法与疗程］水煎服。每天1剂，2次分服。7天为1个疗程。［加减运用］气虚明显、气短息促、胸闷心悸甚者，加党参、黄芪、黄精、五味子；阴虚较著，症见口干、舌红、脉细数者，去细辛、川芎，加赤芍、葛根、生地黄、何首乌、玉竹；心胸冷痛、遇寒即发、形寒肢冷、腰酸尿频、舌淡脉迟者，加桂枝、荜茇、淫羊藿、补骨脂。［宜忌］服药期间，宜清淡饮食。忌辛辣刺激性食物。

◇**复窦汤**

［组成］党参、黄芪各20克，补骨脂15克，菟丝子、淫羊藿各10克，炙麻黄6克，丹参、赤芍、麦冬各15克，炙甘草10克。［功效与用途］益气温阳，活血复脉。主治病窦综合征。［用法与疗程］水煎服。每日2次，1个月为1个疗程。［宜忌］服药期间，宜清淡、低盐、低脂饮食。忌生冷、油腻性食物。

◇**通心散**

［组成］厚朴、枳壳各15克，大黄、半夏、木通各10克，瓜蒌皮15克，桃仁10克，薤白15克，全当归10克，丹参20克，延胡索10克。［功效与用途］益气温阳，活血通络。主治心肌梗死。［用法与疗程］水煎服。每日2次，15天为1个疗程。［宜忌］服药期间，宜清淡、低盐、低脂饮食。忌生冷、油腻性食物。

◇**冠心通痹汤**

［组成］全瓜蒌30克，桂枝18克，炙甘草、枳壳、川朴、熟附子各10克，川象贝母各6克，法半夏10克，党参18克，生牡蛎30克。［功效与用途］温通阳气，开胸顺气，散结聚，化痰浊。主治冠心病。［用法与疗程］水煎服。煎头汁400～600毫升，分2～3次服。如煎2汁，应与头汁混合后分服。每日2次，1个月为1个疗程。［加减运用］短气明显者，加人参6克；胸闷甚者，加沉香粉3克；痰多者，加天竺黄、菖蒲各9克；瘀

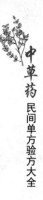

血者，加川芎或桃仁9克；有热象者，加黄连或莲子芯3克；停搏明显者，加玳瑁、龙骨各15克；眠不安者，加枣仁或琥珀9克。[宜忌]服药期间，宜清淡、低盐、低脂饮食。忌生冷、油腻性食物。

◇益气养阴汤

[组成]党参、黄芪各30克，白术20克，麦冬、五味子各15克，苦参20克，桂枝10克，炙甘草6克，板蓝根、薏苡仁各30克，防己、白芍各15克，谷芽30克。[功效与用途]益气养阴，清热燥湿，发汗解肌，温经通脉，助阳化气，散寒止痛。主治病毒性心肌炎。[用法与疗程]水煎服。每日1剂，分3次服，20剂为1个疗程。[宜忌]服药期间，宜清淡饮食。忌辛辣刺激性食物。

◇温通复脉汤

[组成]党参、黄芪各10～15克，柴胡、干姜、升麻各10克，肉桂（后下）1.5～3克，白术、当归、陈皮各10克，净麻黄、细辛各3～6克，制附子、甘草各10克。[功效与用途]益气补阳，温经散寒，提高脉率。主治缓慢性心律失常，包括以心动过缓为表现的病态窦房结综合征。[用法与疗程]水煎服，制附子需先煎1小时。每日1剂。也可制成丸剂，每日3次，1次口服3克。7天为1个疗程。[加减运用]口干者，可加石斛30克，知母、黄柏各6～10克；有血瘀症象者，可加鸡血藤30克，川芎10克；有咽干、牙痛"上火"症象者，药量酌减，或以巴戟天10克，淫羊藿30克，补骨脂12克取代肉桂、附子及麻黄。[宜忌]服药期间，宜清淡饮食。忌辛辣刺激性食物。

# 二、血证（包括衄血、咯血、吐血、便血、尿血等）

## （一）单方

◇萝卜汁

[组成]白萝卜数个，白糖适量。[功效与用途]下气消食，除痰润肺，解毒生津。主治鼻出血。[用法与疗程]将白萝卜洗净、切细碎、捣汁，用白糖调服。每次50毫升，每日3次。[宜忌]服药期间，宜清淡饮食。忌辛辣刺激性食物。

◇香菜汁

[组成]新鲜香菜50～80克。[功效与用途]健胃消食，利尿通便，驱风解毒。主治上消化道出血。[用法与疗程]洗净捣烂取汁，再加白萝卜捣汁，取1小匙服药。每日1次，连服2～3次，但不能多日服药。[宜忌]服药期间，宜清淡饮食。忌辛辣刺激性食物。

◇干姜外用法

[组成]干姜1块。[功效与用途]治风，下气，止血。主治鼻出血。[用法与疗程]将姜块削尖，用湿纸包裹后放火边煨。塞入鼻孔。[宜忌]治疗期间，宜清淡饮食。忌辛

辣刺激性食物。

◇丝瓜络炭

[组成]丝瓜络1条。[功效与用途]凉血止血。用于止吐血。[用法与疗程]烧炭，分2～3次加红糖黄酒吞服。[宜忌]服药期间，宜清淡饮食。忌辛辣刺激性食物。

◇陈茄叶末

[组成]陈茄叶。[功效与用途]散血消肿。主治原因不明的血尿。[用法与疗程]焙干，研末，每服6克，盐汤送下。[宜忌]服药期间，宜清淡饮食。忌辛辣刺激性食物。

◇向日葵蒂盘汤

[组成]向日葵花盘。[功效与用途]清热，平肝，止痛，止血。主治胃出血。[用法与疗程]水煎服。每天1剂，分2次分服。7天为1个疗程。[宜忌]服药期间，宜清淡饮食，忌辛辣刺激性食物。

◇白及粉

[组成]白及5克。[功效与用途]收敛止血，消肿生肌。主治胃出血。[用法与疗程]研细粉吞服。分3次服，10天为1个疗程。[宜忌]服药期间，宜清淡饮食。忌辛辣刺激性食物。

◇白及汤

[组成]生白及50克或干白及25克。[功效与用途]收敛止血，消肿生肌。主治咳血、吐血、外伤出血、疮疡肿毒、皮肤皲裂、肺结核咳血、溃疡病出血、疮疡、瘰疬。[用法与疗程]生白及（或干白及）煎100毫升服药。分2次服，20天为1个疗程（成人用量）；治疗3个疗程。[宜忌]服药期间，宜清淡饮食。忌辛辣刺激性食物。

◇青蒿茶

[组成]青蒿30克。[功效与用途]清热解暑，除蒸，截疟。主治鼻出血。[用法与疗程]捣汁，用温开水冲之，当茶水饮。[宜忌]服药期间，宜清淡饮食。忌辛辣刺激性食物。

◇外用止血方

[组成]鲜紫珠叶适量。[功效与用途]治瘀止血，消炎解毒。主治创伤出血。[用法与疗程]用冷开水洗净，捣匀后敷疮口；或用干的叶研末敷伤口，外用消毒纱布包扎之。[宜忌]治疗期间，宜清淡饮食。忌辛辣刺激性食物。

◇紫珠叶末1

[组成]干紫珠叶末0.9～1.5克。[功效与用途]治瘀止血，消炎解毒。主治胃肠出血。[用法与疗程]干紫珠叶末调冷开水，每4小时服1次。继用干的叶末6克水煎，可代茶常饮。[宜忌]服药期间，宜清淡饮食。忌辛辣刺激性食物。

◇紫珠叶末2

[组成]干紫珠叶末1.5～2.1克。[功效与用途]祛瘀止血，消炎解毒。主治咯血。[用法与疗程]干紫珠叶末调鸡蛋清，每4小时服1次。继用干的叶末6克水煎，可代茶常饮。

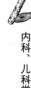

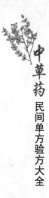

［宜忌］服药期间，宜清淡饮食。忌辛辣刺激性食物。

◇紫珠叶末 3

［组成］干紫珠叶末 6 克。［功效与用途］祛瘀止血，消炎解毒。主治衄血。［用法与疗程］干的紫珠叶末调鸡蛋清服药。外用消毒棉花蘸叶末塞鼻。［宜忌］服药期间，宜清淡饮食。忌辛辣刺激性食物。

◇紫珠叶末 4

［组成］紫珠叶末适量。［功效与用途］祛瘀止血，消炎解毒。主治拔牙后出血不止。［用法与疗程］用消毒棉花蘸紫珠叶末塞拔牙后出血。［宜忌］治疗期间，宜清淡饮食。忌辛辣刺激性食物。

◇苎麻根汤

［组成］苎麻根 30 克。［功效与用途］凉血止血，清热安胎，止渴，利尿，解毒。主治原因不明的血尿。［用法与疗程］水煎服，每日 1 剂。分 2 次分服。7 天为 1 个疗程。［宜忌］服药期间，宜清淡饮食。忌辛辣刺激性食物。

◇马兰鲜叶汁

［组成］马兰鲜叶 1 握。［功效与用途］凉血止血，清热利湿，解毒消肿。主治衄血不止。［用法与疗程］用第二次的淘米水洗净，捣烂取自然汁，调等量冬蜜加温内服。［宜忌］服药期间，宜清淡饮食。忌辛辣刺激性食物。

◇小便出血方

［组成］麦门冬（麦冬）120 克。［功效与用途］养阴生津，润肺清心。主治小便出血。［用法与疗程］去芯，煎汤频服。每天 1 剂，分 2 次分服。7 天为 1 个疗程。［宜忌］服药期间，宜清淡饮食。忌辛辣刺激性食物。

◇金盏草花汤

［组成］金盏草花 10 余朵。［功效与用途］清热止血。主治肠风下血。［用法与疗程］酌加冰糖，冲开水炖，日服 2 次。［宜忌］服药期间，宜清淡饮食。忌辛辣刺激性食物。

◇车前草汤

［组成］鲜蛤蟆衣根（鲜车前草）100 克。［功效与用途］利尿通淋，清热解毒。主治急、慢性小便出血。［用法与疗程］切碎，煎汤 500～600 毫升服药。每日 1 剂，分 2～3 次服，疗程为 7～30 天。或捣汁，空腹服。［宜忌］服药期间，宜清淡饮食。忌辛辣刺激性食物。

◇鲜车前草汁

［组成］鲜车前草叶 60 克。［功效与用途］利尿止血。主治鼻衄不止、小便尿血。［用法与疗程］捣汁，空腹服。［宜忌］服药期间，宜清淡饮食。忌辛辣刺激性食物。

◇鲜车前草汁外用方

［组成］鲜车前草叶。［功效与用途］止血。主治金疮出血。［用法与疗程］捣汁外敷。

[宜忌] 治疗期间，宜清淡饮食。忌辛辣刺激性食物。

◇**鲜白茅根汤**

[组成] 鲜白茅根或未开放的花60克。[功效与用途] 疏风，利尿，降火，凉血。主治吐血、鼻衄。[用法与疗程] 水煎服。连续服药。虚寒吐血者忌用。[宜忌] 服药期间，宜清淡饮食。忌辛辣刺激性食物。

◇**止鼻出血方**

[组成] 白茅根适量。[功效与用途] 凉血止血。主治鼻出血。[用法与疗程] 研成细粉末。每次服7克，淘米水送服。[宜忌] 服药期间，宜清淡饮食。忌辛辣刺激性食物。

◇**加味白茅根汤**

[组成] 白茅根或花30～60克。[功效与用途] 凉血止血，清热解毒。主治鼻出血。[用法与疗程] 水煎服。每次6克。亦可加藕节15克同煎服。3天为1个疗程。[宜忌] 服药期间，宜清淡饮食。忌辛辣刺激性食物。脾胃虚寒者忌服。

◇**土三七汤**

[组成] 土三七（景天三七）60～180克。[功效与用途] 散瘀止血，消肿止痛。用于止吐血。[用法与疗程] 水煎或捣汁服药。连服数日。[宜忌] 服药期间，宜清淡饮食。忌辛辣刺激性食物。

◇**墨旱莲汁**

[组成] 鲜鳢肠（墨旱莲）100克。[功效与用途] 凉血，止血，补肾，益阴。用于止鼻血。[用法与疗程] 捣汁服或冲开水服。[宜忌] 服药期间，宜清淡饮食。忌辛辣刺激性食物。

◇**加味海金沙汤**

[组成] 海金沙30克。[功效与用途] 凉血止血，清热解毒。主治鼻出血。[用法与疗程] 水煎服。3天为1个疗程。[宜忌] 服药期间，宜清淡饮食。忌辛辣刺激性食物。

◇**荆芥炭方**

[组成] 荆芥3～10克。[功效与用途] 发汗解表，散瘀止血。用于止血，宜炒炭使用。[用法与疗程] 水煎内服（不宜久煎）。[宜忌] 服药期间，宜清淡饮食。忌辛辣刺激性食物。

◇**万年青粉**

[组成] 万年青。[功效与用途] 清热解毒，散瘀止痛。用于止吐血。[用法与疗程] 万年青子5～10粒焙干研粉，冲黄酒吞服。[宜忌] 服药期间，宜清淡饮食。忌辛辣刺激性食物。[警示] 万年青有毒，不宜久服。

◇**万年青果实**

[组成] 万年青。[功效与用途] 清热解毒，散瘀止痛。用于止小便出血。[用法与疗程] 子5～10粒，甜白酒蒸熟，加白糖服。[宜忌] 服药期间，宜清淡饮食。忌辛辣刺激性食物。[警示] 万年青有小毒，不宜久服。

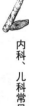

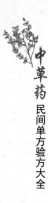

### ◇鲜黄堇汁

［组成］鲜黄堇 120 克。［功效与用途］杀虫解毒，清热利尿，止血。用于止吐血。［用法与疗程］捣汁服或冲开水服。［宜忌］服药期间，宜清淡饮食。忌辛辣刺激性食物。

### ◇徐长卿粉末

［组成］徐长卿 3 克。［功效与用途］镇痛，止咳，利水消肿，活血解毒。止吐血。［用法与疗程］根研细末加糖吞服，血止即停。［宜忌］服药期间，宜清淡饮食。忌辛辣刺激性食物。忌食香、炒、鱼、腥 120 天。

### ◇地榆根汤

［组成］地榆根 30～60 克。［功效与用途］凉血止血，清热解毒，消肿敛疮。主治溃疡病出血（呕血或大便柏油样）。［用法与疗程］水煎服。每天 1 剂，分 2 次分服。3 天为 1 个疗程。［宜忌］服药期间，宜清淡饮食。忌辛辣刺激性食物。

### ◇棕榈炭

［组成］棕榈炭 9 克。［功效与用途］收敛止血。主治止吐血。［用法与疗程］陈棕榈烧炭，加白糖冲黄酒服。［宜忌］服药期间，宜清淡饮食。忌辛辣刺激性食物。

### ◇加味棕榈根汤

［组成］棕榈根 30 克。［功效与用途］凉血止血，清热解毒。主治鼻出血。［用法与疗程］水煎服。3 天为 1 个疗程。［宜忌］服药期间，宜清淡饮食。忌辛辣刺激性食物。

### ◇马勃粉剂

［组成］马勃海绵或马勃粉剂。［功效与用途］止血。主治外伤止血。［用法与疗程］将马勃去壳去筋，剪成片状，即成马勃海绵，其粉末就是马勃粉剂。痔、肛瘘切除后，将马勃海绵 2～3 片贴于创面上；直肠黏膜大量出血，将马勃粉剂放在凡士林纱布上纳入直肠黏膜出血处；外伤出血，在结扎血管或缝合后，将马勃粉剂撒在创口上，加以包扎；鼻黏膜出血、扁桃体出血、拔牙后出血，将马勃海绵塞入局部。［宜忌］治疗期间，宜清淡饮食。忌辛辣刺激性食物。

## 🍃（二）验方🍃

### ◇瞿麦根汤

［组成］瞿麦根 30 克，红糖适量。［功效与用途］清热利湿。主治原因不明的血尿。［用法与疗程］水煎服，每日 1 剂。分 2 次分服。7 天为 1 个疗程。［宜忌］服药期间，宜清淡饮食。忌辛辣刺激性食物。

### ◇瞿麦石韦汤

［组成］瞿麦、石韦生草各 60 克。［功效与用途］清热，利水，通淋。主治血尿。［用法与疗程］水煎服。每天 1 剂，分 2 次分服。7 天为 1 个疗程。［宜忌］服药期间，宜清

淡饮食，忌辛辣刺激性食物。

◇荷叶藕节炭汤

［组成］鲜荷叶1片，藕节炭15克。［功效与用途］清暑，利湿，止血。主治鼻出血。［用法与疗程］水煎服。频频饮服。［宜忌］服药期间，宜清淡饮食。忌辛辣刺激性食物。

◇白石榴花汤

［组成］白石榴花12朵，冰糖15克。［功效与用途］涩肠，止血。主治咳血。［用法与疗程］炖服。每日1～2次。［宜忌］服药期间，宜清淡饮食。忌辛辣刺激性食物。

◇牛羊角刨片饮

［组成］牛角、羊角各10克。［功效与用途］清凉止血，清热解毒，散瘀止痛。主治上消化道出血。［用法与疗程］刨片后置锅中炒至黄色，开水泡服。［宜忌］服药期间，宜清淡饮食。忌辛辣刺激性食物。

◇外用止血粉

［组成］白及、野葡萄根皮各等量。［功效与用途］止血。主治外伤止血。［用法与疗程］研末，外敷患处，用纱布包扎。［宜忌］治疗期间，宜清淡饮食。忌辛辣刺激性食物。

◇乌贼白及粉

［组成］乌贼骨、白及各等份。［功效与用途］收敛止血，消肿生肌。主治溃疡病出血，大便呈黑色者。［用法与疗程］研细末服药。每日2次，每次3～6克，温开水送下。7天为1个疗程。［宜忌］服药期间，宜清淡饮食。忌辛辣刺激性食物及不易消化食物。

◇柏叶白及末

［组成］侧柏叶、白及各9克。［功效与用途］收敛止血，消肿生肌。主治溃疡病出血、大便呈黑色者。［用法与疗程］研细末服药。每日2次，每次3～6克，温开水送下。7天为1个疗程。［宜忌］服药期间，宜清淡饮食。忌辛辣刺激性食物。

◇鲜马齿苋汁

［组成］鲜马齿苋，童尿1碗。［功效与用途］清热利湿，解毒消肿，消炎，止渴，利尿。主治止胃出血。［用法与疗程］捣汁半碗，加童尿同服。［宜忌］服药期间，宜清淡饮食。忌辛辣刺激性食物。

◇马齿苋藕汁

［组成］鲜马齿苋绞汁，藕汁等量。［功效与用途］清热利湿，解毒消肿，消炎，止渴，利尿。主治止尿血、便血。［用法与疗程］每次半杯（约60克），以米汤和服，每日2次。［宜忌］服药期间，宜清淡饮食。忌辛辣刺激性食物。

◇大小蓟汤

［组成］大、小蓟各15克。［功效与用途］清热，凉血，止血。主治鼻出血。［用法与疗程］水煎服。3天为1个疗程。［宜忌］服药期间，宜清淡饮食。忌辛辣刺激性食物。

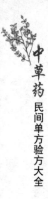

◇石韦胡颓子汤

［组成］有柄石韦60克，胡颓子30克。［功效与用途］利水通淋，止血。用于止小便出血。［用法与疗程］水煎服。每天1剂，分2次分服。3天为1个疗程。［宜忌］服药期间，宜清淡饮食。忌辛辣刺激性食物。［警示］有毒。

◇鲜朱砂根叶汤

［组成］鲜朱砂根叶15克，甘草3克。［功效与用途］活血行瘀。主治咳嗽咯血。［用法与疗程］酌冲开水炖服。［宜忌］服药期间，宜清淡饮食。忌辛辣刺激性食物。

◇景天叶汤

［组成］景天叶10多片，冰糖15克。［功效与用途］祛风利湿，活血散瘀，止血止痛。主治吐血、咯血、咳血。［用法与疗程］冲开水炖服。［宜忌］服药期间，宜清淡饮食。忌辛辣刺激性食物。

◇过坛龙全草食疗方

［组成］过坛龙全草240克，鸡蛋4个。［功效与用途］止血，清热，利湿，消瘀，散肿。主治吐血。［用法与疗程］冲开水炖服。［宜忌］服药期间，宜清淡饮食，忌辛辣刺激性食物。高胆固醇者忌服。

◇加味金交剪汤

［组成］野金交剪60克，青荚叶30克。［功效与用途］清热解毒，破血行水，活血消肿。用于大便出血。［用法与疗程］水煎，煮猪肉吃。有毒性，不能多吃。［宜忌］服药期间，宜清淡饮食。忌辛辣刺激性食物。

◇鼻衄方

［组成］郁金末、白茅花各适量。［功效与用途］行气解郁，凉血破瘀，止血。主治鼻衄。［用法与疗程］煎汤调服。每天1剂，分2次分服。1个月1个疗程。［宜忌］服药期间，宜清淡饮食。忌辛辣刺激性食物。

◇白及百部百合蜜丸

［组成］白及、百部、百合各120克。［功效与用途］补肺止血，止咳杀虫，养阴润肺，滋补精血。主治肺结核咳嗽、潮热、痰中有血丝。［用法与疗程］共研细末，炼蜜为丸，如梧桐子大，每日2次，每次10粒，白开水送下。7天为1个疗程。［宜忌］服药期间，宜清淡饮食。忌辛辣刺激性食物。

◇溃疡止血粉

［组成］乌贼骨3份，白及2份，三七粉1份。［功效与用途］收敛止血，活血化瘀，制酸止痛，生肌护膜。主治上消化道出血，不论便血与吐血，尤以溃疡出血疗效最佳。［用法与疗程］以乌贼骨、白及、三七粉按比例合制，共研极细末，每次5～10克，每日2～3次，温水服下。［宜忌］服药期间，宜清淡饮食。忌辛辣刺激性食物。

◇白芍栀子汤

[组成]生白芍粗根4段,每段6厘米长,生栀子(打破)5粒。[功效与用途]养血调经,敛阴止血、平肝利胆。主治鼻出血、流不止。[用法与疗程]水煎服。每日1剂,连服3天。[宜忌]服药期间,宜清淡饮食。忌辛辣刺激性食物。

◇口服止血汤

[组成]龙芽草(仙鹤草)、檵木根各60克,盐肤木根30克。[功效与用途]收敛止血、通经活络、清热解毒。可用于鼻衄、咳血等多种止血病证。[用法与疗程]水煎服,每日1剂。[宜忌]服药期间,宜清淡饮食。忌辛辣刺激性食物。

◇仙鹤凤尾黄堇汤

[组成]仙鹤草9克,凤尾草15克,黄堇30克。[功效与用途]收敛止血,清热利湿,消肿解毒。用于止大便出血。[用法与疗程]水煎服。每天1剂,分2次分服。3天为1个疗程。[宜忌]服药期间,宜清淡饮食。忌辛辣刺激性食物。

◇鼻血煎

[组成]焦栀子10克,藕节6节,白茅根15克。[功效与用途]清热凉血止血。主治大人或小孩流鼻血。[用法与疗程]水煎服。每天1剂,分2次分服。3天为1个疗程。[宜忌]服药期间,宜清淡饮食。忌辛辣刺激性食物。

◇茅姜煎

[组成]白茅根、干姜(炒)各15克,蜜15毫升。[功效与用途]疏风,利尿,凉血,止血。主治劳伤溺血。[用法与疗程]水煎服。每天1剂,分2次分服。7天为1个疗程。[宜忌]服药期间,宜清淡饮食。忌辛辣刺激性食物。

◇加味胡枝子汤

[组成]胡枝子60克,葛根45克,龙胆草(簇花龙胆)30克。[功效与用途]润肺清热,利水通淋。用于止吐血。[用法与疗程]水煎服。每天1剂,分2次分服。3天为1个疗程。[宜忌]服药期间,宜清淡饮食。忌辛辣刺激性食物。

◇栀豉荠菜汤

[组成]生栀子10克,淡豆豉15克,荠菜30克(鲜品用60克)。[功效与用途]清热,凉血,利尿。主治尿血(若素体虚寒者不宜,对泌尿系统肿瘤、结核而致的尿血效果不佳)。[用法与疗程]将药先用水浸泡30分钟,再煎煮30分钟,每剂煎2次,将2次煎出的药液混合服药。每日1剂,日服2次。[加减运用]可酌加牡丹皮、生地黄、藕片、墨旱莲等。[宜忌]服药期间,宜清淡饮食。忌食冷饮及辛辣刺激性食物。

◇加味仙鹤草汤

[组成]仙鹤草、侧柏叶各18克,大蓟12克,紫珠草叶15克。[功效与用途]收敛,凉血,止血,化痰止咳,散瘀消肿。主治肺结核咯血。[用法与疗程]水煎服,每天1剂,分2次分服。7天为1个疗程。[宜忌]服药期间,宜清淡饮食。忌辛辣刺激性食物。

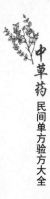

◇鲫鱼汤

[组成] 鲫鱼 1 条 250 克，生姜 30 克，橘皮 10 克，胡椒 3 克。[功效与用途] 益气健脾，清热解毒，通脉下乳，利水消肿。适用于上消化道出血，又能治胃寒痛。[用法与疗程] 鲫鱼去鳞，内脏洗净，生姜洗净切片。再将生姜、橘皮、胡椒用纱布包好装入鲫鱼肚中，加水和少许食盐用文火煨熟。每日空腹吃鱼喝汤，连服 3～5 天。[宜忌] 服用期间，宜清淡饮食。忌辛辣刺激性食物。

◇加味截叶铁扫帚汤

[组成] 截叶铁扫帚 90 克，白及 15 克，仙鹤草 60 克，檵木花（坚漆树花）15 克。[功效与用途] 明目益肝，活血清热，利尿解毒。主治鼻出血。[用法与疗程] 水煎，冲白糖服。[宜忌] 服药期间，宜清淡饮食。忌辛辣刺激性食物。

◇加味白茅根汤

[组成] 白茅根、生荷叶各 30 克，侧柏叶、藕节各 9 克，黑豆 6 克。[功效与用途] 清热疏风，止血凉血，健脾利湿，除热解毒。主治胃出血。[用法与疗程] 水煎服。每日 1 剂，2 次分服，病愈即止。虚寒吐血者慎用。[宜忌] 服药期间，宜清淡饮食。忌辛辣刺激性食物。虚寒吐血者慎用。

◇加味仙鹤草汤

[组成] 仙鹤草、侧柏叶各 18 克，大、小蓟各 12 克。[功效与用途] 收敛止血，解毒疗疮，杀虫止咳，涩汗。主治肺结核咳血，或痰中混有血丝。[用法与疗程] 水煎服。每天 1 剂，分 2 次分服。7 天为 1 个疗程。[宜忌] 服药期间，宜清淡饮食。忌辛辣刺激性食物。

◇加味卷柏汤

[组成] 卷柏 6 克，侧柏叶 15 克，荠菜、天花粉各 9 克，马鞭草 6 克，前胡 9 克，白茅根 15 克。[功效与用途] 化瘀止血，清热泻火。用于止吐血。[用法与疗程] 水煎服。每天 1 剂，分 2 次分服。3 天为 1 个疗程。[宜忌] 服药期间，宜清淡饮食。忌辛辣刺激性食物。

◇榆槐脏连丸

[组成] 黄连 37.5 克，黄芩 225 克，槐角 150 克，炒槐米、地榆炭、生地黄各 112.5 克，当归、荆芥、阿胶各 75 克，猪大肠 80 克。[功效与用途] 清化湿热，凉血止血。主治肠热便血、脏毒下血、肛门水肿、灼热坠痛者。[用法与疗程] 将猪大肠煮烂，余药共研细末，诸药混合加白蜜炼为丸。每日 2 次，每次 6 克。[宜忌] 服药期间，宜清淡饮食。忌辛辣刺激性食物。

◇寒降止血饮

[组成] 酒蒸大黄 9 克，代赭石（先煎）30 克，焦山栀 9 克，鲜生地黄 60 克，枯芩 9 克，仙鹤草 12 克，墨旱莲 9 克，茜草炭 6 克，炒蒲黄 9 克，阿胶 9 克（分 2 次烊服），生龙牡（先煎）各 30 克。[功效与用途] 降气泻火，凉血止血而不留瘀。主治肺经实热证咯血，

包括量多势急的大咯血症。凡肺脓肿、支气管扩张、肺结核等病大咯血者可用。[用法与疗程]一般咯血每日1剂，水煎分2次微温服。大咯血每日2剂，水煎分4次凉服。[宜忌]服药期间，宜清淡饮食。忌辛辣刺激性食物。

# 三、贫血（包括再生障碍性贫血）

## ✿ 验方 ✿

### ◇青矾黑豆丸

[组成]青矾30克，炒熟黑豆250克。[功效与用途]燥湿杀虫，补血消积，解毒敛疮。主治钩虫病引起贫血、疲倦、浮肿。[用法与疗程]共研细末，炼蜜为丸，如绿豆大。每服15克，日服2次，淡姜汤送下。[宜忌]服药期间，宜吃高热量、粗纤维、酸性食物。忌生水生食。

### ◇补气养血汤

[组成]党参15克，蜜黄芪30克，炒白术、茯苓各10克，蜜甘草6克，熟地15克，炒白芍10克，当归15克，川芎6克，紫河车5克，枸杞子15克，大枣10枚，桂圆10个，砂仁6克，陈皮10克。[功效与用途]补气养血。主治贫血。[用法与疗程]水煎温服。每日1剂，分2次，连用1个月。[宜忌]服药期间，宜吃易消化吸收动物类食物。忌食咖啡浓茶。

### ◇五补方

[组成]炙黄芪20克，当归、白芍、熟地黄、女贞子各15克，墨旱莲、党参各20克，白术12克，茯苓、制何首乌、枸杞子、炒菟丝子、补骨脂各15克，巴戟天12克，锁阳15克，淫羊藿12克，紫草20克，甘草15克。[功效与用途]益气血，补肝脾肾。主治各种气血亏虚证、慢性再生障碍性贫血及慢性血小板减少性紫癜。[用法与疗程]水煎服。每日1剂，分2次口服。10天为1个疗程。[加减运用]阳虚重者，加制附片、肉桂；阴虚重者，去巴戟天、淫羊藿，加玄参、桑椹；贫血重者，加阿胶、鹿角胶；出血者，加仙鹤草、白茅根。[宜忌]服药期间，宜吃易消化吸收的动物类食物。忌食咖啡浓茶。

# 四、紫癜（包括血小板减少性紫癜和过敏性紫癜）

## ✿ （一）单方 ✿

### ◇大枣汤

[组成]大枣30克。[功效与用途]补中益气，养血安神。主治过敏性紫癜。[用法

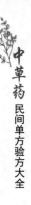

与疗程］炖服，每日3次。［宜忌］服用期间，宜食有胶原蛋白、高维生素C的食物。忌酒；忌过敏性食物。

### ◇羊蹄根汤

［组成］羊蹄根30克。［功效与用途］清热，凉血，止血。主治紫癜（芝麻大的红色出血点）。［用法与疗程］水煎服。每日1剂。分2次口服。3天为1个疗程。［宜忌］服药期间，忌食辛辣刺激、过敏性食物。

## ✿❀ （二）验方 ❀✿

### ◇虎杖鸡血藤汤

［组成］活血龙（虎杖）45克，鸡血藤15克，丁香、米仁各3克。［功效与用途］清热解毒，活血散瘀，健脾补血。主治血小板减少性紫癜。［用法与疗程］水煎服。每日1剂。分2次口服。10天为1个疗程。［宜忌］服药期间，宜食有胶原蛋白、高维生素C的食物。忌酒。

### ◇加味猫人参汤

［组成］猫人参60～120克，卫矛（用根、茎去叶）45克，活血龙60～120克。［功效与用途］清热解毒，行血散瘀。主治紫癜。［用法与疗程］水煎服。每日1剂。分2次口服。3天为1个疗程。［宜忌］服药期间，忌食辛辣刺激、过敏性食物。

### ◇加味仙鹤草汤

［组成］仙鹤草、鸡血藤各30克，紫草15克，生地黄、牡丹皮各10克，水牛角15克，赤芍10克。［功效与用途］收敛止血，补虚，清热凉血。主治血小板减少。［用法与疗程］水煎服。每日1剂。分2次口服。10天为1个疗程。［宜忌］服药期间，宜食有胶原蛋白、高维生素C的食物。忌酒。

### ◇消风宁络饮

［组成］炒防风10克，炙黄芪15克，炒赤芍10克，大生地黄15克，炒牡丹皮10克，牛角腮（先煎）15克，生槐花15克，炙甘草5克，大枣10枚。［用法与疗程］水煎服。每日1剂。分2次口服。7天为1个疗程。［功效与用途］消风凉血，散瘀宁络，佐调卫气。主治肌衄（过敏性紫癜）。［加减运用］明显腹痛者，去赤芍改白芍15克，去牡丹皮加木香10克；下肢伴水肿者，加黑大豆15克。［宜忌］服药期间，宜食有胶原蛋白、高维生素C的食物。忌酒，忌辛辣刺激、过敏性食物。

### ◇加味生地黄阿胶汤

［组成］生地黄12克，阿胶珠、血见愁、白薇、紫草根各9克，仙鹤草15克，炒白芍9克，粉牡丹皮6克，甘草3克，大枣15克，白茅根9克。［功效与用途］清热生津，凉血补血，解毒疗疮。主治过敏性紫癜。［用法与疗程］水煎服，每日1剂。分2次口服。

10天为1个疗程。[宜忌]服药期间，宜食有胶原蛋白、高维生素C的食物。忌酒，忌过敏性食物。

◇**血宁汤**

[组成]生地黄15克，炒牡丹皮、当归各10克，阿胶（烊服）15克，黄芪30克，党参15克，三七（研，吞服）3克，生侧柏叶20克，生槐米15克。[功效与用途]补气益血，散瘀止血。主治血小板减少性紫癜。[用法与疗程]水煎服。每日1剂。分2次口服。7天为1个疗程。[加减运用]发热现象显著者，黄芪不用或减少剂量，加黄芩10克，焦栀子15克；烦躁失眠者，加黄连6克，紫丹参15克；便血不止者，加地榆炭15克，大黄炭6克。[宜忌]服药期间，宜食有胶原蛋白、高维生素C的食物。忌酒，忌辛辣刺激食物。

◇**解毒凉血汤**

[组成]银花15克，连翘、栀子、黄芩各12克，土茯苓15克，生地黄20克，赤芍12克，牡丹皮10克，女贞子、墨旱莲、紫草各20克，白茅根、仙鹤草各30克，生甘草20克，大枣15克，水牛角片（或粉）10克。[功效与用途]清热解毒，凉血止血。主治过敏性紫癜和血热型血小板减少性紫癜。[用法与疗程]水煎服，每日1剂。分2次口服。3天为1个疗程。其中水牛角宜先煎3小时以上。水牛角粉也可每次3克，每日2次，冲服。[加减运用]腹痛者，加乌药、枳壳；关节痛者，加秦艽、羌活、独活；便血者加大蓟、小蓟、地榆、槐花；肾虚者，加熟地黄、何首乌、枸杞子。[宜忌]服药期间，宜食有胶原蛋白、高维生素C的食物。忌酒。

# 五、白血病

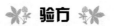

**单方**

◇**白血病单方**

[组成]狗舌草30克。[功效与用途]清热解毒，利尿。主治白血病。[用法与疗程]水煎服。每日3次，每次与同等稠米汤同服。[宜忌]服药期间，宜食高热量、高蛋白、富含维生素、矿物质而易消化的饮食。

# 六、白细胞减少症

**验方**

◇**升白汤**

[组成]补骨脂10克，淫羊藿15克，胎盘粉10克，女贞子、山茱萸各15克，黄芪、

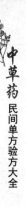

大枣、仙鹤草各 30 克，当归 10 克，丹参 15 克，鸡血藤 30 克，三七粉（冲服）3 克，虎杖 20 克。［功效与用途］温肾健脾，活血化瘀。主治白细胞减少症。［用法与疗程］水煎服。每日 1 剂，分 3 次服。10 天为 1 个疗程。［宜忌］服药期间，宜食高热量、高蛋白、富含维生素、矿物质而易消化的饮食。

# 第4章 泌尿与男性生殖系统疾病

## 一、泌尿系统感染（包括淋症）

### ❀（一）单方 ❀

◇蚯蚓瘴毒单方

［组成］鸭子1只。［功效与用途］解蚯蚓瘴气之毒。主治蚯蚓瘴毒（尿道发痒、僵硬、肿胀、发麻难过叫蚯蚓瘴气）。［用法与疗程］将鸭张开口，中间横1根筷子，鸭口对准尿道1～2分钟，气体吸入尿道。［宜忌］治疗期间，宜食清淡饮食，忌辛辣及温热性食物。

◇利小便方

［组成］鲜螺蛳适量。［功效与用途］清热，利水，明目。主治各种小便不利。［用法与疗程］将鲜螺蛳捣碎成泥状，外敷肚脐。［宜忌］服药期间，宜食清淡饮食。忌辛辣以及温热性食物。体质寒者慎用。

◇小便淋浊单方1

［组成］鲜薜荔果3～5个。［功效与用途］活血通经，消肿止痛，催生下乳。主治淋浊。［用法与疗程］水煎服。每日2剂，分2次服。［宜忌］服药期间，宜食清淡饮食，忌辛辣及温热性食物。

◇小便淋沥单方2

［组成］苘麻根30～60克。［功效与用途］利湿解毒。主治小便淋沥。［用法与疗程］水煎服。饭前服药，每日2次。3天为1个疗程。［宜忌］服药期间，宜食清淡饮食。忌辛辣及温热性食物。

◇小便淋沥单方3

［组成］石橄榄全草30克。［功效与用途］清热养阴，化痰止咳，润肺生津，利湿，消瘀。主治热性小便淋沥。［用法与疗程］水煎服。每日2次，连服2天。［宜忌］服药期间，宜食清淡饮食。忌辛辣以及温热性食物。

◇小便淋痛方

［组成］龙珠全草30～60克。［功效与用途］清热解毒，利小便。主治小便淋痛。［用

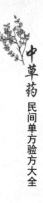

法与疗程] 洗净，酌加水煎服。每日 3 次。3 天为 1 个疗程。

◇棕榈根汤

［组成］棕榈根 60 克。［功效与用途］收敛止血，涩肠止痢，除湿解毒。主治小儿尿不利。［用法与疗程］水煎服。每日 1 剂。分 2 次口服。3 天为 1 个疗程。［宜忌］服药期间，宜食清淡饮食。忌辛辣及温热性食物。

◇乳糜尿单方

［组成］大蓟根 30 克。［功效与用途］凉血止血，祛瘀消痈。主治乳糜尿（小儿小便如米汤一样白色）。［用法与疗程］水煎服。每日 1 剂。分 2 次口服。3 天为 1 个疗程。［宜忌］服药期间，宜食清淡饮食。忌辛辣及温热性食物。

◇肾盂肾炎单方

［组成］玉米须 1 把。［功效与用途］利水消肿。主治肾盂肾炎。［用法与疗程］泡后代茶饮。15 ～ 30 天效果不佳者，可继续用。［宜忌］服药期间，宜食清淡、低盐、营养丰富、易消化食物。忌食肥腻、辛辣食物。

◇膀胱炎单方

［组成］蒲公英 60 克。［功效与用途］清热解毒。主治膀胱炎。［用法与疗程］水煎服。每日 1 剂。分 2 次口服。5 天为 1 个疗程。［宜忌］服药期间，宜食清淡饮食。忌辛辣及温热性食物。

◇鱼腥草汤

［组成］鱼腥草 24 ～ 30 克。［功效与用途］清热解毒，利尿消肿。主治热淋、白浊、白带。［用法与疗程］水煎服。［宜忌］服药期间，宜清淡饮食。忌辛辣及温热性食物。

◇血淋单方 1

［组成］羊角豆全草 30 克。［功效与用途］清肝，明目，利水，通便。主治血淋。［用法与疗程］水煎服。每日 1 剂，分 2 次服，3 剂为 1 个疗程。［宜忌］服药期间，宜清淡饮食。忌辛辣及温热性食物。

◇血淋单方 2

［组成］鲜的酢浆草 15 克。［功效与用途］清热利湿，凉血散瘀，消肿解毒。主治小便血淋。［用法与疗程］捣烂，冲黄酒温服，连服数日。［宜忌］服药期间，宜清淡饮食，忌辛辣及温热性食物。

◇淋浊便血验方

［组成］鲜阴石蕨根（去毛）30 ～ 60 克。［功效与用途］祛风除湿，清热解毒。主治淋浊便血。［用法与疗程］水煎，和冰糖服。日服 2 次。［宜忌］服药期间，宜清淡饮食。忌辛辣及温热性食物。

◇热淋方

［组成］马齿苋 500 克。［功效与用途］清热解毒，利水去湿，散血消肿，止血凉血。

主治热淋涩痛。［用法与疗程］捣汁服。［宜忌］服药期间，宜清淡饮食。忌辛辣及温热性食物。

### ◇产后淋症验方

［组成］桑螵蛸散或炒益智仁适量。［功效与用途］调补心肾，涩精止遗。主治产后便数淋症。［用法与疗程］炒研为末，米汤送下6克。若淋沥作痛，亦由产母虚弱、冷气客于腹中，以茅根汤治之。［宜忌］服药期间，宜清淡饮食。忌辛辣及温热性食物。

### ◇尿道炎单方1

［组成］鲜石韦根120克。［功效与用途］通淋，消胀，除劳热，止血。主治尿道炎。［用法与疗程］去叶，洗净，捣烂，浓煎。每日1剂，煎2次，空腹服。［宜忌］服药期间，宜清淡饮食。忌辛辣及温热性食物。

### ◇尿道炎单方2

［组成］白茅根60克。［功效与用途］凉血止血，清热解毒。主治尿道炎。［用法与疗程］水煎服。每日1剂，煎2～3次服。［宜忌］服药期间，宜清淡饮食。忌辛辣及温热性食物。

### ◇尿道炎单方3

［组成］一包针（鬼针草）30～60克。［功效与用途］清热，利尿，解毒。主治尿道炎症。［用法与疗程］水煎服。每日1剂。分2次口服。5天为1个疗程。［宜忌］服药期间，宜清淡饮食。忌辛辣及温热性食物。

### ◇尿路感染单方

［组成］鲜格孟柴根（山合欢）或全草50～75克。［功效与用途］清热解毒利水。主治慢性尿路感染，出现尿频、尿急、尿痛、排尿时尿道灼热感等症状；或无明显的前述症状，仅尿常规检查尿白细胞增多者。［用法与疗程］切碎，煎汤500～1000毫升，分3～4服。或取汤液加50克左右猪夹心肉同煮20分钟，分3次吃完。疗程20～30天。［宜忌］服药期间，宜清淡饮食。忌辛辣及温热性食物。

## ❋（二）验方❋

### ◇麦冬络石藤汤

［组成］麦冬、络石藤各30克。［功效与用途］生津解渴，凉血消肿。主治膀胱炎、尿道炎。［用法与疗程］水煎服。每日1剂。分2次口服。5天为1个疗程。［宜忌］服药期间，宜清淡饮食。忌辛辣及温热性食物。

### ◇尿路感染验方1

［组成］车前子10克，鱼腥草15克。［功效与用途］清热，解毒，利尿。主治尿路感染。［用法与疗程］水煎服。每日分2次服药，连服3天。［宜忌］服药期间，宜清淡饮食。忌辛辣及温热性食物。

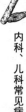

内科、儿科常见病单方验方

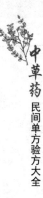

### ◇尿路感染验方 2

［组成］蒲公英鲜全草 60 克，萹蓄 30 克。［功效与用途］清热，解毒，利尿。主治急、慢性尿路感染。［用法与疗程］水煎服。每日 1 剂。分 2 次口服。5 天为 1 个疗程。［宜忌］服药期间，宜清淡饮食。忌辛辣及温热性食物。

### ◇尿路感染验方 3

［组成］沙氏鹿茸草 30 克，土黄柏（阔叶十大功劳根）15 克，白茅根 30 克。［功效与用途］清热解毒，凉血止血。主治尿路感染。［用法与疗程］水煎服。每日 1 剂。分 2 次口服。5 天为 1 个疗程。［宜忌］服药期间，宜清淡饮食。忌辛辣及温热性食物。

### ◇海金沙全草茶

［组成］海金沙全草 60 ～ 90 克，冰糖适量。［功效与用途］清利湿热，通淋止痛。主治小便不利。［用法与疗程］加水煎服。或代茶常饮。［宜忌］服药期间，宜清淡饮食。忌食辛辣及温热性食物。

### ◇小便不通验方

［组成］鸭跖草 30 克，车前草 30 克。［功效与用途］清热解毒，利尿消肿，止血。主治小便不通。［用法与疗程］捣汁加蜜少许，空腹服。［宜忌］服药期间，宜清淡饮食。忌食辛辣及温热性食物。

### ◇车前草小麦粥

［组成］车前草、小麦各 10 克。［功效与用途］清热通淋。主治小儿小便不通。［用法与疗程］加水 2 升煮取 1 升，调和，去渣，煮粥服下。每日 3 ～ 4 次。［宜忌］服药期间，宜清淡饮食。忌食辛辣及温热性食物。

### ◇小便淋浊验方

［组成］鲜水龙骨全草 30 克，冰糖 15 克。［功效与用途］主治淋浊。［用法与疗程］酌加水煎服。饭前服，每日 2 次。3 天为 1 个疗程。［宜忌］服药期间，宜清淡饮食。忌辛辣及温热性食物。

### ◇小便淋沥验方 1

［组成］丁香蓼全草 30 克，车前草 15 克。［功效与用途］清热解毒，利尿通淋，化瘀止血。主治小便淋沥。［用法与疗程］冲开水炖 1 小时，饭前服。每日 2 次。3 天为 1 个疗程。［宜忌］服药期间，宜清淡饮食。忌辛辣及温热性食物。

### ◇小便淋沥验方 2

［组成］鲜胡枝子全草 30 ～ 60 克，车前草 15 ～ 24 克，冰糖 30 克。［功效与用途］益肝明目，清热利尿，通经活血。主治小便淋沥。［用法与疗程］水煎服。每日 1 剂，分 2 次服。3 剂为 1 个疗程。［宜忌］服药期间，宜清淡饮食。忌辛辣及温热性食物。

### ◇膀胱炎验方 1

［组成］黄柏、蒲黄各 9 克。［功效与用途］清热，利湿，止血，化瘀，通淋。主治膀胱炎。［用

法与疗程］水煎服。每日1剂。分2次口服。5天为1个疗程。［宜忌］服药期间，宜清淡饮食。忌辛辣及温热性食物。

◇**膀胱炎验方2**

［组成］茵陈、细生地黄各30克。［功效与用途］清热利湿，益阴生津。主治膀胱炎。［用法与疗程］煎汤代茶饮。每日1剂。［宜忌］服药期间，宜清淡饮食。忌辛辣及温热性食物。

◇**膀胱炎验方3**

［组成］桃仁、飞滑石各9克，甘草梢6克。［功效与用途］活血祛瘀，利尿通淋。主治膀胱炎。［用法与疗程］共研末，白开水送下。每日1剂，分2～3次服。［宜忌］服药期间，宜清淡饮食。忌辛辣及温热性食物。

◇**尿道炎验方1**

［组成］海金沙9克，甘草梢6克。［功效与用途］清热解毒，利水通淋。主治尿道炎。［用法与疗程］水煎服。每日1剂。分2次口服。5天为1个疗程。［宜忌］服药期间，宜清淡饮食。忌辛辣及温热性食物。

◇**尿道炎验方2**

［组成］马齿苋60克，甘草梢6克。［功效与用途］清热利湿，解毒消肿，消炎，止渴，利尿。主治尿道炎。［用法与疗程］水煎服。每日1剂。分2次口服。5天为1个疗程。［宜忌］服药期间，宜清淡饮食。忌食辛辣及温热性食物。

◇**尿道炎验方3**

［组成］侧柏叶、柳树梢各15克。［功效与用途］凉血，止血，利尿。主治尿道炎。［用法与疗程］水煎，空腹服。每日1剂。分2次口服。5天为1个疗程。［宜忌］服药期间，宜清淡饮食。忌食辛辣及温热性食物。

◇**尿道炎验方4**

［组成］鲜车前草30克，萹蓄15～30克。［功效与用途］清热利尿，凉血，解毒。主治尿路感染。［用法与疗程］水煎服。每日1剂。分2次口服。5天为1个疗程。

◇**尿道炎验方5**

［组成］鲜石韦、车前草各60克。［功效与用途］利水通淋，清肺泄热。主治尿路感染（尿急、尿痛、尿频）。［用法与疗程］水煎服。每日1剂。分2次口服。5天为1个疗程。［宜忌］服药期间，宜清淡饮食。忌辛辣及温热性食物。

◇**尿道炎验方6**

［组成］鱼腥草60克，猪瘦肉200克。［用法与疗程］加水一起炖熟。每日1剂，连服2周。［功效与用途］清热解毒，利尿除湿。主治急性膀胱炎、尿道炎。［宜忌］服药期间，宜清淡饮食。忌辛辣及温热性食物。

◇**尿道炎验方7**

［组成］天青地白30克，橘饼1只。［功效与用途］清热解毒，散瘀止血，杀虫疗疮。

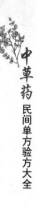

主治急性膀胱炎、尿道炎。[用法与疗程]炖服。每日2次。[宜忌]服药期间，宜食清淡，忌辛辣以及温热性食物。

◇**尿道炎验方8**

[组成]地苓、车前草各30克，海金沙或淡竹叶根15克。[功效与用途]清热解毒，利水通淋。主治尿道炎症。[用法与疗程]水煎服。每日1剂。分2次口服。5天为1个疗程。[宜忌]服药期间，宜食清淡，忌辛辣以及温热性食物。

◇**尿道炎验方9**

[组成]狼衣芯（芒萁芯）7节，甘草5克，黄栀子10克。[功效与用途]清热，解毒，利尿。主治急性膀胱炎、尿道炎。[用法与疗程]水煎服。每日1剂，早、晚各1次。[宜忌]服药期间，宜清淡饮食。忌辛辣及温热性食物。

◇**尿道炎验方10**

[组成]竹叶15克，石膏20克，糯米50克，砂糖20克。[功效与用途]清热除烦，生津利尿。主治急性膀胱炎、尿道炎。[用法与疗程]先将竹叶、石膏加水煎煮，取汁，与糯米、砂糖（少量）共煮，先用武火煮沸，再用小火熬成粥食用。[宜忌]服药期间，宜清淡饮食。忌辛辣及温热性食物。

◇**尿道炎验方11**

[组成]海金沙根、一枝黄花根各30克，或萹蓄、一枝黄花各30克。[功效与用途]清热解毒，利湿消肿。主治尿道炎症。[用法与疗程]水煎服。每日1剂。分2次口服。5天为1个疗程。[宜忌]服药期间，宜清淡饮食。忌辛辣及温热性食物。[警示]肝功能不全者禁服。

◇**尿道炎验方12**

[组成]白茅根20克，车前草20克，狼衣芯（芒萁芯）7节，黄栀子10克。[功效与用途]清热解毒，凉血止血。主治急性膀胱炎、尿道炎。[用法与疗程]水煎服。每日1剂，早、晚各1次。[宜忌]服药期间，宜清淡饮食。忌辛辣及温热性食物。

◇**尿道炎验方13**

[组成]蒲公英30克，萹蓄15克，瞿麦15克，甘草6克，凤尾草30克，败酱草30克。[功效与用途]清热，解毒，利水。主治尿路感染。[用法与疗程]水煎2次，温服。每日1剂。[宜忌]服药期间，宜清淡饮食。忌辛辣及温热性食物。[附注]尿痛重者，加生地黄10克，川木通6克，淡竹叶10克；感染重者，加金银花、连翘各15克，焦栀子、黄柏各10克。

◇**健脾粥**

[组成]薏仁、芡实、大枣、芹菜、荠菜、淮山药、莲子各适量。[功效与用途]健脾补虚，清热渗湿。主治乳糜尿、脾虚湿热型、小便浑浊如米泔、面色不华、腰膝酸软。[用法与疗程]熬粥吃。[宜忌]服药期间，宜清淡饮食。忌辛辣及温热性食物。

◇治淋证方

［组成］车前草、葵花根各30克。［功效与用途］清热，利湿，通淋。主治淋证。［用法与疗程］煎汤服。每日1剂。分2次口服。3天为1个疗程。［宜忌］服药期间，宜清淡饮食。忌辛辣及温热性食物。

◇热淋验方

［组成］鱼腥草根6～9克，灯心草3～6克。［功效与用途］清热，解毒，通淋。主治热淋。［用法与疗程］水煎服。2剂，日服1剂，分2次服药。［宜忌］服药期间，宜清淡饮食。忌辛辣、温热及腥味食物。

◇小青竹治尿感

［组成］小青竹15克，老鸦饭（积雪草）15克。或车前草10克，金银花10克，凤尾草15克，灯心草10克，甘草5克。［功效与用途］清热利湿，利尿消肿，安神除烦，降糖消渴。主治尿路感染（湿热）。［用法与疗程］水煎服。每日1剂。分2次口服。疗程3～7天。［宜忌］服药期间，宜清淡饮食。忌食辛辣及温热性食物。

◇慢性肾盂肾炎验方

［组成］白花蛇舌草30克，鹿含草、节节草各15克，葎草30克，三脉叶马兰根15克，扶芳藤30克。［功效与用途］清热解毒，祛风除湿，利尿消肿。主治慢性肾盂肾炎。［用法与疗程］水煎服。每日1剂。分2次口服。5天为1个疗程。［宜忌］服药期间，宜清淡饮食。忌辛辣及温热性食物。

◇加味萆薢分清饮

［组成］萆薢20克，乌药、益智仁、车前子各15克，射干、炮山甲各10克，石菖蒲、苦参、翻白草各15克。［功效与用途］清热利湿，分清化浊。主治乳糜尿湿热蕴结型。症见小便浑浊如米泔，置之沉淀如絮，时夹凝块，混有血丝，溲时尿道热涩作痛，口渴。［用法与疗程］水煎温服。2剂，日服1剂，分2次服药。［加减运用］出血较多者，加炒蒲黄、琥珀末；热象明显、口渴欲饮者，加黄芩、知母。［宜忌］服药期间，宜清淡饮食。忌食辛辣及热性食物。阴虚患者服药，本方不宜久服。

# 二、尿路结石

## （一）单方

◇鸡内金颗粒

［组成］鸡内金1个。［功效与用途］主治尿道结石、胆结石、小便淋沥，对尿道刺痛亦有疗效。［用法与疗程］将鸡内金晒干，捣碎，研末，开水送服。每日早、晚各1次，可连续服药。［宜忌］服药期间，宜清淡、低蛋白、低脂肪饮食为主。忌食辛辣及温热性食物。

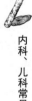

内科、儿科常见病单方验方

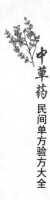

少吃些含有草酸及含钙量高的食物。

◇膀胱、尿道结石单方

［组成］黄蜀葵花子30克。［功效与用途］利尿通淋，活血，止血，消肿解毒。主治膀胱、尿道结石。［用法与疗程］炒后研细末，每服3～6克，饭前用热米汤或温开水送服。［宜忌］服药期间，宜清淡、低蛋白、低脂肪饮食为主。忌食辛辣及温热性食物。少吃些含有草酸及含钙量高的食物。

◇尿路结石单方1

［组成］灯心草150克。［功效与用途］清热，利水渗湿。主治尿路结石。［用法与疗程］水煎服。每日1剂，2次分服。5天为1个疗程。［宜忌］服药期间，宜清淡、低蛋白、低脂肪饮食为主。忌食辛辣及温热性食物。少吃些含有草酸及含钙量高的食物。

◇尿路结石单方2

［组成］鲜连钱草240克。［功效与用途］利湿通淋，清热解毒，散瘀消肿。主治尿路结石。［用法与疗程］水煎代茶服，每日1剂。［宜忌］服药期间，宜清淡、低蛋白、低脂肪饮食为主。忌食辛辣及温热性食物。少吃些含有草酸及含钙量高的食物。

◇尿路结石单方3

［组成］天青地白30～60克。［功效与用途］清热利湿，解毒消肿。主治泌尿道结石。［用法与疗程］水煎服。每日1剂，2次分服。5天为1个疗程。［宜忌］服药期间，宜清淡、低蛋白、低脂肪饮食为主。忌食辛辣以温热性食物。少吃些含有草酸及含钙量高的食物。

◇尿路结石单方4

［组成］车前草50克，或天青地白鲜草100克。［功效与用途］清热解毒，利尿排石。主治尿路结石、尿路感染。［用法与疗程］水煎服。每日1剂，分2次服药。病愈即止。［宜忌］服药期间，宜清淡、低蛋白、低脂肪饮食为主。忌食辛辣食物。少吃些含有草酸及含钙量高的食物。胃寒者减少剂量。

## （二）验方

◇肾结石验方

［组成］金钱草30克，海金沙、飞滑石各15克，车前草9克，琥珀6克，白茅根15克。［功效与用途］清利湿热，通淋止痛。主治肾结石。［用法与疗程］水煎服，每日2次。5天为1个疗程。［宜忌］服药期间，宜清淡、低蛋白、低脂肪饮食为主。忌食辛辣及温热性食物。少吃些含有草酸及含钙量高的食物。

◇肾及输尿管结石验方

［组成］金钱草、玉米须各30克（或玉米根及叶120克）。无金钱草亦可单服玉米须或根及叶。［功效与用途］清热，利湿，通淋。主治肾及输尿管结石。［用法与疗程］

水煎服，每日 2 次。5 天为 1 个疗程。［宜忌］服药期间，宜清淡、低蛋白、低脂肪饮食为主。忌食辛辣及温热性食物。少吃些含有草酸及含钙量高的食物。

### ◇膀胱结石验方

［组成］海浮石、生甘草各等份。［功效与用途］清肺火，化老痰，软坚，通淋。主治膀胱结石。［用法与疗程］共研细末，饭前服。每日 3 次，每次 1.5～3 克。［宜忌］服药期间，宜清淡、低蛋白、低脂肪饮食为主。忌食辛辣及温热性食物。少吃些含有草酸及含钙量高的食物。

### ◇石淋颗粒

［组成］柏子仁、芥子、滑石各等份。［功效与用途］润肠豁痰，清热利湿，通淋排石。主治下焦湿热型石淋。［用法与疗程］捣成末，用米汤送服 1 小匙。病愈即止。［宜忌］服药期间，宜清淡、低蛋白、低脂肪饮食为主。忌食辛辣及温热性食物。少吃些含有草酸及含钙量高的食物。

### ◇沙淋煎

［组成］金刚刺根（菝葜）300～400 克，鸡内金 12 克。［功效与用途］利尿通淋，清热解毒。主治尿路结石。［用法与疗程］与鲜猪肉骨同煎，服汤。［宜忌］服药期间，宜清淡、低蛋白、低脂肪饮食为主。忌食辛辣食物。少吃些含有草酸及含钙量高的食物。

### ◇尿路结石验方 1

［组成］鲜葫芦、蜂蜜各适量。［功效与用途］清热利水。主治尿道结石。［用法与疗程］葫芦捣烂绞汁，调以蜂蜜。每服 0.5～1 杯，每日 2 次。［宜忌］服药期间，宜清淡、低蛋白、低脂肪饮食为主。忌食辛辣及温热性食物。少吃些含有草酸及含钙量高的食物。

### ◇尿路结石验方 2

［组成］过路黄（金钱草）、海金沙各 20 克。［功效与用途］清热，利湿，通淋，化石。主治尿道结石。［用法与疗程］水煎服。每日 1 剂，当茶频饮。［宜忌］服药期间，宜清淡、低蛋白、低脂肪饮食为主。忌食辛辣及温热性食物。少吃些含有草酸及含钙量高的食物。

### ◇尿路结石验方 3

［组成］黄鱼耳石（即黄花鱼的鱼脑石）、甘草各适量。［功效与用途］清热，通淋，化石。主治尿道结石。［用法与疗程］将鱼石研成细末，甘草煎汤送服。每服 5 克，每日服 3 次。［宜忌］服药期间，宜清淡、低蛋白、低脂肪饮食为主。忌食辛辣及温热性食物。少吃些含有草酸及含钙量高的食物。

### ◇尿路结石验方 4

［组成］蒲公英 15 克，益母草、海金沙各 20 克。［功效与用途］清热解毒，通淋化石。主治尿道结石。［用法与疗程］水煎服。每日 1 剂，早、晚各 1 次。病愈即止。［宜忌］服药期间，宜清淡、低蛋白、低脂肪饮食为主。忌食辛辣及温热性食物。少吃些含有草酸及含钙量高的食物。

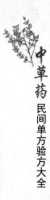

### ◇尿路结石验方 5

［组成］积雪草、活血丹、马蹄金、过路黄各 9 克。［功效与用途］清热解毒，利湿通淋，散瘀消肿。主治泌尿道结石。［用法与疗程］水煎服。每日 1 剂，2 次分服。5 天为 1 个疗程。［宜忌］服药期间，宜清淡、低蛋白、低脂肪饮食为主。忌食辛辣及温热性食物。少吃些含有草酸及含钙量高的食物。

### ◇尿路结石验方 6

［组成］野菊花、蒲公英、车前草、金银花各 15 克。［功效与用途］清热，解毒，利水。主治尿道结石。［用法与疗程］水煎服。每日 1 剂，当茶频饮。［宜忌］服药期间，宜清淡、低蛋白、低脂肪饮食为主。忌食辛辣及温热性食物。少吃些含有草酸及含钙量高的食物。

### ◇尿路结石验方 7

［组成］石韦 60 克，棕树鲜根 24 克，鸡内金（鸡肫皮）2 张，茅草尖 7 个。［功效与用途］清热解毒，利尿排石，散瘀消肿。主治尿路结石。［用法与疗程］水煎服。每日 1 剂，分 2 次服。5 天为 1 个疗程。［宜忌］服药期间，宜清淡、低蛋白、低脂肪饮食为主。忌食辛辣及温热性食物。少吃些含有草酸及含钙量高的食物。

### ◇尿路结石验方 8

［组成］四川金钱草 60 克，川牛膝、海金沙、石韦各 9 克，鸡内金 4.5 克。［功效与用途］清热解毒，利尿排石。主治尿路结石。［用法与疗程］水煎服。每日 1 剂，2 次分服。5 天为 1 个疗程。［宜忌］服药期间，宜清淡、低蛋白、低脂肪饮食为主。忌食辛辣及温热性食物。少吃些含有草酸及含钙量高的食物。

### ◇尿道结石验方

［组成］萹蓄 15 克，毛绒草 10 克，大生地黄 20 克，海金沙 15 克，延胡索、生蒲黄各 10 克，大蓟、茜草、益母草各 20 克。［功效与用途］清热利尿，止血排石。主治尿道结石。［用法与疗程］水煎服。每日 1 剂，当茶频饮。［宜忌］服药期间，宜清淡、低蛋白、低脂肪饮食为主。忌食辛辣及温热性食物。少吃些含有草酸及含钙量高的食物。

### ◇输尿管结石验方

［组成］核桃仁 20 克，金钱草 7 克，石韦、萹蓄各 18 克，鸡内金、熟地黄、金银花各 15 克，桔梗、玄参、黄芩、牛膝各 9 克。［功效与用途］补肾固精，清热解毒，通淋排石。主治输尿管结石。［用法与疗程］水煎服。每日 1 剂，分 2 次服药。病愈即止。［宜忌］服药期间，宜清淡、低蛋白、低脂肪饮食为主。忌食辛辣及温热性食物。少吃些含有草酸及含钙量高的食物。

# 三、急、慢性肾炎

## ❈ （一）单方 ❈

◇**肾盂肾炎方**

［组成］大葵花梗芯1枝。［功效与用途］利水消肿。主治肾盂肾炎。［用法与疗程］水煎，加适量黄酒冲服。［宜忌］服药期间，宜清淡低盐、营养丰富、易消化饮食。忌食肥腻、辛辣食物。

◇**隐匿性肾炎单方**

［组成］鲜车前草100克。［功效与用途］清热，渗湿，利尿。主治慢性肾炎、小便不通。［用法与疗程］加水1500毫升，煎取750毫升。加红糖适量代茶饮，每日1剂，10～15天为1个疗程。［宜忌］服药期间，宜清淡、低盐、富含优质蛋白质饮食。忌辛辣热食。

◇**急性肾炎单方1**

［组成］白茅根60～120克。［功效与用途］清热解毒，凉血止血。主治急性肾炎、小便短少、头面浮肿、渐及全身。［用法与疗程］水煎服。每日1剂，分2次服。5～7天为1个疗程。［宜忌］服药期间，宜清淡、低盐、富含优质蛋白质饮食。忌辛辣热食。

◇**急性肾炎单方2**

［组成］鲜白茅根150～500克。［功效与用途］凉血止血，清热解毒。主治急性肾炎、浮肿。［用法与疗程］水煎服。每日1剂，分2次服。5～7天为1个疗程。［宜忌］服药期间，宜清淡、低盐、富含优质蛋白质饮食。忌食辛辣及温热性食物。

◇**急性肾炎单方3**

［组成］秋葫芦1个。［功效与用途］利水消肿。主治急性肾炎浮肿。［用法与疗程］焙微黄，研末，白开水调服。每服9克，每日2～3次。［宜忌］服药期间，宜清淡、低盐、富含优质蛋白质饮食。忌辛辣热食。

◇**急性肾炎单方4**

［组成］陈葫芦壳（秋葫芦）15～30克。［功效与用途］利水消肿。主治急性肾炎浮肿。［用法与疗程］水煎服，每日1剂。分2次服。5～7天为1个疗程。［宜忌］服药期间，宜清淡、低盐、富含优质蛋白质饮食。忌辛辣热食。

◇**急性肾炎单方5**

［组成］鲜益母草120克，小儿酌减。［功效与用途］活血祛瘀，调经消水。主治急性肾炎。［用法与疗程］水煎服。分4次服，每隔4小时服1次。［宜忌］服药期间，宜清淡、低盐、富含优质蛋白质饮食。忌辛辣热食。

◇**急、慢性肾炎单方1**

［组成］玉米须12～15克（鲜者用30～45克）。［功效与用途］泄热通淋，平肝利胆。

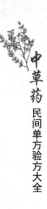

主治急性或慢性肾炎浮肿。[用法与疗程]水煎服。每日 1 剂，分 2 次服。5～7 天为 1 个疗程。[宜忌]服药期间，宜清淡、低盐、富含优质蛋白质饮食。忌辛辣热食。

### ◇急、慢性肾炎单方 2

[组成]黄毛耳草 60 克。[功效与用途]清热利湿，解毒消肿。主治急、慢性肾炎。[用法与疗程]水煎服。每日 1 剂，分 2 次服。3～5 天为 1 个疗程。[宜忌]服药期间，宜清淡、低盐、富含优质蛋白质饮食。忌辛辣热食。

### ◇慢性肾炎单方

[组成]汉防己根 30 克。[功效与用途]行水，泻下焦湿热。主治慢性肾炎。[用法与疗程]蜜炙煎汁，冲蜂蜜饮。每日 1 次，7 天为 1 个疗程。[宜忌]服药期间，宜清淡、低盐、富含优质蛋白质的食物。忌辛辣热食。

## ❋（二）验方 ❋

### ◇玉米须小蓟根汤

[组成]玉米须 30 克，小蓟根 10 克。[功效与用途]解毒，利水，消肿。主治肾炎、尿毒症。[用法与疗程]水煎服。每日 1 剂。分 2 次口服。5 天为 1 个疗程。[宜忌]服药期间，宜清淡、低盐、易消化饮食。忌食肥腻、辛辣及温热性食物。

### ◇加味玉米须汤

[组成]玉米须、白茅根各 30 克。[功效与用途]利水消肿，清肝利胆，利湿退黄，凉血止血。主治肾炎浮肿、晚期血吸虫病腹水。[用法与疗程]水煎服。每日 1 剂，分 3 次服。5 天为 1 个疗程。[宜忌]服药期间，宜清淡、低盐饮食。忌食冷饮。

### ◇加味木防己汤

[组成]木防己 15 克，车前草 30 克。[功效与用途]祛风除湿，解毒消肿。主治肾炎水肿、脸面浮肿、脸部不适，胀痛。[用法与疗程]水煎服。每日 1 剂，分 3 次服。10 天为 1 个疗程。[宜忌]服药期间，宜清淡、低盐饮食。忌食冷饮。

### ◇解毒消肿汤

[组成]小蓟根 10 克，白英（白毛藤）9 克，茵陈 10 克，车前草 6 克。[功效与用途]清热利湿，解毒消肿，凉血止血，抗癌。主治肾炎、尿毒症。[用法与疗程]水煎服。每日 1 剂。分 2 次口服。5 天为 1 个疗程。[宜忌]服药期间，宜清淡、低盐饮食。忌食冷饮。

### ◇肾炎验方 1

[组成]一枝黄花、白茅根、陈葫芦壳、车前草各 30 克。[功效与用途]清热，利水，消肿。主治肾炎。[用法与疗程]水煎服。每日 1 剂，分 2 次服。5～7 天为 1 个疗程。[宜忌]服药期间，宜清淡、低盐、富含优质蛋白质饮食。忌辛辣热食。[警示]肝功能不全者禁服。

◇**肾炎验方 2**

［组成］酢浆草30～60克，红花、桃仁、牛膝各9克。［功效与用途］清热利湿，凉血散瘀，消肿解毒。主治肾炎。［用法与疗程］水煎服。每日1剂，分2次服。5～7天为1个疗程。［宜忌］服药期间，宜清淡、低盐、富含优质蛋白质饮食。忌辛辣热食。

◇**肾炎验方 3**

［组成］一枝黄花根、凤尾蕨各30～60克。石菖蒲9～15克。［功效与用途］清热解毒，活血祛瘀，化湿开胃。主治肾炎。［用法与疗程］水煎服。每日1剂，分2次服。5～7天为1个疗程。腹胀加苦爹菜9克。［宜忌］服药期间，宜清淡、低盐、富含优质蛋白质饮食。忌辛辣热食。［警示］肝功能不全者禁服。

◇**肾炎验方 4**

［组成］一枝黄花、黄毛耳草、车前草、益母草各9克。［功效与用途］清热解毒，活血利尿。主治肾炎。［用法与疗程］水煎服。每日1剂，分2次服。5～7天为1个疗程。［宜忌］服药期间，宜清淡、低盐、富含优质蛋白质饮食。忌辛辣热食。［警示］肝功能不全者禁服。

◇**肾炎验方 5**

［组成］马兰根、白茅根各30克，大枣10枚，小麦适量。［功效与用途］清热解毒，凉血，止血，补血，利尿。主治肾炎。［用法与疗程］水煎服。每日1剂，分2次服。5～7天为1个疗程。［宜忌］服药期间，宜清淡、低盐、富含优质蛋白质的食物。忌辛辣热食。

◇**肾炎验方 6**

［组成］海金沙、六月雪根、地菍、连钱草、马兰各30克，白茅根15克。［功效与用途］清利湿热，利水通淋，凉血止血。主治肾炎。［用法与疗程］水煎服。每日1剂，分2次服。5～7天为1个疗程。［宜忌］服药期间，宜清淡、低盐、富含优质蛋白质饮食。忌辛辣热食。

◇**急性肾炎验方 1**

［组成］白茅根60克，西瓜皮30克。［功效与用途］清热解毒，凉血止血，利水退肿。主治急性肾炎。［用法与疗程］水煎服。每日1剂，分2次服。3～5天为1个疗程。［宜忌］急性肾炎，宜食清淡、低盐、富含优质蛋白质的食物。忌辛辣热食。

◇**急性肾炎验方 2**

［组成］黑鱼（鲤鱼、鲫鱼也可）1条（约重500克），茶叶6克。［功效与用途］健脾益肾。主治肾炎、面目四肢浮肿、小便短少。［用法与疗程］鱼去鳞和内脏，洗净，将茶叶放入鱼肚内捆扎好，加水1碗，文火煮1小时。吃鱼喝汤，每日1剂，连食10～15日。［宜忌］服药期间，宜清淡、低盐、富含优质蛋白质饮食。忌辛辣热食，忌酒、房事。

◇**急性肾炎验方 3**

［组成］益母草20克，海金沙15克，厚朴10克。［功效与用途］活血化瘀，行气消肿，燥湿除满。主治急性肾炎。［用法与疗程］水煎服。每日1剂，早、晚各服1次。［宜

内科、儿科常见病单方验方 ⌃

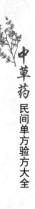

忌］服药期间，宜清淡、低盐、富含优质蛋白质饮食。忌辛辣热食。

◇**急性肾炎验方 4**

［组成］浮萍草 15 克，车前草 30 克，生姜皮 3 克。［功效与用途］发表，利水，退肿。主治急性肾炎。［用法与疗程］水煎服。每日 1 剂，分 2 次服。5 ～ 7 天为 1 个疗程。［宜忌］服药期间，宜清淡、低盐、富含优质蛋白质饮食。忌辛辣热食。

◇**急性肾炎验方 5**

［组成］大青叶、车前草、淡竹叶各 15 克。［功效与用途］清热解毒，凉血止血，利尿退肿。主治急性肾炎。［用法与疗程］水煎服。每日 1 剂，分 2 次服。5 ～ 7 天为 1 个疗程。［宜忌］服药期间，宜清淡、低盐、富含优质蛋白质饮食。忌辛辣热食。

◇**急性肾炎验方 6**

［组成］益母草 20 克，车前草 15 克，茯苓皮 20 克。［功效与用途］活血祛瘀，健脾消水。主治急性肾炎。［用法与疗程］水煎服。每日 1 剂，早、晚各服 1 次。［宜忌］服药期间，宜清淡、低盐、富含优质蛋白质饮食。忌辛辣热食。

◇**急性肾炎验方 7**

［组成］白茅根 60 克（也可用到 240 克），西瓜皮（晒干）36 克（也可用到 180 克）。［功效与用途］清热解毒，凉血止血。主治急性肾炎、小便短少、头面浮肿、渐及全身。［用法与疗程］水煎服。每日 1 剂，分 2 次服。5 ～ 7 天为 1 个疗程。［宜忌］服药期间，宜清淡、低盐、富含优质蛋白质饮食。忌辛辣热食。

◇**急性肾炎验方 8**

［组成］黑鱼（鲤鱼、鲫鱼也可用）1 条（约重 500 克），赤小豆 15 克，薏苡仁、茯苓皮各 9 克。［功效与用途］健脾益肾。主治急性肾炎、面目四肢浮肿、小便短少。［用法与疗程］黑鱼去内脏洗净，将药和鱼加水煮 1 小时，吃鱼喝汤。［宜忌］服药期间，宜清淡、低盐、富含优质蛋白质饮食。忌辛辣热食。

◇**急性肾炎验方 9**

［组成］金樱子根 20 克，腹水草 10 克，白拔刺根（白背牛尾菜）20 克，黄毛耳草 10 克，白茅根 15 克。［功效与用途］活血散瘀，拔毒收敛，祛风驱湿，行水消肿。主治急性肾炎。［用法与疗程］水煎服。每日 1 剂，早、晚各服 1 次。［宜忌］服药期间，宜清淡、低盐、富含优质蛋白质饮食。忌辛辣热食。

◇**急性肾炎验方 10**

［组成］金银花、连翘各 15 克，蜜麻黄 6 克，炒白术 10 克，茯苓 15 克，蝉蜕 6 克。水肿重者，加炒车前子 15 克，泽泻、猪苓各 10 克。［功效与用途］清热解毒，健脾利湿，宣肺利水。主治急性肾炎。［用法与疗程］每日 1 剂，水煎 2 次，温服。［宜忌］服药期间，宜清淡、低盐、富含优质蛋白质饮食。忌辛辣热食。

◇**急、慢性肾炎验方1**

［组成］黄毛耳草、车前草、爵床各 30 克。［功效与用途］清热解毒，利湿消肿。主治急、慢性肾炎。［用法与疗程］水煎服。每日 1 剂，分 2 次服。3～5 天为 1 个疗程。［宜忌］服药期间，宜清淡、低盐、富含优质蛋白质饮食。忌辛辣热食。

◇**急、慢性肾炎验方2**

［组成］薜荔 60 克，海金沙、牯岭勾儿茶各 30 克。［功效与用途］祛风除湿，活血通络，解毒利水。主治急、慢性肾炎。［用法与疗程］水煎服。每日 1 剂，分 2 次服。3～5 天为 1 个疗程。［宜忌］服药期间，宜清淡、低盐、富含优质蛋白质饮食。忌辛辣热食。

◇**急、慢性肾炎验方3**

［组成］梧桐（青桐皮）15 克，腐婢 30 克，石菖蒲 15 克，橘皮 9 克，冬瓜皮 30 克。［功效与用途］顺气，和胃，消食，清热，豁痰，消肿。主治急、慢性肾炎。［用法与疗程］水煎服。每日 1 剂，分 2 次服。3～5 天为 1 个疗程。［宜忌］服药期间，宜清淡、低盐、富含优质蛋白质饮食。忌辛辣热食。

◇**急、慢性肾炎验方4**

［组成］细叶鼠曲草（天青地白草）、石韦、萹蓄、茜草各 30 克，活血丹、车前草各 15 克。［功效与用途］祛风利湿，清热解毒，通淋利水，散瘀消肿。主治急、慢性肾炎。［用法与疗程］水煎服。每日 1 剂，分 2 次服。3～5 天为 1 个疗程。［宜忌］服药期间，宜清淡、低盐、富含优质蛋白质饮食。忌辛辣热食。

◇**慢性肾炎验方1**

［组成］金樱子根皮 120 克，猪蹄 1 只。［功效与用途］利尿、补肾。主治慢性肾炎。［用法与疗程］炖服。［宜忌］服药期间，宜清淡、低盐、富含优质蛋白质饮食。忌辛辣热食。［附注］水肿退后可用锦鸡儿根 9～15 克，大枣 5～10 枚，水煎服，连服 1～2 个月。

◇**慢性肾炎验方2**

［组成］活血丹 60 克，车前草 30 克。［功效与用途］利湿通淋，清热解毒，散瘀消肿。主治慢性肾炎。［用法与疗程］冷开水洗后捣汁内服。［宜忌］服药期间，宜清淡、低盐、富含优质蛋白质饮食。忌辛辣热食。

◇**慢性肾炎验方3**

［组成］生薏苡仁、赤小豆各 30 克，黄芪 15～30 克。［功效与用途］利水渗湿，清热消肿，益气补中。主治慢性肾炎。［用法与疗程］加大米熬粥喝，或水煎服。［宜忌］宜清淡、低盐、富含优质蛋白质饮食。忌辛辣热食。

◇**慢性肾炎验方4**

［组成］活血丹 40 克，对坐草（红毛过路黄）30 克，薜荔壳 20 克，玉米须 30 克，石韦 20 克，六月雪 30 克。［功效与用途］利湿通淋，清热解毒，散瘀消肿。主治慢性肾炎。［用法与疗程］水煎服。每日 1 剂，分 2 次服。3～5 天为 1 个疗程。［加减运用］管型、

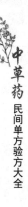

颗粒尿者，加萹草、节节草各 30 克，白英 15 克；血压持续不降者，加筋骨草、玉米须各 30 克。[宜忌]服药期间，宜清淡、低盐、富含优质蛋白质饮食。忌辛辣热食。

◇**慢性肾炎验方 5**

[组成]炒党参、炒白术、茯苓各 15 克，甘草 6 克，山药、芡实各 30 克。水肿重者，加黄芪、玉米须各 30 克。[功效与用途]益气健脾，补肾利水。主治慢性肾炎。[用法与疗程]水煎 2 次。每日 1 剂，温服。3～5 天为 1 个疗程。[宜忌]服药期间，宜清淡、低盐、富含优质蛋白质饮食。忌辛辣热食。

◇**慢性肾炎验方 6**

[组成]野山楂根、胡颓子根各 30 克，丝瓜络 15 克，葫芦壳 9 克，地枯蒌（萝卜种根）4 个。小便不利者，加石蟾蜍根（防己）15 克。[功效与用途]消积滞，祛风利湿，通经活络，清热利水。主治慢性肾炎。[用法与疗程]水煎服。每日 1 剂，分 2 次服。[宜忌]服药期间，宜清淡、低盐、富含优质蛋白质饮食。忌辛辣热食。[附注]水肿退后可用锦鸡儿根 9～15 克，大枣 5～10 枚，水煎服，连服 1～2 个月。

◇**慢性肾炎外用验方**

[组成]茯苓皮、大腹皮、白术、怀山药各 30 克。[功效与用途]健脾，益肾，利水。适用于慢性肾炎。[用法与疗程]洗净，一起放入锅中，加清水适量，煎煮 30 分钟，去渣取汁，将 2000 毫升沸水一起倒入盘中，先熏蒸，待温度适宜时泡洗双脚，每日 1 次，每次熏泡 40 分钟，30 天为 1 个疗程。[宜忌]治疗期间，宜清淡、低盐、富含优质蛋白质饮食。忌辛辣热食。

◇**滋肾消炎汤**

[组成]生地黄、玄参、麦冬各 12 克，官桂（后下）3 克，知母 10 克，川柏、苦参各 2 克，凤尾草 15 克。[功效与用途]滋肾消炎，清热利尿。主治急、慢性肾炎，尿路感染。[功效与用途]滋肾清热利尿。主治急、慢性肾炎，尿路感染。[用法与疗程]水煎服。每日 1 剂，分 2 次服。3～5 天为 1 个疗程。[宜忌]服药期间，宜清淡、低盐、富含优质蛋白质饮食。忌辛辣热食。

◇**五草汤**

[组成]倒叩草（土牛膝）30 克，鱼腥草、半枝莲、益母草、车前草、白茅草各 15 克，灯心草 1 克。[功效与用途]清热解毒，利尿渗湿，活血降压。主治小儿急、慢性肾炎，肾病综合征，泌尿系统感染。[用法与疗程]水煎服。每日 1 剂，分 2 次服。3～5 天为 1 个疗程。[加减运用]血尿严重者，可加用女贞子 10 克，墨旱莲 15 克。[宜忌]服药期间，宜清淡、低盐、富含优质蛋白质饮食。忌辛辣热食。

◇**芪萸仲柏汤**

[组成]黄芪 15 克，山茱萸 9 克，杜仲 12 克，黄柏 6 克，白茅根 12 克，茯苓 15 克，牡蛎 20 克，金樱子 12 克。[功效与用途]益气养阴，补肾化浊。主治慢性肾炎、肾病综

合征。［用法与疗程］水煎服。每日1剂，上、下午各服1次。3～5天为1个疗程。［加减运用］体虚易于感冒者，加党参12克，炒白术9克；水肿未消、小便短少者，茯苓改为用皮，加大腹皮9克，车前草10克，薏苡仁20克；口干烘热者，加生地黄15克，麦冬、炒知母各9克；腰膝酸冷、头晕耳鸣者，加仙茅、淫羊藿、巴戟天各9克，菟丝子12克；尿赤而见红细胞者加大小蓟各12克，阿胶珠（烊服）9克。［宜忌］服药期间，宜清淡、低盐、富含优质蛋白质饮食。忌辛辣热食。

### ◇补泄理肾汤

［组成］黄芪30～50克，巴戟肉15克，牡蛎30～50克，黑大豆15～30克，大枣5～10克，黄柏15克，土茯苓20～30克，泽泻15～20克。［功效与用途］益气补肾，行水泄浊。主治慢性肾炎、肾病综合征。［用法与疗程］水煎服。每日1剂，分2次服。3～5天为1个疗程。［加减运用］因外感引动伏邪者，可加用羌活10克，白芷6克，苍耳草10克，蝉蜕6克等；血压偏高者，可加用夏枯草15克，防己10克等；伴有湿热内蕴者，可加用漏芦10克，生大黄6克，白蔹10克，猪苓10克，茯苓15克等；阳虚明显者，加炮附子6克，干姜10克，肉桂6克，仙茅10克等。［宜忌］服药期间，宜清淡、低盐、富含优质蛋白质饮食。忌辛辣热食。

### ◇清固汤

［组成］绵萆薢15克，黑大豆50克，土茯苓、白术各15克，石菖蒲10克，菟丝子30克，金樱子15克，黄柏3克，车前子15克，丹参10克。［功效与用途］祛风湿，利湿浊，消肿毒，利尿补肾。治疗蛋白尿。［用法与疗程］水煎服。每日1剂，分2次服。3～5天为1个疗程。［宜忌］服药期间，宜清淡、低盐、富含优质蛋白质饮食。忌辛辣热食。

### ◇宣肺清水饮

［组成］荆芥10克，连翘15克，僵蚕10克，蝉蜕10克，生黄芪15克，防风10克，生白术10克，石韦30克，生甘草3克，生地黄10克，炙鸡内金5克。［功效与用途］宣肺祛风，扶正洁源。主治急、慢性肾炎，肾病综合征，症见尿蛋白长期不消失、反复感冒、咽痛、面肢浮肿、舌苔薄、脉细或浮细。［用法与疗程］水煎服。头煎二煎药液合并，约为4000毫升。每日1剂，分早、晚2次于饭后1小时温服。症状缓解后，可用原方隔日服1剂，或研末为丸，分早、晚2次，于饭后各取6～9克吞服，于尿蛋白持续消失3个月停药。［宜忌］宜食清淡、低盐、富含优质蛋白质的食物。忌辛辣热食。

### ◇健脾温肾汤

［组成］党参、生黄芪各15克，仙茅10克，淫羊藿、狗脊各15克，川牛膝10克，茯苓、菟丝子、补骨脂各15克，鹿角霜10克，车前子（包煎）15克，砂蔻仁10克。［功效与用途］健脾利湿，温补肾阳。主治慢性肾小球肾炎、肾病综合征。［用法与疗程］水煎服。每日1剂，分2次服。3～5天为1个疗程。［加减运用］畏寒甚者，可加制附片、桂枝各10克；乏力气短甚者，党参、生黄芪可加至30克，或加红参（另煎兑入）6克；水肿明显者，加

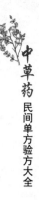

防己 30 克，制附片 15 克；大便溏泻较著者，加肉豆蔻、五味子各 10 克；小便清长明显者，加覆盆子 15 克；有瘀血者，加丹参 30 克，泽兰 10 克。［宜忌］服药期间，宜清淡、低盐、富含优质蛋白质饮食。忌辛辣热食。

# 四、水肿

## ❀（一）单方 ❀

### ◇矮地茶

［组成］紫金牛（矮地茶）20 克。［功效与用途］化痰，止咳，利湿，活血。主治慢性水肿。［用法与疗程］研粉，开水冲服，每日 2 次。连用 3 剂。［宜忌］服药期间，宜清淡、低盐、富含优质蛋白质饮食。忌辛辣热食。

### ◇丁香蓼全草汤

［组成］丁香蓼全草 30 克。［功效与用途］清热解毒，利尿通淋，化瘀止血。主治水肿。［用法与疗程］水煎服，加些冰糖，饭前服。每日 2 次。3 ～ 5 天为 1 个疗程。［宜忌］服药期间，宜清淡、低盐、富含优质蛋白质饮食。忌辛辣热食。

### ◇全身浮肿方

［组成］地苓根 20 克。［功效与用途］活血，止血，利湿，解毒。主治全身浮肿。［用法与疗程］切片，用酒炒后，待凉后再加酒、水各 1 碗，煎熬。加红糖饮服。每日 2 次。［宜忌］服药期间，宜清淡、低盐、富含优质蛋白质饮食。忌辛辣热食。

### ◇水肿单方 1

［组成］盐肤木根 60 克。［功效与用途］祛风湿，利水消肿，活血散毒。主治水肿。［用法与疗程］水煎服，连用 3 剂。［宜忌］服药期间，宜清淡、低盐、富含优质蛋白质饮食。忌辛辣热食。

### ◇水肿单方 2

［组成］鲜的鸭跖草 60 ～ 90 克。［功效与用途］清热解毒，利水消肿。主治水肿、腹水。［用法与疗程］水煎服，连服数日。［宜忌］服药期间，宜清淡、低盐、富含优质蛋白质饮食。忌辛辣热食。

### ◇肾炎水肿单方 1

［组成］楤木根 30 ～ 60 克。［功效与用途］祛风湿，利小便，散瘀血，消肿毒。主治肾炎水肿。［用法与疗程］水煎服。每日 2 次。3 ～ 5 天为 1 个疗程。［宜忌］服药期间，宜清淡、低盐、富含优质蛋白质饮食。忌辛辣热食。

### ◇肾炎水肿单方 2

［组成］肖梵天花鲜根 30 ～ 60 克。［功效与用途］祛风利湿，活血消肿，清热解毒。

主治肾炎水肿。[用法与疗程]加水煎服。每日2次。3～5天为1个疗程。[宜忌]服药期间，宜清淡、低盐、富含优质蛋白质饮食。忌辛辣热食。

## ❋ (二) 验方 ❋

◇肾炎水肿验方

[组成]百两金根15克，未下蛋的小母鸡1只。[功效与用途]清咽利喉，散瘀消肿。主治肾炎水肿。[用法与疗程]将百两金根放入小母鸡腹内炖服。[宜忌]服药期间，宜清淡、低盐、富含优质蛋白质饮食。忌辛辣热食。体弱的患者忌用。

◇肾性浮肿验方

[组成]大叶山靛青（大青）粒20克，钩藤10克，甘草5克。[功效与用途]清热，解毒，利水。主治面部浮肿（肾性浮肿）。[用法与疗程]水煎，冲红糖服。早、晚各1次。[宜忌]服药期间，宜清淡、低盐、富含优质蛋白质饮食。忌辛辣热食。

◇消河饼

[组成]大蒜5头，大田螺4个，车前子末9克。[功效与用途]清热利水，除湿解毒。主治水肿臌胀。[用法与疗程]研成饼贴脐中，以纱布缚之。[宜忌]服药期间，宜清淡、低盐、富含优质蛋白质饮食。忌辛辣热食。

◇健脾温肾汤

[组成]白茯苓、川牛膝（酒洗去芦）各20克，肉桂（后下）、泽泻、车前子各10克，山茱萸（酒蒸去核）15克，山药20克，牡丹皮15克，制附子（先煎1小时）10克，熟地黄20克（捣碎酒浸杵膏）。[功效与用途]健脾温肾。主治脾肾阳虚、腰肿至脚、小便不利或肚腹脚痛、四肢浮肿或喘急痰盛已成蛊症。[用法与疗程]水煎服。每日2次。5天为1个疗程。[宜忌]服药期间，宜清淡、低盐、富含优质蛋白质饮食。忌辛辣饮食。

◇全身浮肿方1

[组成]大叶山靛青根（大青）、土牛膝各20克，茅莓根、大叶薄荷（土藿香）、田螺葱各10克，红一枝香（杏香兔儿风）5克，黄栀子10克。[功效与用途]清热，解毒，利水。主治全身浮肿、腹水。[用法与疗程]水煎，冲红糖服。[宜忌]服药期间，宜清淡、低盐、富含优质蛋白质饮食。忌辛辣热食。

◇全身浮肿方2

[组成]红一枝香（杏香兔耳风）5克，石菖蒲15克，厚朴10克，茯苓20克，田螺葱、一枝黄花、白面风各15克，六棱菊（溪介香）10克，大叶山靛青、腹水草各15克，黑大豆30克。[功效与用途]清热，解毒，利水。主治全身浮肿。[用法与疗程]水煎服。每日1剂，早、晚各1次。不能久服。[宜忌]服药期间，宜清淡、低盐、富含优质蛋白质饮食。忌辛辣热食。

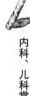

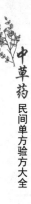

# 五、遗尿（包括多尿、少尿、尿不禁等）

## ❀（一）单方❀

◇**遗尿单方1**

［组成］羊肚。［功效与用途］主治遗尿。［用法与疗程］用羊肚盛满水，系紧两头，熟煮后，打开一头取水服下。［宜忌］服药期间，饮食宜清补。忌辛辣刺激饮食。

◇**遗尿单方2**

［组成］桑螵蛸15～30克。［功效与用途］固精缩尿，补肾助阳。主治遗尿。［用法与疗程］炒焦研末，温开水调服，酌加白糖。每次3～6克，连服5天。［宜忌］服药期间，饮食宜清补。忌辛辣刺激饮食。

◇**遗尿单方3**

［组成］生麻黄（5—7岁3克，8—15岁5克，16岁以上10克）［功效与用途］发汗散寒，宣肺利水。主治遗尿。［用法与疗程］用冷水浸泡1小时，然后再煎2次，将2次所得药汁合并，睡前顿服，连服1个月。［宜忌］服药期间，饮食宜清补。忌辛辣刺激饮食。

◇**小儿遗尿单方**

［组成］韭菜根15克。［功效与用途］补肾，温中。主治小儿遗尿。［用法与疗程］洗净捣汁，温水冲服。［宜忌］服药期间，饮食宜清补。忌辛辣刺激饮食。

◇**妇人遗尿症方**

［组成］紫荆根皮10～15克。［功效与用途］破瘀活血，消痈解毒。主治妇人遗尿症。［用法与疗程］加酒、水各半炖服。［宜忌］服药期间，饮食宜清补。忌辛辣刺激饮食。

◇**老人夜间尿多症方**

［组成］上树搁公（覆盆子）果实15～30克。［功效与用途］固精补肾，明目。主治老年人夜间尿多。［用法与疗程］水煎服。每日1剂，分2次服，10天为1个疗程。［宜忌］服药期间，饮食宜清补。忌辛辣刺激饮食。

◇**多尿症方**

［组成］土高丽参根（金樱根）适量。［功效与用途］固精涩肠。主治多尿症。［用法与疗程］煎服。每日1剂，每日2～3次。10天为1个疗程。［宜忌］服药期间，饮食宜清补。忌辛辣刺激、油腻饮食。

◇**外伤尿潴留单方**

［组成］水龙骨全草1握。［功效与用途］祛风利湿，活血通络。主治跌打伤致小便不通。［用法与疗程］和酒糟捣烂，加热后敷脐部。［宜忌］服药期间，饮食宜清补。忌辛辣刺激热性饮食。

◇**术后尿潴留单方**

［组成］柳树叶30克（鲜者90～120克）。［功效与用途］除痰，明目，清热，防风。主治外科手术后尿潴留。［用法与疗程］水煎浓汁，1次服下。［宜忌］服药期间，饮食宜清补。忌辛辣刺激热性饮食。

◇**小便不通外用方1**

［组成］温水半盆。［功效与用途］主治小便不通，膀胱胀满。［用法与疗程］患者坐水中10～20分钟，然后起立，小便可通。［宜忌］饮食宜清补。忌辛辣刺激热性饮食。

◇**小便不通外用方2**

［组成］皂角0.3～0.6克。［功效与用途］开窍通闭。主治小便不通、小腹胀痛。［用法与疗程］研末，吹鼻取嚏。［宜忌］饮食宜清补。忌辛辣刺激热性饮食。

## ❋ （二）验方 ❋

◇**小儿遗尿验方1**

［组成］桑螵蛸、益智仁各15克。［功效与用途］固精缩尿，补肾助阳。主治小儿遗尿。［用法与疗程］水煎服。每日2次。3～5天为1个疗程。［宜忌］服药期间，饮食宜清补。忌辛辣刺激饮食。［附注］12岁以上患者可各加量至30克。

◇**小儿遗尿验方2**

［组成］党参12克，桑螵蛸、黄芪各15克，生麻黄8克，炙远志5克。7岁以下生麻黄减半。［功效与用途］健脾益气，安神缩尿。主治小儿遗尿症。［用法与疗程］水煎服。每日1剂。3天为1个疗程。［宜忌］服药期间，饮食宜清补。忌辛辣刺激饮食。

◇**小儿遗尿验方3**

［组成］五倍子、制何首乌各3克。［功效与用途］敛肺，涩肠，止血，解毒。主治小儿遗尿。［用法与疗程］研成细末，用蜡调成糊状，敷于脐部，外用油纸、纱布覆盖，胶布固定，每晚1次，连用3～5次。［宜忌］服药期间，饮食宜清补。忌辛辣刺激饮食。

◇**遗尿验方1**

［组成］乌药、炒益智仁各等份。［功效与用途］温肾散寒，固精缩尿。主治遗尿。［用法与疗程］共研细末，白开水送下。每次服6克，每日2次。［宜忌］服药期间，饮食宜清补。忌辛辣刺激饮食。

◇**遗尿验方2**

［组成］补骨脂9克，小茴香3克，芡实、米仁各30克。［功效与用途］补肾壮阳，固精缩尿。主治遗尿。［用法与疗程］将药放入猪膀胱内用线扎好，慢火煮熟，去药服汤及猪膀胱。［宜忌］服药期间，饮食宜清补。忌辛辣刺激饮食。

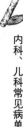

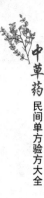

### ◇遗尿验方 3

［组成］麻黄 15 克，桑螵蛸 30 克，益智仁、补骨脂各 15 克，石菖蒲 7 克，肉桂 8 克。［功效与用途］宣肺散寒，化湿开胃，醒神益智，温脾摄唾，暖肾缩尿。主治遗尿。［用法与疗程］共研成细末，饭后服。每日 3 次，5—10 岁 1 次 3 克；10—15 岁 1 次 5 克。以一料为 1 个疗程，一般服 1 ～ 2 个疗程。7 岁以下麻黄减半。［宜忌］服药期间，饮食宜清补。忌辛辣刺激饮食。服药期间，晚餐食干饭，少饮水，夜间定时叫醒小便，培养儿童夜间醒来小便的习惯。

### ◇遗尿验方 4

［组成］蜜麻黄 6 克，桑螵蛸 10 克，益智仁 15 克，覆盆子、金樱子各 10 克，黄芪 15 克，五味子 6 克，熟地黄、韭菜子、菟丝子各 10 克。［功效与用途］宣肺补肾，益气缩尿。主治遗尿。［用法与疗程］水煎服。每日 1 剂，分 2 次温服。［宜忌］服药期间，饮食宜清补。忌辛辣刺激饮食。

### ◇小便过多方

［组成］补骨脂（酒蒸）、小茴香（盐炒）各 300 克。［功效与用途］补肾壮阳，补脾健胃。主治小便过多。［用法与疗程］一起捣成细末，用酒糊成丸。每日 10 克，用盐汤服下。［宜忌］服药期间，饮食宜清补。忌辛辣刺激饮食。

### ◇小便不通外用方

［组成］生葱（连须）或葱头（连茎、根）120 克，加食盐少许。［功效与用途］发表通阳。主治膀胱胀满而尿不下，或妊娠小便不通、心烦不卧、小腹胀痛。［用法与疗程］炒热捣烂，分 2 包，熨脐下，冷则再换再熨。

# 六、慢性肾衰竭（包括尿毒症）

## 验方

### ◇保元大黄汤

［组成］红参 5 克，黄芪 20 克，肉桂 2 克，甘草 3 克，制大黄 20 克。［功效与用途］益气温中。主治慢性肾衰竭。［用法与疗程］水煎服。每日 1 剂，分 2 次服药。7 天为 1 个疗程。［宜忌］服药期间，饮食宜清补。忌辛辣刺激、油腻饮食。

### ◇尿毒症方

［组成］人参（红参）10 克，冬虫夏草 6 ～ 9 克，凤尾草 30 ～ 40 克。［功效与用途］补肺益肾，清热利湿，凉血止血，消肿解毒。主治尿毒症。［用法与疗程］先煎凤尾草药液，再与人参、冬虫夏草炖服。［宜忌］服药期间，饮食宜清补。忌辛辣刺激热性饮食。

# 七、前列腺增生症

## 🌸 (一) 单方 🌸

### ◇前列腺炎单方

[组成] 去掉籽的向日葵花盘（干）15 克。[功效与用途] 清热平肝。主治前列腺炎。[用法与疗程] 洗净向日葵盘，加水，放搪瓷锅煎煮 5 分钟。煮好的药液代茶饮用，连服 5 天。[宜忌] 服药期间，饮食宜清补。忌辛辣刺激、油腻饮食，忌饮烈酒。

## 🌸 (二) 验方 🌸

### ◇前列腺炎验方 1

[组成] 绿豆 60 克，车前子 30 克。[功效与用途] 消肿通气，清热解毒。主治前列腺炎。[用法与疗程] 把绿豆洗净，车前子用纱布包好，一起置锅内，加水烧沸后，改小火煮至绿豆烂熟，去掉车前子。每日 1 次，分 2 次服药。7 天为 1 个疗程。[宜忌] 服药期间，饮食宜清补。忌辛辣刺激、油腻饮食，忌饮烈酒。

### ◇前列腺炎验方 2

[组成] 车前草 120 克，田螺 3 只。[功效与用途] 清热利尿，祛痰，凉血，解毒。主治小便不通。可治前列腺炎。[用法与疗程] 加食盐少许同捣烂，敷下腹部。[宜忌] 服药期间，饮食宜清补。忌辛辣刺激、油腻饮食，忌饮烈酒。

### ◇前列腺炎验方 3

[组成] 冬瓜 250 克，生薏米 50 克，海带 100 克。[功效与用途] 软坚化痰，利水泻热。主治前列腺炎。[用法与疗程] 将冬瓜、海带洗净，切碎，与生薏米一起放砂锅中煮汤。每日 1 次，连服 1 周为 1 个疗程。[宜忌] 服药期间，饮食宜清补。忌辛辣刺激、油腻饮食，忌饮烈酒。

### ◇前列腺炎验方 4

[组成] 金樱子、土茯苓、蛇舌草各 30 克。[功效与用途] 固精缩尿，清热解毒，除湿化痰。主治前列腺炎。[用法与疗程] 水煎服。每日 1 剂，分 2 次服药。7 天为 1 个疗程。[宜忌] 服药期间，饮食宜清补，可摄入新鲜蔬果、大豆制品；可多摄入种子类食物，如南瓜子、葵花子等；多饮水。忌辛辣刺激、油腻饮食，忌饮烈酒。

### ◇前列腺炎验方 5

[组成] 鸽蛋 2 个，龙眼肉、枸杞、五味子各 15 克，白糖适量。[功效与用途] 补肝肾，益精气，助阳提神，解疮毒。主治前列腺炎。[用法与疗程] 鸽蛋去壳，将龙眼肉、枸杞、五味子放于碗内，加水蒸熟。加糖服药。[宜忌] 服药期间，饮食宜清补。忌辛辣刺激、

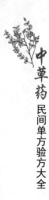

油腻饮食，忌饮烈酒。

◇前列腺炎验方 6

［组成］羊肾（羊腰子）3 对，羊肉 250 克，葱白 1 根，枸杞叶 500 克，大米 100 克。［功效与用途］补肾滋阴，补气益精。主治前列腺炎。［用法与疗程］羊肾去筋膜，切片，羊肉洗净切片，葱白切段，枸杞叶、大米洗净，按常法煮粥。做早餐食用，每日用 1 次。［宜忌］服药期间，饮食宜清补。忌辛辣刺激、油腻饮食，忌饮烈酒。

◇前列腺炎验方 7

［组成］丹参 9 克，桃仁 12 克，泽兰、红花各 9 克，赤芍 12 克，败酱草、王不留行各 15 克，蒲公英 30 克。［功效与用途］活血祛瘀，解毒消痈，利尿通淋。主治慢性前列腺炎。［用法与疗程］水煎服，上、下午各 1 剂。［宜忌］服药期间，饮食宜清补。忌辛辣刺激、油腻饮食，忌饮烈酒。

◇前列腺炎验方 8

［组成］白花蛇舌草 30 克，黄柏、焦栀子各 10 克，车前草 15 克，甘草 6 克。症状重者，加蒲公英 30 克，木通 6 克，淡竹叶、生地黄各 10 克。［功效与用途］清热，利湿，解毒。主治前列腺炎。［用法与疗程］水煎服。每日 1 剂，分 2 次服药。7 天为 1 个疗程。［宜忌］服药期间，饮食宜清补。忌辛辣刺激、油腻饮食，忌饮烈酒。

◇前列腺炎验方 9

［组成］穿山甲 15 克，制附子（先煎）、肉桂（后下）各 10 克，淮山药、生地黄各 20 克，山茱萸肉 15 克，泽泻 10 克，茯苓、枸杞子各 20 克，白芍、七星剑、白茅根各 15 克，生甘草 5 克。［功效与用途］消肿溃痈，搜风活络，温肾利水。主治前列腺炎。［用法与疗程］水煎煮，重煎煮 1 次。制附子先煎 1～2 小时。每日 1 剂，分早、晚各服 1 次，5 日为 1 个疗程。［宜忌］服药期间，宜清补饮食。忌辛辣刺激、油腻饮食，忌饮烈酒。

◇前列腺增生验方 1

［组成］熟地黄 15 克，山茱萸 10 克，山药 15 克，皂角刺、三棱、莪术各 10 克。小便不畅者，加泽泻、炒车前子各 15 克，肉桂 3 克，王不留行子 15 克。［功效与用途］补血滋阴，破血行气，活血通经，消肿止痛。主治前列腺增生。［用法与疗程］水煎服。每日 1 剂，分 2 次服药。7 天为 1 个疗程。［宜忌］服药期间，宜食水果、蔬菜和高蛋白饮食。忌辛辣刺激、油腻饮食，忌饮烈酒。

◇前列腺增生验方 2

［组成］黄芪、党参、肉苁蓉各 30 克，山茱萸、川牛膝、黄柏各 12 克，车前子、菟丝子各 15 克，王不留行 20 克，甘草 10 克。［功效与用途］益气补肾，清热利水，活血行瘀。主治老年性前列腺增生。［用法与疗程］水煎服。每日 1 剂，分 2 次服。1 个月为 1 个疗程。［加减运用］肾阳虚者，加附子（先煎）3 克，补骨脂 10 克；湿热下注者，去党参、肉苁蓉，加蒲公英 15 克，滑石 10 克；血尿者，加三七 3 克，白茅根 15 克；前列腺质地较硬、

有结节者，加鳖甲 15 克，穿山甲 15 克。［宜忌］服药期间，宜清补。忌辛辣刺激、油腻饮食，忌饮烈酒。

### ◇前列腺炎、前列腺肥大验方

［组成］糯米粉 50～80 克，黄酒适量。［功效与用途］补中益气，养胃健脾，解毒疗疮。主治前列腺炎、前列腺肥大。［用法与疗程］将糯米粉、黄酒搓成面团，按常法烙饼。临睡前食 1 次，黄酒送服，连服数日。［宜忌］服药期间，宜清补饮食。忌辛辣刺激、油腻饮食。

### ◇前列腺肥大伴尿潴留验方

［组成］夏枯草 15 克，萹蓄、瞿麦各 12 克，王不留行 15 克，知母 18 克，黄柏 18 克，牛膝 12 克，三棱 15 克，甘草梢、桂皮（后下）各 9 克。［功效与用途］清肝明目，散结解毒，活血行瘀。主治前列腺肥大伴尿潴留。［用法与疗程］水煎服。每日 1 剂，分 2 次饮服。疗程 7 天。［宜忌］服药期间，宜清补饮食。忌辛辣刺激、油腻饮食，忌饮烈酒。

### ◇化瘀利湿汤

［组成］丹参 20 克，牡丹皮、桃仁各 10 克，王不留行子 15 克，牛膝 12 克，知母、川柏各 10 克，官桂（后下）3 克，冬瓜仁 15 克，生米仁 20 克，三七（研粉吞）5 克。［功效与用途］化瘀利湿。主治前列腺肥大。［用法与疗程］水煎服。每日 1 剂，分 2 次饮服。疗程 7 天。［宜忌］服药期间，宜清补饮食。忌辛辣刺激、油腻饮食，忌饮烈酒。

## 八、男性性功能障碍

### ❀（一）单方 ❀

### ◇早泄验方

［组成］活地龙 10 条。［功效与用途］通经活络，活血化瘀。主治早泄。［用法与疗程］剖开洗净，和韭菜汁捣烂，煮熟后用热酒冲服。每日 1 次，连服数日。［宜忌］服药期间，宜清补饮食。忌辛辣刺激、油腻饮食，忌饮烈酒。

### ◇梦遗验方

［组成］海金沙藤。［功效与用途］清热解毒，利尿通淋。主治梦遗。［用法与疗程］烧灰存性，用净灰 4.5～6 克，冲开水内服。［宜忌］服药期间，宜清补饮食。忌动火助阳等温热、刺激性食物。

### ◇遗精单方 1

［组成］淮山药 60 克，夹心猪肉 50 克。［功效与用途］健脾，补肾，益精。主治男子遗精。［用法与疗程］淮山药炖夹心猪肉，炖熟后一起服药。每日 1 剂，5 天为 1 个疗程。［宜忌］

内科、儿科常见病单方验方

111

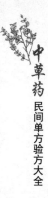
服药期间，宜清补饮食。忌辛辣刺激、油腻饮食，忌饮烈酒。

◇遗精单方 2

［组成］五味子。［功效与用途］敛肺，滋肾，生津，收汗，涩精，主治男子遗精。［用法与疗程］炒焦研末，每次 6 克，加白糖调服。每日 2 次 ,5 天为 1 个疗程。［宜忌］服药期间，宜清补饮食。忌辛辣刺激、油腻饮食，忌饮烈酒。

◇遗精单方 3

［组成］珍珠菜根 15 ～ 30 克。［功效与用途］活血，健脾，调精。主治男子遗精。［用法与疗程］切细，加糯米适量煮粥服。［宜忌］服药期间，宜清补饮食。忌辛辣刺激、油腻饮食，忌饮烈酒。

◇阳痿单方 1

［组成］韭菜子适量。［功效与用途］补肝肾，暖腰膝，助阳，固精。主治阳痿、早泄。［用法与疗程］研成粉末，用开水送服。每日早、晚各服 10 克。连服 3 周。［宜忌］服药期间，宜清补饮食。忌辛辣刺激、油腻饮食，忌饮烈酒。

◇阳痿单方 2

［组成］浙细辛 5 ～ 10 克。［功效与用途］祛风散寒，通窍止痛，温肺化饮。治疗阳痿（虚寒型）。［用法与疗程］水煎服。15 天为 1 个疗程，服 2 ～ 3 个疗程。［宜忌］服药期间，宜清补饮食。忌辛辣刺激、油腻饮食，忌饮烈酒。［警示］肾功能不全者禁服。

◇男子不育单方

［组成］枸杞子 15 克。［功效与用途］养肝，滋肾。主治男子不育。［用法与疗程］嚼碎咽下。连服 1 个月为 1 个疗程，服 2 个疗程。［宜忌］服药期间，宜清补饮食。忌油腻饮食。

## （二）验方

◇脱精验方

［组成］人参 6 克，制附子 3 克，北五味子 10 克，黄芪 15 克，熟地黄 15 克，麦冬 10 克。［功效与用途］益气、助阳、固脱。主治脱精。［用法与疗程］水煎服。附子先煎 1 ～ 2 小时后，再放入其余药再煎，乘热灌服。每日 1 剂，15 天 1 个疗程。［宜忌］服药期间，宜清补饮食。忌动火助阳等温热、刺激性食物。

◇遗精验方 1

［组成］刺猬皮 100 克，甜酒汁适量。［功效与用途］凉血，解毒，固精。主治遗精。［用法与疗程］把刺猬皮焙干研细末，分 7 包。每日 1 包，用甜酒汁兑服。［宜忌］服药期间，宜清补饮食。忌辛辣刺激、油腻饮食，忌饮烈酒。对阳火旺盛、梦遗者不可用。

◇遗精验方 2

［组成］鲜对虾 1 对，白酒（60 度以上）250 毫升。［功效与用途］补肾壮阳，养血固精。主治遗精。［用法与疗程］将对虾洗净，置于瓷罐中，加酒浸泡并密封，约 10 天后即可用。每日随量饮用 3 次，待酒饮完后，将对虾煮炒，单独作早餐食用。［宜忌］服药期间，宜清补饮食。忌油腻饮食。

◇遗精验方 3

［组成］金樱子根 60 克，石榴树根皮 30 克。［功效与用途］活血散瘀，拔毒收敛，祛风驱湿。主治男子遗精。［用法与疗程］水煎服。每日 1 剂，分 2 次饮服。3 剂为 1 个疗程。［宜忌］服药期间，宜清补饮食。忌辛辣刺激、油腻饮食，忌饮烈酒。

◇遗精验方 4

［组成］黄连、肉桂各 3 克，甘草 6 克。［功效与用途］补火助阳，引火归源，散寒止痛，活血通经。主治遗精。适用于心肾不交型遗精者。［用法与疗程］水煎服。每日 1 剂，分 2 次服。［宜忌］服药期间，宜清补饮食。忌辛辣刺激、油腻饮食，忌饮烈酒。

◇遗精验方 5

［组成］薏苡仁 18 克，萆薢 6 克，粳米 60 克，冰糖适量。［功效与用途］去湿除风，清热排脓，除痹固涩。主治遗精。［用法与疗程］先将萆薢水煎取汁，再和薏苡仁、粳米煮粥，粥熟后加冰糖，稍煮片刻即可。每日 1 剂，分早、晚 2 次服，5 天为 1 个疗程。［宜忌］服药期间，宜清补饮食。忌油腻饮食。

◇遗精验方 6

［组成］麻雀 1 只，鲜虾仁 50～100 克，姜 3 片，盐、酱油、味精、白酒各少许。［功效与用途］助肾阳，补阴精。主治遗精。［用法与疗程］将麻雀去毛，开膛去内脏、洗净，然后把麻雀、虾仁、姜片及调料一并放炖盅中，注满八成开水，放到沸水锅内，隔水炖 3 小时左右，最后放盐、酱油、味精、白酒调味。食肉饮汤，隔 3～4 日食用 1 次。［宜忌］以虚为主的遗精，饮食宜偏补益。

◇遗精验方 7

［组成］鳖肉 200 克，枸杞子、淮山药各 30 克，熟地黄、女贞子各 20 克。［功效与用途］滋阴补肾，益气升提。主治遗精。［用法与疗程］煮汤熬熟。作早餐食用，每隔 15 天再用 1 次，连服 2～3 次。［宜忌］服药期间，宜清补饮食。忌油腻饮食，忌动火助阳等温热、刺激性食物。

◇遗精验方 8

［组成］熟地黄 30 克，枣仁、薏苡仁各 15 克，山茱萸 12 克，茯苓、白芍、当归各 15 克，茯神 6 克，北五味、白芥子各 3 克，肉桂、黄连各 0.9 克。［功效与用途］清心安神，滋阴降火。主治遗精。［用法与疗程］水煎服。根据病情服 1～10 剂。［宜忌］服药期间，宜清补饮食。忌动火助阳等温热、刺激性食物。

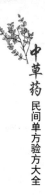

◇强中病验方

[组成]玄参、麦冬各90克,肉桂0.9克。[功效与用途]滋阴清热,补火助阳,引火归源,活血通经。主治强中(阴茎异常挺举、久不痿软,中医谓之"强中病")。[用法与疗程]水煎服。每日1剂,分2次分服。3天为1个疗程。[宜忌]服药期间,宜清补饮食。忌动火助阳等温热、刺激性食物。

◇阳痿早泄验方

[组成]韭菜子、菟丝子、淫羊藿各15克,牛鞭1根。[功效与用途]补肝肾,助阳,固精。菟丝子可有效缓解和预防阳痿、早泄症状。[用法与疗程]先将牛鞭洗净并切成2厘米长的小段,与药同入砂锅,加足清水文火慢炖至熟烂,去药渣,吃肉并喝汤。隔周食用1次。[宜忌]服药期间,宜清补饮食。忌辛辣刺激、油腻饮食,忌饮烈酒。

◇阳痿验方1

[组成]狗阴茎(黄狗肾)3具,黄酒适量。[功效与用途]补命门,暖冲任。主治阳痿、早泄。[用法与疗程]将狗阴茎焙干,研成细末。每日服3~4克,用黄酒送服。[宜忌]服药期间,宜清补饮食。忌辛辣刺激、油腻饮食,忌饮烈酒。

◇阳痿验方2

[组成]牛鞭1具,枸杞子30克,盐少许。[功效与用途]壮阳补肾。主治阳痿、早泄。[用法与疗程]将牛鞭洗净切断,同枸杞子共炖烂,加盐调味。分2次吃完。[宜忌]服药期间,宜清补饮食。忌辛辣刺激、油腻饮食,忌饮烈酒。

◇阳痿验方3

[组成]芝麻1000克,早稻米1000克,胎盘(焙干)1只。[功效与用途]补肝肾,益精血。主治阳痿。[用法与疗程]研细末,炼蜜为丸,每丸重约10克,用开水送服。每日2次,每次1丸,连续服完。[宜忌]服药期间,宜清补饮食。忌辛辣刺激、油腻饮食,忌饮烈酒。

◇阳痿验方4

[组成]泥鳅240克,大枣6只,生姜3片。[功效与用途]补益脾肾。主治阳痿。[用法与疗程]泥鳅去肚杂洗净,与大枣、生姜一并放锅内,加水适量煮熟。每日分2次服完。10天为1个疗程,一般服用2~3个疗程。[宜忌]服药期间,宜清补饮食。忌辛辣刺激、油腻饮食,忌饮烈酒。

◇阳痿验方5

[组成]鲜虾100克,红尖辣椒2~3个,白酒适量(60度以上)。[功效与用途]补肾壮阳,养血固精。主治阳痿、早泄。[用法与疗程]先将红尖辣椒、鲜虾用油炒熟,冲白酒煮沸,趁热服食。每日1次,连服2周。[宜忌]服药期间,宜清补饮食。忌油腻饮食。

◇阳痿验方 6

[组成]蛤蚧 1 对,葱籽、韭菜籽各 60 克,黄酒 30 克。[功效与用途]补肺肾,益精血。治疗阳痿。[用法与疗程]将三药焙脆,研细末,分成 10 ～ 12 包,用黄酒送服。同床前 2 小时服 1 ～ 2 包。[宜忌]服药期间,宜清补饮食。忌辛辣刺激、油腻饮食,忌饮烈酒。

◇阳痿验方 7

[组成]人参、干姜各 15 克,白术 90 克,制附子 10 克,肉桂 18 克。[功效与用途]益气回阳。主治阳痿。[用法与疗程]水煎服。每日 1 剂,上、下午各服 1 次。[宜忌]服药期间,宜优质蛋白、滋养性食物。忌烟酒。[警示]附子有毒,应先煎 1 小时,再放其他药,此方不可久服。

◇阳痿验方 8

[组成]炒韭菜子、菟丝子、益智仁、炒茴香子、炒蛇床子各 200 克,白酒适量。[功效与用途]补肾助阳。用于辅助治疗肾阳虚型阳痿。[用法与疗程]研成细末,加入适量白酒调制成药丸,制成梧桐子大小,装瓶备用,以温酒或温开水送服。每次服药 60 丸,每日早、晚各 1 次。[宜忌]服药期间,宜清补饮食。忌辛辣刺激、油腻饮食,忌饮烈酒。

◇阳痿验方 9

[组成]阳起石(先煎)、锁阳各 12 克,鹿角片(先煎)6 克,淫羊藿、熟地黄各 12 克,当归 9 克,党参 12 克,黄芪 9 克,补骨脂 12 克,巴戟肉 9 克,甘草 6 克。[功效与用途]温肾壮阳,滋阴养血。主治阳痿。[用法与疗程]水煎服。上、下午各 1 剂。5 天为 1 个疗程。[宜忌]服药期间,宜优质蛋白、滋养性食物。忌烟酒。阴虚火旺者禁服,不宜久服。

◇男子不育验方

[组成]乌梅、干姜、桂枝各 9 克,党参、当归各 15 克,细辛 3 克,黄柏 10 克,黄连 6 克。[功效与用途]益气养阴,温经通络,清热利湿。主治男子不育。[用法与疗程]水煎汤,重煎 1 次。每日 1 剂,分早、晚 2 次服,5 天为 1 个疗程。[宜忌]服药期间,宜清补饮食。忌油腻饮食。

内科、儿科常见病单方验方

# 第5章 运动、神经系统疾病

## 一、痹证（包括高尿酸痛风、风湿性关节炎、类风湿关节炎、慢性肺源性心脏病等）

### ❀ （一）单方 ❀

◇**老姜贴**

［组成］老生姜。［功效与用途］辛温散寒。主治痛风。［用法与疗程］加黄酒酿或烧酒捣烂，烘热，垫一层纱布，敷于患处。3～5天为1个疗程。

◇**凤仙洗液**

［组成］凤仙花茎叶适量。［功效与用途］祛风止痛。主治风湿性关节痛及腰腿痛。［用法与疗程］捣烂，煎汤洗痛处。7～14天为1个疗程。

◇**茅膏贴剂**

［组成］茅膏菜15克。［功效与用途］祛风通络。主治关节炎。［用法与疗程］晒干研末，用水或白酒调和，新鲜茅膏菜则直接捣碎，置胶布上做成如一分硬币大小敷患处（痛点），外加胶布固定，敷24小时取下。7～14天为1个疗程。［宜忌］敷药后局部有轻微灼痛感，并可出现水疱。

◇**木瓜饮**

［组成］木瓜（贴梗海棠）15克。［功效与用途］舒筋活血，祛风通络。主治手足抽筋。［用法与疗程］泡茶饮服。7～14天为1个疗程。

◇**五加皮煎**

［组成］五加皮20克。［功效与用途］舒筋活血，祛风通络。主治风湿痛。［用法与疗程］水煎冲黄酒服，适量服。每日1剂，7～14天为1个疗程。

◇**桑枝煎**

［组成］鲜嫩桑枝30克。［功效与用途］祛风通络。主治风湿痹痛、关节疼痛，并可预防关节炎之复发。［用法与疗程］细切炒香，以水240毫升煎取120毫升。每日1剂，

分 2 次空腹服，可以连服。7 ～ 14 天为 1 个疗程。

◇**手足麻木方**

［组成］霜降后桑叶适量。［功效与用途］疏风清热。主治手足麻木，不知痛痒。［用法与疗程］煎汤频洗。7 ～ 14 天为 1 个疗程。

◇**半娇红汤**

［组成］半娇红 30 克。［功效与用途］活血祛风利湿。主治风痹跌仆。［用法与疗程］水煎服。每日 1 剂，7 ～ 14 天为 1 个疗程。

◇**山蒟汤**

［组成］海风藤（山蒟）5 ～ 9 克或鲜品 30 克。［功效与用途］除湿止痛。主治风湿痛、夏日中暑腹痛。［用法与疗程］水煎服。每日 1 剂，3 ～ 7 天为 1 个疗程。

◇**兰香草汤**

［组成］兰香草 30 克。［功效与用途］疏风通络。主治风湿性关节炎。［用法与疗程］水煎服。每日 1 剂，7 ～ 14 天为 1 个疗程。

◇**竹葛汤**

［组成］淡竹叶、葛根各 15 克。［功效与用途］清热利水。主治高尿酸血症。［用法与疗程］碱性水烧开泡药，每天当茶饮，可反复冲泡。7 ～ 14 天为 1 个疗程。

◇**桑寄生汤**

［组成］桑寄生适量。［功效与用途］益肾，祛风，通络。主治麻木。［用法与疗程］泡酒，每日午后随量饮用。15 ～ 30 天为 1 个疗程。

◇**灵仙丸**

［组成］威灵仙 60 克。［功效与用途］祛风胜湿。主治关节疼痛、日久变形，或腰腿疼痛重者。［用法与疗程］酒浸 3 ～ 7 日，晒干研细末，炼蜜为丸，每丸重 6 克，每次服 1 丸，每日服 2 次。又可用粗末 9 克，水煎服。15 ～ 30 天为 1 个疗程。［宜忌］威灵仙有毒，身体虚弱者，不宜多用或常用。

◇**车前饮**

［组成］干车前草 30 ～ 60 克。［功效与用途］清热利水。主治痛风性关节炎。［用法与疗程］鲜者加倍，水煎服。每日 1 剂，分 2 次服药，服药后分别于用药 12 ～ 15 天内症状缓解。12 ～ 15 天为 1 个疗程。

◇**苍耳汤**

［组成］苍耳全草 18 ～ 60 克。［功效与用途］祛风化湿。主治风湿痛。［用法与疗程］水煎服。每日 1 剂，7 ～ 14 天为 1 个疗程。

◇**豨莶草汤**

［组成］豨莶草 12 克。［功效与用途］祛湿止痛。主治关节疼痛久不愈。［用法与疗程］切碎或研为粗末，水煎服。亦可加量熬膏。每日 2 次，每次 1 食匙；或制为蜜丸，每丸 6 克，

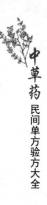

每日 2 次，每次 1 丸。宜常服。15～30 天为 1 个疗程。

◇小薜荔汤

［组成］鲜小薜荔全草 1 握。［功效与用途］活血祛风，逐风消炎。主治关节炎痛、跌打损伤。［用法与疗程］煎汤熏洗。7～14 天为 1 个疗程。

◇苍耳子汤

［组成］苍耳子。［功效与用途］除湿通络。主治痛风。［用法与疗程］苍耳子煎熬成膏，每次服 9 克。7～14 天为 1 个疗程。［宜忌］肝、肾功能不全者禁服。

◇老鹳草饮

［组成］老鹳草 9～12 克。［功效与用途］活血通络。主治关节疼痛久不愈。［用法与疗程］切碎或研为粗末，水煎服。或加量熬膏服药。每次服 1 食匙，每日 2～3 次。15～30 天为 1 个疗程。

◇葎草汤

［组成］葎草适量。［功效与用途］清热除湿。主治急性风湿性关节炎。［用法与疗程］洗净捣烂，调蜂蜜敷最痛处。7～14 天为 1 个疗程。

◇山隆糠汤

［组成］山隆糠叶适量。［功效与用途］消肿止痛。主治风湿性关节炎。［用法与疗程］先用白布包在关节处，以免发疱，再将山隆糠叶捣碎敷患处，外再用布包扎（适用关节肿痛）。3～5 天为 1 个疗程。

◇血藤饮

［组成］鸡血藤 9～15 克。［功效与用途］活血通络。主治关节酸痛。［用法与疗程］加水 250 毫升，煎服。每日 1 剂，分 2 次服用。15～30 天为 1 个疗程。

◇姜黄粉

［组成］片姜黄 6～9 克。［功效与用途］祛湿除痹。主治臂痛、肩痛。［用法与疗程］研为粗末，水煎服。每日 1 剂，7～14 天为 1 个疗程。

◇崖姜洗剂

［组成］鲜的崖姜块根 120 克。［功效与用途］温经散寒。主治风湿痛。［用法与疗程］煎汤熏洗。7～14 天为 1 个疗程。

◇钩藤酒

［组成］钩藤根适量。［功效与用途］祛风通络。主治风湿症、四肢厥冷、强硬、酸痛。［用法与疗程］加黄酒煎服。每日 1 剂，早、晚各服 1 次。7～14 天为 1 个疗程。

◇茜草酒

［组成］鲜茜草根 30～60 克。［功效与用途］活血，通络，止痛。主治关节疼痛，并可预防关节炎复发。［用法与疗程］洗净，用白酒（高粱酒）500 毫升浸泡 5～7 天，呈棕红色之药酒。每日 1 次，连服 2 天。服药前，先将药酒炖热，空腹服。第一次喝到

七八成醉，喝后盖被睡觉，出汗。第二天痛可减轻。一般服 2 次。5 ～ 7 天为 1 个疗程。

### ◇凌霄汤

[组成] 凌霄干根 9 ～ 15 克。[功效与用途] 祛风散寒，活血通络。主治关节肿痛、半身不遂。[用法与疗程] 水煎，冲黄酒、红糖，早、晚饭前分服。或配等量的抱石莲藤、络石藤、白英水煎服。或干根 500 克浸于 2500 毫升烧酒中密封 20 天，每日早、晚饭前各服 1 小盏，30 天服完。2 ～ 3 个月为 1 个疗程。

### ◇八角枫饮

[组成] 八角枫粗根 30 克。[功效与用途] 祛风除湿。主治风湿性关节炎。[用法与疗程] 水煎服。每日 1 剂，连服 7 天为 1 个疗程。初服剂量不得超过 30 克，以后剂量可以逐日加大，但最多不得超过 60 克，[警示] 八角枫粗根有毒。

# ❀ （二）验方 ❀

### ◇虎风走注痛痹方

[组成] 醋，葱白。[功效与用途] 祛风止痛。主治虎风走注、痛痹。[用法与疗程] 三年陈醋 500 毫升，葱白 1000 克，煮沸，滤出，布帛热裹，在患处熨之。7 ～ 14 天为 1 个疗程。

### ◇蓬蘽酒

[组成] 蓬蘽根 120 克，黄酒 60 克。[功效与用途] 祛风活血。主治风湿痛。[用法与疗程] 水煎，冲黄酒服。每日 1 剂，7 ～ 14 天为 1 个疗程。

### ◇白英酒

[组成] 白英 15 克，黄酒 3000 毫升。[功效与用途] 祛风散寒。主治风痛。[用法与疗程] 切碎，用绍兴黄酒，煎 3 小时。每日服 1 碗。7 ～ 14 天为 1 个疗程。

### ◇楤木酒

[组成] 楤木茎 90 克，老酒 60 毫升。[功效与用途] 活血止痛。主治风痛。[用法与疗程] 加水适量煎 3 小时服药。每日 1 剂，7 ～ 14 天为 1 个疗程。

### ◇野葡萄酒

[组成] 野葡萄根 120 克，烧酒 500 毫升。[功效与用途] 活血通络。主治筋痹、肢节疼痛。[用法与疗程] 浸 7 日去渣饮用。每日数次，每次饮 1 小盅。7 ～ 14 天为 1 个疗程。

### ◇斑竹酒

[组成] 虎杖根 60 克，高粱酒 300 毫升。[功效与用途] 活血化瘀。主治关节疼痛，或局部变形者。[用法与疗程] 浸泡 1 日，隔水煮之，去渣贮瓶中饮用。每日饮 1 杯（约 30 毫升），无酒量者，可稍减。1 ～ 2 个月为 1 个疗程。[警示] 虎杖根有毒，不宜久服。

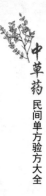

◇食凉茶根猪脚饮

［组成］食凉茶根 20 克，猪蹄 1 只。［功效与用途］散风止痛。主治全身风痛不能动。［用法与疗程］加猪脚煮，服汤食肉。7～14 天为 1 个疗程。

◇肖梵天猪脚饮

［组成］鲜的肖梵天花根 30～60 克，猪蹄 1 只。［功效与用途］祛风除湿。主治风湿性关节炎。［用法与疗程］加酒、水各半炖 3 小时服。每日 1 剂，7～14 天为 1 个疗程。

◇吊兰猪蹄

［组成］石吊兰 50 克，猪蹄 1 只。［功效与用途］活血通络。主治风湿性关节炎。［用法与疗程］水煎，吃肉喝汤。每日 1 剂，7～14 天为 1 个疗程。

◇白英猪蹄

［组成］白英根 120 克，猪蹄 1 只。［功效与用途］祛风散寒。主治关节风湿痛。［用法与疗程］炖熟，肉汤同食，分 3 次当天吃完；或用黄酒适量浸 7 日，每晚临睡前饮 1 杯，7 日服完。7～14 天为 1 个疗程。［警示］白英根量太大，体弱者减量服药。

◇鸡矢藤猪蹄

［组成］鸡矢藤根 30～60 克，猪蹄 1 只。［功效与用途］活血通络。主治关节痛。［用法与疗程］加黄酒、水各半炖服。每日 1 剂，7～14 天为 1 个疗程。

◇枸骨猪蹄

［组成］枸骨根 30～60 克，猪蹄 1 只。［功效与用途］活血通络。主治关节炎痛。［用法与疗程］加黄酒、水各半炖 3 小时服。每日 1 剂，7～14 天为 1 个疗程。

◇锦鸡儿猪蹄

［组成］鲜的锦鸡儿根 30～60 克，猪蹄 1 只。［功效与用途］活血散风。主治关节风痛。［用法与疗程］酒、水各半炖服。每日 1 剂，7～14 天为 1 个疗程。

◇鸡骨柴汤

［组成］鸡骨柴 60～120 克。体虚可加猪蹄。［功效与用途］散风止痛。主治风湿性关节炎。［用法与疗程］水煎，冲酒服。每日 1 剂，7～14 天为 1 个疗程。

◇芍药甘汤

［组成］芍药 12 克，甘草 6 克。［功效与用途］缓急止痛。酸以收之，甘以缓之。主治风痛。［用法与疗程］水 200 毫升煎至 100 毫升服。每日 1 剂，7～14 天为 1 个疗程。

◇柳茶饮

［组成］柳芽 1.5 克，茶叶适量。［功效与用途］祛风胜湿。主治关节炎初起、发热恶寒、可预防关节疼痛之复发。［用法与疗程］用柳芽酌加茶叶，每日 1 剂，泡汤代茶饮。柳芽须取清明前嫩芽尚未飞花者。若未预备，则嫩叶、嫩梢亦可用。

◇松节荆芥汤

［组成］松节 1 个，土荆芥 12 克。［功效与用途］祛风止痛。主治风湿、四肢无力、

关节疼痛。［用法与疗程］水煎服。每日 1 剂，7 ～ 14 天为 1 个疗程。［警示］有小毒，肝功能不全者禁服。

### ◇防己五加汤

［组成］防己、五加皮各 9 克。［功效与用途］祛风除湿，舒筋通络。主治风湿性关节炎。［用法与疗程］水煎服。单用防己煎服亦可。每日 1 剂，15 ～ 30 天为 1 个疗程。

### ◇防己牛藤汤

［组成］木防己根 15 克，白牛藤根 10 克。［功效与用途］祛风止痛。主治风湿病（肋间神经痛）。［用法与疗程］水煎服。每日 1 剂，7 ～ 14 天为 1 个疗程。

### ◇楤木仙鹤汤

［组成］刺茎楤木根、仙鹤草根各 30 ～ 60 克。［功效与用途］活血，通络，止痛。主治四肢关节痛。［用法与疗程］水煎服。每日 1 剂，7 ～ 14 天为 1 个疗程。

### ◇鸭跖草汤

［组成］鸭跖草 60 克，白毛夏枯草 30 克。［功效与用途］清热解毒。主治急性风湿热、尿酸性痛风、关节红肿疼痛。［用法与疗程］水煎服（鲜草捣烂绞汁服药更佳）。每日 1 剂，3 ～ 5 天为 1 个疗程。

### ◇足膝冷痛方

［组成］生姜、生艾、生葱各适量。［功效与用途］温经散寒。主治足膝冷痛。［用法与疗程］共捣烂，烧酒炒。布包热熨痛处。7 ～ 14 天为 1 个疗程。

### ◇姜葱敷剂

［组成］老生姜 500 克，葱籽 250 克，醪糟（即酒酿、江米酒）120 克。［功效与用途］温经散寒。主治上肢肩胛骨痛。［用法与疗程］捣烂后，炒热敷痛处，凉后加热再敷。7 ～ 14 天为 1 个疗程。

### ◇金樱挂金钟

［组成］金樱子根 15 克，倒挂金钟根 9 克，黄酒 1 盅。［功效与用途］祛风止痛，养肾活血。主治风湿、风痹、筋肉痛、关节病、肢节不能屈伸者。［用法与疗程］水煎，冲黄酒温服。每日 1 剂，7 ～ 14 天为 1 个疗程。

### ◇鼠耳猪蹄酒

［组成］老鼠耳根 60 ～ 120 克，猪蹄（23 厘米）500 克，黄酒 60 毫升。［功效与用途］活血散风。主治风湿性风痛。［用法与疗程］水适量煎至肉烂为度。每日 1 剂，分 2 ～ 3 次服。7 ～ 14 天为 1 个疗程。

### ◇橄榄猪脚酒

［组成］石橄榄根茎 60 ～ 120 克，猪蹄（23 厘米）1 只，黄酒 120 毫升。［功效与用途］祛风活血。主治关节炎。［用法与疗程］炖服。每日 1 剂，7 ～ 14 天为 1 个疗程。

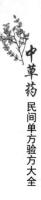

◇山黄柏猪脚酒

［组成］十大功劳根 60 ～ 120 克，猪蹄 250 克，黄酒 60 ～ 120 毫升。［功效与用途］活血祛风。主治关节风痛。［用法与疗程］水煎，适量黄酒饮服。每日 1 剂，7 ～ 14 天为 1 个疗程。

◇祛风化湿饮

［组成］薯蓣 60 ～ 120 克，猪蹄 250 克（或淡水鳗鱼 120 克），黄酒 60 毫升。［功效与用途］祛风，化湿，止痛。主治风湿痛。［用法与疗程］加水炖服。每日 1 剂，7 ～ 14 天为 1 个疗程。

◇复方补骨脂油

［组成］补骨脂 30 克，木依（玉岩土名）25 克，白酒 500 毫升。［功效与用途］补肾，活血。主治脚抽筋。［用法与疗程］用 50 度的白酒浸泡 1 天，每次服药 1 小杯（约 1 匙）。15 ～ 30 天为 1 个疗程。

◇松针酒

［组成］嫩松针 250 克，松节末 250 克，白酒 500 毫升。［功效与用途］祛风，化湿。主治关节痛。［用法与疗程］浸泡 7 天服药，药渣热敷。每日 3 次，每次 10 克。7 ～ 14 天为 1 个疗程。

◇木瓜茶

［组成］木瓜 2 片，桑叶 7 片，大枣 3 枚。［功效与用途］祛风通络。主治风湿痛。［用法与疗程］先将大枣去核，共切细末，放保温杯中用沸水冲泡 15 分钟。每日 1 剂，代茶饮。7 ～ 14 天为 1 个疗程。

◇桑艾洗液

［组成］桑枝适量，艾秆、柳枝各 60 克。［功效与用途］温经，散寒，通络。主治多年筋骨疼痛或腰腿痛、受冷风而发者。［用法与疗程］水煮，先熏蒸，后泡洗。7 ～ 14 天为 1 个疗程。任意用上述药中的一种煎汤熏洗也可，但须加大剂量。

◇木瓜松节粉

［组成］五加皮、木瓜、油松节各 9 克。［功效与用途］祛风，活血，通络。主治关节拘挛疼痛。［用法与疗程］研细末，开水冲服。每次服 3 克，每日 3 次。可连续服药。1 ～ 2 月为 1 个疗程。

◇二活松节汤

［组成］独活、羌活、松节各等份。［功效与用途］祛风胜湿。主治痛风。［用法与疗程］用黄酒煮，空腹服下。每日 1 剂，7 ～ 14 天为 1 个疗程。

◇防秦汤

［组成］羌活 6 克，防风、秦艽各 9 克。［功效与用途］祛风胜湿。主治关节炎初起、发热恶寒。［用法与疗程］水煎服。每日 1 剂，5 ～ 7 天为 1 个疗程。

◇防威汤

［组成］威灵仙4.5克，防己6克，甘草3克。［功效与用途］祛风，除湿，止痛。主治风湿较重的肩臂痛。［用法与疗程］研为粗末，水煎服。每日1剂，7～14天为1个疗程。

◇浮萍菖蒲煎

［组成］紫背浮萍15克，菖蒲根9克，当归6克。［功效与用途］活血，通络，止痛。主治筋骨疼痛。［用法与疗程］黄酒煎后即服。每日1剂，7～14天为1个疗程。

◇虎春煎

［组成］虎杖根、中华常春藤各9克，香花崖豆藤6克。［功效与用途］祛风利湿，活血通络。主治风湿性关节炎。［用法与疗程］水煎服。每日1剂，分2次服。7～14天为1个疗程。

◇树参牛尾汤

［组成］树参根30克，牛尾菜根15克，山蒻9～15克。［功效与用途］祛风，通络，止痛。主治四肢关节痛。［用法与疗程］水煎服。每日1剂，7～14天为1个疗程。

◇鸭脚柴鹅肉饮

［组成］鹅肉1000克，鸭脚柴（檫木）200克，盐、黄酒各适量。［功效与用途］祛风，除湿，止痛。主治风湿游走性关节炎、红肿、疼痛。［用法与疗程］把鹅肉与鸭脚柴一并置砂锅内，加水适量，加入盐、黄酒，用慢火炖煮熟。连肉与汤分2～3次服药。每隔2～3天再炖服，连服3～5次。7～14天为1个疗程。

◇姜汁芋头糊

［组成］鲜芋头1份，面粉1份，生姜汁1/3份，蜂蜜少许。［功效与用途］温经散寒。主治风湿性关节炎或类风湿关节炎。［用法与疗程］鲜生姜去皮捣碎取汁，芋头去皮捣成糊状，再将面粉、芋头、姜汁、蜂蜜混合搅匀调成糊状。将配好之糊剂摊在塑料布上，厚约0.2厘米，外敷于关节周围，再用绷带包扎固定，上下端要扎紧，以防药液外溢。冬季每天换药1次，夏季1～2天换药1次，以保持湿润。7～14天为1个疗程。

◇藕节牛膝汤

［组成］牛膝、茜草茎、中华常春藤各6克，藕节30克。［功效与用途］祛风，活血，通络。主治四肢关节痛。［用法与疗程］水煎服，同时局部用茅膏菜根捣烂外敷。7～14天为1个疗程。

◇秦艽红花汤

［组成］秦艽6克，羌活3克，红花4.5克，丝瓜络10厘米。［功效与用途］祛风，活血，通络。主治手臂痛。［用法与疗程］水煎服。每日1剂，7～14天为1个疗程。

◇复方鸡血藤汤

［组成］牯岭勾儿茶、鸡血藤各20克，五加皮、肿节风根各15克。［功效与用途］活血通络。主治风湿性关节炎。［用法与疗程］水煎服。每日1剂，早、晚各服1次。

内科、儿科常见病单方验方

123

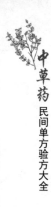
15～30 天为 1 个疗程。

◇复方五加皮汤

［组成］紫珠鲤鱼献子根 20 克，红牛藤 15 克，石凉撑根（柳叶蜡梅或浙江蜡梅）10 克，五加皮根 15 克。［功效与用途］祛风活血，消肿止痛。主治风湿游走性关节炎、红肿疼痛。［用法与疗程］加水、酒各半煎煮。每日 1 剂，分 2 次服。7～14 天为 1 个疗程。

◇复方红檫木汤

［组成］红檫木根（刺茎檫木）20 克，红牛藤、石菖蒲各 10 克，茅莓根 20 克。［功效与用途］活血，祛风，止痛。主治上肢风痛。［用法与疗程］水煎服。每日 1 剂，早、晚各服 1 次。15～30 天为 1 个疗程。

◇复方车前汤

［组成］蜡梅条、车前根各 30 克，柳枝皮 24 克，金雀根、土地骨皮各 12 克。［功效与用途］祛风除湿，利水消肿。主治风湿、四肢浮肿、肌肉麻痹、手足无力。［用法与疗程］水煎服。每日 1 剂，7～14 天为 1 个疗程。

◇柳枝荆芥汤

［组成］土荆芥、艾梗各 9 克，薇根、柳枝皮各 24 克，桑梗 33 厘米。［功效与用途］祛风除湿，活血通络。主治风湿、风痹、筋肉痛、关节病、肢节不能屈伸者。［用法与疗程］水煎服。每日 1 剂，7～14 天为 1 个疗程。

◇姜黄白术饮

［组成］片姜黄、羌活、白术、防己各 7.5 克，甘草（炙）3 克。［功效与用途］祛风，活血，除湿。主治风寒湿之气、客留肌体、手足缓弱、麻痹不仁。［用法与疗程］加水 1000 毫升，生姜 7 片，煎至 500 毫升。病在上饭后服，病在下饭前服。每日 1 剂，7～14 天为 1 个疗程。

◇归木汤

［组成］防风 10 克，秦艽 15 克，桂枝 5 克，当归 15 克，木瓜 20 克。［功效与用途］祛风，活血，通络。主治游走性关节痛。［用法与疗程］水煎服。每日 1 剂，早、晚各服 1 次。15～30 天为 1 个疗程。

◇柳枝筋草汤

［组成］柳枝皮 24 克，倒挂金钟根、伸筋草各 12 克，土荆芥 9 克，桑枝 33 厘米。［功效与用途］祛风化湿，活血舒筋。主治筋痹、肢节疼痛。［用法与疗程］水煎服。每日 1 剂，7～14 天为 1 个疗程。

◇柳枝地骨汤

［组成］金雀根、红藤、茜草根各 9 克，土地骨皮 12 克，柳枝皮 24 克，闹羊花子 2 克，黄酒 1 盅。［功效与用途］活血祛风，通络解毒。主治风湿、四肢无力、关节疼痛。［用法与疗程］水煎，冲黄酒温服，服后避风。每日 1 剂，7～14 天为 1 个疗程。

◇五痹汤

［组成］桃仁 10 克，当归、川芎各 15 克，桂枝 5 克，威灵仙、穿山甲（代）、全蝎各 10 克。［功效与用途］活血祛瘀，散风止痛。主治长期风湿痹症。［用法与疗程］水煎服。每日 1 剂，早、晚各服 1 次。30 ～ 60 天为 1 个疗程。

◇养阴通络方

［组成］秦艽 120 克，续断 90 克，全当归、白术各 60 克。若身体虚弱，可加玉竹 60 克，甘草 30 克。［功效与用途］补脾养阴，活血通络。主治关节疼痛时时发作。［用法与疗程］研细末，开水调服。每次服 6 克，每日 2 次。亦可炼蜜为丸，每丸重 6 克，每次服 2 丸，每日 3 次。2 ～ 3 个月为 1 个疗程。

◇散寒除湿方

［组成］钩藤根 20 克，石菖蒲、朱砂根、抱石莲各 10 克，水龙骨、土牛膝各 20 克，白英 15 克。［功效与用途］散风除湿。主治关节风痛。［用法与疗程］水煎服。每日 1 剂，早、晚各服 1 次。7 ～ 14 天为 1 个疗程。

◇化湿活血汤

［组成］闹羊花根 15 克，野葡萄根、金樱子根、山楂根、金雀花根、黄精各 60 克，倒挂金钟 30 克，烧酒 1200 毫升。［功效与用途］祛风化湿，活血散瘀。主治风湿痹痛、跌打损伤。［用法与疗程］浸 10 日，去渣服药。每日数次，每次饮 15 ～ 30 毫升。15 ～ 30 天为 1 个疗程。［警示］闹羊花根有大毒，肝、肾功能不全者禁服。

◇益肾祛湿逐瘀汤

［组成］山茱萸、青皮、威灵仙、萆薢各 10 克，苍术、怀牛膝、土茯苓各 15 克，生黄芪、薏苡仁各 30 克，丹参 20 克。［功效与用途］益气活血，祛风除湿。治疗高尿酸血症。［用法与疗程］煎 2 次，口服。每日 1 剂。15 ～ 30 天为 1 个疗程。

◇清热祛风汤

［组成］桂枝 5 克，海风藤 10 克，地龙 15 克，秦艽 10 克，木瓜 15 克，赤芍 10 克，五加皮 15 克，生石膏、忍冬藤各 20 克。［功效与用途］清热，祛风，止痛。主治湿热风痛。［用法与疗程］水煎服。每日 1 剂，早、晚各 1 次。15 ～ 30 天为 1 个疗程。

◇游走性关节炎方

［组成］鸭掌柴（枫荷梨）根、水龙骨、鸡血藤各 20 克，凌霄（倒桂金钟）根 10 克，牛奶绳（全叶榕）20 克，五加皮 15 克。［功效与用途］祛风，活血，通络。主治风湿游走性关节炎、红肿、疼痛。［用法与疗程］水煎冲酒或研粉冲酒服。每日 1 剂，早、晚各服 1 次。7 ～ 14 天为 1 个疗程。

◇消肿止痛方

［组成］棘茎楤木根 20 克，钩藤根 15 克，肿节风 20 克，紫金牛、枫藤、多花勾儿茶、牛尾菜各 30 克，血藤、地金橘各 20 克。［功效与用途］祛风通络，消肿止痛。主治风湿

内科、儿科常见病单方验方

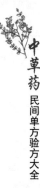

性关节炎。［用法与疗程］水煎服或水煎汤，用汤煨猪脚，吃肉喝汤。每日2次，每次1剂。7～10天为1个疗程。

◇复方常春藤汤

［组成］中华常春藤30克，水龙骨15克，高脚山落苏（土名）30克，福氏星蕨30克，白山杜仲（土名）30克，毛桐树根（土名）15克，红檫木30克。［功效与用途］祛风除湿，活血化瘀。主治风湿性关节炎。［用法与疗程］水煎，冲酒服。7～14天为1个疗程。

◇复方朱砂根汤

［组成］朱砂根30克，爬山虎45克，卫矛、福氏星蕨各15克，水龙骨30克，青皮枫树根（土名）45克，檫树60克，中华常春藤30克，高脚山落苏（土名）、红牛膝、石吊兰各15克。［功效与用途］祛风利湿，活血通络。主治风湿性关节炎。［用法与疗程］水煎服。每日1剂，15～30天为1个疗程。

◇祛风湿酒方

［组成］防风、鸡血藤、羌活、独活各15克，制草乌、制川乌各5克，桑寄生、刘寄奴、地风子各15克，丹参、当归各30克，白花蛇舌草、淫羊藿、巴戟天、延胡索各15克，白芍20克，制七叶一枝花、毛茛各5克，白酒25000毫升。［功效与用途］祛风化湿，活血通络，益肾解毒，祛风湿。主治风湿病。［用法与疗程］泡白酒服用。每日1次，每次25毫升。2～3个月为1个疗程。

◇复方醉酒草汤

［组成］内服药：醉酒草根、赤枫柴、薜荔藤各15克，细柱五加10克，檫树根（红鸭掌柴）15克，食凉茶9克，丹参、金樱子根各15克。如大便不通加小蓟15克。外用药：姜叶、艾叶、中华常春藤（三角枫）、白茅根、络石藤各30～50克。［功效与用途］祛风，活血，通络。主治风湿性关节炎。［用法与疗程］内服：每日1剂，水煎服。外用：水煎后熏洗患脚。15～30天为1个疗程。

# 二、头痛、眩晕（包括耳源性眩晕）

## （一）单方

◇单方1

［组成］向日葵蒲（花盘）60～120克。［功效与用途］散风止痛。主治偏头痛。［用法与疗程］水煎服。每日1剂，3～5天为1个疗程。

◇单方2

［组成］土地骨皮鲜叶60克。［功效与用途］清热止痛。主治偏头痛。［用法与疗程］水煎服。每日1剂，3～5天为1个疗程。

◇单方 3

[组成] 野鸦椿花 90～150 克。[功效与用途] 散风清热。主治头痛眩晕。[用法与疗程] 冲开水服。每日 1 剂，3～5 天为 1 个疗程。

◇单方 4

[组成] 川芎 9 克。[功效与用途] 活血止痛。主治感冒引起的头痛、偏头痛、神经性头痛。[用法与疗程] 研细末，每日 1 剂，分 3 次吞服。3～5 天为 1 个疗程。

◇单方 5

[组成] 白芷 30 克。[功效与用途] 疏风，清热，止痛。主治偏头痛、感冒及副鼻窦炎引起的头痛。[用法与疗程] 研末，饭后温开水送下。每次服 3 克，每日 3 次。

## ❋（二）验方 ❋

◇验方 1

[组成] 取石橄榄根茎 60～120 克，鸡蛋 1 个。[功效与用途] 平肝息风。主治头晕。[用法与疗程] 加开水炖服。每日 1 剂，5～7 天为 1 个疗程。

◇验方 2

[组成] 独活 30 克，鸡蛋 3 只。[功效与用途] 胜湿散寒。主治因梅尼埃综合征引起的眩晕。[用法与疗程] 煎汤煮鸡蛋，熟后弃汤，吃蛋白。每日 1 剂，3～5 天为 1 个疗程。

◇验方 3

[组成] 独活 30 克，鹅蛋 1 只。[功效与用途] 胜湿散寒。主治眩晕。[用法与疗程] 水煎服，每日 1 剂，3～5 天为 1 个疗程。

◇验方 4

[组成] 大青根 30 克，鸭蛋 1 只。[功效与用途] 清热止痛。主治偏头痛。[用法与疗程] 水煎，服汤吃蛋。每日 1 剂，3～5 天为 1 个疗程。

◇验方 5

[组成] 川芎、蔓荆子各 9 克。[功效与用途] 活血止痛。主治感冒引起的头痛、偏头痛、神经性头痛。[用法与疗程] 水煎，饭后服。每日 1 剂，3～5 天为 1 个疗程。

◇验方 6

[组成] 防己适量，米泔水。[功效与用途] 除湿止痛。主治虚火上炎之偏头痛。[用法与疗程] 防己洗净，用米泔水磨汁，涂患处。5～7 天为 1 个疗程。

◇验方 7

[组成] 半边莲、地肤草各 60 克。[功效与用途] 清热止痛。主治风气痛。[用法与疗程] 水煎服。每日 1 剂，5～7 天为 1 个疗程。

内科、儿科常见病单方验方

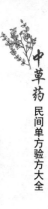

◇验方 8

［组成］白芷 9 克，天麻 3 克，生地黄 9 克。［功效与用途］祛风，凉血，止痛。主治头风痛。［用法与疗程］研末，分次吞服。每日 1 剂，上、下午各 1 次。

◇验方 9

［组成］大青根皮 30 ～ 60 克，石吊兰 30 克，钩藤、夏枯草各 15 克。［功效与用途］清热止痛。主治偏头痛。［用法与疗程］水煎服。每日 1 剂，3 ～ 5 天为 1 个疗程。

◇验方 10

［组成］制何首乌 9 克，土茯苓 30 克，天麻、当归、防风各 6 克。［功效与用途］养血疏风。主治头痛。［用法与疗程］水煎服。每天 1 剂，分 2 次服药。3 天为 1 个疗程。

◇脱力茶

［组成］仙鹤草 30 克，夹心肉适量。［功效与用途］活血止痛。主治偏头痛。［用法与疗程］炖服。每日 1 剂，3 ～ 5 天为 1 个疗程。

◇白芷菊花饮

［组成］白芷、菊花各 9 克。［功效与用途］疏风，清热，止痛。主治偏头痛、感冒及副鼻窦炎引起的头痛。［用法与疗程］水煎，饭后服。每日 1 剂，3 ～ 5 天为 1 个疗程。

◇头风散

［组成］川芎、白芷各 9 克。［功效与用途］散风，活血，止痛。主治头风痛。［用法与疗程］研末，分次吞服。每日 1 剂，上、下午各 1 次。5 ～ 7 天为 1 个疗程。

◇定风散

［组成］路路通 20 ～ 60 克，土鸡蛋 1 个。［功效与用途］祛风，通络，行水。主治梅尼埃综合征之眩晕、耳鸣、呕吐、听力障碍。［用法与疗程］水煎服。每日 1 剂，7 ～ 14 天为 1 个疗程。［宜忌］血压过高者应先控制血压。

◇川芎香附散

［组成］川芎 6 克，香附 12 克。［功效与用途］活血止痛。主治感冒引起的头痛、偏头痛、神经性头痛。［用法与疗程］研细末，用清茶或开水调服。每日 1 剂，分 3 次服。3 ～ 5 天为 1 个疗程。

◇芎归汤

［组成］川芎、当归各等份。［功效与用途］养血，活血。主治血虚头痛。［用法与疗程］水煎服。每日服 15 克。7 ～ 14 天为 1 个疗程。

◇野菊马鞭草饮

［组成］野菊花 15 克或根 60 ～ 90 克，马鞭草 15 ～ 18 克。［功效与用途］清热解毒。主治头风痛、肠炎、腹痛。［用法与疗程］水煎，冲白糖，早、晚饭后服。每日 1 剂。3 ～ 5 天为 1 个疗程。［宜忌］肝、肾功能不全者禁服。

◇头痛粉

[组成]僵蚕、川芎各10克，细辛3克。[功效与用途]祛风，活血，止痛。主治偏头痛、神经性头痛。[用法与疗程]研成粉，开水冲服。每日1剂，分2次服。5～7天为1个疗程。

◇侧痛汤

[组成]川芎30克，白芷、菊花常量各10～15克。好转减轻川芎用量，加平肝息风药，如珍珠母、双钩藤、当归尾。[功效与用途]散风，活血，祛痛，主治一侧剧烈头痛。[用法与疗程]水煎服。每日1剂，5～7天为1个疗程。[宜忌]该方属青壮年用量，如遇年老体弱、年幼者必须减轻分量，酌情应用。必须是风湿、血行不畅才可用，如阳亢（高血压）不能用。

◇头痛塞鼻散

[组成]川芎、白芷、炙远志各50克，冰片7克。[功效与用途]祛风化痰，活血通络，宁神止痛。主治风阳夹痰或肾虚肝旺之头痛（现代医学之血管性、神经性头痛）。[用法与疗程]研成极细末，装入瓷瓶中密贮。取0.5～1.0克，以绢布包之塞入鼻孔中5分钟左右，右侧头痛塞左鼻，左侧头痛塞右鼻。15～30天为1个疗程。[加减运用]前额痛者加入细辛7.5克共研。

◇川芎止痛散

[组成]川芎20克，荜茇12克，全蝎10克，蜈蚣6克，天麻12克。[功效与用途]祛风，活血，止痛。主治三叉神经痛。[用法与疗程]研为细末，温开水调服。每次5克，每日3次。7～14天为1个疗程。

◇黄精四草汤

[组成]黄精20克，夏枯草、益母草、车前草、豨莶草各15克。[功效与用途]平肝补脾，通络降压。主治眩晕、手麻、肿胀兼有高血压者。[用法与疗程]水煎服。每日1剂，7～14天为1个疗程。

◇复方五味子合汤

[组成]五味子、酸枣仁、山药、当归各10克，桂圆（去壳去核）7个。[功效与用途]养血益心，镇静止晕。主治梅尼埃病。有严重外感者不宜。[用法与疗程]水煎服。每日1剂，7～14天为1个疗程。[加减运用]头痛严重者，加石决明12克，钩藤10克；伴有高血压者，加代赭石（先煎）30克，罗布麻10克；正气极度衰弱者，加黄芪30克；畏光畏声严重者，加朱茯神10克；泛恶作呕者，加姜半夏10克，姜竹茹10克；便闭者，加草决明10克，火麻仁10克；痰浊严重者，加天竺黄10克，青礞石10克。

◇眩晕汤

[组成]天麻10克，双钩藤、福泽泻、生石决明各30克，法半夏10克，白茯苓15克，生白术10克，生甘草4克，制陈皮10克。[功效与用途]平肝潜阳，健脾化痰。主治内耳性或高血压性眩晕。[用法与疗程]用水3碗，先煎生石决明，煎至2碗时，再纳诸药

内科、儿科常见病单方验方

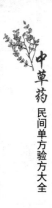

（除钩藤外），煎至 1 碗时，再下钩藤，约 1 分钟后，取汁服药。每日 1 剂，分 2 次服。7 ～ 14 天为 1 个疗程。[加减运用] 偏热者，加黄芩 10 克；偏湿者，加薏苡仁 30 克；偏风者，加僵蚕 10 克。

### ◇蔓荆子汤

[组成] 蔓荆子、望江南、葛根、生白芍各 30 克，全虫 6 克，蜈蚣 3 条，生珍珠母 30 克，茯神 20 克，枣仁 15 克，钩藤 12 克，首乌藤 15 克，黄连 6 克。[功效与用途] 散风活血、通络止痛。主治偏头痛。[用法与疗程] 水煎服。每日 1 剂，分早、晚服。7 ～ 14 天为 1 个疗程。

### ◇龙骨人参汤

[组成] 朱砂（水飞 30 克为衣）、川芎、石膏、龙骨各 120 克，人参、茯苓、甘草（炙）、细辛各 60 克，生犀角、栀子各 30 克，阿胶（炒）45 克，麦冬（去芯）90 克。[功效与用途] 镇痉止痛。主治偏头痛。[用法与疗程] 全部捣成末，用蜜做成梧桐子大的药丸，用酒送服 1 丸。15 ～ 30 天为 1 个疗程。

### ◇头痛煎

[组成] 川芎 15 克，羌活 12 克，细辛 3 克，白芷、赤芍各 15 克，延胡索 10 克，三七粉（冲服）6 克。[加减运用] 如风热加桑叶、薄荷；痰湿加半夏、桔梗、竹茹；肝火旺加天麻、钩藤、菊花。[功效与用途] 活血，祛瘀，止痛。主治血管性头痛。[用法与疗程] 水煎服。每日 1 剂，7 ～ 14 天为 1 个疗程。

### ◇复方钩藤汤

[组成] 风寒型头痛：川芎、白芷各 10 克，细辛 3 克，羌活、防风各 10 克，甘草 6 克。风热型头痛：桑叶、杭菊各 10 克，钩藤 12 克，炒蔓荆子、荆芥各 10 克。三叉神经痛：全蝎 3 克，制川乌（先煎）6 克，细辛 3 克，甘草 6 克，川芎 10 克。[功效与用途] 风寒型：辛温，发散，止痛。风热型：疏风，清热，止痛。三叉神经痛：活血，通络，止痛。主治头痛。[用法与疗程] 水煎服。每日 1 剂，分 3 次服。5 ～ 7 天为 1 个疗程。

### ◇全蝎地龙汤

[组成] 全蝎 3 克，地龙、天麻、僵蚕、钩藤、白蒺藜各 12 克，白芷 10 克，川芎 6 克，丹参 15 克。[功效与用途] 祛风，活血，止痛。主治偏头痛。[用法与疗程] 水煎服。每日 1 剂。7 ～ 14 天为 1 个疗程。[加减运用] 阴虚阳亢者，加知母 6 克，黄柏 10 克，女贞子 10 克，墨旱莲 10 克；肝阳上亢者，加夏枯草 10 克，黄芩 10 克，石决明 10 克，怀牛膝 10 克，白芍 10 克，白菊 6 克；痰湿中阻者，加制半夏 10 克，白术 10 克，陈皮 6 克，茯苓 12 克，苍术 10 克；痰阻经络者，加红花 6 克，赤芍、桃仁、牡丹皮各 10 克等。

# 三、中风

## ❀ (一) 单方 ❀

◇单方

[组成] 长 15 厘米的小竹筒。[功效与用途] 主治中风口歪。[用法与疗程] 将小竹筒的一端插入耳孔中，周围用面密塞，使其不漏气；另一端内放 1 粒大豆，并用艾灸，使之生热，灸 7 壮。右嘴歪，灸左耳；左嘴歪，灸右耳。

◇石菖蒲治中风方

[组成] 石菖蒲 3 克。[功效与用途] 开窍，豁痰，理气，活血，散风，去湿。主治中风不语。[用法与疗程] 水煎服。每日 1 剂。[宜忌] 服药期间，宜清淡饮食，多食瓜果蔬菜。忌肥甘生痰、烟酒及辛辣刺激之品。

## ❀ (二) 验方 ❀

◇紫菜治中风方

[组成] 紫菜、浮萍不拘量。[功效与用途] 化痰软坚，清热利尿。主治中风、偏瘫、各种风痹症。[用法与疗程] 晒干研粉，炼蜜为丸，酒送服。每次 1 丸，约 3 克，每日 2 次。15 天为 1 个疗程。[宜忌] 服药期间，宜清淡饮食，多食瓜果蔬菜。忌肥甘生痰、烟酒及辛辣刺激之品。

◇雷毒柴治中风方

[组成] 雷毒柴（畲族民间草药）10～15 克，将军树 20 克，桃树根 15 克，香茶菜 20～30 克，无根藤 20 克，毛冬青 15 克，石菖蒲 10～15 克，鹅掌柴 20～30 克，丹参 15～20 克。[功效与用途] 活血祛瘀，通络凉血，利湿化痰。用于中风。[用法与疗程] 水煎服。每日 1 剂。15 天为 1 个疗程。[宜忌] 服药期间，宜清淡饮食，多食瓜果蔬菜。忌肥甘生痰、烟酒及辛辣刺激之品。

# 四、神经衰弱（包括失眠等）

## ❀ (一) 单方 ❀

◇丹参治神经衰弱方

[组成] 丹参 30 克。[功效与用途] 活血祛瘀，安神宁心。主治神经衰弱。[用法与疗程] 水煎服。每日 1 剂，分早、晚 2 次服。1～2 个月为 1 个疗程。[宜忌] 服药期间，宜清淡、

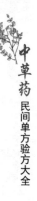

易消化、无刺激饮食。忌辛辣、烟酒、浓茶及咖啡等物。

◇灯心草饮治失眠方

［组成］灯心草 1 把。［功效与用途］清心降火，利尿通淋。主治失眠。［用法与疗程］煎汤，睡前代茶饮。15 天为 1 个疗程。［宜忌］服药期间，宜清淡、易消化、无刺激饮食。忌辛辣、烟酒、浓茶及咖啡等物。

◇花生叶治失眠方

［组成］花生叶（鲜、干均可）120 ～ 250 克。［功效与用途］润肺，补脾，和胃。主治失眠。［用法与疗程］花生叶加水煎煮 20 分钟。每日 1 剂，早、晚各饮 1 次。连服 2 ～ 4 周。［宜忌］服药期间，宜清淡、易消化、无刺激饮食。忌辛辣、烟酒、浓茶及咖啡等物。

◇铁马鞭治失眠方

［组成］铁马鞭根 120 克。［功效与用途］润肺，补脾，和胃。主治失眠。［用法与疗程］水煎服。每日 1 剂。1 个月为 1 个疗程。［宜忌］服药期间，宜清淡、易消化、无刺激饮食。忌辛辣、烟酒、浓茶及咖啡等物。

◇铁扫帚治失眠方

［组成］铁扫帚 60 ～ 120 克。［功效与用途］清热，解毒，疗伤疮，安神。主治失眠。［用法与疗程］水煎服。每日 1 剂。10 ～ 15 天为 1 个疗程。［宜忌］服药期间，宜清淡、易消化、无刺激饮食。忌辛辣、烟酒、浓茶及咖啡等物。

◇何首乌藤治失眠方

［组成］何首乌藤 15 ～ 30 克。［功效与用途］补肝，益肾，养血，祛风。主治失眠。［用法与疗程］水煎服。每日 1 剂，1 个月为 1 个疗程。［宜忌］服药期间，宜清淡、易消化、无刺激饮食。忌辛辣、烟酒、浓茶及咖啡等物。

## （二）验方

◇茯苓粥治神经衰弱方

［组成］茯苓 50 克，糯米 100 克。［功效与用途］渗湿利水，益脾和胃，宁心安神。主治多汗、心慌、失眠。［用法与疗程］茯苓研碎，与糯米一起煮熟成粥。每晚 1 餐，连服 2 周。［宜忌］服药期间，宜清淡、易消化、无刺激饮食。忌辛辣、烟酒、浓茶及咖啡等物。

◇鲜百合治神经衰弱方

［组成］新鲜百合 50 克，蜂蜜 25 克。［功效与用途］润肺止咳，清心安神。主治多汗、心慌，失眠。［用法与疗程］加水一并炖烂。每晚睡前服食 1 次，连服 1 周。［宜忌］服药期间，宜清淡、易消化、无刺激饮食。忌辛辣、烟酒、浓茶及咖啡等物。

◇朱砂治神经衰弱方

［组成］朱砂 2 克，猪心 1 只。［功效与用途］安神，定惊，明目，解毒。主治多汗、

心慌、失眠。［用法与疗程］将猪心洗净，把朱砂塞入猪心内，煮熟。连汤带猪心一起服用，隔日1只。连服7只。［宜忌］服药期间，宜清淡、易消化、无刺激饮食。忌辛辣、烟酒、浓茶及咖啡等物。有毒，不宜多食、久食。

### ◇白夜合草治神经衰弱方

［组成］鲜白夜合草30克，大枣数枚。［功效与用途］养心安神。治疗失眠多梦。［用法与疗程］水煎服。每日1剂，连服7天。［宜忌］服药期间，宜清淡、易消化、无刺激饮食。忌辛辣、烟酒、浓茶及咖啡等物。

### ◇百合枣仁汤

［组成］百合12克，枣仁20克。［功效与用途］用于心脾失和、心神不安或思虑过度所致内郁化火之失眠症。［用法与疗程］水煎服。每晚临睡前1小时服，每日1剂，连服3天。［宜忌］服药期间，宜清淡、易消化、无刺激饮食。忌辛辣、烟酒、浓茶及咖啡等物。

### ◇苦参酸枣仁合剂

［组成］苦参30克，酸枣仁20克。［功效与用途］清热，燥湿，宁心，安神。主治失眠。［用法与疗程］加水100毫升，浓煎至15～20毫升，睡前20分钟服。每日1剂，10～15天为1个疗程。［宜忌］服药期间，宜清淡、易消化、无刺激饮食。忌辛辣、烟酒、浓茶及咖啡等物。

### ◇枣竹安散

［组成］炒酸枣仁30克，淡竹叶50克。［功效与用途］补心，祛阴虚，安神。主治思虑过度失眠、心烦、盗汗。［用法与疗程］酸枣仁研细末，淡竹叶煎汤汁。每次炒酸枣仁10克，配淡竹叶汤服药。早、晚各服1次，每日1剂。连服5～10剂为1个疗程。［宜忌］服药期间，宜清淡、易消化、无刺激饮食。忌辛辣、烟酒、浓茶及咖啡等物。

### ◇虚烦方

［组成］酸枣仁、榆白皮各10～15克。［功效与用途］宁心安神，生津敛汗。主治大病之后昼夜虚烦不得睡。［用法与疗程］煎汁，温服。每日1剂。10～15天为1个疗程。［宜忌］服药期间，宜清淡、易消化、无刺激饮食。忌辛辣、烟酒、浓茶及咖啡等物。

### ◇艾叶治失眠方

［组成］艾叶50克，首乌藤30克。［功效与用途］理气血，逐寒湿，补肝肾。主治失眠。［用法与疗程］水煎服。每日1剂，疗程15天。［宜忌］服药期间，宜清淡、易消化、无刺激饮食。忌辛辣、烟酒、浓茶及咖啡等物。

### ◇合欢花治失眠方

［组成］合欢花0.6克，或合欢皮15～30克。［功效与用途］解郁，和血，宁心，消痈肿。主治失眠。［用法与疗程］水煎服。每日1剂。1个月为1个疗程。［宜忌］服药期间，宜清淡、易消化、无刺激之食。忌辛辣、烟酒、浓茶及咖啡等物。

内科、儿科常见病单方验方

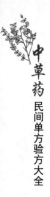
◇猪心参芪汤

［组成］猪心1只，党参、黄芪各30克。［功效与用途］养心补血，安神定惊。主治多汗、心慌、失眠。［用法与疗程］放碗内，加水、盐，再放锅内隔水炖蒸。猪心及汤分2次吃。每隔4～5天再炖蒸1次，连服2～3次。［宜忌］服药期间，忌吃刺激性食物。

◇小麦饮治神经衰弱

［组成］小麦50克，柏子仁20克，首乌藤25克。［功效与用途］养心，安神，益肾，除热，止渴。主治多汗、心慌、失眠，用于阴虚更佳。［用法与疗程］水煎服。每日1剂，早、晚各1次。2周为1个疗程。［宜忌］服药期间，宜清淡、易消化、无刺激饮食。忌辛辣、烟酒、浓茶及咖啡等物。

◇五味子治失眠方

［组成］五味子6克，首乌藤15克，合欢皮9克。［功效与用途］敛肺，滋肾，生津，收汗，涩精，安神。主治失眠。［用法与疗程］水煎服。服药时，头煎宜下午服，二煎在晚上临睡前30～60分钟服下。每日1剂。10～15天为1个疗程。［宜忌］服药期间，宜清淡、易消化、无刺激饮食。忌辛辣、烟酒、浓茶及咖啡等物。

◇首乌藤治失眠方

［组成］首乌藤30克，合欢皮15克，珍珠母（先煎）、生龙骨（先煎）、生牡蛎（先煎）各30克，当归10克，炒白芍15克，炙远志6克，茯苓15克。气阴两虚者，加生晒参10克，丹参15克，炒酸枣仁、柏子仁、知母、黄柏各10克；痰热者，加胆南星6克，石菖蒲、郁金、竹茹、炒枳实各10克，甘草3克。［功效与用途］养心，安神，通络，祛风。主治失眠。［用法与疗程］水煎服。每日1剂，分2次温服。15天为1个疗程。［宜忌］服药期间，宜清淡、易消化、无刺激饮食。忌辛辣、烟酒、浓茶及咖啡等物。

# 五、癫、狂、痫

## （一）单方

◇丹参治癫痫单方

［组成］赤丹参根500克。［功效与用途］活血祛痰，安神宁心，排脓止痛。主治羊痫风。［用法与疗程］浸白酒15天服用。每次1匙，每日2次。连服3个月。［宜忌］服药期间，宜清淡而充足热量的食物。忌"发物"、烟酒、咖啡及辛辣之品。

◇檵木治癫痫方

［组成］檵木250克，猪瘦肉30克。［功效与用途］清暑解热，止咳，止血。主治癫痫。［用法与疗程］水煎汤，煮猪瘦肉，汤药与肉同饮服。每日1剂。1个月为1个疗程。［宜忌］服药期间，宜清淡而充足热量的食物。忌"发物"、烟酒、咖啡及辛辣之品。

### ◇地龙治癫痫单方

[组成]地龙干品5～10克。[功效与用途]清热，镇惊，定喘，通络。主治癫痫。[用法与疗程]水煎服。每日1剂，分2次服用。连续服用1个月。[宜忌]服药期间，宜清淡而充足热量的食物。忌"发物"、烟酒、咖啡及辛辣之品。

## ❋（二）验方 ❋

### ◇九节菖治癫痫病方

[组成]九节菖蒲，野猪心1个。[功效与用途]开窍，豁痰，祛风，除湿，健胃，解毒。主治癫痫风疾。[用法与疗程]九节菖蒲去毛焙干，以木臼杵为细末；野猪心以竹刀劈开，砂罐煮汤送服。每日调服石菖蒲末9克，每日1次。1个月为1个疗程。[宜忌]服药期间，宜清淡而充足热量的食物。忌"发物"、烟酒、咖啡及辛辣之品。

### ◇卷柏治癫痫病方

[组成]卷柏120克，鸡1只。[功效与用途]生用破血，炒用止血。主治癫痫。[用法与疗程]置鸡腹内煮熟，去药渣吃鸡和汤。1个月为1个疗程。[宜忌]服药期间，宜清淡而充足热量的食物。忌"发物"、烟酒、咖啡及辛辣之品。

### ◇丹参治癫痫病方

[组成]丹参1500克，50度烧酒2500毫升。[功效与用途]活血祛瘀，安神宁心，排毒止痛。主治癫痫。[用法与疗程]加烧酒浸泡15天，过滤内服。每日2次，每次5毫升。1个月为1个疗程。[宜忌]服药期间，宜清淡而充足热量的食物。忌"发物"、烟酒、咖啡及辛辣之品。

### ◇甘麦大枣汤治癫痫病方

[组成]浮小麦、甘草各9克，大枣7枚。[功效与用途]养心宁神，润燥和中。主治癫痫。[用法与疗程]水煎服。每日1剂，煎服2次。1个月为1个疗程。[宜忌]服药期间，宜清淡而充足热量的食物。忌"发物"、烟酒、咖啡及辛辣之品。

### ◇钩藤治癫痫病方

[组成]钩藤15克，石菖蒲、防风各7.5克，羌活4.5克，桑寄生9克，琥珀6克，牛膝4.5克，甘草3克。小儿减半。[功效与用途]清热平肝，息风定惊。主治癫痫。[用法与疗程]水煎服。每日1剂，1个月为1个疗程。[宜忌]服药期间，宜清淡而充足热量的食物。忌"发物"、烟酒、咖啡及辛辣之品。

### ◇柔肝益脑汤

[组成]甘草9克，淮小麦30克，炒枣仁15克，丹参24克，白芍15克，朱茯神12克，当归15克，石菖蒲9克，枸杞子15克，郁金10克，天麻12克。[功效与用途]柔肝安神，涤痰通瘀。主治癫痫、癔症（精神忧郁症）、更年期综合征、不寐症。[用法与疗程]

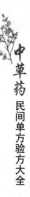

冷水适量浸泡药 40 分钟，加温煎沸后，再经文火煎 30 分钟，取汁 250 毫升。每日 1 剂，早、晚 2 次分服。1 个月为 1 个疗程。[加减运用] 心肾不交之虚烦失眠者，加肉桂、川连、琥珀各 3 克；痫证目睛上吊者，加决明子、珍珠母各 15 克；手足抽搐者，加牡丹皮、钩藤各 10 克；神昏厥逆者，加天竺黄、制胆南星各 10 克；肝阳上亢眩晕者，加夏枯草 10 克，生石决明 20 克；心虚胸闷心悸者，加青龙齿（先煎）20 克，甘松 6 克；气虚者，加黄芪、党参各 15 克；阴虚者，加生地黄、沙参各 15 克。[宜忌] 服药期间，宜清淡而充足热量的食物。忌"发物"、烟酒、咖啡及辛辣之品。

# 六、小儿惊风

## （一）单方

### ◇山羊角治小儿惊风方

[组成] 山羊角 30 克。[功效与用途] 镇静，退热，明目，止血。主治小儿急惊风抽搐。[用法与疗程] 山羊角削片，水煎服或烧灰。每日分 2 次服。病愈即止。[宜忌] 服药期间，宜清淡饮食。忌生冷、辛辣及过饱。

### ◇青梅治小儿惊风方

[组成] 青梅 2500 克。[功效与用途] 下气，除热烦满，安心，收敛生津。主治高热抽搐。[用法与疗程] 青梅洗净，去核，捣烂绞汁，过滤后放于日光下晒稠，即为青梅膏。与白糖水调匀服。每次服 0.8 克，连服 2 ~ 3 日。[宜忌] 服药期间，宜清淡饮食。忌生冷、辛辣及过饱。

### ◇阴地蕨治小儿惊风方

[组成] 独脚狼衣（阴地蕨）15 克。[功效与用途] 清热解毒，滋补，平肝散结。主治小儿高热、急惊风。[用法与疗程] 水煎服。每日 1 剂。病愈即止。[宜忌] 服药期间，宜清淡饮食。忌生冷、辛辣及过饱。

### ◇金线吊葫芦治小儿惊风方

[组成] 金线吊葫芦（三叶青）块根 9 ~ 15 克。[功效与用途] 清热，镇惊，散瘀，息风。主治小儿惊风、风热、疝气痛。[用法与疗程] 水煎服。每日 1 剂。病愈即止。[宜忌] 服药期间，宜清淡饮食。忌生冷、辛辣及过饱。

## （二）验方

### ◇苦草治小儿惊风方

[组成] 苦草（筋骨草，根部效果更好）1 ~ 2 棵，蛋清适量。[功效与用途] 理气中血。

主治婴幼儿哭闹不停、口腔发白患者。[用法与疗程]煮服，蛋清擦身即可。病愈即止。[宜忌]服药期间，宜清淡饮食。忌生冷、辛辣及过饱。

### ◇酒鱼鳔治小儿惊风方

[组成]鱼鳔15克，黄酒120毫升。[功效与用途]补肾益精，滋养筋脉，止血，散瘀，消肿。主治小儿急惊风。[用法与疗程]以黄酒煎鱼鳔，鱼鳔呈胶黏液后灌服。病愈即止。[宜忌]服药期间，宜清淡饮食。忌生冷、辛辣及过饱。

### ◇蚌姜治小儿惊风方

[组成]活蚌1只，姜汁少许。[功效与用途]清热，明目，解毒。主治小儿惊风。[用法与疗程]把蚌挑开，滴入姜汁，将蚌仰向上，待流出蚌水，用碗盛好，再隔水炖熟，将汤饮服。病愈即止。[宜忌]服药期间，宜清淡饮食。忌生冷、辛辣及过饱。

### ◇木芙蓉花治小儿惊风方

[组成]鲜木芙蓉花10克，绿茶1克，蜂蜜25克。[功效与用途]清热，凉血，息风，止惊。主治小儿惊风。[用法与疗程]将木芙蓉花加水400毫升，煮5分钟，再加入绿茶、蜂蜜。每日1剂，分3次饮服。病愈即止。[宜忌]服药期间，宜清淡饮食。忌生冷、辛辣及过饱。

### ◇桃仁栀子贴治小儿惊风方

[组成]桃仁、山栀子、白面粉各等份。[功效与用途]破血行瘀，润燥，清热泻火。主治小儿急惊风。[用法与疗程]桃仁捣泥，山栀子研末，与面粉混合，加鸡蛋清拌匀。贴敷两脚心，包扎固定。病愈即止。[宜忌]治疗期间，宜清淡饮食。忌生冷、辛辣及过饱。

### ◇甜杏仁治小儿惊风方

[组成]甜杏仁、桃仁各6粒，黄栀子7个。[功效与用途]润肺，平喘，行瘀，清热泻火。主治小儿急惊风。[用法与疗程]将药研粉末，加烧酒、鸡蛋清、面粉，根据小儿年龄，做丸如元宝样大小，置于手足二心，布条包扎，1周时手足心均青蓝色，则病已除。注意：男左女右，不可错。病愈即止。[宜忌]治疗期间，宜清淡饮食。忌生冷、辛辣及过饱。

### ◇葱椒栀贴治小儿惊风方

[组成]小葱白7条，胡椒、栀子各7粒。[功效与用途]发表，通阳，解毒。主治小儿惊风。[用法与疗程]将胡椒、栀子粒研为细末，与葱白捣烂。贴心窝，24小时后取下。病愈即止。[宜忌]治疗期间，宜清淡饮食。忌生冷、辛辣及过饱。

### ◇金线吊葫芦治小儿惊风方

[组成]金线吊葫芦（三叶青）1粒，七叶一枝花根、双钩藤各3克。[功效与用途]清热，镇惊，散瘀，息风。主治小儿高热惊风。症状：两手握拳、目睛上视、口流涎沫、发热、神志昏迷。[用法与疗程]急开三关（十指节中心指节根部叫一关，二指节叫中关，三指节叫命关，也有叫风关、气关、命关），取指节中关（气关）节中心，用二号衣针扎入0.5分，就有似血非血的白色或黄色脂溢出来，要挤出红色血液，小儿就会清醒。若不醒，

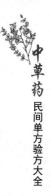

先在人中穴（两鼻孔中沟下）深扎一针，自会苏醒。醒后将药水煎服。病愈即止。［宜忌］治疗期间，宜清淡饮食。忌生冷、辛辣及过饱。

◇铁线莲治小儿惊风方

［组成］单叶铁线莲、三叶青、阴地蕨、鬼箭羽（卫矛）各3克。［功效与用途］清热，息风，祛痰，镇惊。主治小儿惊风。［用法与疗程］水煎服，每日1剂。病愈即止。［宜忌］服药期间，宜清淡饮食。忌生冷、辛辣及过饱。

◇桑菊治小儿惊风方

［组成］桑叶、菊花、天麻各9克，僵蚕、全蝎、石菖蒲各6克。［功效与用途］清热，解毒，息风，镇惊。主治小儿惊风。［用法与疗程］水煎服。每日1剂，分3次服。病愈即止。［宜忌］服药期间，宜清淡饮食。忌生冷、辛辣及过饱。

◇翘芩栀治小儿惊风方

［组成］连翘、黄芩、栀子仁（炒黑）、枳实（炒）、前胡各1.5克，大黄（酒炒）3克，薄荷、甘草各0.6克。［功效与用途］清热，解毒，息风，止惊。主治小儿急惊风。［用法与疗程］水煎服。分数次服，腹泻1～2次。痰热自退，已泻则不服。病愈即止。［宜忌］服药期间，宜清淡饮食。忌生冷、辛辣及过饱。

# 七、面神经麻痹

## （一）单方

◇知了治面神经麻痹症方

［组成］知了（蝉）。［功效与用途］散风祛邪。主治口眼㖞斜。［用法与疗程］将会啼叫的知了用线扎牢，吊起让太阳暴晒致死，然后烤干研粉备用。每次服粉3克，用温黄酒送下，盖上被子，出汗后症除。汗不出，继续按上法服药。［宜忌］治疗期间，宜清淡饮食。忌生冷、辛辣、腥臊之物。

## （二）验方

◇至灵牵正散

［组成］路路通18克，白芷12克，搁公扭根14克。［功效与用途］疏风通络，行穴矫斜。专门用于治疗面瘫、面肌拘急。［用法与疗程］水煎服。每日1剂。20天为1个疗程。［宜忌］服药期间，宜清淡饮食。忌生冷、辛辣、腥臊之物。

◇僵蚕治面神经麻痹症方

［组成］僵蚕、全蝎各9克，白附子3克。［功效与用途］退热，止咳，化痰，镇静，镇惊，

祛风通络。主治面部神经麻痹、口眼㖞斜。[用法与疗程]先将前二味晒干焙黄，再加白附子研为细末，黄酒送下。每次服 1.5～3 克。[宜忌]服药期间，宜清淡饮食。忌生冷、辛辣、腥臊之物。[警示]白附子有毒，先煎 1 小时。

◇**僵蚕治面瘫方 2**

[组成]白僵蚕、防风、白附子（先煎）各 6 克，全蝎 3 克。[功效与用途]退热，止咳，化痰，镇静，镇惊，祛风通络。主治面瘫。[用法与疗程]水煎服。每日 1 剂。连服 5 天。[宜忌]服药期间，宜清淡饮食。忌生冷、辛辣、腥臊之物。

◇**牵正散加味**

[组成]全蝎 3 克，僵蚕 10 克，胆南星 6 克，石菖蒲、郁金各 10 克，远志 6 克，蜈蚣 3 条，白附子（先煎）6 克，荆芥、防风各 10 克，黄芪 15 克，细辛 3 克，板蓝根 15 克。[功效与用途]祛风，止痉，通络，活血。主治面神经麻痹（面瘫）。[用法与疗程]水煎服。每日 1 剂，分 3 次服。15 天为 1 个疗程。[宜忌]服药期间，宜清淡饮食。忌生冷、辛辣、腥臊之物。


# 八、坐骨神经痛

## (一) 单方

◇**铁扫帚根治坐骨神经痛方**

[组成]截叶铁扫帚根 30～60 克。[功效与用途]清热解毒，活血止血，温肠止泻。主治坐骨神经痛。[用法与疗程]水煎服。每日 1 剂，20 天为 1 个疗程。[宜忌]服药期间，宜清淡饮食。忌辛辣之品。

◇**威灵仙治坐骨神经痛方**

[组成]铁根威灵仙 300～400 克。[功效与用途]祛风湿，通经络，消痰涎，散癖积。主治坐骨神经痛。[用法与疗程]研成粉末，每天开水吞服 6 克，连用 20～30 天。[宜忌]服药期间，宜清淡饮食。忌辛辣之品。

## (二) 验方

◇**卫矛治坐骨神经痛方**

[组成]卫矛（天师剑）、豨莶草各 30 克。[功效与用途]祛风湿，利筋骨。主治坐骨神经痛。[用法与疗程]水煎服。20 天为 1 个疗程。[宜忌]服药期间，宜清淡饮食。忌辛辣之品。

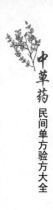

◇治坐骨神经痛方

[组成]豪猪刺占（刺猬棘刺）烧成炭10克，乌梢莓刺根30克。[功效与用途]行气，止痛。主治坐骨神经痛。[用法与疗程]水煎服。每日1剂。20天为1个疗程。[宜忌]服药期间，宜清淡饮食。忌辛辣之品。

# 九、三叉神经痛

## 验方

◇祛风通络汤

[组成]全蝎3克，制川乌（先煎）6克，细辛3克，甘草6克，川芎10克。[功效与用途]祛风通络，止痛。主治三叉神经痛。[用法与疗程]水煎服。每日1剂，分3次口服。病情控制即止。[宜忌]服药期间，宜清淡饮食。忌肥甘厚味、辛辣与烟酒。

# 十、老年痴呆症

## 验方

◇开窍醒神汤

[组成]人参、柴胡、当归、半夏、生枣仁、菖蒲各30克，茯苓90克，白芍120克，甘草、天南星、神曲、郁金各15克，附子3克。[功效与用途]健脾化痰，开窍醒神。主治痴呆。[用法与疗程]用水10碗，煎取1碗服下。1个月为1个疗程。[宜忌]服药期间，宜高蛋白、高维生素、低盐、低脂饮食。忌烟酒。

◇健脑化瘀汤

[组成]仙茅10克，淫羊藿15克，熟地黄30克，山药、黄精各20克，制何首乌30克，菟丝子15克，丹参20克，川芎10克，当归12克，牛膝、地龙、石菖蒲各10克，远志6克，桃仁10克。[功效与用途]滋补肝肾，安神定志。主治老年性痴呆。[用法与疗程]水煎服。每日1剂，分2次服。3个月为1个疗程。[宜忌]服药期间，宜高蛋白、高维生素、低盐、低脂饮食。忌烟酒。[警示]肝、肾功能不全者禁服。

# 第6章 内科、儿科其他疾病

## 一、虚损症

### ❋（一）单方❋

◇补气血药

［组成］山甲豆150克。［功效与用途］退潮热，散风寒，补血虚。主治外感风寒引起的感冒。［用法与疗程］用水浸泡30分钟左右，文火煎40分钟，口服。每日1剂。3～5天为1个疗程。

### ❋（二）验方❋

◇验方1

［组成］小攀坡（条叶榕或全叶榕，畲族药名）根15～30克，鸡蛋10只。［功效与用途］补气，养阴，除湿。主治湿气重、脱力。［用法与疗程］全药与鸡蛋同煮，食蛋。7～14天为1个疗程。

◇验方2

［组成］梵天花根90克，猪瘦肉180克。［功效与用途］调补气血。主治劳力过伤。［用法与疗程］加黄酒炖服。每日1剂。7～14天为1个疗程。

◇验方3

［组成］肉苁蓉（用酒渍，焙）60克，沉香末30克。［功效与用途］补肾润肠。主治老人虚秘。［用法与疗程］将药捣成末，用麻子仁汁做成如梧桐子大的丸，用温开水送服。每次7～8丸。14～30天为1个疗程。

◇验方4

［组成］土高丽参根（栌兰）30～60克，猪蹄节（23厘米）1个，或乌贼干（墨鱼）2个，或猪瘦肉12～24克。［功效与用途］益气补肾。主治乏力过伤。［用法与疗程］加红酒或水、酒各半炖服。每日1剂。7～14天为1个疗程。

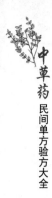

◇验方 5

［组成］小攀坡（条叶榕或全叶榕，畲族药名）、白马骨、白毛根（狼尾草根）各 30 克，鸡或鸭或猪脚 500 克。［功效与用途］补气，益肾，除湿。主治脱力、湿重。［用法与疗程］水煮，分次服药。每日 1 剂。7 ～ 14 天为 1 个疗程。

◇验方 6

［组成］熟地黄、麦冬、生枣仁各 30 克，远志 6 克。［功效与用途］益肾养阴。主治老年健忘。［用法与疗程］水煎服。每日 1 剂。1 ～ 2 个月为 1 个疗程。

◇验方 7

［组成］当归（酒洗）9 克，熟地黄 9 克，白芍 6 克，川芎 4.5 克。［功效与用途］养血活血。主治血虚发热、寒热往来、头目不清、烦躁不安、胸膈作胀或胁痛。［用法与疗程］水煎服。每日 1 剂，早、晚各 2 次。7 ～ 14 天为 1 个疗程。

◇验方 8

［组成］人参、白术、茯苓、当归、川芎、白芍、熟地黄各 3 克，甘草 1.5 克。［功效与用途］益气养血。主治肝脾伤损、血气虚弱、恶寒发热、烦躁眩晕、胸膈不利、大便不实或饮食少思、小腹胀满等。［用法与疗程］水煎服。每日 1 剂，早、晚各 1 次。15 ～ 30 天为 1 个疗程。

◇验方 9

［组成］人参、白术、当归、川芎、白芍、甘草、黄芪、肉桂各 3 克。［功效与用途］补气养血。主治气血俱寒、发热恶寒、自汗盗汗、肢体倦怠、头痛眩晕、口干作渴、久治久病、虚损口干、少食咳而下利惊、内热、遗精白浊或二便见血、小腹作痛、小便短少、大便干涩或大便滑泄、肛门下坠、小便频数等症。［用法与疗程］水煎服。每日 1 剂，早、晚各 1 次。14 ～ 30 天为 1 个疗程。

◇验方 10

［组成］人参、白术、茯苓、甘草、生姜各 3 片，大枣 1 枚。［功效与用途］补气健脾。主治脾胃虚弱、饮食少思、大便不实、体瘦面黄或胸膈虚痞、痰嗽吞酸、脾胃虚弱等症。［用法与疗程］水煎服。每日 1 剂，早、晚各 1 次。7 ～ 14 天为 1 个疗程。

◇验方 11

［组成］人参、白术、茯苓、甘草各 3 克，生姜 3 片，大枣 1 枚，半夏、陈皮、香附、藿香、砂仁各 3 克。［功效与用途］益气，健脾，化湿。主治脾胃虚弱、饮食少思或久患疟痢。［用法与疗程］水煎服。每日 1 剂，早、晚各 1 次。7 ～ 14 天为 1 个疗程。

◇验方 12

［组成］人参、黄芪（蜜炒）、白芍（炒）、甘草各 4.5 克，当归 3 克，陈皮 1.5 克，柴胡、升麻各 0.6 克。［功效与用途］补中益气。主治中气不足、四肢倦怠、口干发热、饮食无味或饮食失节、劳倦身热、脉洪大而无力、头痛恶寒、自汗或气高而喘、脉微细弱、自汗

体倦、少食或中气虚弱而不能摄血等。［用法与疗程］水煎服。每日 1 剂，早、晚各 1 次。15 ～ 30 天为 1 个疗程。

◇验方 13

［组成］熟地黄 20 克，山茱萸（酒蒸去核）10 克，干山药 20 克，牡丹皮 10 克，白茯苓（去皮）20 克，泽泻 10 克。［功效与用途］补养肝肾。主治肾虚、虚渴、小便淋闭、气壅疾壅痰涩、头目眩晕、眼花耳聋、咽燥舌痛、腰腿痿软等症。［用法与疗程］水煎服。每日 1 剂，早、晚各 1 次。15 ～ 30 天为 1 个疗程。

◇验方 14

［组成］熟地黄 20 克，山茱萸（酒蒸去核）15 克，牡丹皮 10 克，白茯苓（去皮）20 克，泽泻、肉桂、附子各 10 克。［功效与用途］温阳补肾。主治命门火衰不能上升以致脾胃虚寒、饮食少思、大便不实或疲乏、脐腹疼痛、夜多漩溺。［用法与疗程］水煎服。每日 1 剂，早、晚各 1 次。1 ～ 2 个月为 1 个疗程。

◇验方 15

［组成］羊肉（去筋膜，皮用竹刀劈开）1500 克，当归（酒洗）120 克，肉苁蓉 120 克，鲜山药 100 克，麦冬（去芯）100 克，酒约 5 升。［功效与用途］补脾益肾。主治一切虚损、形容枯槁、四肢羸弱、饮食不进，大便溏泄、津液枯竭。久服生血补气、暖胃和脾、驻颜延寿。［用法与疗程］瓷锅温火慢煮 1 小时左右，饮汤吃肉，适量。1 ～ 2 个月为 1 个疗程。

◇**枸杞百合汤**

［组成］枸杞、百合各 20 克。［功效与用途］健脾益气。主治容易反复感冒的体弱患者。［用法与疗程］掺入土鸡中同煮。每日 1 剂，7 ～ 14 天为 1 个疗程。

◇**参枣养血汤**

［组成］人参 10 克（或党参 30 克），大枣 10 枚，阿胶 10 克。［功效与用途］益气养血。主治体质弱、低血压，特别适合女性患者。［用法与疗程］水煎服。每日 1 剂，早、晚各服 1 次，连服 1 周。7 ～ 14 天为 1 个疗程。

◇**息力茶 1**

［组成］净烟茎（玉岩土名）500 克，猪胆 7 个，冰片 5 克。［功效与用途］补气除湿。主治脱力、湿重。［用法与疗程］水煮服。每日 1 剂。7 ～ 14 天为 1 个疗程。

◇**息力茶 2**

［组成］小攀坡儿（条叶榕或全叶榕，畲族药名）、白马骨、乌根儿（海金沙根）各 30 克，猪脚 500 克。［功效与用途］补气，养阴，除湿。主治脱力、湿重。［用法与疗程］水煮服。每日 1 剂，7 ～ 14 天为 1 个疗程。

◇**养生便方**

［组成］韭菜子 30 克，羊肾 1 具，枸杞 10 克，粳米 60 克，生姜、葱白、食盐各适量。［功效与用途］滋补精血，调补肝肾。主治肾虚劳损、阳痿早泄、腰膝酸软、视物不明，以及

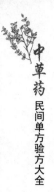

女子白带过多、性欲淡漠等症，辅助调养。［用法与疗程］先将羊肾剖开，去筋膜，洗净后切成 4 块，放入开水中煮约 1 分钟后捞出；然后将羊肾与研碎的韭菜子和洗净的枸杞、粳米、生姜及适量的清水一并入锅，武火烧开后，文火炖煮 30 分钟；待粥成后加入食盐、葱白，稍煮片刻即可温食。每日早、晚当主食食用。每日 1 剂。15 ～ 30 天为 1 个疗程。

## 二、脚气

### ❀（一）单方 ❀

◇单方

［组成］荭草 1 握。［功效与用途］除湿止痒。主治脚气。［用法与疗程］水煎洗。7 ～ 14 天为 1 个疗程。

### ❀（二）验方 ❀

◇验方

［组成］鲜野甘草 30 克，红糖 30 克。［功效与用途］除湿利水。主治脚气浮肿。［用法与疗程］水煎服。每日 1 剂，饭前分 2 次服。7 ～ 14 天为 1 个疗程。

## 三、消渴（包括糖尿病、高血糖症等）

### ❀（一）单方 ❀

◇消渴大效方

［组成］萝卜。［功效与用途］养阴生津。主治消渴。［用法与疗程］生萝卜捣汁服。7 ～ 14 天为 1 个疗程。

◇消渴极效方

［组成］韭菜。［功效与用途］行气解毒。主治消渴。［用法与疗程］炒作羹状勿加盐。每次吃 90 ～ 150 克，每日总量吃到 300 克。7 ～ 14 天为 1 个疗程。［宜忌］过清明勿食。加酱无妨。

◇小麦粥

［组成］小麦不拘多少。［功效与用途］养阴生津。主治老年消渴口干。［用法与疗程］淘净，煮成粥，空腹食。15 ～ 30 天为 1 个疗程。

◇**青钱柳散**

[组成]摇钱树（青钱柳）15～25克。[功效与用途]养阴生津。主治糖尿病。[用法与疗程]研细粉吞服。每日1剂。15～30天为1个疗程。

◇**红梅梢猪肚饮**

[组成]红梅梢根，成人30克，小孩9～15克，鲜用加倍，猪小肚。[功效与用途]补脾益肾。主治糖尿病。[用法与疗程]红梅梢根炖猪小肚服。连服3剂。7～14天为1个疗程。

## ❋ （二）验方 ❋

◇**验方1**

[组成]薅田藨根60～120克，猪小肚1～2个。[功效与用途]补脾生津。主治糖尿病。[用法与疗程]水煎服。每日1剂。15～30天为1个疗程。

◇**验方2**

[组成]玉米须60克，红楤木根皮（刺茎楤木）10克。[功效与用途]养血生津。主治糖尿病。[用法与疗程]水煎服。每日1剂。15～30天为1个疗程。

◇**验方3**

[组成]淮山药15克，枸杞子9克。[功效与用途]补脾益肾。主治糖尿病。[用法与疗程]研末服药。每日1剂，分3次吞服。15～30天为1个疗程。

◇**验方4**

[组成]楤木根30克，银杏120克。[功效与用途]清肺补肾。主治糖尿病。[用法与疗程]水煎服。每日1剂。15～30天为1个疗程。

◇**验方5**

[组成]盘龙参根30克，猪胰1个，银杏30克。[功效与用途]清肺补脾。主治糖尿病。[用法与疗程]水煎服。每日1剂。15～30天为1个疗程。

◇**验方6**

[组成]合欢皮120克，茅草根500克，金毛三七（落新妇）9克。[功效与用途]养阴生津。主治糖尿病。[用法与疗程]水煎服。每日1剂。15～30天为1个疗程。

◇**验方7**

[组成]熟石膏24克，知母15克，粳米30克，生甘草9克。[功效与用途]清热生津。主治糖尿病。[用法与疗程]水煎服。每日1剂。7～14天为1个疗程。

◇**桑根地黄汤**

[组成]桑根白皮30克，生葛根10克，生熟地各15克，苍术、玄参各10克，知母12克，天花粉、山药各15克。[功效与用途]养阴生津。主治2型糖尿病（非胰岛素依赖型糖尿病）。

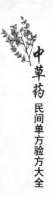

［用法与疗程］水煎服。每日 1 剂，早、晚分服。15 ～ 30 天为 1 个疗程。

◇消渴症验方

［组成］山麦冬 30 克，山茱萸 25 克，鸭跖草 100 克，绞股蓝 20 克，京玄参 30 克，黄芪 12 克，熟地 24 克，黑附子（先煎）8 克。［功效与用途］健脾益肾，养阴生津。主治糖尿病。［用法与疗程］水煎服，煎 2 次。每日 1 剂，分 3 次服，每间隔 4 小时服药 1 次。3 ～ 6 个月为 1 个疗程。

◇消渴方

［组成］石膏 20 克，知母 10 克，甘草 3 克，沙参 12 克，麦冬 10 克，石斛、地黄、山药、茯苓、泽泻各 12 克，花粉 15 克，内金、牡丹皮各 6 克。［功效与用途］清热养阴，滋肾生津。主治糖尿病、干燥综合征、尿崩症。［用法与疗程］水煎服。每日 1 剂。15 ～ 30 天为 1 个疗程。

# 四、甲状腺疾病

## （一）单方

◇海带汤

［组成］海带 60 克。［功效与用途］软坚散结。主治甲状腺肿大。［用法与疗程］煮食。每日 1 剂。2 ～ 3 个月为 1 个疗程。

◇海藻饮

［组成］海藻 60 克。［功效与用途］软坚散结。主治甲状腺肿大。［用法与疗程］煎汤代茶饮。每日 1 剂。2 ～ 3 个月为 1 个疗程。

## （二）验方

◇验方 1

［组成］海藻 60 克，夏枯草 120 克。［功效与用途］清热散结。主治甲状腺肿大。［用法与疗程］水煎服。每日 1 剂。2 ～ 3 个月为 1 个疗程。

◇验方 2

［组成］黄独 9 克，夏枯草 15 克。［功效与用途］清热降火。主治甲状腺功能亢进。［用法与疗程］水煎服。每日 1 剂。1 ～ 2 个月为 1 个疗程。

# 五、高脂血症

## ❀（一）单方 ❀

◇山楂汤

［组成］生山楂肉 15 克。［功效与用途］消食积，降瘀浊。主治高脂血症。［用法与疗程］水煎服。每日 1 剂。15～30 天为 1 个疗程。

◇黄荆饮

［组成］黄荆 30 克。［功效与用途］消食积，降瘀浊。主治高脂血症。［用法与疗程］水煎服。每日 1 剂。15～30 天为 1 个疗程。

## ❀（二）验方 ❀

◇芹菜大枣汤

［组成］芹菜根 30 克，大枣 5 枚。［功效与用途］健脾胃。化湿浊。主治高脂血症。［用法与疗程］水煎服。每日 1 剂，15～30 天为 1 个疗程。

◇食凉茶

［组成］丹参 15 克，山楂 10 克，鸡骨柴 100～200 克，荷叶 30～100 克。［功效与用途］祛瘀化湿。主治高脂血症、高血糖、高血压。［用法与疗程］先煎药，水沸后再煎 30 分钟，加入荷叶续煎 5 分钟。当茶饮用。［宜忌］严重胃溃疡患者慎用。

◇通脉降脂汤

［组成］丹参、制何首乌各 30 克，泽泻 15 克，山楂、黄芪各 20 克，并随症加减。［功效与用途］健脾益肾，化湿祛浊。主治高脂血症。［用法与疗程］水煎服。每日 1 剂。1～2 个月为 1 个疗程。

◇消脂饮

［组成］决明子 20 克，生山楂、泽泻各 10 克，丹参 20 克，怀牛膝、白术各 10 克。［功效与用途］活血化瘀，健脾除湿。主治肥胖、高血压、高脂血症。［用法与疗程］研粉，开水冲服。每日 2 次，每次 30 克。根据个体差异加减剂量。3～6 个月为 1 个疗程。

◇降脂汤

［组成］焦山楂、白术各 20 克，泽泻、神曲各 15 克，五味子 3 克，生大黄（后下）5 克，绞股蓝 30 克。［功效与用途］健脾化湿。主治高脂血症合并脂肪肝。［用法与疗程］水煎服。每日 1 剂。2～3 个月为 1 个疗程。

◇降脂茶

［组成］姜黄 20 克，银杏叶、当归、苍术各 10 克，丹参 15 克，生地黄 15 克，制何

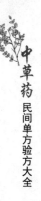

首乌2克，生山楂15克，虎杖、荷叶各10克，降香（后下）6克，决明子10克。［功效与用途］活血祛瘀，化湿降浊。主治脂肪肝、高脂血症、血管斑块。［用法与疗程］水煎服。每日1剂。2～3个月为1个疗程。

# 六、中暑

## ❦（一）单方❦

◇单方1

［组成］蘡薁叶。［功效与用途］清热祛暑。主治中暑。［用法与疗程］晒干，水煎代茶服。

◇单方2

［组成］六月霜45克。［功效与用途］清热解暑。主治中暑。［用法与疗程］加水煎至500毫升备用。每次服30～50毫升。3～5天为1个疗程。

◇单方3

［组成］石胡荽30克。［功效与用途］清热解暑。主治中暑。［用法与疗程］开水泡服。每日1剂，1～3天为1个疗程。

◇单方4

［组成］千里光15～25克。［功效与用途］清热，解毒，祛暑。主治中暑。［用法与疗程］千里光洗净，加水煮沸。取其水当茶饮服。1～3天为1个疗程。［宜忌］肝功能不全者禁服。

◇单方5

［组成］天胡荽30～60克。［功效与用途］清热，利尿，解毒。主治夏季热（暑热症）。［用法与疗程］水煎服或捣汁服。每日1剂。3～5天为1个疗程。

◇单方6

［组成］大发散（泽兰的花序）6～15克。［功效与用途］活血，行水，化湿。主治夏伤暑湿、发热、头痛。［用法与疗程］水煎服。3～5天为1个疗程。

◇绿豆饮

［组成］绿豆。［功效与用途］清热解暑，除烦，退热止渴。主治烦热毒劳热诸火、热极不能退者、中暑。［用法与疗程］绿豆不拘多少，加水煮烂，加少许盐或蜜均可，待冷却，或厚，或稀，或汤，任意饮食。每日3～4次。若火盛口干不宜厚，只要略煮半熟，清汤冷却饮之。1～3天为1个疗程。

◇大蒜消暑汤

［组成］大蒜头若干只。［功效与用途］行气，解毒，祛暑。主治中暑。［用法与疗程］捣汁外用。将其蒜汁滴入鼻孔。1～3天为1个疗程。

◇西瓜皮消暑液

[组成] 西瓜皮若干。[功效与用途] 清热，生津，解暑。主治中暑。[用法与疗程]
西瓜皮洗净，捣汁。3～5 天为 1 个疗程。

◇荷叶饮

[组成] 鲜荷叶 15～30 克。[功效与用途] 化湿解暑。主治中暑、小便短少、烦躁不安。
[用法与疗程] 水煎服。每日 1 剂。1～3 天为 1 个疗程。

◇扁豆叶饮

[组成] 扁豆叶 9 克（鲜者 18～30 克）。[功效与用途] 化湿解暑。主治中暑、口渴、
恶心、不思饮食。[用法与疗程] 水煎服。每日 1 剂。1～3 天为 1 个疗程。

◇葛根饮

[组成] 葛根。[功效与用途] 清热生津。主治发热、口干，亦治孕妇热病心闷。[用
法与疗程] 捣汁饮。

◇斑叶兰饮

[组成] 斑叶兰 3～5 株。[功效与用途] 清热解暑。主治夏季热（暑热症）。[用
法与疗程] 水煎服。每日 1 剂。1～3 天为 1 个疗程。

# ❈ （二）验方 ❈

◇验方 1

[组成] 叶下珠 30 克，猪肝 60 克。[功效与用途] 清热，解毒，消暑。主治夏季热（暑
热症）。[用法与疗程] 煎后喝汤，吃猪肝。每日 1 剂。3～5 天为 1 个疗程。

◇验方 2

[组成] 忍冬花、薄荷各适量。[功效与用途] 清热，解毒，祛暑。主治中暑。[用
法与疗程] 煮开水代茶饮。1～3 天为 1 个疗程。

◇验方 3

[组成] 青蒿 9 克，薄荷（后下）3 克。[功效与用途] 清热解暑。主治伤暑身热、头晕。
[用法与疗程] 水煎服。每日 1 剂。1～3 天为 1 个疗程。

◇验方 4

[组成] 紫金皮、南沙参各 20 克。[功效与用途] 清热解暑，行气止痛。主治中暑。
[用法与疗程] 水煎 1000 毫升，代茶饮用，可随便喝。1～3 天为 1 个疗程。

◇验方 5

[组成] 白扁豆（炒）120 克，藿香 60 克。[功效与用途] 健脾，化湿，祛暑。主治
烦躁口渴、腹满吐泻。[用法与疗程] 研细末，每次 6 克，冷开水冲服。如有转筋（小腿
腓肠肌痉挛），另加木瓜 30 克，水煎服。3～5 天为 1 个疗程。

内科、儿科常见病单方验方

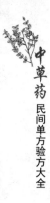
◇验方 6

[组成] 藿香、陈皮各 3 克，香薷 6 克。[功效与用途] 理气，化湿，解暑。主治夏季伤暑、烦躁口渴、腹满吐泻。[用法与疗程] 水煎服。每日 1 剂。3 ～ 5 天为 1 个疗程。

◇验方 7

[组成] 盐肤木籽或根、长梗南五味子各 20 克，石菖蒲、积雪草各 10 克。[功效与用途] 清热祛暑。主治中暑。[用法与疗程] 水煎服或碾粉吞服。每日 1 剂，早、晚各 1 次。

◇验方 8

[组成] 盐肤木籽或根、长梗南五味子各 20 克，石菖蒲、积雪草、黄栀各 10 克，银花 15 克。[功效与用途] 清热解暑。主治高热中暑。[用法与疗程] 水煎服或碾粉吞服。每日 1 剂，早、晚各 1 次。

◇验方 9

[组成] 布袋柤、叶把渣、细叶冬青、金钩吊各 10 克，大叶山靛青、细牛奶珠各 15 克，苏梗、细罗白、芦根各 10 克。[功效与用途] 清热生津，化湿解暑。主治中暑。[用法与疗程] 水煎服，1 次饮服。每日 1 剂。1 ～ 3 天为 1 个疗程。

◇小儿退热汤

[组成] 墨草（墨旱莲）30 克，桂圆 5 粒。墨草 30 克为 3 岁小孩用量，可根据年龄增减，但不超过 100 克。[功效与用途] 清热解毒，消暑除烦。主治小儿发热或长期低热（38℃左右），或热后反复发热。[用法与疗程] 水煎服。每日 1 剂，分 3 ～ 4 次服。3 ～ 5 天为 1 个疗程。

◇田蛙麦冬橄榄汤

[组成] 麦冬 15 克，盐橄榄 1 ～ 2 枚，田蛙（青蛙）1 只。[功效与用途] 清暑益气，养阴生津，培元固本。主治小儿夏季热。[用法与疗程] 将田蛙洗净，剖去肠杂，纳入麦冬、盐橄榄于田蛙腹中，外以针线缝牢，加水炖汤服药。每日 1 ～ 2 剂。5 ～ 7 天为 1 个疗程。[加减运用] 病程长、体质虚弱者，加西洋参炖服；口渴引饮甚者，用鲜丝瓜皮、大枣煎汤作为饮料。

◇祛暑化湿方

[组成] 藿香、佩兰各 9 ～ 12 克，苍术、陈皮各 6 ～ 9 克，制川朴 4.5 ～ 9 克，车前草 30 ～ 60 克。[功效与用途] 化湿解暑。主治暑湿证。[用法与疗程] 水煎服。每日 1 剂，并随症加减。1 ～ 3 天为 1 个疗程。

◇消暑生津汤

[组成] 生石膏 20 克，知母、竹叶、甘草各 4.5 克，西洋参 3 克，鲜石斛 6 克（干品减半），鲜芦根 20 克，鲜生地黄 12 克（干品减半），黄芩 3 克，粳米 15 克。[功效与用途] 益气清热，养阴生津。主治小儿暑热症（又名夏季热）。[用法与疗程] 水煎服。每日 1 剂，热重时每日可服 2 剂。连续服药数周。

# 七、系统性红斑狼疮（包括风湿及免疫性疾病等）

## ❈ 验方 ❈

◇验方

［组成］黄芪 30 克，生地黄 20 克，制何首乌 15 克，赤、白芍各 30 克，山茱萸 9 克，草河车、青蒿、白花蛇舌草、金银花各 30 克，牡丹皮 12 克，生甘草 9 克，生白术 12 克，知母 10 克，生石膏（先煎）30 克，麦冬 10 克，茯苓 15 克。［功效与用途］益气补肾，清热解毒。主治系统性红斑狼疮。［用法与疗程］水浓煎成 300 毫升。每日 1 剂，分 2 次服，每次 150 毫升。15 ～ 30 天为 1 个疗程。

# 八、内科其他病症

## ❈ （一）单方 ❈

◇解毒汤

［组成］冷生豆浆。［功效与用途］清热解毒。主治盐卤中毒。［用法与疗程］服冷生豆浆 2 ～ 3 碗。如没有豆浆，以黄豆捣碎冲冷水去渣服之。1 ～ 2 天为 1 个疗程。

◇呼噜止

［组成］小葱白 3 条。［功效与用途］通阳解毒。主治打呼噜。［用法与疗程］切成 9 厘米长的葱段，每晚睡觉前口嚼咽下。连服 1 周。

◇枣仁方

［组成］枣仁 15 克。［功效与用途］养肝，宁心，安神。主治打呼噜。［用法与疗程］炒熟。每晚先用热水泡脚、洗脚，然后口嚼枣仁 80 ～ 100 粒。连服 10 天。

◇紫苏解毒饮

［组成］紫苏适量。［功效与用途］发散解毒。主治螃蟹中毒。［用法与疗程］加水煎浓汁，冷后服 2 碗。1 ～ 2 天为 1 个疗程。

◇蜈蚣解毒粉

［组成］蜈蚣 1 条。［功效与用途］祛风解毒。主治食蛇中毒。［用法与疗程］焙枯研末，冷水冲服。1 ～ 2 天为 1 个疗程。

## 🌸 (二) 验方 🌸

◇验方 1

[组成]猪板油 63 克，活小鱼数条。[功效与用途]清热解毒。主治水蛭中毒。[用法与疗程]加黄泥共捣为丸。冷水送服。1～2 天为 1 个疗程。

◇验方 2

[组成]野漆树根 15～24 克，猪瘦肉 60～90 克。[功效与用途]理气解郁。主治气郁胸部（呼吸不舒）。[用法与疗程]炖服。每日 1 剂。3～5 天为 1 个疗程。[宜忌]对漆树过敏者禁用。

◇解酒汤

[组成]葛花 12 克，扁豆花 10 克，茶叶、甘草各 15 克，绿豆 60 克，滑石 18 克，陈皮、茯苓各 12 克，豆蔻、紫苏梗各 6 克，大黄 9 克。[功效与用途]健脾醒酒。治疗酒精中毒。[用法与疗程]水煎服。每日 1 剂，分 3 次服。1～3 天为 1 个疗程。

◇五隔宽中丸

[组成]姜汁、厚朴各 240 克，白蔻仁（去壳）、丁香各 60 克，砂仁 120 克，制香附 180 克，小介皮（土名，炒）90 克，广木香 60 克，广陈皮（去白）120 克，石菖蒲 60 克，甘草 24 克。[功效与用途]健脾理气，宽胸解郁。主治七情四气伤于脾胃，以致阴阳不和、胸膈痞满、停痰气逆遂成此症。[用法与疗程]研细末服药。每次 3 克，姜盐汤送下。不拘时服。5～7 天为 1 个疗程。

# 九、儿科其他病症

## 🌸 (一) 单方 🌸

◇止水方

[组成]泥鳅 250 克。[功效与用途]补中气，祛湿邪。主治小儿流口水。[用法与疗程]把泥鳅去内脏洗净，晒干，炒黄，磨成粉。每日 2 次，每次 6 克，用黄酒冲服（儿童用白糖送服）。3～5 天为 1 个疗程。

◇定惊方

[组成]乌药 1.5 克。[功效与用途]理气定惊。主治小儿夜啼。[用法与疗程]水煎煮，重煎 1 次。每日 1 剂，分 2 次服下。

◇流涎方

[组成]桑白皮 6～10 克。[功效与用途]泻肺平喘，行水消肿。主治小儿流涎不止。

［用法与疗程］水煎服。每日1剂，3～5天为1个疗程。

◇泻肝火方

［组成］鲜野甘草15克。［功效与用途］清热泻火。主治小儿肝火烦热。［用法与疗程］酌加冰糖，冲开水炖服。每日1剂，1～3天为1个疗程。

◇小儿燥烦方

［组成］荚蒾叶和茎30～60克。［功效与用途］疏肝，清热，安神。主治小儿燥烦。［用法与疗程］水煎，调蜜服。每日1剂。1～3天为1个疗程。

◇婴儿胎毒方

［组成］七叶一枝花根0.3～0.6克。［用法与疗程］水煎服。每日1剂。3～5天为1个疗程。［功效与用途］清热解毒。主治婴儿胎毒。

# ❀（二）验方 ❀

◇梨汤粥

［组成］梨3只，粳米15克。［功效与用途］健脾，清热，养阴。主治小儿风热昏聩躁闷、不思食。［用法与疗程］以梨煮汁，去渣，入粳米做粥或做饭食之。3～5天为1个疗程。

◇小儿夜啼方

［组成］蝉蜕（去头足）7个，薄荷0.9克。［功效与用途］祛风定惊。主治小儿夜啼。［用法与疗程］将蝉蜕下半截炒干，研末，用水与薄荷一起煎煮。每日1剂，分2次饮服。1～3天为1个疗程。

◇初生儿吐乳方

［组成］丁香3粒，陈皮1克。［功效与用途］理气降逆。主治初生儿吐乳。［用法与疗程］加姜片，水煎服。每日1剂。1～3天为1个疗程。

◇清热定惊方

［组成］灶心土100克，竹叶卷心10克。［功效与用途］清热定惊。主治小儿夜啼。［用法与疗程］将灶心土加水煎煮后，澄清取其液，再用清液煎竹叶卷心，其汁当茶饮服。1～3天为1个疗程。

◇飞丝入口方

［组成］鲜马兰头适量，鲜茅草根尖（白茅根尖）7个。［功效与用途］清热解毒。主治小儿飞丝入口。［用法与疗程］鲜马兰头，连根带叶洗净，与鲜茅草根尖一起捣烂，挤出鲜汁，滴入喉中。1～3天为1个疗程。［备注］"飞丝入口"一症是本地人的"专用名词"，是口腔内黏膜突然起疱的一种症状，即西医所说的"口腔黏膜下血肿"。

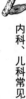

内科、儿科常见病单方验方

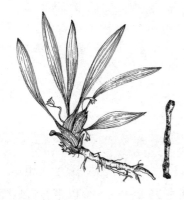

传染病
常见病单方验方

# 第7章 病毒性传染病

## 一、流行性乙型脑炎

### （一）单方

◇**板蓝根治"乙脑"方**

［组成］板蓝根500克。［功效与用途］清热解毒。主治流行性乙型脑炎。［用法与疗程］切碎加水煎成1000毫升，成人每隔2～3小时服20～25毫升，4岁以下儿童每隔2～3小时服10～15毫升，其他年龄儿童按成人量酌减。病愈即止。［宜忌］服药期间，宜多喝水，宜清淡、易消化饮食。忌辛辣。

◇**牛筋草防"乙脑"方**

［组成］牛筋草60～120克。［功效与用途］清热，解毒，利湿。预防流行性乙型脑炎。［用法与疗程］煎汤代茶饮。连服3～5天。

◇**鲜地龙治"乙脑"方**

［组成］鲜地龙淡红色者（绿色而蜷曲者不宜用）。［功效与用途］清热，平肝，镇惊，通络。主治流行性乙型脑炎后遗症。［用法与疗程］冷水洗净地龙里面的泥沙，每50克加水约100毫升，炖汤内服，重复炖2次。30天为1个疗程。［宜忌］服药期间，宜多喝水，宜清淡、易消化饮食。忌辛辣。

### （二）验方

◇**三叶青治"乙脑"方**

［组成］三叶青块根、单叶铁线莲根、瓜蒌根、石蕨各1.5克，龙胆根2.5克，抱石莲1.5～9克，牛膝（红柳叶牛膝根）1克。［功效与用途］清热，解毒，祛湿。主治流行性乙型脑炎。［用法与疗程］水煎服。每日1剂。病愈即止。［宜忌］服药期间，宜多喝水，宜清淡、易消化饮食。忌辛辣。

# 二、麻疹

### *（一）单方*

◇**香菜治麻疹方 1**

［组成］香菜（又名芫荽、胡荽）9 克或用香菜子 9 克。［功效与用途］清热，解表，透疹。主治麻疹隐隐不出，或疹出不透、无并发症。［用法与疗程］水煎服。每日 1 剂，随时饮用。病愈即止。［宜忌］服药期间，宜清淡饮食，多饮水。忌辛辣。

◇**香菜治麻疹方 2**

［组成］香菜（又名芫荽、胡荽）500 克。［功效与用途］清热，解表，透疹。主治麻疹隐隐不出，或疹出不透，无并发症。［用法与疗程］外用。将水煮开，投入香菜，煮 1～2 沸（不必多煮），等药液稍温后，用毛巾浸药液轻擦手足或全身，最好能擦后微微出汗。擦时要注意室内保温，勿使患儿受风。病愈即止。［宜忌］治疗期间，宜清淡饮食，多饮水。忌辛辣。

◇**西河柳治麻疹方 1**

［组成］西河柳（又名赤柽柳）15 克。［功效与用途］清热解表，透疹。主治麻疹隐隐不出，或疹出不透、无并发症。［用法与疗程］水煎，饮服。［宜忌］服药期间，宜清淡饮食，多饮水。忌辛辣。

◇**西河柳治麻疹方 2**

［组成］西河柳（又名赤柽柳）60～90 克。［功效与用途］清热解表，透疹。主治麻疹隐隐不出，或疹出不透、无并发症。［用法与疗程］外用。水煎，乘热擦全身。病愈即止。［宜忌］治疗期间，宜清淡饮食，多饮水。忌辛辣。

◇**鱼腥草治麻疹方**

［组成］鱼腥草 60～120 克，加盐少许。［功效与用途］清热解毒，止咳，利尿。主治麻疹并发支气管炎、哮喘。［用法与疗程］捣汁 3 酒杯，每日 1 剂，分 2 次服。病愈即止。［宜忌］服药期间，宜清淡饮食，多饮水。忌辛辣。

◇**贯众治麻疹方**

［组成］贯众。［功效与用途］清热，解毒，凉血。预防麻疹。［用法与疗程］制成粉剂。6 个月 —3 岁小孩，每次服 1.5 克。流行期服药。

◇**稻搓茶治麻疹方**

［组成］稻搓菜（谷精草）60 克。［功效与用途］清热、透疹。主治麻疹不透。［用法与疗程］水煎服。另取适量药汁熏蒸。每日 1 剂。病愈即止。［宜忌］治疗期间，宜清淡饮食，多饮水。忌辛辣。

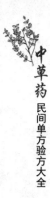
### ◇元宝草治麻疹方

［组成］元宝草或紫背浮萍 3～9 克。［功效与用途］清热，解毒，行水，发汗。主治疹出不透。［用法与疗程］水煎服。每日 1 剂。病愈即止。［宜忌］服药期间，宜清淡饮食，多饮水，忌辛辣。

### ◇铁扫帚治麻疹方

［组成］截叶铁扫帚根 30 克。［功效与用途］清热，解毒，止咳，平喘。主治麻疹并发支气管炎、哮喘。［用法与疗程］水煎服。每日 1 剂。病愈即止。［宜忌］服药期间，宜清淡饮食，多饮水。忌辛辣。

### ◇白茅根治麻疹方

［组成］白茅鲜根（或鲜芦根亦可）60～150 克。［功效与用途］清热，利尿，凉血，止血。主治麻疹发疹期、恢复期。［用法与疗程］洗净切成段，水煎，待温凉后连续代茶饮用。疹未透者淡煎，疹已透者浓煎，若热毒较甚可加荸荠皮等量。病愈即止。［宜忌］服药期间，宜清淡饮食，多饮水。忌辛辣。

### ◇浮萍治麻疹方

［组成］紫背浮萍 30 克。［功效与用途］清热解毒，祛风，行水，发汗。主治麻疹隐隐不出，或疹出不透，无并发症。［用法与疗程］外用。加水 2 大碗，煮开，待稍温后，浸入毛巾拧干，乘热把毛巾敷在患儿前胸后背及手脚等处，连续温敷 2～3 次。擦时要注意室内保温，勿使患儿受风。病愈即止。［宜忌］治疗期间，宜清淡饮食，多饮水，忌辛辣。［附注］亦可用浮萍煎水让患儿当水饮用。2 岁小儿日用量 3～6 克，随年龄大小增减。

## ❈ （二）验方 ❈

### ◇荸荠芦根汤

［组成］荸荠 6～7 个，芦根 30 克。［功效与用途］清热，解毒，化痰，利尿。主治麻疹。［用法与疗程］水煎服。每日 1 剂。病愈即止。［宜忌］服药期间，宜清淡饮食，多饮水。忌辛辣。

### ◇海蜇荸荠饮

［组成］海蜇头 30 克，荸荠 6～7 个。［功效与用途］清热，化痰，止咳。主治麻疹过后微咳、咽干。［用法与疗程］共切碎，煎汤当水频饮。每日 1 剂。连服 3～5 天。［宜忌］服药期间，宜清淡饮食，多饮水。忌辛辣。

### ◇麻黄芦根透疹方 1

［组成］麻黄 1.5 克，鲜芦根 33 厘米。［功效与用途］清热，解毒，利尿，平喘，止咳。主治麻疹过后微咳、咽干。［用法与疗程］水煎服。每日 1 剂。病愈即止。如发现有合并肺炎症状者，应参考肺炎部分进行治疗。［宜忌］服药期间，宜清淡饮食，多饮水。忌辛辣。

### ◇麻黄芦根透疹方 2

[组成]净麻黄 3 克，鲜芦根 33 厘米，银花、连翘各 9 克，蝉蜕 3 克。[功效与用途]清热，解毒，发汗，利尿，透疹。主治麻疹初起 1～2 日、疹子不出或出而忽回、高烧咳嗽。[用法与疗程]水煎温服。每日 1 剂，分 3～4 次服。病愈即止。[宜忌]服药期间，宜清淡饮食，多饮水。忌辛辣。

### ◇紫草根治麻疹饮

[组成]紫草根 3～9 克，甘草 1.5～3 克。[功效与用途]凉血，活血，清热，解毒。预防麻疹。[用法与疗程]水煎服。每日 1 剂。连服 3 天。

### ◇芦根治麻疹方

[组成]芦根长 33 厘米，香菜根 5 根。[功效与用途]清热，生津，除烦，止呕。主治麻疹不透。[用法与疗程]水煎服。每日 1 剂。病愈即止。[宜忌]服药期间，宜清淡饮食。忌辛辣。

### ◇活血丹治麻疹方

[组成]活血丹（连钱草）10 克，紫背浮萍 20 克。[功效与用途]清热，解毒，活血，透疹。主治麻疹。[用法与疗程]水煎服。每日 1 剂。病愈即止。[宜忌]服药期间，宜清淡饮食。忌辛辣。

### ◇芫荽治麻疹方

[组成]芫荽籽 6 克，苦参菜根（异香茴芹）、金银花各 15 克，淡竹叶 9 克。[功效与用途]解表，散寒，透疹。主治麻疹。[用法与疗程]水煎服。每日 1 剂。病愈即止。[宜忌]服药期间，宜清淡饮食。忌辛辣。

### ◇盐肤木治麻疹方 1

[组成]盐肤木 9 克，细叶华紫珠、三十六根各 3 克，马鞭草 6 克，前胡 3 克。[功效与用途]祛风，化湿，解毒，化痰，止咳。主治麻疹。[用法与疗程]水煎服。每日 1 剂。病愈即止。[加减运用]疹色不红者，加独活、红花各 1.5 克；高热者，加南沙参、麦冬各 9 克；口渴者，加白茅根、干菜各 15 克，葛根 9 克。[宜忌]服药期间，宜清淡饮食。忌辛辣。

### ◇盐肤子治麻疹方 2

[组成]盐肤子（又名肤盐桃）10 克，细叶紫珠（又名小叶珍珠莲）、娃儿藤（又名绕丝天竹）各 3 克，马鞭草 6 克，前胡 3 克。[功效与用途]祛风，解毒，透疹，化痰，止咳。有透疹作用。疹色不红者，加独活、红花各 1.5 克；高热者，加南沙参 10 克，麦冬 9 克；口渴者，加白茅根、干菜各 15 克，葛根 10 克。[用法与疗程]水煎服。[宜忌]服药期间，宜清淡饮食。忌辛辣。

# 三、风疹

## ❀（一）单方❀

### ◇遍身风疹方

［组成］芝麻叶。［功效与用途］祛风，活血，通络。主治风疹。［用法与疗程］外用。用芝麻叶擦之。病愈即止。［宜忌］治疗期间，宜清淡饮食。忌辛辣。

### ◇风疹块方

［组成］白鸡冠花。［功效与用途］祛风，退热，凉血。主治风疹。［用法与疗程］外用。煎后水洗。病愈即止。［宜忌］治疗期间，宜清淡饮食。忌辛辣。

### ◇凌霄花治风疹方

［组成］凌霄干花3克。［功效与用途］清热，疏风，止痒。主治全身风疹瘙痒。［用法与疗程］研末，黄酒送服。每日1剂。病愈即止。［宜忌］服药期间，宜清淡饮食。忌辛辣。

### ◇苍耳草治风疹方

［组成］苍耳全草。［功效与用途］祛风散热，解毒止痒。主治风疹和遍身湿痒。［用法与疗程］外用。煎汤洗浴。病愈即止。［宜忌］治疗期间，宜清淡饮食。忌辛辣。

### ◇白英治风疹方

［组成］白英30克。［功效与用途］祛风除湿，清热解毒。主治风疹、乳腺炎、流行性腮腺炎。［用法与疗程］水煎服。每日1剂。病愈即止。［宜忌］服药期间，宜清淡饮食。忌辛辣。

## ❀（二）验方❀

### ◇石荠苎治风疹方

［组成］石荠苎（全草）9～15克，白菊花3～5朵。［功效与用途］清热，解毒，祛风湿。主治风疹、感冒。［用法与疗程］开水炖服。每日1剂。病愈即止。［宜忌］服药期间，宜清淡饮食。忌辛辣。

# 四、水痘

## ❀ 验方 ❀

### ◇野菊花治水痘方

［组成］野菊花、地丁草（紫花地丁草）、小青草、匍伏堇（鸡娘草）各10克。［功

效与用途］清热解毒,利湿透表。主治水痘。［用法与疗程］水煎服。每日1剂。病愈即止。［宜忌］服药期间,宜清淡饮食。忌辛辣及荤腥。［附注］适用于5岁以下小孩。药量可随年龄大小适当增减。

# 五、流行性腮腺炎（中医称为"痄腮",民间称"猪头风"）

## ❀（一）单方 ❀

### ◇绿豆治腮腺炎方

［组成］绿豆。［功效与用途］清热解毒。主治流行性腮腺炎。［用法与疗程］磨成粉,加醋调成糊状外敷。每日2次。肿消即止。［宜忌］治疗期间,宜清淡饮食。忌辛辣。

### ◇豇豆治腮腺炎方

［组成］豇豆或叶适量。［功效与用途］散血消肿,清热解毒,健脾补肾。主治流行性腮腺炎。［用法与疗程］捣烂,敷患处。每日换1次。肿消即止。［宜忌］治疗期间,宜清淡饮食。忌辛辣。

### ◇苦瓜治腮腺炎方

［组成］苦瓜2个,盐适量。［功效与用途］清暑涤热,解毒消肿。主治流行性腮腺炎。［用法与疗程］将苦瓜洗净捣烂,加少许盐搅拌,30分钟后取汁,再用水烧沸,加淀粉调成半透明羹状服药。分次服,每日3次。每日1剂。病愈即止。［宜忌］治疗期间,宜清淡饮食。忌辛辣。

### ◇丝瓜炭治腮腺炎方

［组成］丝瓜（烧炭存性）适量。［功效与用途］清热,化痰,凉血,解毒。主治风热腮肿。［用法与疗程］水调敷患处。肿消即止。［宜忌］治疗期间,宜清淡饮食。忌辛辣。

### ◇橄榄核治腮腺炎方

［组成］青橄榄核（如无,则将盐橄榄核泡去盐味也可用）适量。［功效与用途］清热,解毒,消肿。主治两腮肿硬。［用法与疗程］用上等好醋磨汁涂患处。每日3～5次。肿消即止。［宜忌］治疗期间,宜清淡饮食。忌辛辣。

### ◇紫苏治腮腺炎方

［组成］紫苏适量。［功效与用途］发表,散寒,理气,和营,消肿止痛。主治流行性腮腺炎。［用法与疗程］晒干研成细末,用醋调拌敷患处。每日换1次。肿消即止。［宜忌］治疗期间,宜清淡饮食。忌辛辣。

### ◇菊花叶治腮腺炎方

［组成］鲜菊花叶（或野菊花叶）1把。［功效与用途］疏风,清热,解毒,消肿。主治流行性腮腺炎。［用法与疗程］捣烂如泥,加醋少许,贴患处,干后取下再换。肿消

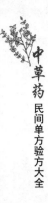

即止。［宜忌］治疗期间，宜清淡饮食。忌辛辣。

◇野菊花治腮腺炎方

［组成］鲜的野菊花叶适量。［功效与用途］清热，解毒，疏风消肿。主治痄腮（腮间突然肿起）。［用法与疗程］捣烂，四周敷之；或者用蜗牛同面粉研敷。肿消即止。［宜忌］治疗期间，宜清淡饮食。忌辛辣。

◇芭蕉治腮腺炎方

［组成］芭蕉30～60克。［功效与用途］清热，解毒，利尿，消肿。主治流行性腮腺炎。［用法与疗程］水煎服。每日1剂。病愈即止。［宜忌］服药期间，宜清淡饮食。忌辛辣。

◇蒲公英治腮腺炎方

［组成］鲜蒲公英1握。［功效与用途］清热解毒，利尿散结。主治流行性腮腺炎。［用法与疗程］连根带叶洗净、捣烂，加鸡蛋清（加醋亦可）1个调匀，敷患处，干后取下再换。肿消即止。［宜忌］治疗期间，宜清淡饮食。忌辛辣。

◇苎麻根治腮腺炎方

［组成］苎麻根适量。［功效与用途］清热解毒，祛风消肿。主治流行性腮腺炎。［用法与疗程］捣烂外敷。肿消即止。［宜忌］治疗期间，宜清淡饮食。忌辛辣。

◇板蓝根治腮腺炎方1

［组成］板蓝根9～30克。［功效与用途］清热，解毒，凉血。主治流行性腮腺炎。［用法与疗程］水煎服。每日1剂。病愈即止。［宜忌］服药期间，宜清淡饮食。忌辛辣。

◇板蓝根治腮腺炎方2

［组成］鲜板蓝根250克。［功效与用途］清热，解毒，凉血。主治流行性腮腺炎。［用法与疗程］水煎服。每日1剂，分4次服。病愈即止。［宜忌］服药期间，宜清淡饮食。忌辛辣。

◇青黛治腮腺炎方

［组成］青黛6克。［功效与用途］清热，凉血，解毒。主治流行性腮腺炎。［用法与疗程］鸡蛋清调涂患处。病愈即止。［宜忌］治疗期间，宜清淡饮食。忌辛辣。

◇苍耳子治腮腺炎单方

［组成］苍耳子30～45克（成人），6～18克（儿童）。［功效与用途］祛风散热，解毒消肿。主治流行性腮腺炎。［用法与疗程］水煎服，连服数次，并取鲜叶捣烂外敷。每日1剂，病愈即止。［宜忌］服药期间，宜清淡饮食。忌辛辣。

◇马齿苋治腮腺炎方

［组成］鲜马齿苋60克。［功效与用途］清热解毒，散血消肿。主治流行性腮腺炎。［用法与疗程］加面粉拌和外敷。肿消即止。［宜忌］治疗期间，宜清淡饮食。忌辛辣。

◇海金沙治腮腺炎方

［组成］海金沙全草30克。［功效与用途］清热解毒，利水消肿。主治流行性腮腺炎。

［用法与疗程］水煎服。每日1剂。病愈即止。［宜忌］治疗期间，宜清淡饮食。忌辛辣。

　　◇鲜大蓟治腮腺炎方

　　［组成］鲜大蓟根30克。［功效与用途］清热解毒，利水消肿。主治流行性腮腺炎。［用法与疗程］水煎服。每日1剂。病愈即止。［宜忌］服药期间，宜清淡饮食。忌辛辣。

　　◇鸭跖草治腮腺炎方

　　［组成］鸭跖草30克。［功效与用途］行水，清热，凉血，解毒。主治流行性腮腺炎。［用法与疗程］水煎服，渣外敷。也可加野菊花3克，忍冬、犁头草各9克，水煎服。每日1剂。病愈即止。［宜忌］治疗期间，宜清淡饮食。忌辛辣。

　　◇地丁治腮腺炎方

　　［组成］紫花地丁15克。［功效与用途］清热利湿，解毒消肿。主治流行性腮腺炎。［用法与疗程］水煎服。每日1剂。病愈即止。［宜忌］服药期间，宜清淡饮食。忌辛辣。

　　◇天花粉治腮腺炎方

　　［组成］天花粉。［功效与用途］生津，润燥，降火，消肿。主治流行性腮腺炎。［用法与疗程］用米泔水磨汁，外涂局部。肿消即止。［宜忌］治疗期间，宜清淡饮食。忌辛辣。

　　◇乌蔹莓治腮腺炎方

　　［组成］鲜乌蔹莓。［功效与用途］清热利湿，解毒消肿。主治流行性腮腺炎。［用法与疗程］捣汁外擦。或乌蔹莓、苍耳子各9克，水煎服。每日1剂，病愈即止。［宜忌］治疗期间，宜清淡饮食。忌辛辣。

　　◇仙人掌治腮腺炎方

　　［组成］仙人掌。［功效与用途］清热解毒，行气活血，消肿止痛。主治流行性腮腺炎。［用法与疗程］去刺，捣碎后加入95%酒精调匀，外敷患部。每日2次。肿消即止。［宜忌］治疗期间，宜清淡饮食。忌辛辣。

　　◇青蛙治腮腺炎方

　　［组成］青蛙。［功效与用途］清热解毒，补虚，利水，消肿。主治流行性腮腺炎。［用法与疗程］捣汁用水调稠，空腹服下。病愈即止。［宜忌］服药期间，宜清淡饮食。忌辛辣。［警示］青蛙是保护动物，一般不用。

　　◇地龙治腮腺炎方

　　［组成］活地龙3～5条。［功效与用途］清热，解毒，平肝，消肿。主治流行性腮腺炎。［用法与疗程］洗净放入碗内，加白糖20～30克，30分钟后取出浸液擦患处。每隔2～3小时涂擦1次，直至肿消。［宜忌］治疗期间，宜清淡饮食。忌辛辣。

　　◇蛇蜕治腮腺炎方

　　［组成］青龙衣（蛇蜕）6～9克。［功效与用途］祛风，消肿。主治流行性腮腺炎。［用法与疗程］青龙衣拌在蛋中，油煎吃蛋。每日1剂。病愈即止。［宜忌］服药期间，宜清淡饮食。忌辛辣。

传染病常见病单方验方

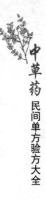

◇**明矾治腮腺炎方**

［组成］明矾适量。［功效与用途］清热，燥湿，消肿。治疗流行性腮腺炎。［用法与疗程］外用。研末，加蛋清调匀，外涂患处，每日数次。肿消即止。［宜忌］治疗期间，宜清淡饮食。忌辛辣。

## ❋ （二）验方 ❋

◇**绿豆白菜治腮腺炎方**

［组成］生绿豆 100 克，白菜心 500 克。［功效与用途］清热解毒，消暑，利水。主治流行性腮腺炎。［用法与疗程］把绿豆洗净放入锅内，加水 3 碗煮熟，然后加入白菜心，再煮 20 分钟。取其汁，分早、晚 2 次服，连服 3～4 日。［宜忌］服药期间，宜清淡饮食。忌辛辣。

◇**板蓝根治腮腺炎验方 1**

［组成］板蓝根、夏枯草各 9 克。［功效与用途］清热，解毒，凉血。主治流行性腮腺炎。［用法与疗程］水煎服。每日 1 剂，病愈即止。亦可单用板蓝根 15 克，水煎服。［宜忌］服药期间，宜清淡饮食。忌辛辣。

◇**板蓝根治腮腺炎验方 2**

［组成］板蓝根 18 克，金银花 9 克，甘草 6 克。［功效与用途］清热，解毒，凉血。主治流行性腮腺炎。［用法与疗程］水煎服。每日 1 剂。病愈即止。［宜忌］服药期间，宜清淡饮食。忌辛辣。

◇**板蓝根治腮腺炎验方 3**

［组成］板蓝根 12 克，忍冬花（又名金银花）、夏枯草各 9 克，甘草 6 克，［功效与用途］清热，解毒，凉血。预防流行性腮腺炎。［用法与疗程］水煎服。每日 1 剂。病愈即止。［宜忌］服药期间，宜清淡饮食。忌辛辣。

◇**苍耳子治腮腺炎验方**

［组成］苍耳子、板蓝根各 9 克，生甘草 3 克。［功效与用途］祛风散热，解毒消肿。主治流行性腮腺炎。［用法与疗程］水煎服。每日 1 剂。病愈即止。［宜忌］服药期间，宜清淡饮食。忌辛辣。

◇**马兰车前饮**

［组成］马兰根、车前草各 30～60 克。［功效与用途］清热，利湿，解毒，凉血。预防流行性腮腺炎。［用法与疗程］水煎服。每日 1 剂，病愈即止。

◇**蒲公英治腮腺炎验方**

［组成］蒲公英、银花各 9 克，生甘草 3 克。［功效与用途］清热解毒，利尿散结。主治流行性腮腺炎。［用法与疗程］水煎服。每日 1 剂。病愈即止。［宜忌］服药期间，

宜清淡饮食。忌辛辣。

◇大蓟治腮腺炎方1

[组成]大蓟根30克，鸭跖草15克，菊花6克，金银花9克。[功效与用途]清热，凉血，行水，解毒。主治流行性腮腺炎。[用法与疗程]水煎服。每日1剂。病愈即止。[宜忌]服药期间，宜清淡饮食。忌辛辣。

◇大蓟治腮腺炎方2

[组成]大蓟根30克，鸭跖草15克，野菊花10克，金银花10克。[功效与用途]清热，凉血，行水，解毒。主治流行性腮腺炎。[用法与疗程]水煎服。每日1剂。病愈即止。[宜忌]服药期间，宜清淡饮食。忌辛辣。

# 六、急、慢性肝炎

## ❀ （一）单方 ❀

◇南瓜治肝炎方

[组成]南瓜1个。[功效与用途]解毒，补益中气，消炎止痛。主治急、慢性肝炎。[用法与疗程]洗净南瓜，把南瓜粉碎成浆，用网过滤，待滤液自然沉淀后，次日倒尽清水，再取出晒干，压碎成粉。每日冲食3～5次，可长期食用。[宜忌]治疗期间，宜清淡、低脂饮食。忌辛辣与烟酒。

◇糯稻根治肝炎方

[组成]糯稻根45克。[功效与用途]益胃生津，退虚热，止盗汗，除风湿。主治急、慢性肝炎。[用法与疗程]洗净，切成约3厘米长，加水1大碗，煎成半碗，每日1剂，分2次服。病愈即止。[宜忌]服药期间，宜清淡、低脂饮食。忌辛辣与烟酒。

◇板蓝根治肝炎单方

[组成]板蓝根30克。[功效与用途]清热解毒，利湿，活血理气。主治慢性肝炎和无黄疸型肝炎。[用法与疗程]水煎服。每日1剂。病愈即止。[宜忌]服药期间，宜清淡、低脂饮食。忌辛辣与烟酒。

◇蓬藁根治肝炎方

[组成]蓬藁根120克。[功效与用途]补肝肾，缩小便。主治肝炎、黄疸。[用法与疗程]加黄酒60克，水适量煎半碗服药。饭后1小时服。每日1剂。病愈即止。[宜忌]服药期间，宜清淡、低脂饮食。忌辛辣与烟酒。

◇薅田蔗根治肝炎方

[组成]薅田蔗根60～120克。[功效与用途]清热，解毒，利湿。主治肝炎、黄疸。[用法与疗程]加水煎服。每日服2次。[宜忌]服药期间，宜清淡、低脂饮食。忌辛辣与烟酒。

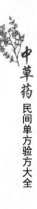
◇毛茛治肝炎方

［组成］毛茛根适量。［功效与用途］疏肝调气，祛湿退黄。主治急性黄疸型型肝炎。［用法与疗程］捣烂，装进跌打丸壳里，一旁打一个红豆大的小孔，对准脉息中（内关穴）扎紧。第二天会有一小水疱，用针刺破，手朝下，要流尽黄疸病毒。病愈即止。［宜忌］治疗期间，宜清淡、低脂饮食。忌辛辣与烟酒。

◇野桂花根治肝炎方

［组成］野桂花根（长叶槭）60克。［功效与用途］清热，解毒。主治急、慢性肝炎。［用法与疗程］水煎服。每日1剂。病愈即止。［宜忌］服药期间，宜清淡、低脂饮食。忌辛辣与烟酒。

◇枫香细根治肝炎方

［组成］枫香细根120～240克。［功效与用途］清热解毒，祛风湿，消肿止痛。主治急、慢性肝炎。［用法与疗程］水煎服。每日1剂。病愈即止。［宜忌］服药期间，宜清淡、低脂饮食。忌辛辣与烟酒。

◇胡颓子治肝炎方

［组成］胡颓子根15～30克。［功效与用途］退黄疸，止泻痢，消渴，喘咳。主治黄疸。［用法与疗程］水煎服。每日1剂，病愈即止。［宜忌］服药期间，宜清淡、低脂饮食。忌辛辣与烟酒。

◇黄柏根治肝炎方

［组成］黄柏根（十大功劳）20克。［功效与用途］清热，燥湿，泻火，解毒。主治急、慢性肝炎。［用法与疗程］水煎汁，取汁加粳米1匙煮熟。每日1剂，早、晚各服1次。病愈即止。［宜忌］服药期间，宜清淡、低脂饮食。忌辛辣与烟酒。

◇刺黄柏治肝炎方

［组成］刺黄柏（阔叶十大功劳）15～30克。［功效与用途］清热，燥湿，利尿，杀虫。主治急性肝炎、胆囊炎。亦可治急性痢疾（多次大便里急后重、夹血夹脓）。［用法与疗程］水煎服。每日1剂。病愈即止。［宜忌］服药期间，宜清淡、低脂饮食。忌辛辣与烟酒。

◇岩柏治肝炎方

［组成］岩柏（卷柏）30克。［功效与用途］清热，平肝，凉血，祛湿。主治急、慢性肝炎。［用法与疗程］水煎服。每日1剂。病愈即止。［宜忌］服药期间，宜清淡、低脂饮食。忌辛辣与烟酒。

◇宁波溲疏治肝炎方

［组成］宁波溲疏（去表皮）90～120克。［功效与用途］退热，利尿。主治急、慢性肝炎。［用法与疗程］水煎服。每日1剂。病愈即止。［宜忌］服药期间，宜清淡、低脂饮食。忌辛辣与烟酒。

◇满天星治肝炎方

［组成］满天星（谷精草）。［功效与用途］清热解毒。主治急性黄疸型肝炎、急性肾炎、百日咳、尿路结石，以及疔、痈。［用法与疗程］内服：每天 15 克，水煎服，疗程 3～5天。外用：捣汁外涂，整个病程。［宜忌］治疗期间，宜清淡、低脂饮食。忌辛辣与烟酒。

◇垂盆草治肝炎单方

［组成］垂盆草 30 克。［功效与用途］清利湿热，有降低谷丙转氨酶作用。主治急性肝炎、迁延性肝炎、慢性肝炎的活动期。清热解毒，用于带状疱疹的治疗。［用法与疗程］水煎服。每天 1 剂。疗程 1 周。［宜忌］性凉，对胃有刺激。服药期间，宜清淡、低脂饮食。忌辛辣与烟酒。

◇黄毛耳草治肝炎方

［组成］鲜铺地蜈蚣（黄毛耳草全草）30～60 克。［功效与用途］清热，除湿，活血舒筋。主治肝炎、黄疸。［用法与疗程］水煎服。每日 1 剂，分 1～2 次服。病愈即止。［宜忌］服药期间，宜清淡、低脂饮食。忌辛辣与烟酒。

◇兰香草治肝炎方

［组成］兰香草 120 克。［功效与用途］祛风除湿，止咳散瘀。主治急、慢性肝炎引起的肝肿。［用法与疗程］加夹心猪肉 50 克煎汤服。每日 1 剂。病愈即止。［宜忌］服药期间，宜清淡、低脂饮食。忌辛辣与烟酒。

◇紫参治肝炎方

［组成］紫参（石见穿）30～60 克。［功效与用途］凉血，活血，清热，解毒。主治急、慢性肝炎。［用法与疗程］水煎服。每日 1 剂。病愈即止。［宜忌］服药期间，宜清淡、低脂饮食。忌辛辣与烟酒。

◇紫金牛治肝炎方

［组成］紫金牛（矮地茶）60 克。［功效与用途］解毒，利尿，活血，止痛。主治急、慢性肝炎。［用法与疗程］加红糖适量，水煎服。每日 1 剂。病愈即止。［宜忌］服药期间，宜清淡、低脂饮食。忌辛辣与烟酒。

◇田基黄治肝炎方

［组成］田基黄（地耳草）60 克。［功效与用途］清热解毒，疏肝理气。主治急、慢性肝炎。［用法与疗程］水煎服。每日 1 剂。病愈即止。［宜忌］服药期间，宜清淡、低脂饮食。忌辛辣与烟酒。

◇山蚂蝗治肝炎方

［组成］鲜山蚂蝗（小槐花）根 120 克。［功效与用途］祛风湿，散瘀，消肿。主治急、慢性肝炎。［用法与疗程］水煎服。每日 1 剂，加白糖分 2 次服。病愈即止。［宜忌］服药期间，宜清淡、低脂饮食。忌辛辣与烟酒。

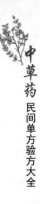
## 🌺 (二) 验方 🌿

◇泥鳅治肝炎方

［组成］泥鳅 500 克，豆腐 250 克，食盐适量。［功效与用途］补中气，祛湿邪。主治急、慢性肝炎。［用法与疗程］将泥鳅去头尾及肚杂，洗净加水适量，小火清炖五成熟，加豆腐和食盐适量，小火继续炖熟。早餐食用。病愈即止。［宜忌］服药期间，宜清淡、低脂饮食。忌辛辣与烟酒。

◇乌糯饭治肝炎方

［组成］乌糯饭（乌饭树）根适量，瘦肉 1 块。［功效与用途］补中气，祛湿邪。主治急、慢性肝炎。［用法与疗程］水煮服。饮汤吃肉，每日 1 剂，早、晚各服 1 次。病愈即止。［宜忌］服药期间，宜清淡、低脂饮食。忌辛辣与烟酒。

［组成］苦爹菜根（异叶茴芹）15～30 克，猪肝或鸡肝适量。［功效与用途］清热，解毒，消肿。主治急、慢性肝炎。［用法与疗程］煮服，以红糖为引。每日 1 剂。病愈即止。［宜忌］服药期间，宜清淡、低脂饮食。忌辛辣与烟酒。

◇坑螺蛳治肝炎方

［组成］坑（小溪）螺蛳 50 克，枫树根 30 克。［功效与用途］清热，利水。主治急、慢性肝炎。［用法与疗程］将坑螺蛳捣碎放入碗中，盖上枫树根（切成片）放锅内隔水炖服。每日 1 剂，早、晚各 1 次。病愈即止。［宜忌］服药期间，宜清淡、低脂饮食。忌辛辣与烟酒。

◇鸡骨草治肝炎方

［组成］鸡骨草 60 克，红糖 6 克。［功效与用途］清热解毒，舒肝散瘀。主治急、慢性肝炎。［用法与疗程］水煎服。每日 1 剂。病愈即止。［宜忌］服药期间，宜清淡、低脂饮食。忌辛辣与烟酒。

◇葫芦草治肝炎方

［组成］葫芦草（即白毛藤）幼茎 30～60 克，红糖 6 克。［功效与用途］清热解毒，利湿，祛风。主治急、慢性肝炎。［用法与疗程］水煎服。每日 1 剂。病愈即止。［宜忌］服药期间，宜清淡饮食。忌辛辣与烟酒。

◇黄毛耳草干治肝炎方 1

［组成］黄毛耳草干 60～120 克，大枣 10 枚。［功效与用途］清热除湿，活血舒筋。主治急、慢性肝炎。［用法与疗程］水煎服。每日 1 剂。病愈即止。［宜忌］服药期间，宜清淡、低脂饮食，忌辛辣与烟酒。

◇黄毛耳草治肝炎方 2

［组成］黄毛耳草 60 克，六月雪 30 克。［功效与用途］清热，除湿，活血舒筋。主治急、

慢性肝炎。［用法与疗程］水煎服。每日 1 剂。病愈即止。［宜忌］服药期间，宜清淡、低脂饮食。忌辛辣与烟酒。

◇山柿根治肝炎方

［组成］山柿根（土名）60 克，大枣 5 ～ 10 个。［功效与用途］清热解毒，活血，补血。主治急、慢性肝炎。［用法与疗程］水煎服。每日 1 剂。病愈即止。［宜忌］服药期间，宜清淡、低脂饮食，忌辛辣与烟酒。

◇虎杖治肝炎方

［组成］虎杖根、田基黄、山楂根、大枣各 30 克。［功效与用途］祛风，利湿，破痰，通经。主治急、慢性肝炎。［用法与疗程］水煎服。每日 1 剂。病愈即止。［宜忌］服药期间，宜清淡、低脂饮食。忌辛辣与烟酒。

◇乌韭治肝炎方 1

［组成］乌韭、凤尾草各 30 克。［功效与用途］清热利湿，消肿解毒，凉血止血。主治急、慢性肝炎。［用法与疗程］水煎服。每日 1 剂。病愈即止。［宜忌］服药期间，宜清淡、低脂饮食。忌辛辣与烟酒。

◇乌韭治肝炎方 2

［组成］乌韭、卷柏各 30 ～ 60 克。［功效与用途］清热，消肿，解毒，凉血，止血，祛湿。主治急、慢性肝炎。［用法与疗程］水煎或加白糖 60 克煎；或单味水煎服；也可酌加阴行草、海金沙、白英、六月雪根、夏枯草各 9 ～ 30 克，水煎服。每日 1 剂，分 3 次服。病愈即止。［宜忌］服药期间，宜清淡、低脂饮食。忌辛辣与烟酒。

◇乌韭治肝炎方 3

［组成］乌韭、凤尾蕨各 30 克。［功效与用途］清热，平肝，凉血，祛湿。主治急、慢性肝炎。［用法与疗程］水煎服。每日 1 剂。病愈即止。［宜忌］服药期间，宜清淡、低脂饮食。忌辛辣与烟酒。

◇过路黄治肝炎方

［组成］过路黄、紫花地黄（天目地黄）各 30 克。［功效与用途］清热，利尿，消肿，解毒。主治急、慢性肝炎。［用法与疗程］水煎服。每日 1 剂。病愈即止。［宜忌］服药期间，宜清淡、低脂饮食。忌辛辣与烟酒。

◇黄檀树根治肝炎方

［组成］黄檀树根 30 克，黄荆 30 克。［功效与用途］清热解毒，利尿，强精。主治急、慢性肝炎。［用法与疗程］水煎，加黄酒冲服。每日 1 剂。病愈即止。［宜忌］服药期间，宜清淡、低脂饮食。忌辛辣与烟酒。

◇盐肤木治肝炎方

［组成］盐肤木根皮、栀子根各 15 克。［功效与用途］清热解毒，祛风化湿，消肿软坚。主治急、慢性肝炎。［用法与疗程］水煎服。每日 1 剂。服至黄疸消退为止。［宜忌］

传染病常见病单方验方

169

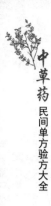

服药期间，宜清淡、低脂饮食。忌辛辣与烟酒。

◇山栀根治肝炎方

［组成］山栀根 30 克，茜草根 15 克。［功效与用途］清热，泻火，凉血。主治急、慢性肝炎。［用法与疗程］水煎服。每日 1 剂，病愈即止。［宜忌］服药期间，宜清淡、低脂饮食。忌辛辣与烟酒。

◇青黛治肝炎方

［组成］青黛 9 克，明矾 18 克。［功效与用途］清热，凉血，解毒。主治急、慢性肝炎。［用法与疗程］研细末服药。每次服 1 克，每日 3 次。病愈即止。［宜忌］服药期间，宜清淡、低脂饮食。忌辛辣与烟酒。

◇紫参治肝炎方

［组成］紫参（石见穿）30～60 克，糯稻根 30～60 克。［功效与用途］清热，生津，凉血，活血，除湿，解毒。主治急、慢性肝炎。［用法与疗程］将药混合加水 800 毫升，浸泡 15 分钟后煎煮，煮开 30 分钟，将药液倒出，再加水 500 毫升煎煮第二次，沸后 30 分钟倒去渣，然后将 2 次倒出溶液合并，加白糖 15 克，浓缩为 200 毫升服药。每日 1 剂，分 2 次服，每次 100 毫升。病愈即止。［宜忌］服药期间，宜清淡、低脂饮食。忌辛辣与烟酒。

◇糯稻根治肝炎方

［组成］糯稻根 45 克，板蓝根、蒲公英各 15 克，佛手 9 克。［功效与用途］益胃生津，退虚热，止盗汗，除风湿。主治急、慢性肝炎。［用法与疗程］水煎服。每日 1 剂，分 2 次服。病愈即止。［宜忌］服药期间，宜清淡、低脂饮食。忌辛辣与烟酒。

◇马蹄金治肝炎方

［组成］马蹄金 60 克，糯稻根 30 克，大枣 5～6 个。［功效与用途］清热，解毒，祛风，祛湿，利尿。主治急、慢性肝炎。［用法与疗程］水煎服。每日 1 剂。病愈即止。［宜忌］服药期间，宜清淡、低脂饮食。忌辛辣与烟酒。

◇丹参治肝炎方

［组成］丹参、白茅根、板蓝根各 30 克。［功效与用途］活血祛瘀，清热，利尿。主治急、慢性肝炎。［用法与疗程］水煎服。每日 1 剂，分 3 次服。病愈即止。［宜忌］服药期间，宜清淡、低脂饮食。忌辛辣与烟酒。

◇板蓝根治肝炎验方

［组成］板蓝根 30 克，栀子 9 克，茵陈 15 克。［用法与疗程］水煎服。每日 1 剂，病愈即止。［功效与用途］清热解毒，利湿，活血理气。主治急、慢性肝炎。［宜忌］服药期间，宜清淡、低脂饮食。忌辛辣与烟酒。

◇肝炎宁

［组成］茵陈 50 克，蒲公英 25 克，垂盆草 20 克。［功效与用途］清热解毒，利湿。主治任何型肝炎。［用法与疗程］水煎服。每日 1 剂。病愈即止。［宜忌］服药期间，宜清淡、

低脂饮食。忌辛辣与烟酒。

◇茵陈治肝炎方1

［组成］茵陈15克，栀子、黄柏各9克。［功效与用途］清热利湿，活血，疏肝理气。主治急、慢性肝炎。［用法与疗程］水煎服。每日1剂。病愈即止。［宜忌］服药期间，宜清淡、低脂饮食。忌辛辣与烟酒。［附注］单味茵陈亦可用。大便秘结者，可加大黄6克同煎。又方去黄柏加海金沙9克，水煎服。

◇茵陈治肝炎方2

［组成］茵陈20克，败酱草25克，枳实15克，郁金、当归各20克。［功效与用途］清热利湿，活血，疏肝理气。主治急、慢性肝炎。［用法与疗程］研末服用。每日3次，每次2克。病愈即止。［宜忌］服药期间，宜清淡、低脂饮食。忌辛辣与烟酒。

◇桂花治肝炎方

［组成］桂花10克，野芋15克，茵陈20克，石菖蒲10克。［功效与用途］清热，散瘀，祛湿，消肿。主治急、慢性肝炎。［用法与疗程］水煎服。每日1剂，早、晚各服1次。病愈即止。［宜忌］服药期间，宜清淡、低脂饮食。忌辛辣与烟酒。

◇郁金治肝炎方

［组成］郁金、延胡索各9克，生香附3克。［功效与用途］行气，疏肝，解郁，活血。主治急、慢性肝炎。［用法与疗程］研末服药。每日1剂，分3次服。病愈即止。［宜忌］服药期间，宜清淡、低脂饮食。忌辛辣与烟酒。

◇凤尾蕨治肝炎方

［组成］凤尾蕨、酢浆草、天胡荽各30克。［功效与用途］清热利湿，凉血止血，消肿解毒。主治急、慢性肝炎。［用法与疗程］水煎服。每日1剂。病愈即止。［宜忌］服药期间，宜清淡、低脂饮食。忌辛辣与烟酒。

◇蒲公英治肝炎方

［组成］鲜蒲公英、鲜车前草各60克，明矾末1.2克。［功效与用途］清热解毒，利尿消肿。主治急、慢性肝炎。［用法与疗程］前二药洗净，捣烂，用布绞汁，另用温水先冲服明矾末澄清，30～60分钟再服此药汁。每日1剂。病愈即止。［宜忌］服药期间，宜清淡、低脂饮食。忌辛辣与烟酒。［附注］上药如无鲜的，可改用干的（用量减半），水煎，送服明矾1.2克。

◇酢浆草治肝炎方1

［组成］酢浆草、单叶鼠尾草、羊蹄根各15克。［功效与用途］清热利湿，凉血散瘀，消肿解毒。主治急、慢性肝炎。［用法与疗程］水煎服。每日1剂。病愈即止。［宜忌］服药期间，宜清淡、低脂饮食。忌辛辣与烟酒。

◇酢浆草治肝炎方2

［组成］鲜酢浆草9克，岩柏草24克，鸡眼草、马兰头各9克。［功效与用途］清热

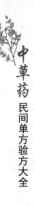

利湿，凉血散瘀，消肿解毒。主治急、慢性肝炎。［用法与疗程］水煎服。每日 1 剂。连服 10 ～ 15 天。［宜忌］服药期间，宜清淡、低脂饮食。忌辛辣与烟酒。

### ◇阴行草治肝炎方 1

［组成］阴行草、卷柏各 30 克，尿少者加地茄（地菍）30 克。［功效与用途］平肝，清热，凉血。主治急、慢性肝炎。［用法与疗程］水煎加冰糖服。每日 1 剂。病愈即止。［宜忌］服药期间，宜清淡、低脂饮食。忌辛辣与烟酒。

### ◇阴行草治肝炎方 2

［组成］阴行草 30 克，金丝桃 6 克，大蓟、卷柏各 9 克。［功效与用途］平肝，清热，凉血，去湿。主治急、慢性肝炎。［用法与疗程］水煎服。每日 1 剂。病愈即止。［宜忌］服药期间，宜清淡、低脂饮食，忌辛辣与烟酒。

### ◇阴行草治肝炎方 3

［组成］阴行草 30 克，金丝桃 10 克，大蓟根 20 克，卷柏（岩梢）30 克。［功效与用途］利肝，清热，凉血，祛湿。主治急、慢性肝炎。［用法与疗程］水煎服。每日 1 剂。病愈即止。［宜忌］服药期间，宜清淡、低脂饮食。忌辛辣与烟酒。

### ◇六月雪治肝炎方

［组成］六月雪根 60 克，虎刺根 15 克，精肉 60 克。［功效与用途］清热解毒，祛风利湿，活血消肿。主治急、慢性肝炎。［用法与疗程］水煎服。有黄疸者，加阴行草 30 克；尿黄者，加灯心草 15 克；轻度腹水者，加石胡荽 60 克。每日 1 剂。病愈即止。［宜忌］服药期间，宜清淡、低脂饮食。忌辛辣与烟酒。

### ◇香茶菜治肝炎方

［组成］香茶菜根 30 ～ 120 克，山栀根 30 克，藤胡颓子根 60 克，鸡蛋 2 只。［功效与用途］清热解毒，健脾，活血。主治急、慢性肝炎。［用法与疗程］水煎服。每日 1 剂。病愈即止。［宜忌］服药期间，宜清淡、低脂饮食。忌辛辣与烟酒。

### ◇乌韭治肝炎方 1

［组成］乌韭、卷柏各 30 克，宁波溲疏（去栓皮）15 克，盐肤木 30 克。［功效与用途］清热解毒，凉血，祛湿。主治急、慢性肝炎。［用法与疗程］水煎加白糖服。每日 1 剂。病愈即止。［宜忌］服药期间，宜清淡、低脂饮食。忌辛辣与烟酒。

### ◇乌韭治肝炎方 2

［组成］乌韭、凤尾草、卷柏、垂盆草各 30 克。［功效与用途］清热解毒，凉血，祛湿。主治急、慢性肝炎。［用法与疗程］水煎服。每天 1 剂。连服 15 ～ 20 天。［宜忌］服药期间，宜清淡、低脂饮食。忌辛辣与烟酒。

### ◇卷柏治肝炎方 1

［组成］卷柏鲜草 9 克，岩柏草（布朗卷柏）24 克，鸡眼草、马兰头各 9 克。［功效与用途］清热平肝，凉血，祛湿。主治急、慢性肝炎。［用法与疗程］水煎服。每日 1 剂，

连服 10 ～ 15 天。[宜忌] 服药期间，宜清淡、低脂饮食。忌辛辣与烟酒。

◇**卷柏治肝炎方 2**

[组成] 卷柏、马兰根、蛇根草、六月雪根各 9 克，虎杖根、湖南连翘（红旱莲）各 15 克，陈皮 3 克。[功效与用途] 清热，平肝，凉血，祛湿。主治无黄疸型肝炎。[用法与疗程] 水煎服。胃口不开者，加焦术 6 克，神曲 9 克。每日 1 剂。病愈即止。[宜忌] 服药期间，宜清淡、低脂饮食。忌辛辣与烟酒。

◇**山栀根治肝炎方**

[组成] 山栀根、茵陈蒿、灯心草根、白茅根各 30 ～ 60 克，木防己根 6 克。[功效与用途] 清热，泻火，凉血，利尿。主治急、慢性肝炎引起的肝区痛。[用法与疗程] 水煎服。每日 1 剂。病愈即止。[宜忌] 服药期间，宜清淡、低脂饮食。忌辛辣与烟酒。

◇**败酱草治肝炎方**

[组成] 败酱草 30 克，平地木 20 克，丹参、垂盆草、叶下珠各 30 克。[功效与用途] 清热解毒，活血行瘀主治乙型肝炎表面抗原阳性、谷丙转氨酶升高。[用法与疗程] 水煎服。每日 1 剂。连服 15 ～ 20 天。[宜忌] 服药期间，宜清淡、低脂饮食，忌辛辣与烟酒。

◇**山匣茄根治肝炎方**

[组成] 山匣茄根（又名地菍）20 克，穿破石 30 克，山栀 20 克，土茵陈 15 克等。[功效与用途] 活血止血，清热解毒。主治乙型肝炎。[用法与疗程] 水煎服。1 个月为 1 个疗程。急性 1 个月左右、慢性 6 个月可转阴。[宜忌] 服药期间戒酒、海鲜、豆腐。

◇**凤凰占树（梧桐籽）治肝炎方**

[组成] 凤凰占树（梧桐籽）15 克，茵陈 10 克，水黄枝 15 克，夏枯草、铁丁角各 10 克。[功效与用途] 清热，利湿，泻火。主治急、慢性肝炎。[用法与疗程] 水煎服。每日 1 剂，早、晚各服 1 次。病愈即止。[宜忌] 服药期间，宜清淡、低脂饮食。忌辛辣与烟酒。

◇**茵陈蒿治肝炎方**

[组成] 茵陈蒿 9 克，阴行草（北刘寄奴）6 克，黄毛耳草、爵床（小青草）各 15 克，过路黄（金钱草）12 克。[功效与用途] 清热利湿。主治急、慢性肝炎引起的肝肿。[用法与疗程] 水煎服。肝肿伴腹水者，甘遂（醋甘遂）研末，每次 1.5 克，吞服。病愈即止。[宜忌] 服药期间，宜清淡、低脂饮食。忌辛辣与烟酒。[警示] 生甘遂有大毒。

◇**平地木治肝炎方**

[组成] 1. 平地木 30 克，紫参（石见穿）、茜草、板蓝根各 15 克。2. 青黛 0.5 克，白矾 1 克。如伴有黄疸，可加茵陈 30 克。[功效与用途] 清热，祛风，散瘀，消肿。主治急、慢性肝炎。[用法与疗程] ①水煎服，每日 1 剂。②青黛、白矾共碾为末，同时吞服，每日 3 次，每次 0.5 克。病愈即止。[宜忌] 服药期间，宜清淡、低脂饮食。忌辛辣与烟酒。

◇**清肝饮**

[组成] 柴胡 10 克，丹参 20 克，赤白芍各 10 克，牡丹皮、焦栀子各 10 克，川柏 12

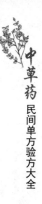

克，茵陈 15 克，旱莲草 12 克，苍术 10 克。［功效与用途］疏肝调气，清热，凉血，利湿。主治急、慢性肝炎。［用法与疗程］水煎服。每日 1 剂。病愈即止。［宜忌］服药期间，宜清淡、低脂饮食。忌辛辣与烟酒。

### ◇南烛根治肝炎方

［组成］南烛根、栀子、黄荆根各 15 克，腐婢 30 克，山楂 15 克，车前草、灯心草各 10 克，海金沙根 30 克。［功效与用途］散瘀，消肿，止痛。主治急、慢性肝炎。［用法与疗程］水煎服，每日 1 剂。病愈即止。［附注］小便清长者，去灯心草、车前草、海金沙根，加天仙果 30 克，大青根 15 克，艾梗 20 厘米，并加夹心肉或猪蹄、白糖煎服。

### ◇白花蛇舌草治肝炎方

［组成］白花蛇舌草 20～30 克，生蒲黄、牡丹皮各 12～15 克，桃仁 6～12 克，丹参 12～30 克，大黄 9～15 克，白茅根、葛根各 20～30 克，升麻 15～20 克，黄芪 9～12 克。［功效与用途］清热，利湿，解毒，凉血，活血。主治慢性活动性乙型肝炎。［用法与疗程］水煎服。每日 1 剂。病愈即止。［宜忌］服药期间，宜清淡、低脂饮食。忌辛辣与烟酒。

### ◇油菜治肝炎方

［组成］油菜、败酱草各 30 克，龙胆 20 克，茵陈、鱼腥草各 30 克，大黄 15 克，白术 20 克，黄栀子 15 克，海金沙根、金钱草、田基黄、车前草、豆腐柴各 30 克。［功效与用途］清热解毒，化浊利湿，健脾疏肝。主治急慢性肝炎。［用法与疗程］水煎服。每日 1 剂，早、晚各服 1 次。15 天为 1 个疗程。［宜忌］服药期间，宜清淡、低脂饮食。忌辛辣与烟酒。

### ◇垂盆草治肝炎方

［组成］垂盆草、白花蛇舌草各 30 克，制五味子 10 克，矮地茶 15 克，黄芩、焦山栀、牡丹皮各 10 克，虎杖 15 克，焦山楂 20 克，桃仁 10 克，生麦芽 30 克，砂仁、炒枳壳各 10 克。［功效与用途］清热解毒，凉血，活血，祛湿。主治急、慢性肝炎。［用法与疗程］水煎服。每日 1 剂，分 2 次口服。病愈即止。［宜忌］服药期间，宜清淡、低脂饮食。忌辛辣与烟酒。

### ◇黄芪治肝炎方

［组成］黄芪 15～30 克，党参 10～15 克，菟丝子 15～20 克，淫羊藿 12～15 克，桑寄生、白芍各 15～20 克，黄芩 10～12 克，白花蛇舌草、葛根各 15～20 克，升麻 10～15 克。［功效与用途］补益肝肾，清热，利湿。主治慢性迁延性乙型肝炎。［用法与疗程］水煎服。每日 1 剂。病愈即止。［宜忌］服药期间，宜清淡、低脂饮食。忌辛辣与烟酒。

# 七、带状疱疹（缠腰火丹）

## ❋ （一）单方 ❋

### ◇桔梗治带状疱疹方

［组成］桔梗适量。［功效与用途］清热，宣肺，祛痰，排毒。主治带状疱疹。［用法与疗程］米泔水涂擦患处。病愈即止。［宜忌］治疗期间，宜清淡饮食。忌辛辣与烟酒。

### ◇蒲公英治带状疱疹方

［组成］鲜蒲公英2～3株。［功效与用途］清热解毒，消肿止痛。主治带状疱疹。［用法与疗程］捣烂取汁，加黄鳝血调匀涂擦患部。病愈即止。［宜忌］治疗期间，宜清淡饮食，忌辛辣与烟酒。

### ◇马齿苋治带状疱疹方

［组成］鲜马齿苋120克。［功效与用途］清热解毒，散血消肿。主治带状疱疹。［用法与疗程］洗净后切碎，并捣烂成糊状涂患处。每日换药2次。病愈即止。［宜忌］治疗期间，宜清淡饮食。忌辛辣与烟酒。

### ◇蔢萁叶治带状疱疹方

［组成］鲜的蔢萁叶适量。［功效与用途］祛湿，利小便，解毒。主治飞蛇（带状疱疹）。［用法与疗程］捣烂绞汁，敷抹患处。病愈即止。［宜忌］治疗期间，宜清淡饮食。忌辛辣与烟酒。

### ◇铜钱草治带状疱疹方

［组成］新鲜铜钱草20克。［功效与用途］清热解毒，驱风止痛。主治带状疱疹。［用法与疗程］洗净，捣烂取汁，敷于带状疱疹表面。病愈即止。［宜忌］治疗期间，宜清淡饮食。忌辛辣与烟酒。

### ◇杠板归治带状疱疹方

［组成］杠板归鲜草。［功效与用途］清热，解毒，凉血。主治带状疱疹。［用法与疗程］捣烂取汁，敷抹患处。外用1周。［宜忌］治疗期间，宜清淡饮食。忌辛辣与烟酒。

### ◇博落回治带状疱疹方

［组成］博落回适量。［功效与用途］清热，解毒，消肿止痛。主治带状疱疹。［用法与疗程］捣汁外涂擦。病愈即止。［宜忌］治疗期间，宜清淡饮食。忌辛辣与烟酒。

### ◇海金沙治带状疱疹方1

［组成］海金沙全草适量。［功效与用途］清热解毒，利水通淋。主治带状疱疹。［用法与疗程］与米泔水同捣汁外涂擦。病愈即止。［宜忌］治疗期间，宜清淡饮食。忌辛辣与烟酒。

### ◇海金沙治带状疱疹方2

［组成］海金沙全草。［功效与用途］清热解毒，利尿通淋。主治带状疱疹。［用法与疗程］

传染病常见病单方验方

**175**

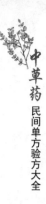

晒燥焙干研粉，调青油外擦或根同米泔水捣汁外涂擦。病愈即止。［宜忌］治疗期间，宜清淡饮食。忌辛辣与烟酒。

◇**醋调六神丸**

［组成］六神丸适量。［功效与用途］清热解毒，消肿止痛。主治带状疱疹。［用法与疗程］以六神丸5粒加醋1克的比例配制，研末调匀，以干净毛笔蘸药液涂擦患处，每日3次；同时内服六神丸，每次5～10粒，每日3次。病愈即止。［宜忌］治疗期间，宜清淡饮食。忌辛辣与烟酒。

## ❀（二）验方 ❀

◇**地龙治带状疱疹方**

［组成］较大活地龙10条，加白糖60克。［功效与用途］清热，平肝，通络。主治带状疱疹。［用法与疗程］用清水洗净后置杯中，加白糖轻轻搅拌，放置24小时后制成黄色地龙浸出液备用。治疗时以棉签将制成液涂于疱疹表面，每天5～6次，5天为1个疗程。［宜忌］治疗期间，宜清淡饮食。忌辛辣与烟酒。

◇**天胡荽治带状疱疹方**

［组成］天胡荽30克，75%酒精适量。［功效与用途］清热，利尿，消肿，解毒。主治带状疱疹。［用法与疗程］天胡荽浸入酒精中，取浸出液涂患处，或捣烂外敷患处。病愈即止。［宜忌］治疗期间，宜清淡饮食。忌辛辣与烟酒。

◇**雄黄或大黄治带状疱疹方**

［组成］雄黄或适量大黄。［功效与用途］祛风，燥湿，解毒，泻热毒，行瘀血。主治带状疱疹。［用法与疗程］上药任选1种，研成细末，用植物油或酒或茶水调和敷患处。［宜忌］治疗期间，宜清淡饮食。忌辛辣与烟酒。

◇**白英或黄毛耳草治带状疱疹方**

［组成］白英，黄毛耳草。［功效与用途］清热，解毒，活血，去湿，舒筋止痛。主治带状疱疹。［用法与疗程］任选1种鲜叶，捣烂外敷。病愈即止。［宜忌］治疗期间，宜清淡饮食。忌辛辣与烟酒。

◇**三叶青治带状疱疹方**

［组成］三叶青鲜茎藤50克，三叶青根茎适量。［功效与用途］清热，活血，解毒。主治带状疱疹。［用法与疗程］三叶青鲜茎藤煎汤，日服2次。三叶青根茎，用米泔水研磨敷患处，每日1次，连用7天。［宜忌］治疗期间，宜清淡饮食。忌辛辣与烟酒。

◇**石松治带状疱疹方**

［组成］石松（伸筋草）、绶草（盘龙参）各适量。［功效与用途］祛风散寒，除湿消肿，舒筋活血。主治带状疱疹。［用法与疗程］石松煎汤外洗，绶草捣汁加青油外敷。病愈即止。

［宜忌］治疗期间，宜清淡饮食。忌辛辣与烟酒。

### ◇柏叶散

［组成］柏叶适量，蚯蚓粪、大黄、黄柏、赤小豆各15克，雄黄、轻粉各9克。［功效与用途］清热解毒，和血生肌。主治带状疱疹、蛇串缠腰。［用法与疗程］炒焦柏叶，加雄黄、轻粉，共研细末，麻油调涂擦。病愈即止。［宜忌］治疗期间，宜清淡饮食。忌辛辣与烟酒。［警示］雄黄、轻粉有大毒。

### ◇金银花治带状疱疹方

［组成］金银花、海金沙、连翘各12克，青龙衣15克，凌霄花、生甘草各6克。［功效与用途］清热解毒，祛风除湿。主治带状疱疹。［用法与疗程］水煎服。每日1剂。病愈即止。［宜忌］服药期间，宜清淡饮食。忌辛辣与烟酒。

# 第8章 细菌、钩端螺旋体病及传染病

## 一、流行性脑脊髓膜炎

### （一）单方

◇**板蓝根治流脑方**

［组成］板蓝根 500 克。［功效与用途］清热，解毒。主治流行性脑脊髓膜炎。［用法与疗程］切碎加水煎成 1000 毫升，成人每隔 2～3 小时服 20～25 毫升，4 岁以下儿童每隔 2～3 小时服 10～15 毫升，其他年龄儿童按成人量酌减。病愈即止。［宜忌］服药期间，宜清淡饮食。忌辛辣与烟酒。

◇**桉叶防治流脑方**

［组成］桉叶（鲜）1000 克，水 2000 毫升。［功效与用途］清热，解毒，凉血，疏风。防治流行性脑脊髓膜炎。［用法与疗程］水煎至 1000 毫升，成人每次服 50 毫升，每日 2 次，连服 2 日；儿童每次服 25 毫升，每日 2 次，连服 3 日。此后隔 1 日再服，9 日为 1 个疗程。

◇**牛筋草防流脑方**

［组成］牛筋草 60～120 克。［功效与用途］清湿热，解疮毒。预防流行性脑脊髓膜炎。［用法与疗程］煎汤代茶。每日 1 剂。连服 3～5 天。

### （二）验方

◇**贯众防治流脑方**

［组成］贯众 2500 克，板蓝根 1500 克。［功效与用途］清热，解毒，凉血，止血。防治流行性脑脊髓膜炎。［用法与疗程］浓煎，代茶饮，供 100 人预防用。连服 3～5 天。

◇**三叶青治流脑方**

［组成］三叶青块根、单叶铁线莲根、瓜蒌根、石蕨各 1.5 克，龙胆根 2.5 克，抱石莲 1.5～9 克，牛膝（红柳叶牛膝）1 克。［功效与用途］清热，疏风，祛湿，解毒。主治流行性脑脊髓膜炎。［用法与疗程］水煎服。每日 1 剂。病愈即止。［宜忌］服药期间，宜清淡饮食。

忌辛辣与烟酒。

◇龙胆草治流脑方

［组成］龙胆草 62 克，生石膏（先煎）160 克，知母 60 克，白茅根、大青叶、蒲公英、忍冬花、玄参、生地黄各 95 克，甘草 45 克。［功效与用途］清热，解毒，凉血。主治流行性脑脊髓膜炎。［用法与疗程］水煎服。每日 1 剂。病愈即止。［宜忌］服药期间，宜清淡饮食。忌辛辣与烟酒。

# 二、猩红热

## ❀ 验方 ❀

◇牛蒡子治猩红热方

［组成］牛蒡子 9 克，薄荷、蝉蜕各 3 克。［功效与用途］疏散风热，宣肺透疹，消肿解毒。主治猩红热初起、发热、头痛、咽痛、皮疹。［用法与疗程］水煎服。每日 1 剂。病愈即止。［宜忌］服药期间，宜清淡饮食。忌辛辣与烟酒。

◇蒲公英治猩红热方

［组成］蒲公英、紫花地丁各 15 克，玄参 12 克，银花 9 克。［功效与用途］清热，解毒，凉血，消肿。主治猩红热发病 2 ～ 3 日发热、咽痛、皮肤弥漫性潮红疹点、口周苍白、舌面红赤。［用法与疗程］水煎 2 次，分 4 次在当日服完，可连服 3 ～ 5 天。症状消退后，每日以鲜茅根 30 克，煎汤饮用，连服 1 周。［宜忌］服药期间，宜清淡饮食。忌辛辣与烟酒。

# 三、白喉

## ❀ （一）单方 ❀

◇万年青治白喉方

［组成］万年青（又名野郁蕉）鲜根 40 克。［功效与用途］清热解毒，强心利尿，止血。主治白喉。［用法与疗程］洗净切碎，加醋 100 毫升，使每毫升内含有原生药 20 毫克。用时加少许糖浆。第一天总量，按体重每千克用量 70 毫克计算。第二天总量为第一天的 2/3，以后每天折半递减。连续服药 5 天，但每天总量少于 0.5 毫升。间隔 5 天后，如需继续服药，可日服总量 0.5 毫升，连服 1 ～ 2 天。［宜忌］服药期间，宜清淡饮食。忌辛辣与烟酒。

◇毛冬青治白喉方

［组成］毛冬青根 5 ～ 10 克。［功效与用途］清热解毒，活血通脉。主治小儿白喉。［用

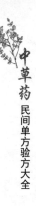

法与疗程］切片，水煎服。每日 1 剂，病愈即止。［宜忌］服药期间，宜清淡饮食。忌辛辣与烟酒。

◇白牛膝治白喉方

［组成］白牛膝根（柳叶牛膝）30 克。［功效与用途］清热解毒，祛湿利尿，活血散瘀。主治白喉。［用法与疗程］捣汁服或水煎服。每日 1 剂。病愈即止。［宜忌］服药期间，宜清淡饮食。忌辛辣与烟酒。

◇朱砂根治白喉方

［组成］朱砂根 30 克。［功效与用途］清热解毒，散瘀止痛。主治白喉。［用法与疗程］研粉，用糯米泔水浸后，饮糯米泔水。每日 1 剂。病愈即止。［宜忌］服药期间，宜清淡饮食。忌辛辣与烟酒。

## ❀ （二）验方 ❀

◇朝天子治白喉方

［组成］朝天子 15 克，冰片 1.5 克。［功效与用途］清热，收敛，止血。主治白喉。［用法与疗程］研粉吹喉。每日 1 剂。病愈即止。［宜忌］治疗期间，宜清淡饮食。忌辛辣与烟酒。

◇土牛膝治白喉方

［组成］白土牛膝、朱砂根各 60 克。［功效与用途］清热解毒，祛湿利尿，活血散瘀。主治白喉。［用法与疗程］捣细绞汁，冲开水温饮。每日 1 剂。病愈即止。［宜忌］服药期间，宜清淡饮食。忌辛辣与烟酒。

◇蟾蜍治白喉方

［组成］癞蛤蟆（又名蟾蜍）170 克，明矾 340 克。［功效与用途］破症结，行水湿，化毒，定痛。主治白喉。［用法与疗程］二者共捣烂，涂在 5 厘米 ×10 厘米纱布上，置患者身前颈部，固定。病愈即止。［宜忌］治疗期间，宜清淡饮食。忌辛辣与烟酒。

◇细叶鼠曲草治白喉方

［组成］细叶鼠曲草（天青地白）、天葵子各 30 克。［功效与用途］解表，清热，利尿，明目。主治白喉。［用法与疗程］水煎服。每日 1 剂。病愈即止。［宜忌］服药期间，宜清淡饮食。忌辛辣与烟酒。

◇芦根治白喉方

［组成］鲜芦根 50 克（干品减半），萝卜 200 克，葱白 7 条，青橄榄 7 个。［功效与用途］清热，生津，除烦，止呕。主治白喉。［用法与疗程］煎汤，代茶饮。每日 1 剂。病愈即止。［宜忌］服药期间，宜清淡饮食。忌辛辣与烟酒。

# 四、百日咳

## ❀（一）单方❀

### ◇半边莲治百日咳方

［组成］半边莲全草 30 克。［功效与用途］利水，消肿，解毒。主治百日咳。［用法与疗程］煎汤，煮猪肺 1 个，吃汤和肺。病愈即止。［宜忌］宜清淡饮食，忌辛辣刺激之品。

### ◇食胡荽治百日咳方

［组成］食胡荽（鹅不食草、球子草）9 ～ 30 克。［功效与用途］散寒，疏风，祛痰，止咳。主治百日咳。［用法与疗程］水煎，冲红糖（或白糖）服。每日 1 剂，病愈即止。［宜忌］服药期间，宜清淡饮食。忌辛辣刺激之品。

### ◇伏地堇治百日咳方

［组成］鲜伏地堇 30 克。［功效与用途］清热解毒，止咳。主治百日咳。［用法与疗程］水煎服。每日 1 剂。病愈即止。［宜忌］服药期间，宜清淡饮食。忌辛辣刺激之品。

### ◇鱼腥草治百日咳方

［组成］鱼腥草 30 克。［功效与用途］清热解毒，消肿，止咳，利尿。主治百日咳。［用法与疗程］水煎服。每日 3 ～ 5 次温服。连服 3 ～ 5 日。［宜忌］服药期间，宜清淡饮食。忌辛辣刺激之品。

### ◇治咳汤

［组成］三叶青（乌蔹莓）5 克。［功效与用途］清肺化痰，止痉，消炎散结。主治百日咳。［用法与疗程］研粉，开水吞服。10 天为 1 个疗程。连服 1 个月。［宜忌］服药期间，宜清淡饮食。忌辛辣刺激之品。

### ◇天葵子治百日咳方

［组成］紫背天葵根（天葵子）1.5 ～ 3 克。［功效与用途］清热解毒，散结，利尿，止咳。主治百日咳。［用法与疗程］捣碎，水煎服。每日 1 剂。病愈即止。［宜忌］服药期间，宜清淡饮食。忌辛辣刺激之品。

### ◇蒸百部治百日咳方

［组成］蒸百部 9 克。［功效与用途］温润肺气，止咳。主治百日咳。［用法与疗程］水煎服。每日 1 剂。5 ～ 8 天为 1 个疗程。［宜忌］服药期间，宜清淡饮食。忌辛辣刺激之品。

### ◇杠板归治百日咳方

［组成］杠板归 30 克。［功效与用途］清热，解毒，凉血，止咳。主治百日咳。［用法与疗程］将药洗净，微炒，加清水、酒和冰糖炖开，当茶喝。每日 1 剂。连服 4 ～ 6 剂。［宜忌］服药期间，宜清淡饮食。忌辛辣刺激之品。

传染病常见病单方验方

# ❋ (二) 验方 ❋

## ◇白萝卜治百日咳方

[组成] 白萝卜、麦芽糖各适量。[功效与用途] 清热，生津，止咳。主治百日咳。[用法与疗程] 白萝卜捣汁，与麦芽糖一并蒸熟。每日早、晚各服 1 次。病愈即止。[宜忌] 治疗期间，宜清淡饮食。忌辛辣刺激之品。

## ◇梨治百日咳方

[组成] 大梨 1 只，橘红 6 克。[功效与用途] 生津，润燥，清热，化痰。主治百日咳。[用法与疗程] 将梨挖去心，装入橘红，水煮，连梨带汤一同服下。每日 1 剂。病愈即止。[宜忌] 治疗期间，宜清淡饮食，忌辛辣刺激之品。

## ◇猪胆汁治百日咳方

[组成] 猪胆汁、面粉各适量。[功效与用途] 清热，润燥，解毒。主治百日咳。[用法与疗程] 以上二药拌和，做成豌豆大口服。每次 3 ～ 5 粒，每日 3 次。连服 7 ～ 8 天。[宜忌] 服药期间，宜清淡饮食。忌辛辣刺激之品。

## ◇猪胆治百日咳方

[组成] 猪胆 3 只，白糖适量。[功效与用途] 清热，润燥，解毒，止咳。主治百日咳。[用法与疗程] 猪胆加白糖适量调成糊状。1—3 岁以上的小儿，每日服 1/8，分 4 次服。1 岁以内的婴儿减半服。病愈即止。[宜忌] 服药期间，宜清淡饮食。忌辛辣刺激之品。

## ◇糯稻根治百日咳方

[组成] 糯谷稻根适量，冰糖 3 ～ 5 克。[功效与用途] 清虚热，生津，止咳。主治百日咳。[用法与疗程] 陈年 (3 ～ 5 年) 糯稻根 50 ～ 60 克，水煎去渣。煎汤加冰糖 3 ～ 5 克，一并食用。每日 1 剂，病愈即止。[宜忌] 服药期间，宜清淡饮食。忌辛辣刺激之品。

## ◇生橄榄治百日咳方

[组成] 生橄榄 20 颗，冰糖 30 克。[功效与用途] 清肺，利咽，生津，解毒。主治百日咳。[用法与疗程] 橄榄捣碎，加水与冰糖一起炖煮服药。每日 1 剂，分 3 次服。连服 2 ～ 3 日。[宜忌] 服药期间，宜清淡饮食。忌辛辣刺激之品。

## ◇胡枝子治百日咳方

[组成] 鲜的胡枝子全草 30 ～ 60 克，冰糖 15 克。[功效与用途] 润肺清热，利水通淋，止咳。主治肺热咳嗽、百日咳。[用法与疗程] 酌冲开水炖 1 小时服药。每日 1 剂，分 3 次服。病愈即止。[宜忌] 服药期间，宜清淡饮食。忌辛辣刺激之品。

## ◇鱼腥草治百日咳方

[组成] 鱼腥草 60 克，绿豆 120 克，冰糖 30 克。[功效与用途] 清热解毒，消肿，止咳，利尿。主治百日咳。[用法与疗程] 水煎服。每日 1 次。3 ～ 4 天为 1 个疗程。[宜

忌]服药期间，宜清淡饮食。忌辛辣刺激之品。

### ◇伏地堇治百日咳方 1

[组成]伏地堇15～30克，冰糖适量。[功效与用途]清热，解毒，止咳。主治百日咳。[用法与疗程]水煎服。每日1剂。病愈即止。[宜忌]服药期间，宜清淡饮食。忌辛辣刺激之品。

### ◇伏地堇治百日咳方 2

[组成]鲜伏地堇30克，一枝黄花9克，鲜截叶铁扫帚18克，石胡荽3克。[功效与用途]清热解毒，凉血，止咳。主治百日咳。[用法与疗程]水煎服。每日1剂，分3次服。病愈即止。[宜忌]服药期间，宜清淡饮食。忌辛辣刺激之品。

### ◇百合治百日咳方

[组成]炙百合12克，炙款冬花15克。[功效与用途]润肺止咳，清心安神。主治百日咳。[用法与疗程]水煎服。每日1剂。连服3～4日。[宜忌]服药期间，宜清淡饮食。忌辛辣刺激之品。

### ◇马蹄金治百日咳方

[组成]马蹄金（荷包草）、仙鹤草各30克。[功效与用途]散寒，疏风，活血，止咳。主治百日咳。[用法与疗程]水煎服。每日1剂。病愈即止。[宜忌]服药期间，宜清淡饮食。忌辛辣刺激之品。

### ◇陈皮治百日咳方

[组成]陈皮、麦冬各6克，百部根12克。[功效与用途]行气，祛痰，燥湿，止咳。主治百日咳。[用法与疗程]水煎服。每日1剂。病愈即止。[宜忌]服药期间，宜清淡饮食。忌辛辣刺激之品。

### ◇百部治百日咳方

[组成]百部、鲜桑叶各15克，枇杷叶（刷去毛）6～9克。[功效与用途]温润肺气，止咳。主治百日咳。[用法与疗程]水煎服。每日1剂，病愈即止。[宜忌]服药期间，宜清淡饮食。忌辛辣刺激之品。

### ◇鹅不食草治百日咳方

[组成]球子草（又名食胡荽、鹅不食草）、浙贝母各9～15克，光叶水苏15克。[功效与用途]祛风，散寒，胜湿，去翳，通鼻塞。主治小儿百日咳。[用法与疗程]加白糖，水煎服。每日1剂。病愈即止。[宜忌]服药期间，宜清淡饮食。忌辛辣刺激之品。

### ◇水苏治百日咳方

[组成]光叶水苏15克，杠板归30克，黄药子6克，土牛膝10克。[功效与用途]疏风理气，止血消炎，凉血止咳。主治百日咳。[用法与疗程]水煎服。每日1剂。病愈即止。[宜忌]服药期间，宜清淡饮食。忌辛辣刺激之品。[警示]肝功能不全者禁服。

### ◇天竺黄治百日咳方

[组成]天竺黄10克，胆南星3克，僵蚕、北沙参、麦冬、冬瓜仁、米仁各10克，

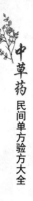

橘红 5 克，知母、浙贝母、瓜蒌仁各 10 克，生甘草 3 克。[功效与用途]清热涤痰，养阴润肺。主治百日咳。[用法与疗程]水煎服。每日 1 剂。病愈即止。[宜忌]服药期间，宜清淡饮食。忌辛辣刺激之品。

◇顿咳百龙汤

[组成]炙百部 9 克，广地龙、南北沙参、天麦冬、瓜蒌皮、鹅不食草、炙紫菀、化橘红各 6 克，浙贝母 9 克。[功效与用途]清润化痰，降逆镇咳。主治百日咳痉咳期。[用法与疗程]煎取头汁、二汁，和匀80～100毫升服药。每日 1 剂，分 4～5 次服。病愈即止。[加减运用]痉咳而伴气逆较甚者，加炙桑白皮 9 克，炒葶苈子 6 克，泻肺涤痰；呕吐较剧者加代赭石 10 克，降逆和胃；咳甚、目睛出血、鼻衄者，加生地黄 9 克，生山栀 6 克，白茅根 9 克，养阴凉血清肝；痉咳后期、咳而有痰、黏稠不易出者，加竹沥 20 克，半夏 6 克，天竺黄 6 克，清肺化痰。[宜忌]服药期间，宜清淡饮食。忌辛辣刺激之品。

# 五、肺结核（包括结核病）

## （一）单方

◇生大蒜治肺结核方

[组成]生大蒜。[功效与用途]行滞气，暖脾胃，消症积，解毒。主治肺结核。[用法与疗程]去皮，嚼食之。每次 3～4 瓣，每日食 5～6 次。需常食。[宜忌]治疗期间，宜富营养而不滋腻饮食。忌辛辣、炽热之食。

◇藕节治肺结核方

[组成]鲜藕节或黄堇 60 克。[功效与用途]清热，止血，散瘀。主治肺结核咯血。[用法与疗程]捣汁，1 次服。每日 1 剂。病愈即止。[宜忌]服药期间，宜富营养而不滋腻饮食。忌辛辣、炽热之食。

◇紫茉莉治肺结核方

[组成]紫茉莉根（开白花）去外皮 15 克。[功效与用途]利尿，清热，活血散瘀。主治肺结核咯血。[用法与疗程]煮精肉吃。病愈即止。[宜忌]服药期间，宜富营养而不滋腻饮食。忌辛辣、炽热之食。

◇仙鹤草治肺结核方

[组成]仙鹤草 15 克。[功效与用途]止血，健胃。主治肺结核痰中带血或小量咯血。[用法与疗程]水煎服。每日 1 剂。病愈即止。[宜忌]服药期间，宜富营养而不滋腻饮食。忌辛辣、炽热之食。咳血时忌热服。

◇鸭跖草治肺结核方

[组成]鸭跖草 250～500 克。[功效与用途]行水，清热，凉血，解毒。主治肺结核。

［用法与疗程］煮鸡蛋，吃蛋喝汤。病愈即止。［宜忌］服药期间，宜富营养而不滋腻饮食。忌辛辣炽热之食。

### ◇筋骨草治肺结核方

［组成］筋骨草（又名白毛夏枯草）60克。［功效与用途］平肝，清热。主治肺结核。［用法与疗程］水煎加白糖服。每日1剂。病愈即止。［宜忌］服药期间，宜富营养而不滋腻饮食。忌辛辣、炽热之食。

### ◇肺痨汤

［组成］鹿含草30克。［功效与用途］强筋骨，补腰肾，清肺，止血，调经，解毒。主治肺结核。［用法与疗程］鹿含草取汁吞服，或水煎服。每天2次。连服3个月。［宜忌］服药期间，宜富营养而不滋腻饮食。忌辛辣、炽热之食。

### ◇葎草治肺结核方

［组成］葎草花研末，每服4.5克。［功效与用途］清热，利尿，消瘀，解毒。主治肺结核潮热。［用法与疗程］调蜂蜜开水冲服。每日1剂，分3次服。病愈即止。［宜忌］服药期间，宜富营养而不滋腻饮食。忌辛辣、炽热之食。

## ❀（二）验方 ❀

### ◇地榆根治肺结核方

［组成］地榆根30～60克，鸡蛋3只。［功效与用途］清热解毒，凉血止血。主治肺结核咯血。［用法与疗程］煮鸡蛋，吃蛋喝汤。每日1剂。病愈即止。［宜忌］服药期间，宜富营养而不滋腻饮食。忌辛辣、炽热之食。

### ◇青木香治百日咳方

［组成］青木香60克，苦参15克。［功效与用途］疏肝理气。主治结核病。［用法与疗程］研末吞服。每日5克。病愈即止。［宜忌］服药期间，宜富营养而不滋腻饮食。忌辛辣炽热之食。［警示］不宜久服。肝、肾功能不全者禁服。

### ◇檵木根治肺结核方

［组成］檵木根60克，盐肤木根、仙鹤草各30克。［功效与用途］清暑解热，止咳，止血。主治肺结核咯血。［用法与疗程］水煎服。每日1剂。病愈即止。［宜忌］服药期间，宜富营养而不滋腻饮食。忌辛辣、炽热之食。

### ◇鹿蹄草治肺结核方

［组成］鹿蹄草30克，白及15克，白茅根60克。［功效与用途］凉血，清热，解毒，止血。主治肺结核。［用法与疗程］水煎服。每日1剂。病愈即止。［宜忌］服药期间，宜富营养而不滋腻饮食。忌辛辣炽热之食。

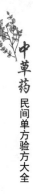

◇仙鹤草治肺结核方

［组成］仙鹤草、侧柏叶各 18 克，大、小蓟各 12 克。［功效与用途］止血，健胃。主治肺结核咳血，或痰中混有血丝。［用法与疗程］水煎服。每日 1 剂。病愈即止。［宜忌］服药期间，宜富营养而不滋腻饮食。忌辛辣、炽热之食。咳血时忌热服。

◇十大功劳叶治肺结核方

［组成］十大功劳叶 30 克，地骨皮、女贞子各 9 克，甘草 3 克。［功效与用途］清热补虚，止咳化痰。主治肺结核。［用法与疗程］水煎服。每日 1 剂。病愈即止。［宜忌］服药期间，宜富营养而不滋腻饮食。忌辛辣、炽热之食。

◇麦冬治肺结核方

［组成］麦冬、款冬花、炙百部各 9 克，炙枇杷叶（刷去毛）12 克。［功效与用途］养阴润肺，清心除烦，益胃生津。主治肺结核口干咽燥、干咳少痰。［用法与疗程］水煎服。每日 1 剂。病愈即止。［宜忌］服药期间，宜富营养而不滋腻饮食。忌辛辣、炽热之食。

◇浮小麦治肺结核盗汗方 1

［组成］浮小麦 30 克，麻黄根 9 克。［功效与用途］补心，止烦，除热，敛汗，利小便。主治肺结核盗汗。［用法与疗程］水煎，傍晚服。每日 1 剂。连服 1 周。［宜忌］服药期间，宜富营养而不滋腻饮食。忌辛辣、炽热之食。

◇浮小麦治肺结核盗汗方 2

［组成］浮小麦 30 克，煅牡蛎 24 克。［功效与用途］补心，止烦，除热，敛汗，利小便。主治肺结核盗汗。［用法与疗程］水煎，傍晚服。每日 1 剂。连服 1 周。［宜忌］服药期间，宜富营养而不滋腻饮食。忌辛辣、炽热之食。

◇浮小麦治肺结核盗汗方 3

［组成］浮小麦、黑豆（或稽豆衣）各 30 克，乌梅 2 个。［功效与用途］补心，止烦，除热，敛汗，利小便。主治肺结核盗汗。［用法与疗程］水煎，傍晚服。连服 1 周。［宜忌］服药期间，宜富营养而不滋腻饮食。忌辛辣、炽热之食。

◇浮小麦治肺结核盗汗方 4

［组成］浮小麦、黑豆（或稽豆衣）各 30 克，地骨皮 9 克，大枣 6 枚。［功效与用途］补心，止烦，除热，敛汗，利小便。主治肺结核盗汗。［用法与疗程］水煎，傍晚服。连服 1 周。［宜忌］服药期间，宜富营养而不滋腻饮食。忌辛辣、炽热之食。

◇白及治肺结核方 1

［组成］白及 9 克，野蚊子草根 15 克。［功效与用途］补肺，止血，消肿，生肌，止咳。主治肺结核。［用法与疗程］水煎服。每日 1 剂。病愈即止。［宜忌］服药期间，宜富营养而不滋腻饮食。忌辛辣、炽热之食。

◇白及治肺结核方 2

［组成］白及末 240 克，川贝末、紫河车粉各 60 克，海螵蛸 15 克。［功效与用途］补肺，

止血，消肿，生肌，敛疮。适用于肺结核患者体虚者。[用法与疗程]将药研匀，白开水送服。每次9克，每日1剂，早晚各服1次。病愈即止。[宜忌]服药期间，宜富营养而不滋腻饮食。忌辛辣、炽热之食。

### ◇白及治肺结核方3

[组成]白及、百部、百合各120克。[功效与用途]补肺，止血。主治肺结核咳嗽潮热、痰中有血丝。[用法与疗程]共研细末，炼蜜为丸，如梧桐子大，白开水送服。每日2次，每次10粒。病愈即止。[宜忌]服药期间，宜富营养而不滋腻饮食。忌辛辣、炽热之食。

### ◇白及治肺结核方4

[组成]白及、仙鹤草各9克，卷柏、元宝草各12克。[功效与用途]补肺，止血，清热，凉血，止咳。主治肺结核咯血。[用法与疗程]水煎服。也可用白及、白茅根各15克，水煎服。每日1剂。病愈即止。[宜忌]服药期间，宜富营养而不滋腻饮食。忌辛辣、炽热之食。

### ◇女贞子治肺结核方1

[组成]女贞子、地骨皮各9克，青蒿、五味子各4.5克。[功效与用途]补肝肾，强腰膝，养阴气，平阴火。主治肺结核午后潮热、颧红、手足心热。[用法与疗程]水煎服。每日1剂。病愈即止。[宜忌]服药期间，宜富营养而不滋腻饮食。忌辛辣、炽热之食。

### ◇女贞子治肺结核方2

[组成]女贞子、地骨皮各9克，青蒿9克，五味子4.5克，醋鳖甲12克。[功效与用途]补肝肾，强腰膝，养阴气，平阴火。主治肺结核午后潮热、颧红、手足心热。[用法与疗程]水煎服。每日1剂。病愈即止。[宜忌]服药期间，宜富营养而不滋腻饮食。忌辛辣、炽热之食。

### ◇养阴抗痨汤

[组成]北沙参12克，玉竹15克，麦冬12克，知母、浙贝母各10克，冬瓜仁12克，米仁15克。[功效与用途]养阴润肺，清热化痰。主治肺痨。[用法与疗程]水煎服。每日1剂。病愈即止。[宜忌]服药期间，宜富营养而不滋腻饮食。忌辛辣、炽热之食。

### ◇平地木治肺结核方

[组成]平地木12克，牯岭勾儿茶、穿破石各30克，土茯苓20克，黄精30克，卷柏12克，大枣15克。[功效与用途]滋阴润肺，降火，化痰，止咳。主治肺结核。[用法与疗程]水煎服。每日1剂。连服1～2个月。[宜忌]服药期间，宜富营养而不滋腻饮食。忌辛辣、炽热之食。

# 六、痢疾

## ❀ （一）单方 ❀

◇**大蒜治痢疾方**

［组成］生大蒜。［功效与用途］行滞气，暖脾胃，消症积，消毒，杀虫。主治急慢性痢疾。［用法与疗程］每次吃饭时吃1～2头，每天3次。连吃数天。［宜忌］服药期间，宜清淡、易消化饮食。忌辛辣、助湿、燥热之品。

◇**黄瓜藤治痢疾方**

［组成］黄瓜藤30克。［功效与用途］利水，解毒。主治痢疾。［用法与疗程］水煎服。每日3次。病愈即止。［宜忌］服药期间，宜清淡、易消化饮食。忌辛辣、助湿、燥热之品。

◇**金银花治痢疾方**

［组成］金银花60克。［功效与用途］清热解毒。主治红、白痢疾。［用法与疗程］研细末服用。每次服18克，加红糖或白糖，开水冲服。每日3次，饭前服。病愈即止。［宜忌］服药期间，宜清淡、易消化饮食。忌辛辣、助湿、燥热之品。

◇**杨树花治痢疾方**

［组成］杨树花9～15克。［功效与用途］清热，解毒，理气，止血。主治急性细菌性痢疾。［用法与疗程］水煎服。每日1剂，分2次服。服时加白糖或红糖少许。病愈即止。［宜忌］服药期间，宜清淡、易消化饮食。忌辛辣、助湿、燥热之品。

◇**雄宝花治痢疾方**

［组成］雄宝花3株。［功效与用途］清热，解毒，燥湿，凉血。主治痢疾。［用法与疗程］水煎服。每日1剂。病愈即止。［宜忌］服药期间，宜清淡、易消化饮食。忌辛辣、助湿、燥热之品。

◇**马齿苋治痢疾单方**

［组成］马齿苋30～120克。［功效与用途］清热解毒，利水去湿，散血消肿，除尘杀菌，消炎止痛，止血凉血。主治痢疾、肾炎、尿道炎、乳腺炎、便血、痔疮出血、产后子宫出血、白带过多等病症、对慢性肠炎亦有效。［用法与疗程］鲜马齿苋30～60克洗净，捣烂绞汁，加温开水服下，每日1剂，分3次服。或加米泔水捣烂取汁，加白糖内服，每日1剂，早、晚各1次。亦可将马齿苋炒熟（不拘量），加盐少许，当菜吃，每日3餐，1周1个疗程。病愈即止。［宜忌］服药期间，宜清淡、易消化饮食。忌辛辣、助湿、燥热之品。

◇**葛根粉治痢疾方**

［组成］野葛淀粉适量。［功效与用途］生津止渴，清热除烦。主治痢疾、肠炎。［用法与疗程］开水冲泡成糊状，赤痢加白糖，白痢加红糖。病愈即止。［宜忌］服药期间，宜清淡、易消化饮食。忌辛辣、助湿、燥热之品。

◇**吴茱萸治痢疾方**

［组成］刺吴茱萸18克。［功效与用途］温中，止痛，理气，燥湿。主治急性细菌性痢疾。［用法与疗程］外用。研成细面，用醋调匀，敷在两足心上，1小时后取下。每日1次。连用2～3日。［宜忌］治疗期间，宜清淡、易消化饮食。忌辛辣、助湿、燥热之品。

◇**半边莲治痢疾方**

［组成］半边莲30克。［功效与用途］利水，消肿，解毒。主治痢疾。［用法与疗程］水煎加白糖服。每日1剂。病愈即止。［宜忌］服药期间，宜清淡、易消化饮食。忌辛辣、助湿、燥热之品。

◇**土地骨皮叶治痢疾方2**

［组成］土地骨皮鲜叶30克。［功效与用途］清热，凉血。主治痢疾、肠炎。［用法与疗程］水煎服。每日1剂。病愈即止。［宜忌］服药期间，宜清淡、易消化饮食。忌辛辣、助湿、燥热之品。

◇**淡竹叶治痢疾方**

［组成］篮姑草（又名淡竹叶菜）适量。［功效与用途］清心火，除烦热，利小便。主治下痢赤白。［用法与疗程］煎汤，日服之。病愈即止。［宜忌］服药期间，宜清淡、易消化饮食。忌辛辣、助湿、燥热之品。

◇**鸭跖草治痢疾方**

［组成］鲜鸭跖草60～120克（干的30克），重症可用150～210克。［功效与用途］行水，清热，凉血，解毒。主治小儿丹毒、热痢及急性热病的退热。［用法与疗程］水煎服或捣汁服。每日1剂。病愈即止。［宜忌］服药期间，宜清淡、易消化饮食。忌辛辣、助湿、燥热之品。

◇**白头翁治痢疾方**

［组成］白头翁30～60克。［功效与用途］清热，凉血，解毒。主治急、慢性痢疾。［用法与疗程］水煎服。每日1剂，分3～4次服。病愈即止。［宜忌］服药期间，宜清淡、易消化饮食。忌辛辣、助湿、燥热之品。

◇**马鞭草治痢疾方**

［组成］马鞭草（连根）3株。［功效与用途］清热解毒，活血散瘀，利水消肿。主治急性细菌性痢疾。［用法与疗程］洗净剪碎，加水1大碗，煎成浓汁，加红糖或白糖1次服完。日服2次。病愈即止。［宜忌］服药期间，宜清淡、易消化饮食。忌辛辣、助湿、燥热之品。

◇**仙鹤草治痢疾方**

［组成］仙鹤草30克。［功效与用途］止血，理气，健胃。主治痢疾。［用法与疗程］水煎服。红痢加白糖，白痢加红糖服。每日1剂。病愈即止。［宜忌］服药期间，宜清淡、易消化饮食。忌辛辣、助湿、燥热之品。

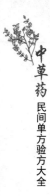

### ◇鸡眼草治痢疾方

［组成］鸡眼草 30 克。［功效与用途］清热解毒，健脾利湿。主治痢疾。［用法与疗程］水煎服。红痢加白糖，白痢加红糖服。每日 1 剂。病愈即止。［宜忌］服药期间，宜清淡、易消化饮食。忌辛辣、助湿、燥热之品。

### ◇丁香蓼治痢疾方

［组成］丁香蓼 30 克。［功效与用途］祛风，行水，解毒。主治痢疾。［用法与疗程］水煎服。每日 1 剂。病愈即止。［宜忌］服药期间，宜清淡、易消化饮食。忌辛辣、助湿、燥热之品。

### ◇千里光治痢疾方

［组成］鲜的千里光根 90～120 克。［功效与用途］清热，解毒，杀虫，明目。主治痢疾。［用法与疗程］水煎服。每日 1 剂。病愈即止。［宜忌］服药期间，宜清淡、易消化饮食。忌辛辣、助湿、燥热之品。［警示］肝功能不全者禁服。

### ◇凤尾草治痢疾方 1

［组成］凤尾蕨全草 15～30 克。［功效与用途］清热利湿，凉血止血，消肿解毒。主治痢疾。［用法与疗程］水煎服。冲蜂蜜（蜂蜜一定要熬熟）30 克，连服数日。［宜忌］服药期间，宜清淡、易消化饮食。忌辛辣、助湿、燥热之品。

### ◇凤尾草治痢疾方 2

［组成］凤尾草 30 克。［功效与用途］清热利湿，凉血止血，消肿解毒。主治痢疾。［用法与疗程］捣汁加蜂蜜服。每日 1 剂。病愈即止。［宜忌］服药期间，宜清淡、易消化饮食。忌辛辣、助湿、燥热之品。

### ◇金锦香治痢疾方

［组成］金锦香 15～30 克。［功效与用途］清热，凉血，解毒。主治阿米巴痢疾。［用法与疗程］水煎服。可加白糖或蜂蜜。每日 1 剂。病愈即止。［宜忌］服药期间，宜清淡、易消化饮食。忌辛辣、助湿、燥热之品。

### ◇海金沙草治痢疾方

［组成］海金沙全草 60～90 克。［功效与用途］清热解毒，利水通淋。主治赤痢。［用法与疗程］水煎服。日服 1～3 次。病愈即止。［宜忌］服药期间，宜清淡、易消化饮食。忌辛辣、助湿、燥热之品。

### ◇黄堇治痢疾方

［组成］粪缸草（黄堇）15～30 克。［功效与用途］杀虫，解毒，清热，利尿。主治夏日腹泻、痢疾。［用法与疗程］水煎服。每日 1 剂。病愈即止。［宜忌］服药期间，宜清淡、易消化饮食。忌辛辣、助湿、燥热之品。

### ◇金鸡脚治痢疾方

［组成］金鸡脚 30 克。［功效与用途］清热，解毒，利水。主治痢疾。［用法与疗程］

水煎汤煮鸡蛋服。红痢加白糖，白痢加红糖。每日 1 剂。病愈即止。［宜忌］服药期间，宜清淡、易消化饮食。忌辛辣、助湿、燥热之品。

### ◇黄柏治痢疾方

［组成］黄柏 15～30 克。［功效与用途］清热燥湿。主治急性细菌性痢疾。［用法与疗程］水煎服。每日 1 剂。病愈即止。［宜忌］服药期间，宜清淡、易消化饮食。忌辛辣、助湿、燥热之品。

### ◇秦皮治痢疾方

［组成］秦皮 15～30 克。［功效与用途］清热燥湿。主治急性细菌性痢疾。［用法与疗程］水煎服。每日 1 剂。病愈即止。［宜忌］服药期间，宜清淡易消化饮食。忌辛辣、助湿、燥热之品。

### ◇石榴果皮治痢疾方

［组成］石榴果皮 24～30 克。［功效与用途］涩肠，止血，驱虫。主治急性细菌性痢疾、阿米巴痢疾。［用法与疗程］水煎服。或加红糖 1 匙服，或代茶服。每日 1 剂。病愈即止。［宜忌］服药期间，宜清淡、易消化饮食。忌辛辣、助湿、燥热之品。［警示］石榴果皮有小毒，凡初期痢疾者忌服。肝功能不全者禁服。

### ◇椿根皮治痢疾方

［组成］椿根白皮。［功效与用途］除热，燥湿，涩肠，止血，杀虫。主治急性细菌性痢疾。［用法与疗程］焙干为末，每晚服 9 克，白开水送下。或用臭椿根白皮 30 克，水煎服。病愈即止。［宜忌］服药期间，宜清淡、易消化饮食。忌辛辣、助湿、燥热之品。

### ◇龙珠根治痢疾方

［组成］龙珠根 30 克。［功效与用途］清热，解毒，利水。主治痢疾。［用法与疗程］洗净，加水煎服。赤痢调白糖，白痢调红糖。饭前服。每日 2 次。病愈即止。［宜忌］服药期间，宜清淡、易消化饮食。忌辛辣、助湿、燥热之品。

### ◇水蓼根治痢疾方

［组成］水辣蓼（辣蓼）鲜根 60 克（或干根 30 克）。［功效与用途］除湿，祛风，活血，解毒。主治痢疾肠炎。［用法与疗程］水煎服。连服 3 天。［宜忌］服药期间，宜清淡、易消化饮食。忌辛辣、助湿、燥热之品。

### ◇苦参汤

［组成］苦参（酒炒）10 克。［功效与用途］清热，燥湿，杀虫。适用于湿热泻痢腹痛、里急后重、慢性痢疾。［用法与疗程］水煎服。每日 1 剂，分 2 次服，病愈即止。或苦参子去壳，每日 1 次，每次 8 粒，连服 7 剂。［宜忌］服药期间，宜清淡、易消化饮食。忌辛辣、助湿、燥热之品。

### ◇苘麻子实治痢疾方

［组成］苘麻子实。［功效与用途］解毒，祛风。主治赤、白痢疾。［用法与疗程］

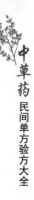

炒研为末，饭前用蜜汤送下。每次 3 克，日服 3 次。病愈即止。［宜忌］服药期间，宜清淡、易消化饮食。忌辛辣、助湿、燥热之品。

### ◇鸦胆子治痢疾方

［组成］鸦胆子 7～200 粒。［功效与用途］清热，燥湿，杀虫，解毒。主治阿米巴痢疾。［用法与疗程］鸦胆子 7～10 粒，去壳，研碎，装入胶囊，或用枣肉（桂圆肉亦可）包裹，用温开水服，每日 2 次，饭前服，连服 10 天左右；或鸦胆子 200 粒打碎，水煎去渣，制成 500 毫升煎液，每次用 50～100 毫升灌肠，轻者每天灌肠 1 次，重者 2 次。两者任选其中一种。［宜忌］治疗期间，宜清淡、易消化饮食。忌辛辣、助湿、燥热之品。［警示］鸦胆子有小毒，肝肾功能不全者禁服。

## ❀（二）验方❀

### ◇茶叶治痢疾方

［组成］茶叶（绿茶最好）30 克，生姜 6 克。［功效与用途］清头目，除烦渴，化痰，消食，利尿，解毒。主治急性细菌性痢疾。［用法与疗程］加水 3 碗，煎至 2 碗，每次服 0.5 碗，每日 4 次。如病已 5～6 日，可加醋小半杯（或加红糖或白糖调入均可）同服。病愈即止。［宜忌］服药期间，宜清淡、易消化饮食。忌辛辣、助湿、燥热之品。

### ◇黑木耳治痢疾方

［组成］黑木耳、白糖各适量。［功效与用途］凉血，止血。主治痢疾。［用法与疗程］洗净黑木耳，加白糖 1 起捣烂，开水送服。每日 2 次，每次 10～15 克（小儿减半）。病愈即止。［宜忌］服药期间，宜清淡、易消化饮食。忌辛辣、助湿、燥热之品。

### ◇山楂治痢疾方

［组成］山楂粉 30 克，广木香 6 克。［功效与用途］消食积，散瘀血，行气止痛。主治急性细菌性痢疾。［用法与疗程］水煎服。服时加红糖或白糖少许。每日 1 剂。病愈即止。［宜忌］服药期间，宜清淡、易消化饮食。忌辛辣、助湿、燥热之品。

### ◇鱼腥草治痢疾方

［组成］鱼腥草 18 克，山楂炭 6 克。［功效与用途］清热解毒，消肿，利尿。主治痢疾。［用法与疗程］水煎，加蜂蜜服。每日 1 剂。病愈即止。［宜忌］服药期间，宜清淡、易消化饮食。忌辛辣、助湿、燥热之品。

### ◇鸡眼草治痢疾方

［组成］鸡眼草、硕苞蔷薇根各 60 克，山楂根 30 克。［功效与用途］清热解毒，健脾利湿。主治阿米巴痢疾。［用法与疗程］水煎服。每日 1 剂。病愈即止。［宜忌］服药期间，宜清淡、易消化饮食。忌辛辣、助湿、燥热之品。

◇**水苏茎叶治痢疾方**

［组成］干水苏茎叶9～15克，红糖少许。［功效与用途］散寒，理气，和营。主治痢疾。［用法与疗程］加开水炖服。每日1剂。病愈即止。［宜忌］服药期间，宜清淡、易消化饮食。忌辛辣、助湿、燥热之品。

◇**过坛龙治痢疾方**

［组成］鲜过坛龙全草60～120克，红糖15克。［功效与用途］清热，利湿，消瘀，散肿。主治痢疾。［用法与疗程］水煎服。每日2～3次。病愈即止。［宜忌］服药期间，宜清淡、易消化饮食。忌辛辣、助湿、燥热之品。

◇**黄毛耳草治痢疾方**

［组成］鲜铺地蜈蚣（黄毛耳草）全草30～60克，红糖15克。［功效与用途］清热，除湿，活血舒筋。主治痢疾。［用法与疗程］水煎服。每日2次。病愈即止。［宜忌］服药期间，宜清淡、易消化饮食。忌辛辣、助湿、燥热之品。

◇**痢热止泻方**

［组成］枫树叶、车前草各1握。［功效与用途］清热止泻。主治痢疾、肠热、不明原因腹泻。［用法与疗程］水煎，加食盐少许服。每日1剂。病愈即止。［宜忌］服药期间，宜清淡、易消化饮食。忌辛辣、助湿、燥热之品。该药不可长服，能使大便结塞。

◇**雪里开治痢疾方**

［组成］雪里开20克，鲜破铜钱30克。［功效与用途］行气活血，抗菌消炎。主治痢疾。［用法与疗程］用米泔水磨汁服，或加破铜钱汁内服。每日1剂，早、晚各1次。病愈即止。［宜忌］服药期间，宜清淡、易消化饮食。忌辛辣、助湿、燥热之品。

◇**铁苋菜治痢疾方**

［组成］铁苋菜、鸡眼草各30克。［功效与用途］清热，解毒，利水，止血。主治阿米巴痢疾。［用法与疗程］水煎服。每日1剂。病愈即止。［宜忌］服药期间，宜清淡、易消化饮食。忌辛辣、助湿、燥热之品。

◇**大石韦治痢疾方**

［组成］大石韦（庐山石韦）20克，伏地堇15克。［功效与用途］清肺热，利尿，通淋。主治痢疾。［用法与疗程］加冷水捣汁内服。1次1小碗，服药次数按病情而定。病愈即止。［宜忌］服药期间，宜清淡、易消化饮食。忌辛辣、助湿、燥热之品。

◇**过山龙治痢疾方**

［组成］青绳儿（红藤）、广木香各10克。［功效与用途］清热解毒，理气，行水。主治痢疾。［用法与疗程］水煎服。每日2次。病愈即止。［宜忌］服药期间，宜清淡、易消化饮食。忌辛辣、助湿、燥热之品。

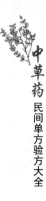

◇广木香治痢疾方

［组成］广木香120克，苦参180克，甘草120克。［功效与用途］行气止渴，温中和胃，清热燥湿。主治急性细菌性痢疾。［用法与疗程］共研细末，水泛为丸，如绿豆大，白开水送服。每日3次。成人每次服9克，小儿酌减。病愈即止。［宜忌］白开水送下。宜清淡、易消化饮食。忌辛辣、助湿、燥热之品。

◇参香丸治红白痢

［组成］苦参18克，木香12克，甘草15克。［功效与用途］清热，燥湿，理气，杀虫。主治红白痢。［用法与疗程］与米饭捣为丸，如梧子大服用。每服3克。病愈即止。［宜忌］服药期间，宜清淡、易消化饮食。忌辛辣、助湿、燥热之品。

◇槐角治痢疾方

［组成］槐角、地榆炭、椿根皮炭各9克。［功效与用途］清热，凉血，止血。主治急性细菌性痢疾。［用法与疗程］水煎服。或加入藕汁1杯，加白糖少许，代茶频饮。同时可并用陈仓米煮稀饭饮服。病愈即止。［宜忌］服药期间，宜清淡、易消化饮食。忌辛辣、助湿、燥热之品。

◇地榆治痢疾方

［组成］地榆15克，翻白草30克，白头翁9克。［功效与用途］凉血，止血，清热解毒。主治阿米巴病。［用法与疗程］水煎服。每日1剂。病愈即止。［宜忌］服药期间，宜清淡、易消化饮食。忌辛辣、助湿、燥热之品。

◇凤尾草治痢疾方

［组成］凤尾草、斑地草（又名斑地锦）、石板菜（刺苋）各30克。［功效与用途］清热利湿，凉血止血，消肿解毒。主治阿米巴痢疾。［用法与疗程］水煎服。每日1剂。病愈即止。［宜忌］服药期间，宜清淡、易消化饮食。忌辛辣、助湿、燥热之品。

◇水苏治痢疾方

［组成］光叶水苏30～60克，球子草（鹅不食草）30克；或海金沙60克。［功效与用途］疏风理气，止血消炎。主治红白痢疾。［用法与疗程］水煎服。每日1剂。病愈即止。［宜忌］服药期间，宜清淡、易消化饮食。忌辛辣、助湿、燥热之品。

◇黄蛇胆治痢疾方

［组成］黄蛇胆（土名）、苍耳各60克、徐长卿6克。［功效与用途］清热，祛风，解毒，利水。主治痢疾。［用法与疗程］水煎服。每日1剂。病愈即止。［宜忌］服药期间，宜清淡、易消化饮食。忌辛辣、助湿、燥热之品。

◇马齿苋治痢疾验方1

［组成］马齿苋60～90克（鲜草加倍），扁豆花10～12克。［功效与用途］清热解毒，散血消肿，清暑化湿，健脾和胃。主治赤白痢疾。［用法与疗程］水煎加红糖，每日分2次服。或马齿苋烧存性，研细，以糖水调服，每次服6克，每日2次。病愈即止。［宜忌］服药期间，

宜清淡、易消化饮食。忌辛辣、助湿、燥热之品。

◇马齿苋治痢疾验方 2

[组成]鲜马齿苋全草 60 克,铁苋菜全草 30 克。[功效与用途]清热解毒,散血消肿,利水,止血。主治痢疾、便血、痔疮出血、白带过多、尿道炎。[用法与疗程]水煎服。每日 1 剂。病愈即止。[宜忌]服药期间,宜清淡、易消化饮食。忌辛辣、助湿、燥热之品。

◇马齿苋治痢疾验方 3

[组成]鲜马齿苋 100 克,粳米 50 克,葱花 5 克。[功效与用途]清热解毒,散血消肿。止疝气、止痢疾。[用法与疗程]用葱花将马齿苋炒熟,混入煮好的粳米粥中食用。病愈即止。[宜忌]服药期间,宜清淡、易消化饮食。忌辛辣、助湿、燥热之品。

◇马齿苋治痢疾验方 4

[组成]马齿苋 30 克,阔叶十大功劳、鱼腥草各 6 克。[功效与用途]清热解毒,散血消肿,利尿。主治急性细菌性痢疾、肠炎。[用法与疗程]水煎服。每日 2 次。病愈即止。[宜忌]服药期间,宜清淡、易消化饮食。忌辛辣、助湿、燥热之品。

◇马齿苋治痢疾验方 5

[组成]马齿苋、凤尾草各 30 克,红木香 15 克。[功效与用途]清热解毒,散血消肿,凉血止血,利尿。主治细菌性痢疾。[用法与疗程]水煎服。每日 1 剂。病愈即止。[宜忌]服药期间,宜清淡、易消化饮食。忌辛辣、助湿、燥热之品。

◇铁苋菜治痢疾方 1

[组成]铁苋菜、凤尾蕨各 60 克,石榴皮 15 克。[功效与用途]清热,利水,杀虫,止血。主治痢疾。[用法与疗程]水煎服。每日 1 剂。病愈即止。[宜忌]服药期间,宜清淡、易消化饮食。忌辛辣、助湿、燥热之品。

◇铁苋菜治痢疾方 2

[组成]铁苋菜、龙芽草、斑地锦、十大功劳各 500 克。[功效与用途]清热,利水,杀虫,止血。主治痢疾。[用法与疗程]加水适量,煎浓汁至 2000 毫升服用。成人每次 10 毫升,每日 3 次。病愈即止。[宜忌]服药期间,宜清淡、易消化饮食。忌辛辣、助湿、燥热之品。

◇铁苋菜治痢疾方 3

[组成]铁苋菜、马齿苋、地锦草、凤尾草各 15 克。[功效与用途]清热,解毒,利水,止血。主治细菌性痢疾。肠炎也可选用。[用法与疗程]水煎服。也可任选一种煎服。用量为 30 ～ 60 克。每日 1 剂,病愈即止。[宜忌]服药期间,宜清淡、易消化饮食。忌辛辣、助湿、燥热之品。

◇白头翁治痢疾方

[组成]白头翁、黄连、黄柏、秦皮各 9 克,葛根 6 克,木香 4.5 克。[功效与用途]清热凉血,解毒,燥湿。主治急性细菌性痢疾、高热、全身症状较重。[用法与疗程]水煎服。每日 1 剂。病愈即止。[宜忌]服药期间,宜清淡、易消化饮食。忌辛辣、助湿、燥热之品。

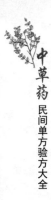

### ◇浮萍治痢疾方

［组成］浮萍、白牛胆、野棉花（梵天花）各15克，红花落新妇1粒。［功效与用途］发汗，祛风，行水，清热，解毒。主治痢疾。［用法与疗程］水煎服。红痢加白糖，白痢加红糖服。每日1剂。病愈即止。［宜忌］服药期间，宜清淡、易消化饮食。忌辛辣、助湿、燥热之品。

### ◇赤石脂治痢疾方

［组成］赤石脂90克，甘草（炙）、当归、白术、黄连、干姜、秦皮各60克，附子（炮）各30克。［功效与用途］止血，收湿，生肌，温中和血。主治产后下痢。［用法与疗程］捣散，用糖做成梧桐子大小的药丸，冲酒服20丸。每日3次。病愈即止。［宜忌］服药期间，宜清淡、易消化饮食。忌辛辣、助湿、燥热之品。

### ◇仙鹤草治痢疾方

［组成］仙鹤草30克，桔梗6克，乌梅炭、白槿花、炒白术、木香各10克，炒白芍15克，槟榔10克。［功效与用途］止血，理气，健胃，温中。主治慢性泻痢。［用法与疗程］水煎服。每日1剂。病愈即止。［宜忌］服药期间，宜清淡、易消化饮食。忌辛辣、助湿、燥热之品。

### ◇石壁草治痢疾方

［组成］石壁草（旋蒴苣苔）、黄柏根各10克，金锦香、鱼腥草各15克，车前草10克，苍耳子全草15克，青木香10克［功效与用途］活血生肌，止血解毒。主治痢疾。［用法与疗程］水煎服。每日1剂，早、晚各1次。病愈即止。［宜忌］服药期间，宜清淡、易消化饮食。忌辛辣、助湿、燥热之品。［警示］肾功能不全者禁服。

# 七、梅毒

## ❀ 验方 ❀

### ◇金银花治梅毒方

［组成］内服：金银花、大蓟各30克，紫花地丁9克，海金沙、大青各15克，灯心草9克，长叶冻绿（去皮用骨）15克，车前草9克。外用：葱头30克。［功效与用途］清热解毒，利水，燥湿。主治梅毒。［用法与疗程］内服：水煎服。服用6剂后再服土茯苓1000～1500克，猪肉500～1500克，分3次煮服。外用：（捣碎）开水泡洗，生油麻（打细）调蜂蜜敷患处。10～15天为1个疗程。［宜忌］治疗期间，宜清淡饮食。忌辛辣与烟酒。

# 八、麻风病

## 单方

◇苍耳子治麻风病方

　　[组成]苍耳子适量。[功效与用途]散风，止痛，祛湿，杀虫。主治麻风病。[用法与疗程]煎熬成膏服药。每次服9克。病愈即止。[宜忌]服药期间，宜清淡、易消化饮食。忌辛辣、助湿、燥热之品。

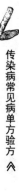

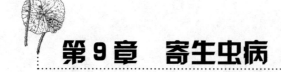

# 第9章 寄生虫病

## 一、疟疾

### （一）单方

◇**大蒜治疟疾方**

［组成］大蒜1头。［功效与用途］行滞气，暖脾胃，消癥积，杀虫。主治各种疟疾。［用法与疗程］捣烂，取豌豆大1粒，在疟疾发作前2小时，敷于手腕桡骨动脉搏动处，待起疱时，用消毒针挑破，挤去黄水，涂上红汞，用纱布、橡皮膏固定。［宜忌］治疗期间，宜清淡、易消化饮食。忌辛辣。［附注］红汞现已禁用，可用其他消毒品代替。

◇**高粱治疟疾方**

［组成］高粱90克。［功效与用途］温中，截疟，涩肠胃，止霍乱。主治疟疾。［用法与疗程］烧灰，开水冲，去渣服。每日1剂。病愈即止。［宜忌］治疗期间，宜清淡、易消化饮食。忌辛辣。

◇**桃叶治疟疾方**

［组成］桃树叶。［功效与用途］祛风湿，清热，杀虫。主治疟疾。［用法与疗程］在清晨采摘桃树枝头7只，每只7片小叶，水煮沸后停火5分钟，再煮沸。在发作前4小时或清晨1次服下，服药后需休息30分钟。病愈即止。［宜忌］治疗期间，宜清淡、易消化饮食。忌辛辣。

◇**白花丹治疟疾方**

［组成］鲜的白花丹叶7～8片。［功效与用途］祛风，散瘀，解毒，杀虫。主治疟疾。［用法与疗程］外用。揉烂，于疟疾未发前2小时缚在手脉上。男贴左脉门，女贴右脉门。皮肤发红即去除。病愈即止。［宜忌］治疗期间，宜清淡、易消化饮食。忌辛辣。

◇**爵床治疟疾方**

［组成］爵床30～60克或鲜草90克。［功效与用途］清热解毒，利湿消滞，活血止痛。主治疟疾。［用法与疗程］水煎服。在发作前3～4小时服下，即可制止发作。［宜忌］治疗期间，宜清淡、易消化饮食。忌辛辣。

◇**毛茛治疟疾方**

［组成］毛茛。［功效与用途］祛寒止疾。主治疟疾。［用法与疗程］根研粉，每次3克调鸡蛋1只油煎服。亦可采鲜毛茛全草搓细如黄豆大2粒，在发作前6小时外敷"经渠穴"和"大椎穴"，待皮肤发红时去药（2～4小时），随后起疱，用纱布包扎。病愈即止。［宜忌］治疗期间，宜清淡、易消化饮食。忌辛辣。

◇**豨莶草治疟疾方**

［组成］豨莶草15～30克。［功效与用途］祛风湿，利筋骨，降血压。主治疟疾。［用法与疗程］发作前2小时煎服，连服3天。亦可早晨叶带露摘来，加食盐捣敷脐部，皮肤发红即去药。或叶捣烂，发作前3～4小时敷"太渊穴"，皮肤发红即去药。［宜忌］治疗期间，宜清淡、易消化饮食。忌辛辣。

◇**鸡眼草治疟疾方**

［组成］鸡眼草60克。［功效与用途］清热解毒，健脾利湿。主治疟疾。［用法与疗程］煎汤后受露1宿，第2天早晨温服。病愈即止。［宜忌］治疗期间，宜清淡、易消化饮食。忌辛辣。

◇**积雪草治疟疾方**

［组成］积雪草30克。［功效与用途］清热解毒，祛风湿，截疟。主治疟疾。［用法与疗程］水煎，发作前服。或烧酒120克，隔水炖服。每日1剂。病愈即止。［宜忌］服药期间，宜清淡、易消化饮食。忌辛辣。

◇**球子草治疟疾方**

［组成］球子草（鹅不食草）30克。［功效与用途］祛风，散寒，胜湿，去翳，通鼻塞。主治疟疾。［用法与疗程］水煎服。每日1剂。病愈即止。［宜忌］治疗期间，宜清淡、易消化饮食。忌辛辣。

◇**圆锥绣球治疟疾方**

［组成］圆锥绣球90～120克。［功效与用途］祛风解毒，消食积，截疟。主治疟疾。［用法与疗程］细根用火烧掉，粗根水煎去渣，加鸡肉、白糖、黄酒冲服。病愈即止。［宜忌］治疗期间，宜清淡易消化饮食，忌辛辣。［附注］此种植物，民间也叫土常山，而不同之处，土常山均是两叶对生，若同株有三叶轮生即为圆锥绣球。

◇**土常山治疟疾方**

［组成］土常山15～30克。［功效与用途］消食积，解热毒，截疟。主治疟疾。［用法与疗程］细根用火烧掉，粗根切片用黄酒或盐水炒7次，水煎加红糖冲服。在疟疾发作前1～3小时服药。病愈即止。［宜忌］服药期间，宜清淡、易消化饮食。忌辛辣。

◇**黄鼠狼治疟疾方**

［组成］黄鼠狼。［功效与用途］润肺生津，解表止痛。主治疟疾。［用法与疗程］剥皮，除内脏，切块，煮服。病愈即止。［宜忌］服药期间，宜清淡、易消化饮食。忌辛辣。

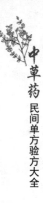

## ❀ (二) 验方 ❀

◇**胡椒治疟疾方**

[组成] 胡椒末 0.9 克，小膏药 1 张。[功效与用途] 温中，下气，消痰，解毒。主治各种疟疾。[用法与疗程] 把胡椒末撒在膏药上，于发作前 2 小时，在第 3 胸椎或大椎穴处用针浅刺几下，然后把膏药贴上，一般贴 1～3 日取下。[宜忌] 治疗期间，宜清淡、易消化饮食。忌辛辣。

◇**知母治疟疾方**

[组成] 生知母、生贝母、生半夏各 3 克。[功效与用途] 滋阴降火，润燥滑肠。主治各种疟疾。[用法与疗程] 共研细末，在发病前 1～2 小时，用生姜汁擦抹肚脐部，然后将药末敷在脐部，胶布贴固，待发病后 5～6 小时后取下。[宜忌] 治疗期间，宜清淡、易消化饮食。忌辛辣。

◇**柴胡治疟疾方**

[组成] 柴胡、常山各 15 克，姜半夏 9 克。[功效与用途] 和解表里，疏肝，截疟。主治疟疾，也可治恶性疟疾。[用法与疗程] 水煎去渣，分 3 次冷服。在发病前 1 日的晚上服 1 次，在发病当日早上和发病 2 小时前各服 1 次。病愈即止。[宜忌] 治疗期间，宜清淡、易消化饮食。忌辛辣。

◇**常山治疟疾方 1**

[组成] 常山 12 克，草果 6 克。[功效与用途] 除痰，截疟，燥湿祛寒。主治各种疟疾。[用法与疗程] 共研细末，温开水送下。分 2 次服，早、晚各服 1 次。病愈即止。[宜忌] 服药期间，宜清淡、易消化饮食。忌辛辣。

◇**常山治疟疾方 2**

[组成] 常山 6 克，乌梅肉 4 个。[功效与用途] 除痰，截疟。主治疟疾。[用法与疗程] 共研细末，温开水送下。分 2 次服，发病当日早上服 1 次，发病前 1 小时服 1 次。病愈即止。[宜忌] 宜清淡易消化之食。忌辛辣。

◇**常山治疟疾方 3**

[组成] 常山、甘草（炙）、大黄、桂心各 1.2 克。[功效与用途] 除痰，截疟，杀虫，行气。主治疟疾。[用法与疗程] 全部研成细末，用蜜做成如蚕豆大小的丸服药。每次快发病时服 6 丸，服药前，先吃少量热粥。病愈即止。[宜忌] 服药期间，宜清淡、易消化饮食。忌辛辣。

◇**常山治疟疾方 4**

[组成] 常山 6 克，甜茶 4.5 克，甘草 2.4 克，乌梅 2 粒，槟榔 3 克，连翘 4.5 克。[功效与用途] 除痰，截疟，杀虫，行气。主治疟疾。[用法与疗程] 水煎服。发作前 2～3

小时服。病愈即止。[宜忌]服药期间，宜清淡、易消化饮食。忌辛辣。

## 二、血吸虫病

### （一）单方

◇**半边莲治血吸虫病方**

[组成]半边莲144克。[功效与用途]利水，消肿，解毒。主治血吸虫病。[用法与疗程]加水2500毫升，煎2小时，用纱布过滤，成为500毫升药汁。成人每次服10～60毫升，每日4次。1个月为1个疗程。[宜忌]服药期间，宜清淡、易消化饮食。忌辛辣、油腻之品。

◇**白英治血吸虫病方**

[组成]鲜白英全草30～60克（干的24～45克）。[功效与用途]清热解毒，祛风除湿。主治血吸虫病引起的黄疸。[用法与疗程]水煎服。每日1剂。连服10～20天。[宜忌]服药期间，宜清淡、易消化饮食。忌辛辣、油腻之品。

### （二）验方

◇**赤丹参治血吸虫病方**

[组成]赤丹参根30克，马鞭草10克。[功效与用途]活血祛瘀，安神宁心，利水解毒。主治晚期血吸虫病。[用法与疗程]水煎服。1个月为1个疗程。[宜忌]服药期间，宜清淡、易消化饮食。忌辛辣、油腻之品。

## 三、丝虫病

### （一）单方

◇**荠菜治丝虫病方**

[组成]荠菜120～500克。[功效与用途]和脾，利水，止血，明目。主治丝虫病乳糜尿。[用法与疗程]水煎服。每日1剂。病愈即止。[宜忌]服药期间，宜清淡、易消化饮食。忌辛辣与烟酒。

◇**干荠菜治丝虫病方**

[组成]干荠菜（干者）120克或（鲜者）500克。[功效与用途]益胃生津，退虚热，止盗汗。主治丝虫病乳糜尿。[用法与疗程]水煎服。连服1～3个月。[宜忌]服药期间，宜清淡、易消化饮食。忌辛辣与烟酒。

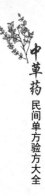

◇**糯稻根治丝虫病方**

［组成］糯稻根60克。［功效与用途］益胃生津，退虚热，止盗汗。主治丝虫病乳糜尿。［用法与疗程］水煎服。连服1～3个月。［宜忌］宜清淡易消化之食。忌辛辣与烟酒。

◇**刘寄奴治丝虫病方**

［组成］刘寄奴（鲜用）120克或（干用）60克。［功效与用途］破血通经，敛疮消肿。主治丝虫病、象皮肿（腿）。［用法与疗程］切碎，加水360毫升，煎3小时滤汁服药。早、晚分2次服。10天为1个疗程。［宜忌］服药期间，宜清淡、易消化饮食。忌辛辣与烟酒。

### （二）验方

◇**威灵仙治丝虫病方**

［组成］威灵仙15克，红糖60克，白酒少许。［功效与用途］祛风湿，通经络，消淡涩，散癖积。主治丝虫病急性期。［用法与疗程］水煎去渣，空腹顿服。连服2天。服药后可适当增加些营养食品。［宜忌］服药期间，宜清淡、易消化饮食。忌辛辣与烟酒。

◇**青蒿治丝虫病方**

［组成］青蒿30克，黄荆叶、威灵仙各15克。［功效与用途］清热，解暑，除蒸，杀虫。主治丝虫病。［用法与疗程］水煎服。连服2天。［宜忌］服药期间，宜清淡、易消化饮食。忌辛辣与烟酒。

◇**菝葜治丝虫病方**

［组成］菝葜、桩木、红牛藤各30克。［功效与用途］除风湿，活血，解毒，散瘀，消痛肿。主治丝虫病。［用法与疗程］加老母鸡1只水煮服。5天为1个疗程。［宜忌］服药期间，宜清淡、易消化饮食。忌辛辣与烟酒。

◇**细柱五加治丝虫病方**

［组成］细柱五加、红榔木、红牛膝、薛荔各30克。［功效与用途］祛风湿，壮筋骨，活血去瘀。主治丝虫病。［用法与疗程］加老母鸡1只，水煎，冲黄酒服。5天为1个疗程。［宜忌］服药期间，宜清淡、易消化饮食。忌辛辣与烟酒。

## 四、蛔虫病

### （一）单方

◇**醋治蛔虫病方**

［组成］醋0.5～1杯。［功效与用途］散瘀，止血，解毒，杀虫。主治蛔虫病。［用法与疗程］每日1次温服，连服2～3日。［宜忌］服药期间，宜清淡饮食。养成良好卫

生习惯。忌油腻之品。

◇榧子治蛔虫病方

[组成]榧子肉7～10枚。[功效与用途]杀虫，消积，润燥。主治蛔虫病。[用法与疗程]每日晨起空腹1次吃完。连服1周。[宜忌]服药期间，宜清淡饮食。养成良好卫生习惯。忌油腻之品。

◇槟榔治蛔虫病方

[组成]槟榔（炒焦）18克。[功效与用途]杀虫，破积，下气，行水。主治蛔虫病。[用法与疗程]研细末，每晨空腹送服。每次6克。连服3天。[宜忌]服药期间，宜清淡饮食，忌油腻之品。养成良好卫生习惯。

◇乌梅治蛔虫病方

[组成]乌梅10枚。[功效与用途]收敛生津，安蛔驱虫。主治蛔虫病。[用法与疗程]水煎浓汁服药，1次服完。剧烈腹痛停止后又发作，可再服，痛止后须酌情驱虫。[宜忌]服药期间，宜清淡饮食，忌油腻之品。养成良好卫生习惯。

◇使君子治蛔虫病方

[组成]使君子肉30克。[功效与用途]杀虫，消积。主治蛔虫病。[用法与疗程]将药炒黄，每日早晨空腹服。每日1次。儿童服3～6克，成年人服6～9克。连服3～5日。[宜忌]服药期间，宜清淡饮食，忌油腻之品。养成良好卫生习惯。

◇石榴皮治蛔虫病方

[组成]石榴皮30克。[功效与用途]涩肠，止血，驱虫。主治蛔虫病。[用法与疗程]水煎服，每日晨起空腹服1次，每日1剂。连服2～3日。[宜忌]服药期间，宜清淡饮食，忌油腻之品。养成良好卫生习惯。[警示]肝功能不全者禁服。

◇苦楝根皮治蛔虫病方

[组成]苦楝根皮（去净粗皮）10～30克。[功效与用途]清热，燥湿，杀虫。主治蛔虫病。[用法与疗程]水煎，加红糖适量，早晨空腹1次服完。连服2～3天。[宜忌]服药期间，宜清淡饮食，忌油腻之品。养成良好卫生习惯。[警示]偶有中毒现象，对症治疗，用苯甲酸钠咖啡因皮下注射。

◇水苏叶治蛔虫病方

[组成]水苏叶。[功效与用途]散寒，理气，和营，杀虫。主治蛔虫病。[用法与疗程]阴干研末，用白糖6克调服，开水送下。成人每次3克，小儿酌减，每日早、晚饭前各服1次。连服3日。[宜忌]服药期间，宜清淡饮食，忌油腻之品。养成良好卫生习惯。

◇野漆树叶治蛔虫病方

[组成]野漆树叶9～15克。[功效与用途]破血通经，消积杀虫。主治蛔虫病。[用法与疗程]加水煎，取半小碗，早、晚饭前温服。连服3日。[宜忌]服药期间，宜清淡饮食，忌油腻之品。养成良好卫生习惯。[警示]漆树过敏者禁用。

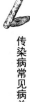

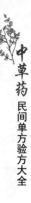

## （二）验方

### ◇棉茵陈治蛔虫病方

［组成］棉茵陈、香菜籽各 30 克。［功效与用途］清热利湿。主治胆道蛔虫症。［用法与疗程］水煎服。连服 3 日。［宜忌］服药期间，宜清淡饮食，忌油腻之品。养成良好卫生习惯。

### ◇槟榔治蛔虫病方

［组成］槟榔 30 克，使君子 15 克，苦楝皮 9～15 克，枳壳 9 克，广木香 6～9 克。［功效与用途］杀虫，破积，行气，消水。主治蛔虫病。［用法与疗程］水煎服。每日 1 剂。连服 3 日。［宜忌］服药期间，宜清淡饮食，忌油腻之品。养成良好卫生习惯。

### ◇石榴根皮治蛔虫病方

［组成］石榴根第二重皮 27～36 克，或果壳（成人量，儿童酌减）15 克。［功效与用途］杀虫，涩肠，止带。主治蛔虫病。［用法与疗程］水煎，调红糖服。连服 2～3 日。［宜忌］服药期间，宜清淡饮食，忌油腻之品。养成良好卫生习惯。

# 五、钩虫病

## （一）单方

### ◇榧子治钩虫病方

［组成］炒榧子肉 30 克。［功效与用途］杀虫，润燥。主治钩虫病。［用法与疗程］空腹 1 次吃完。连服 3 日。［宜忌］服药期间，宜富营养饮食。忌辛辣、油腻之品。忌与绿豆同服。

### ◇石榴树根皮治钩虫病方

［组成］石榴树根皮 30 克。［功效与用途］杀虫，涩肠，止带。主治钩虫病。［用法与疗程］水煎服。连服 3 日。［宜忌］服药期间，宜富营养饮食。忌辛辣、油腻之品。

### ◇天名精治钩虫病方

［组成］天名精适量。［功效与用途］祛痰，清热，破血，止血，解毒，杀虫。主治钩虫传染四肢发痒起疱。［用法与疗程］煎汤外洗。连用 5 日。［宜忌］治疗期间，宜富营养饮食。忌辛辣油腻之品。

### ◇土荆芥治钩虫病方

［组成］土荆芥叶、茎各适量。［功效与用途］祛风，杀虫，通经，止痛。主治钩虫病。［用法与疗程］阴干研末，加糖和米糊为丸，如绿豆大，用开水送下。每次 3 克。早、晚各服

1 次。连服 3 日。[宜忌] 服药期间，宜富营养饮食。忌辛辣、油腻之品。[警示] 有小毒，肝、肾功能不全者禁服。

## ✿ (二) 验方 ✿

◇榧子治钩虫病验方

[组成] 榧子（去壳）30 个，槟榔 8 只。[功效与用途] 杀虫，消积，润燥，下气。主治钩虫病。[用法与疗程] 水煎服。连服 3 日。[宜忌] 宜富营养饮食，忌辛辣油腻之品。

◇使君子治钩虫病方

[组成] 使君子仁、槟榔各 9 克。[功效与用途] 杀虫，消积，下气，行水。主治钩虫病。[用法与疗程] 水煎服，每日 1 剂，连服 3 日。[宜忌] 服药期间，宜富营养饮食。忌辛辣油腻之品。

◇青矾治钩虫病方

[组成] 青矾 30 克，炒熟黑豆 250 克。[功效与用途] 燥湿，杀虫，和血，消肿。主治钩虫病引起贫血、疲倦、浮肿。[用法与疗程] 共研细末，炼蜜为丸，如绿豆大，淡姜汤送下。每服 15 克，日服 2 次。连服 10 日。[宜忌] 服药期间，宜富营养饮食。忌辛辣、油腻之品。

◇榧子治钩虫病方

[组成] 榧子、槟榔、大血藤根各 30 克，贯众 15 克。[功效与用途] 杀虫，消积，润燥，下气。主治钩虫病。[用法与疗程] 煎汁，分 2 次服，服时生吃大蒜 2～3 瓣。连服 3 天。[宜忌] 服药期间，宜富营养饮食。忌辛辣、油腻之品。

# 六、蛲虫病

## ✿ (一) 单方 ✿

◇榧子治蛲虫病方

[组成] 炒榧子 30 克。[功效与用途] 杀虫，消积，润燥，下气。主治蛲虫病。[用法与疗程] 研为米粒大小，与米粥同服。1 周为 1 个疗程。[宜忌] 宜养成良好生活习惯。饮食忌辛辣。

◇棉籽油治蛲虫病方

[组成] 棉籽油。[功效与用途] 温肾，解毒，杀虫。主治蛲虫病。[用法与疗程] 每晚以棉球蘸棉籽油塞入肛门，第二天取出。连用 3～4 天。[宜忌] 宜养成良好生活习惯。饮食忌辛辣。

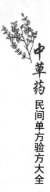

◇**百部治蛲虫病方**

［组成］百部。［功效与用途］温润肺气，止咳，杀虫。主治蛲虫病。［用法与疗程］捣汁或煎汁，于临睡前擦肛门周围。连用1周。［宜忌］宜养成良好生活习惯。饮食忌辛辣。

### ❀ （二）验方 ❀

◇**紫草治蛲虫病方**

［组成］紫草200克，百部20克，凡士林100克。［功效与用途］凉血，活血，清热，解毒，杀虫。主治蛲虫病。［用法与疗程］前二味药共研细粉，加凡士林配成软膏，外涂肛门附近。每晚1次。连用1周。［宜忌］宜养成良好生活习惯。饮食忌辛辣。

◇**芫花治蛲虫病方**

［组成］芫花、狼牙、雷丸、桃仁各适量。［功效与用途］逐水，涤痰，消积，杀虫。主治蛲虫病。［用法与疗程］全部捣成末，晚上不要吃东西，平时白天服1小匙。3日为1个疗程。［宜忌］宜养成良好生活习惯。饮食忌辛辣。［警示］四味药中，其中三味有毒，如搭配不当易中毒。

## 七、绦虫病

### ❀ （一）单方 ❀

◇**榧子治绦虫病方**

［组成］炒榧子30克。［功效与用途］杀虫，消积，润燥，下气。主治绦虫病。［用法与疗程］研为米粒大小，与米粥同服。连服3～5日。［宜忌］服药期间，宜清淡饮食。忌辛辣和不熟的猪、牛肉。

◇**棉籽油治绦虫病方**

［组成］棉籽油。［功效与用途］温肾，解毒，杀虫。主治绦虫病。［用法与疗程］每晚以棉球蘸棉籽油塞入肛门，第二天取出，连用3～4天。［宜忌］治疗期间，宜清淡饮食。忌辛辣和不熟的猪、牛肉。

### ❀ （二）验方 ❀

◇**紫草治绦虫病方**

［组成］紫草200克，百部20克，凡士林100克。［功效与用途］凉血，活血，清热解毒，杀虫。主治绦虫病。［用法与疗程］前二味共研细粉，加凡士林配成软膏，外涂肛门附近。每晚1次。连用3～4天。［宜忌］治疗期间，宜清淡饮食。忌辛辣和不熟的猪、牛肉。

# 八、头虱

◇百部治头虱方 1

［组成］百部 30 克，米醋。［功效与用途］温润肺气，止咳，杀虫。主治头虱。［用法与疗程］百部切细，加水 1000 毫升，煮沸 30 分钟，取汁备用。先用米醋将头发涂湿，再把头发上的虱卵梳净，然后用药汁擦头发，并用毛巾把头发包起来，过一夜将头发洗干净。连用 3～4 日。［宜忌］治疗期间，宜清淡饮食。忌辛辣。

◇百部治头虱方 2

［组成］百部末、白酒（比例为 20%）。［功效与用途］温润肺气，止咳，杀虫。主治毛虱。［用法与疗程］百部研末成粉，在上等烧酒中浸 1 夜，涂在患处。连用 3～4 天。［宜忌］治疗期间，宜清淡饮食。忌辛辣。

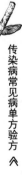

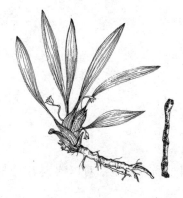

# 外 科
## 常见病单方验方

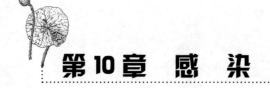

# 第10章 感 染

## 一、疖病（包括疖疮、指头感染等）

### ✤ (一) 单方 ✤

◇**单方1**

［组成］夏枯草适量。［功效与用途］清热解毒，散结消肿。主治对口疗。［用法与疗程］叶捣烂，加白糖适量拌匀敷患处，每日1次。连用5天。

◇**单方2**

［组成］刺芥菜根（蓟）30～60克。［功效与用途］清热解毒，利尿，凉血。主治疖子。［用法与疗程］捣汁内服，渣外敷患处。每日1～2次。连用3～5天。

◇**单方3**

［组成］大青叶15克。［功效与用途］清热解毒，凉血。主治毛囊炎。［用法与疗程］水煎服，每日1剂。药渣敷患处。连用3～5天。

◇**单方4**

［组成］苦参10克。［功效与用途］清热解毒，燥湿，杀虫。主治小儿暑天头部生痱、疖、肿痛或成脓水。［用法与疗程］水煎去渣，每日洗患处1～2次。连用七天。

◇**单方5**

［组成］牡荆嫩叶250～500克。［功效与用途］祛风，除湿，杀虫。主治手感染。［用法与疗程］开水泡烂，稍凉洗患处。连用3天。

◇**单方6**

［组成］酢浆草适量。［功效与用途］清热解毒，利湿消肿。适用于串皮蛇（即指发白泡串皮肿痛）。［用法与疗程］加食盐少许，捣烂敷患处。

◇**单方7**

［组成］爵床适量。［功效与用途］清热解毒，活血止痛。适用于手指两侧肿痛（俗称蛇眼睛）。［用法与疗程］加食盐少许，捣烂敷患处。

◇单方 8

［组成］乌桕叶适量。［功效与用途］解毒散瘀止痛。适用于手指缝肿痛（俗称挂坝蛇）。［用法与疗程］生 1 半，米汤水泡 1 半，加盐少许同捣烂外敷。

◇单方 9

［组成］鲜马兰叶 1 握。［功效与用途］清热利湿，解毒。主治疔疮炎肿。［用法与疗程］洗净，和蜜捣匀涂贴患处。每日换 2 次。

◇单方 10

［组成］鲜天名精叶 1 握。［功效与用途］清热解毒，杀虫，化痰。主治疮肿毒。［用法与疗程］和蜜捣烂敷患处。每日换 2 次。

◇单方 11

［组成］鲜野烟草叶适量。［功效与用途］消肿毒，行气血，止痛。主治对口疮（俗称项疬）。［用法与疗程］加红糖捣烂敷贴患处。

◇单方 12

［组成］鲜野烟草叶适量。［功效与用途］消肿解毒，活血止痛。主治疮口久不愈合。［用法与疗程］切碎同鸭蛋炒熟，冷后敷疮口。

◇单方 13

［组成］断肠草根（雷公藤）长约 33 厘米。［功效与用途］消痈止痛，杀虫灭蛆。主治手生蛇头疔、足生天蛇毒、痔疮、气性坏疽（俗称崩疱）。［用法与疗程］用刀切碎（刀用后要洗净），置于瓦罐中水煎，先熏后洗。［宜忌］断肠草有大毒，不可内服，只供外用。［附注］误服断肠草急救方：①新鲜的羊血灌下；②用鸭毛蘸花生油扫咽喉，催吐，吐后再以花生油服下；③用新鲜的番鸭血或鹅血灌下；④用鸭蛋清 3 ～ 5 个调花生油灌下；⑤鲜松柏叶（马尾松）和淘米水捣烂绞汁灌下；⑥鲜松柏叶 1 束和淘米水捣烂绞汁，并调以生硼砂 2 克、明矾 6 克灌下；⑦生芋头捣碎，用开水冲后滤净去渣，取汤服下；⑧生明矾 3 克、大铜青 6 克，研末调醋，灌入催吐。

◇单方 14

［组成］枸骨根 120 克。［功效与用途］补肝肾，清风热，解毒。主治臁疮溃烂。［用法与疗程］煎汤洗涤。每日 1 ～ 2 次。

◇单方 15

［组成］鲜水龙骨全草 1 握。［功效与用途］清热利湿，活血通络。主治酒疸。［用法与疗程］捣烂绞汁，和蜜等量调服。

◇单方 16

［组成］水龙骨全草 1 握。［功效与用途］消肿止痛。主治疔疮疖肿。［用法与疗程］同蜜捣烂敷患处。

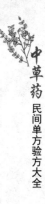
◇单方 17

［组成］野牡丹全草 30 克，猪耳 1 个。［功效与用途］清热利湿，解毒消肿。主治耳疔。［用法与疗程］水煎服。

◇单方 18

［组成］梵天花全草 120 克，羊肉 240 克。［功效与用途］活血解毒，化湿消肿。主治风毒流注。［用法与疗程］加酒、水各半，炖 3 小时服药。每日服 1 次。

◇单方 19

［组成］十大功劳根适量。［功效与用途］清热解毒，化痰。主治疔疮炎肿。［用法与疗程］晒干研末，调蜜敷患处。

◇单方 20

［组成］鲜泽漆茎叶 1 握。［功效与用途］解毒化痰，消肿利水。主治疔疮疖肿。［用法与疗程］捣烂敷患处。

◇单方 21

［组成］过坛龙叶适量。［功效与用途］清热利湿，消肿。主治疮疡（初起未破者）。［用法与疗程］晒干研末，调蜜涂敷患处。每日 1 ～ 2 次。

◇单方 22

［组成］檵木鲜根几段，每段 6 厘米长。［功效与用途］清热利湿，解毒。主治颈部、胸及腰部或似带状疱疹围腰而生的龙疮。［用法与疗程］用做饭初沸的米浆水与檵木鲜根磨出汁，擦到龙疮区。每日 3 ～ 5 次。

◇单方 23

［组成］青石蚕（水龙骨）250 ～ 500 克。［功效与用途］清热利湿，活血通络。主治颈部、胸及腰部，或似带状疱疹围腰而生的龙疮。［用法与疗程］青石蚕除杂质捣烂，鲜汁涂在龙疮上，干了再涂。

◇单方 24

［组成］鲜马齿苋，鲜蒲公英，凤仙花。［功效与用途］清热解毒，利湿消肿。主治指头感染，初起未化脓时。［用法与疗程］任选一种药材，适量，捣烂，敷患处。每日换药 2 次。

◇单方 25

［组成］蛇含，半边莲，乌蔹莓叶，七叶一枝花，玄参。［功效与用途］清热解毒，消肿止痛。主治化脓性指头炎。［用法与疗程］任选 1 ～ 2 种药材，捣烂敷患处。

◇指头炎方

［组成］山重子全草。［功效与用途］清热解毒。主治指头炎。［用法与疗程］敷患处。每日 2 次。

◇臝肉疮方

[组成]乌梅肉，蜂蜜少许。[功效与用途]敛汗涩肠，软坚散结。主治臝肉疮疖、诸毒。[用法与疗程]乌梅肉去核捣烂，加入蜂蜜少许调匀，摊纸上，以药饼状贴疮上。

◇头上痈疖方

[组成]马齿苋适量。[功效与用途]清热解毒，利湿消肿。主治头上痈疖。[用法与疗程]捣末，加入香油敷患处。每日2次。连用数天。

◇头面疮痒方

[组成]生杏仁30克。[功效与用途]宣肺止咳，润肤止痒。主治头面生疮常痒、日久不愈者。[用法与疗程]捣泥，加鸡蛋清调匀，捏成薄饼。晚上将患处洗净涂药，翌晨洗去。连用数次。

◇凤仙膏

[组成]凤仙花适量。[功效与用途]活血消肿，解毒止痛。主治背部毒疮、蛇伤。[用法与疗程]全株（根、茎、叶）捣烂，涂患处。每日1换。

◇疔疮方1

[组成]菊花适量。[功效与用途]清热解毒，疏散风热。主治疔疮。[用法与疗程]榨取菊花汁250毫升，服药。无花用根叶捣汁服下。

◇疔疮方2

[组成]马齿苋适量。[功效与用途]清热解毒，利湿消肿。主治疔疮。[用法与疗程]捣烂，加盐0.9克，醋少许，敷患处。连用3天。

◇疔疮方3

[组成]野黄花菜（萱草）根。[功效与用途]清热解毒，降火。主治对口疔。[用法与疗程]洗净，加白糖一起打烂，敷患处。连用3天。

◇疔疮方4

[组成]蛇含适量。[功效与用途]清热解毒，消肿。主治疔疮。[用法与疗程]根块加红糖捣烂外敷。

◇疔疮方5

[组成]华南壁钱1个。[功效与用途]清热解毒，消肿，止惊。主治脑后疔疮。[用法与疗程]将陈油1滴放在华南壁钱中，再放上大拇指甲粉少许敷疔上。

◇疔疮方6

[组成]山芝麻（中华野芝麻）30克。[功效与用途]清热解毒，祛风除湿消肿。主治疔疮。[用法与疗程]水煎服。[宜忌]忌食油腻之品。

◇疔疮方7

[组成]虎杖15～30克，鸡蛋1个。[功效与用途]清热解毒，祛湿消肿。主治疔疮。[用法与疗程]水煎，服汤吃蛋。

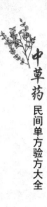

◇**疔疮方 8**

[组成]苍耳草梗内之虫（于立秋后 5 日内捉者更佳）。[功效与用途]清热解毒，祛风消肿。主治疔疮。[用法与疗程]不拘多少捣烂，再用土贝母研极细粉，看虫之多少，酌量加入，再捣成丸，如绿豆大，临用时捏扁放患处，外用膏药盖贴，次日即拔在膏上。

◇**疔疮方 9**

[组成]牛粪适量。[功效与用途]清热解毒。主治疔疮。[用法与疗程]晒干，研末，水调敷患处。

◇**疔疮方 10**

[组成]多年粪坑内黑砖数块。[功效与用途]清热解毒。主治疔疮。[用法与疗程]带水磨细，同生甘草煎 1 小时成浓汁，去渣服。

◇**疔疮方 11**

[组成]野牡丹全草18克。[功效与用途]清热解毒，活血。主治蛇头疔。[用法与疗程]和猪肉炖服。

◇**疔疮方 12**

[组成]鲜羊角豆叶 1 握。[功效与用途]清热解毒，利湿。主治蛇头疔。[用法与疗程]和白麻子捣烂，敷贴患处。

◇**疔疮方 13**

[组成]鲜半边莲草30 ～ 60克。[功效与用途]清热解毒、利尿消肿。主治黑疱疔。[用法与疗程]捣汁服，用渣敷疮口周围。也可加少量硫黄同捣烂敷患处，连用 3 天。

◇**疔疮方 14**

[组成]鲜落葵叶 10 余片。[功效与用途]泻热滑肠，消痈解毒。主治疔疮。[用法与疗程]捣烂涂贴患处。每日换 1 ～ 2 次。[宜忌]凡脾、胃虚冷者忌用。

◇**疖肿方 1**

[组成]鱼闷鲜叶3 ～ 6克。[功效与用途]清热解毒，消肿。主治疖肿或走马牙疳（牙龈肿痛黑色腐烂）。[用法与疗程]水煎服。每日 1 剂。连用3 ～ 5天。另用鲜叶打烂敷患处。

◇**疖肿方 2**

[组成]疔疮草（白苞蒿）30 克。[功效与用途]利湿，解毒，消肿。主治疖。[用法与疗程]水煎服。每日 1 剂。连用 1 ～ 3 天。或加盐捣烂敷患处。

◇**疖肿方 3**

[组成]大青叶 15 克。[功效与用途]清热解毒，凉血消斑。主治疖。[用法与疗程]水煎服。每日 1 剂。连用 3 天。药渣敷患处。

◇**疖肿方 4**

[组成]木芙蓉适量。[功效与用途]清热解毒，消肿排脓。主治疖肿。[用法与疗程]捣烂敷患处。干的研粉，青油调擦。

◇疖肿方 5

［组成］丝瓜适量。［功效与用途］清凉利尿，活血解毒。主治疖肿。［用法与疗程］鲜叶捣汁外涂擦。根焙干研粉，青油调涂擦。

◇疖肿方 6

［组成］七叶一枝花适量。［功效与用途］清热解毒，消肿止痛。主治疖肿。［用法与疗程］醋磨外涂擦。

◇疖肿方 7

［组成］伏地堇、糯米团各适量。［功效与用途］清热解毒，利湿。主治疖肿。［用法与疗程］捣烂敷患处。

◇手指脓肿方 1

［组成］酱瓜适量。［功效与用途］健胃生津，清热利湿。主治手指脓肿。［用法与疗程］酱瓜雕空，套患指上，1 昼夜换 1 次。

◇手指脓肿方 2

［组成］白英（白毛藤）适量。［功效与用途］清热利湿、解毒消肿。主治手指脓肿。［用法与疗程］叶捣烂敷患处。

◇脓肿方 1

［组成］一枝黄花根或糯稻根适量。［功效与用途］疏风清热，消肿解毒。主治脓肿。［用法与疗程］捣烂敷患处。

◇脓肿方 2

［组成］一枝黄花根 90 克，鸡蛋 1 只。［功效与用途］疏风清热，消肿解毒。主治脓肿。［用法与疗程］水煎，取一半内服，另一半趁热熏洗患处；同时以鸡蛋趁热滚动患处。［警示］肝功能不全者禁服。

◇皮肤感染方 1

［组成］桉树叶适量。［功效与用途］杀菌消毒。主治皮肤感染。［用法与疗程］切碎，制成 15% ～ 20% 浸液内服。每次 50 毫升，每日 2 ～ 3 次。亦可外用。

◇皮肤感染方 2

［组成］鲜瘦风轮适量。［功效与用途］清热解毒，消肿止痛。主治皮肤感染。［用法与疗程］捣烂敷患处。

◇皮肤感染方 3

［组成］千里光 30 克。［功效与用途］清热解毒，明目，止痒。主治皮肤感染。［用法与疗程］水煎服，或叶捣烂敷患处。［警示］肝功能不全者禁服。

◇皮肤感染方 4

［组成］筋骨草 30 克。［功效与用途］清热解毒，凉血消肿。主治皮肤感染。［用法与疗程］水煎服，或捣烂敷患处。

外科常见病单方验方

215

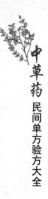
◇指头炎方 1

［组成］木笔花适量。［功效与用途］祛风散寒，宣肺通窍、解毒。适用于蛇头（即指头）。［用法与疗程］根皮加糯米粥捣烂敷患处。

◇指头炎方 2

［组成］紫萁适量。［功效与用途］清热解毒。适用于蛇头。［用法与疗程］根内嫩心捣烂，加白糖敷患处。

◇指头炎方 3

［组成］心叶堇适量。［功效与用途］清热解毒消肿。适用于大肚蛇（即指中间肿痛）。［用法与疗程］加食盐少许，捣烂敷患处。

◇指头炎方 4

［组成］矛盾草适量。［功效与用途］清热解毒，消肿止痛。适用于吐舌蛇（即指头有肉突出）。［用法与疗程］加食盐少许，捣烂敷患处。

◇头疮方

［组成］石菖蒲末适量。［功效与用途］化湿杀菌，开窍豁痰。主治头疮。［用法与疗程］油调，敷患处。不拘次数。连用 3 天。

## ❈（二）验方 ❈

◇验方 1

［组成］三十六根（石蒜）、蛇莓各适量。［功效与用途］清热解毒，消肿。适用于生蛇头。［用法与疗程］加盐少许捣烂敷患处。

◇验方 2

［组成］蕹菜、烟草根皮各适量。［功效与用途］清热解毒。适用于大肚蛇（即指中间肿痛）。［用法与疗程］加食盐少许同捣烂敷患处。

◇验方 3

［组成］陈梅干 1 个，荔枝 1 个，银朱 3 克。［功效与用途］清热解毒。主治疗。［用法与疗程］捣烂敷患处。

◇菊花甘草汤

［组成］白菊花、甘草各 120 克。［功效与用途］清热解毒。主治疗疮。［用法与疗程］水煎，顿服，渣随即再熬服。重者，连用 2 剂。［警示］高血压及肾病患者慎用。

◇小儿疖肿方

［组成］金银花 9 克，甘草 15 克。［功效与用途］清热解毒。主治小儿疖子。［用法与疗程］泡开水，代茶喝。连服 7 天。

◇芙蓉膏 1

［组成］芙蓉叶 30 克，七叶一枝花 6 克，雪花膏 24 克。［功效与用途］清热解毒。主治疖子。［用法与疗程］鲜草捣烂 制成软膏，调制成糊状敷患处。

◇芙蓉膏 2

［组成］芙蓉叶 15 克，蓖麻子、雪花膏各 9 克。［功效与用途］清热解毒消肿。主治疖子。［用法与疗程］分别捣烂，制成糊状敷患处。

◇丁蒲解毒汤

［组成］蒲公英根、紫花地丁各 30 克，砂糖适量。［功效与用途］清热解毒，消肿排脓。主治无名肿毒。［用法与疗程］分别捣烂，调匀涂患处。

◇丁菊解毒汤

［组成］紫花地丁、野菊花各 30 克。［功效与用途］清热解毒。主治指头感染、早期未化脓、症状较轻者。［用法与疗程］水煎服。每日 1 剂。

◇脓肿方 1

［组成］榔榆根皮适量，射干 9 克。［功效与用途］清热凉血，解毒消肿。主治脓肿。［用法与疗程］捣烂敷患处。

◇脓肿方 2

［组成］水杨梅根（细叶水团花）30 ～ 120 克，牛膝根 30 克。［功效与用途］清热解表，活血解毒。主治脓肿。［用法与疗程］加酒煎服，或煎后冲酒服。

◇脓肿方 3

［组成］白芙蓉叶、半夏去皮各适量。［功效与用途］清热解毒，消肿排脓。主治手指节脓肿。［用法与疗程］半夏去皮，等量研粉，猪苦胆汁调匀涂患处。

◇五花解毒汤

［组成］白菊花草、蒲公英草、匍匐堇草、白清明花草、一枝黄花、紫花地丁、金银花、天葵子各适量。［功效与用途］清热解毒，消肿排脓。主治疮疖疔肿。［用法与疗程］水煎服或捣烂敷患处。

◇葡锦解毒汤

［组成］山葡萄根（野葡萄）30 克，地锦草、大蓟各 15 克。［功效与用途］清热解毒，消肿止痛。主治无名肿毒。［用法与疗程］药研末，加醋及面粉各适量，调匀，敷患处。

◇银甘绿豆饮

［组成］金银花 30 克，甘草 3 克，生绿豆 15 克。［功效与用途］清热解毒，消肿排脓。主治毛囊炎。［用法与疗程］水煎代茶饮，每日 1 剂。

◇五味解毒汤

［组成］金银花、蒲公英各 15 克，野菊花、紫花地丁各 9 克，甘草 4.5 克。［功效与用途］清热解毒，消肿。主治多发性疖肿。［用法与疗程］水煎服，每日 1 剂。

外科常见病单方验方

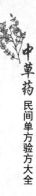

◇雄黄解毒膏

［组成］雄黄、大黄、黄芩、黄柏各等份。［功效与用途］清热解毒。主治指头感染，初起未化脓时。［用法与疗程］研细末，麻油调敷；或用凡士林配成 20% 软膏敷患处，每日换药 1 次。

◇忍冬丁菊汤 1

［组成］鲜忍冬、鲜野菊花各 30 克，紫花地丁 9 克，白茅根 6 克。［功效与用途］清热解毒，消肿排脓。主治腰部脓肿。［用法与疗程］水煎服。同时用鳖甲粉炒黄，调烧酒作敷患处。

◇忍冬丁菊汤 2

［组成］野菊花、忍冬、紫花地丁、蒲公英、紫背天葵各 15 克。［功效与用途］清热解毒，消肿排脓。主治无名肿毒。［用法与疗程］水煎服。

◇无名肿毒方

［组成］木芙蓉根、万年青根、醉鱼草叶各适量。［功效与用途］清热解毒。主治无名肿毒。［用法与疗程］加盐、酒，捣烂敷患处。

◇黄花公英膏

［组成］一枝黄花、蒲公英、地榆、油麻藤各等份。［功效与用途］清热解毒。主治皮肤感染。［用法与疗程］水浸制成干膏，研粉备用。内服：每次服三分之一分，每日 3 次。外用：制成 50% 软膏或粉剂敷患处。

◇黄花解毒汤 1

［组成］一枝黄花、凤尾草、海金沙、天明精、鸭跖草各 15 克（鲜各 30 克）。［功效与用途］清热解毒。主治皮肤感染。［用法与疗程］水煎服，每日 2 次。［警示］肝、肾功能不全者禁服。［附注］少数患者服后有腹痛、大便次数增多，但 1～2 天后即消失。

◇黄花解毒汤 2

［组成］一枝黄花、白毛夏枯草、千里光、蒲公英、伏地堇、金银花、疔疮草、沙氏鹿茸草、紫花地丁各 15～30 克。［功效与用途］清热解毒。主治皮肤感染。［用法与疗程］水煎服。［警示］肝、肾功能不全者禁服。

◇疖病方 1

［组成］紫花地丁、蒲公英、半边莲、筋骨草、伏地堇、蛇莓、野菊嫩叶各用鲜全草适量。［功效与用途］清热解毒，消肿。主治疖。［用法与疗程］任选数种，捣烂外敷。

◇疖病方 2

［组成］木芙蓉花、野菊花、金银花各等量。［功效与用途］清热解毒。主治疖。［用法与疗程］混合研细粉，用凡士林调成 10% 软膏外敷，也可单用芙蓉调成 10% 软膏外敷。

◇疖病方 3

［组成］野菊花、金银花各 15 克，紫花地丁 30 克，天葵子 9 克，伏地堇 15 克。［功

效与用途］清热解毒，消肿。主治疖肿。［用法与疗程］水煎服。

**◇疖病方 4**

［组成］金银花、紫花地丁、野菊花、天葵、大青叶各 9 克。［功效与用途］清热解毒。主治疖肿。［用法与疗程］水煎服。

**◇疖病方 5**

［组成］野菊花、沙氏鹿茸草、杏香兔耳风各 30 克。［功效与用途］清热解毒，消肿排脓。主治疖肿。［用法与疗程］水煎服。

**◇追疔夺命汤**

［组成］蝉蜕、青皮、泽兰叶各 3 克，防风 4.5 克，黄连 6 克，细辛 0.9 克，羌活 3 克，僵蚕、鲜首乌各 6 克，草河车、藕节各 4.5 克，加葱、姜各适量。［功效与用途］清热解毒，祛风消肿。主治唇部疔。［用法与疗程］水煎入酒 1 杯，服后盖被取汗，如大便闭结，加生大黄 6 克。

**◇臁疮收口方**

［组成］煅石决明 6 克，川黄连 3 克，虫蝎 1.5 克，琥珀末 3 克，乳香 3 克，煅寒水石 9 克，黄柏 15 克，冰片 0.9 克，痒甚者再加飞矾 1.5 克。［功效与用途］清热解毒，燥湿敛肌。用于拔毒尽后疮不起，边内有红肉，用此药收口。主治臁疮。［用法与疗程］共研细末，先用温苦茶洗疮，再上药 1 次，即洗 1 次。

**◇清解息风汤**

［组成］青石蚕、双钩藤各 15 克，金线吊葫芦（三叶青）1 粒，金银花（梗代）15 克。［功效与用途］清热解毒，息风止痉。主治颈部、胸及腰部或似带状疱疹围腰而生的龙疮。也可治小儿高热惊风。［用法与疗程］水煎服。

## 二、脓肿、痈、疡等

### （一）单方

**◇单方 1**

［组成］鲜芙蓉花叶适量。［功效与用途］清热凉血，解毒消肿，止痛排脓。主治皮肤感染、红肿、疼痛、尚未化脓时。［用法与疗程］捣烂贴敷患处。干者研细末，茶水或食油调匀，敷于患处。每日换药 1 次。［附注］鲜的亦可加少许生大黄共捣烂敷患处，消肿更好。

**◇单方 2**

［组成］金银花藤、叶 90 ～ 120 克。［功效与用途］清热解毒，消炎退肿。主治肿毒。［用法与疗程］水煎浓汁服。

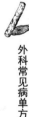

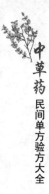

◇单方 3

［组成］野菊花连茎叶 30 克。［功效与用途］清热解毒，泻火平肝。主治皮肤感染、红肿、疼痛、尚未化脓时。［用法与疗程］水煎服，每日 1 剂。并可捣烂敷患处，每日 1 次。

◇单方 4

［组成］大蒜数头。［功效与用途］解毒消肿。主治破溃流脓者。［用法与疗程］大蒜去皮，洗净，捣烂成泥加凉开水，蒜泥与水比例为 1∶4，每日冲洗 3 ~ 4 次，冲洗后，用 10% 大蒜液涂敷患处。

◇单方 5

［组成］蛇莓根或叶适量。［功效与用途］清热解毒，散瘀消肿，凉血止血。主治疖和痈。［用法与疗程］加白糖或食盐少许，捣烂外敷患处；如果脓多，可加浓茶适量，共捣烂外敷患处。

◇单方 6

［组成］石豆兰适量。［功效与用途］消肿止痛，凉血活血。主治疖和痈。［用法与疗程］捣烂，调米醋外敷患处。

◇单方 7

［组成］桉树叶（新鲜的老叶）适量。［功效与用途］杀菌消毒退肿。适用于脓肿的各个阶段，即初起红肿、或脓成未破、或已破溃。［用法与疗程］研细末，用凡士林调成 30% 软膏，贴敷患处，每日换 1 次。

◇单方 8

［组成］阴山柴（玉岩土名）适量。［功效与用途］清热解毒。主治背痈。［用法与疗程］加盐少许，捣烂敷患处。

◇单方 9

［组成］扶芳藤适量。［功效与用途］舒筋活络，止血消瘀。主治背痈。［用法与疗程］米泔水磨敷患处。

◇单方 10

［组成］木芙蓉适量。［功效与用途］清热解毒，消肿排脓，凉血止血。主治背痈、深部脓肿。［用法与疗程］捣烂，加盐少许外敷患处。

◇单方 11

［组成］秋烟叶适量。［功效与用途］消肿解毒，杀虫。主治背痈。［用法与疗程］加盐少许，捣烂外敷患处。

◇单方 12

［组成］乌韭适量。［功效与用途］清热解毒，利湿消肿。主治深部脓肿。［用法与疗程］加米汤水捣烂外敷患处。

◇单方 13

［组成］毛冬青叶适量。［功效与用途］清热凉血，解毒消肿。主治深部脓肿。［用法与疗程］与米汤水、鸭蛋清同捣烂外敷患处。

◇单方 14

［组成］石荠苧叶适量，红糖 30 克。［功效与用途］疏风除湿，解毒止痒。主治痈疽（未成脓阶段）。［用法与疗程］共捣烂，贴患处。每日换 1～2 次。

◇单方 15

［组成］鲜苘麻叶适量，蜜。［功效与用途］清热利湿，解毒开窍。主治痈疽肿毒。［用法与疗程］捣烂敷患处。如漫肿无头者，取鲜叶和红糖捣敷。内服子实 1 枚，每日服 2 次。

◇单方 16

［组成］鲜紫荆叶 1 握。［功效与用途］清热凉血，祛风解毒，活血通经，消肿止痛。主治背痈初起。［用法与疗程］加红糖，捣烂罨敷患处。每日换 2 次。

◇单方 17

［组成］土荆芥叶 1 握，红糖 15 克。［功效与用途］祛风除湿，活血消肿。主治痈疽（痈疽初起阶段）。［用法与疗程］共捣烂，敷贴患处，至感灼热时即行取起。候 1～2 小时再敷。

◇单方 18

［组成］鸭跖草适量。［功效与用途］清热泻火，解毒消肿。主治各种感染发热。［用法与疗程］水煎服。

◇单方 19

［组成］天南星 1 个。［功效与用途］燥湿化痰，解毒消肿。主治深部脓肿。［用法与疗程］醋磨外涂擦患处。每日数次。

◇痈疖方 1

［组成］马齿苋适量。［功效与用途］清热解毒，凉血。主治头上痈疖。［用法与疗程］捣末，香油调敷患处。连用 3 次。

◇痈疖方 2

［组成］鲜马齿苋适量。［功效与用途］清热解毒，凉血。主治疖痈。［用法与疗程］全草捣烂，加食盐少许敷患处。每天换 1 次。连用 3～5 天。

◇痈疖方 3

［组成］生石菖蒲适量。［功效与用途］化湿豁痰，解毒开窍。主治痈疽发背。［用法与疗程］捣烂贴患处。疮干者研为末，水调涂患处。

◇痈疖方 4

［组成］冬天腌青菜、白菜的盐水。［功效与用途］消毒杀菌。主治背疽（发背）。［用法与疗程］涂患处。

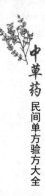

◇痈疖方 5

［组成］鲜鸭跖草适量。［功效与用途］清热泻火，解毒消肿。主治关节肿痛、痈疽肿毒、疮疖脓肿。［用法与疗程］捣烂，加烧酒少许敷患处，每日1换。

◇痈疖方 6

［组成］鱼腥草适量。［功效与用途］清热解毒，消痈排脓。主治痈疽肿毒。［用法与疗程］晒干，研成细末，蜂蜜调敷。［宜忌］阴疽忌用。

◇痈疖方 7

［组成］鲜垂盆草30克。［功效与用途］拔脓，消肿，止痛。主治痈肿恶疮。［用法与疗程］捣汁，和黄酒服。另鲜全草捣烂加食盐少许敷患处，每日换1～2次。

## （二）验方

◇芙菊解毒方

［组成］鲜木芙蓉叶、鲜野菊花叶各等量。［功效与用途］清热解毒。主治痈疽、恶疮。［用法与疗程］捣烂敷患处及煎汤洗患处。或单用鲜叶或干叶研细用糖水调敷于患处。

◇芙丁解毒方

［组成］鲜紫花地丁全草、鲜芙蓉花等量，加食盐少许。［功效与用途］清热解毒。主治痈疽、瘰疬、恶疮。［用法与疗程］捣烂（或单用鲜的紫花地丁全草亦可）外敷患处。每日换1次。同时紫花地丁全草60～120克，水煎服。

◇菊犁解毒方

［组成］鲜野菊花全草、鲜犁头草等量。［功效与用途］清热解毒。主治痈疽疔毒。［用法与疗程］捣烂，放锅上蒸过，敷患处。另取花9～12克，水煎内服，每日数次。

◇苋蒲解毒方

［组成］马齿苋、蒲公英各30克。［功效与用途］清热解毒。主治皮肤感染红肿疼痛，尚未化脓时。［用法与疗程］水煎服。每日1剂。鲜的可捣烂敷患处。

◇仙人掌外用方

［组成］仙人掌30克，生石膏60克。［功效与用途］清热解毒。主治皮肤感染、初起红肿，或脓成未破，或已破溃。［用法与疗程］仙人掌去刺捣烂，用石膏末调匀，外敷患处。每日换药2次。

◇鸭跖一包针汤

［组成］鸭跖草60～120克，一包针30～60克。［功效与用途］清热凉血，解毒消肿。适用于热疖。［用法与疗程］水煎服。亦可单味使用。

◇茜杞消痈方

［组成］茜草根、南烛叶、枸杞根各适量。［功效与用途］凉血止血，清热解毒。主治背痈。

［用法与疗程］加糯米饭同捣烂外敷患处。

### ◇诸疮方

［组成］天花粉9克，生甘草、金银花各30克，蒲公英15克。［功效与用途］清热解毒。主治诸疮。［用法与疗程］水煎服。轻1剂，重2剂。

### ◇蒲金青蓝紫汤

［组成］板蓝根30克，金银花、紫花地丁、大青叶、蒲公英各15克。［功效与用途］清热解毒，消肿。主治红肿痛较重、伴有发热者。［用法与疗程］水煎服。每日1剂。

### ◇芙蓉二花汤

［组成］木芙蓉根皮、野菊花、忍冬花或叶等量。［功效与用途］清热解毒，消肿。主治疖和痈。［用法与疗程］研末，以凡士林适量制成10%软膏，外敷患处。

### ◇忍冬菊黄汤

［组成］一枝黄花30克，野菊花、忍冬各15克。［功效与用途］清热解毒。适用于热疖。［用法与疗程］水煎服。［警示］肝功能不全者禁服。

### ◇解毒消脓汤

［组成］内服：野葡萄根120克，紫花地丁、蒲公英、一枝黄花、大蓟根各30克。外用：野山药根、黄独各适量。［功效与用途］清热解毒，消肿排脓。主治脓肿。［用法与疗程］内服：水煎，每日1剂。外用：捣烂外敷患处。每日1换。

### ◇解毒退热汤

［组成］板蓝根30克，金银花、紫花地丁、大青叶、蒲公英各15克。［功效与用途］清热解毒退热。适用于局部肿痛较重、伴有发热较高者。［用法与疗程］水煎服。

### ◇代刀散

［组成］皂角刺、归尾各10克，生黄芪30克，炮山甲5克，川芎6克。［功效与用途］抑菌，祛腐，生新。主治痈疽成脓不溃破，可代刀排脓。［用法与疗程］水煎服。每日1剂，分2次服。连服5～10剂为1个疗程。

# 三、败血症（包括丹毒等）

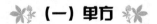

## （一）单方

### ◇丹毒方1

［组成］鲜板蓝根或鲜马齿苋适量。［功效与用途］清热解毒，凉血。主治丹毒初起。［用法与疗程］用其中一种药洗净后，捣烂如泥敷患处。亦可用鲜板蓝根30克或鲜马齿苋60克，水煎服，每日1剂。

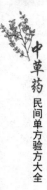

◇丹毒方 2

[组成] 鲜鸭跖草 60 ～ 180 克（干的 30 克），重症可用 150 ～ 210 克。[功效与用途] 清热泻火，解毒消肿。主治小儿丹毒、热痢，以及作急性热病的退热用。[用法与疗程] 水煎服。或用鲜全草捣汁服。

◇丹毒方 3

[组成] 芙蓉叶适量。[功效与用途] 清热凉血，解毒消肿。主治丹毒初起。[用法与疗程] 晒干，研细末，以菜油调敷患处。或加植物油配成 20% 油膏敷患处。

## ❋（二）验方❋

◇丹毒方 4

[组成] 大黄末、鲜侧柏叶各适量。[功效与用途] 清热解毒凉血。主治丹毒初起。[用法与疗程] 共捣烂，敷患处。

◇丹毒方 5

[组成] 大黄、玄明粉各 15 克。[功效与用途] 清热解毒，通下。主治丹毒初起。[用法与疗程] 共研细末，以茶水或鸡蛋清调敷。

◇丹毒方 6

[组成] 红矮小叶金刚刺（小果菝葜）生药根、白牛膝根各 60 克。[功效与用途] 利湿去浊，解毒散瘀。主治流火（淋巴管炎）。[用法与疗程] 水煎服。

◇丹毒方 7

[组成] 金银花 30 克，牡丹皮 9 克，生山栀 6 克。[功效与用途] 清热解毒，泻火消肿。主治丹毒全身发热，局部红、痛、肿。[用法与疗程] 水煎服，每日 1 剂。[附注] 如全身症状较重，内服方还可参阅疖肿、指头感染。

# 四、急性乳腺炎

## ❋（一）单方❋

◇单方 1

[组成] 败龟板适量。[功效与用途] 滋肾潜阳，养血敛肌。主治乳头破烂。[用法与疗程] 加冰片研细末，以麻油调涂擦。

◇单方 2

[组成] 丁香末适量。[功效与用途] 温中散寒，温肾收肌。主治乳头破烂。[用法与疗程] 加冰片研细末，以麻油调涂擦。

◇乳痈方 1

［组成］干地龙 30 克。［功效与用途］清热利尿，通络消肿。主治急性乳腺炎。［用法与疗程］加水浸泡 20 分钟后，武火煮沸，文火煎煮 20 分钟后取汁，冷后顿服，每天 1 次。再取活地龙适量，洗净后与白糖共捣烂，摊于纱布上，贴于乳房肿痛部位，每天换 2～3 次。

◇乳痈方 2

［组成］大蓟根 60 克。［功效与用途］凉血解毒，祛瘀消肿。主治产后妇女乳腺炎。［用法与疗程］水煎服。

◇乳痈方 3

［组成］鲜桑叶适量。［功效与用途］疏散风热，凉血通络。主治乳痈肿。［用法与疗程］研烂，厚敷患处，覆以桑叶盖之，用手帕缠定。

◇乳痈方 4

［组成］蒲公英（取连根带叶）60 克。［功效与用途］清热解毒，利尿散结。主治乳痈初起肿痛、未成脓者。［用法与疗程］捣烂，用好酒 250 毫升同煎数沸。渣敷肿处，酒热服，盖被睡觉 1 小时，再服药连须葱白汤 500 毫升催之。

◇乳痈方 5

［组成］鲜一枝黄花适量。［功效与用途］清热解毒，疏散风热。主治乳痈、刀伤出血、无名肿毒。［用法与疗程］全草捣烂，敷患处，每日 1 次。另用鲜全草 30 克，水煎服。

◇乳痈方 6

［组成］地锦草 60 克，鸡蛋（煮熟去壳）2 只。［功效与用途］清热利湿，解毒凉血。主治乳痈。［用法与疗程］每日 1 剂，服汤吃蛋。

◇乳痈方 7

［组成］鹿角粉 4.5～9 克。［功效与用途］温肾解毒，行血消肿。主治乳痈。［用法与疗程］黄酒冲服。

◇乳痈方 8

［组成］蒲公英 60～120 克。［功效与用途］清热解毒，利尿散结。主治乳腺炎。［用法与疗程］水煎服，每日 1 剂，分 2 次服。药渣趁热敷患处，每日 2 次。

◇乳痈方 9

［组成］全瓜蒌 1 个。［功效与用途］清热涤痰，散结润肠。主治乳腺炎。［用法与疗程］捣烂，水煎去渣（或加黄酒 1 杯）1 次服下，每日 1 次；服后盖被令微微汗出。

◇乳痈方 10

［组成］紫花地丁 30 克。［功效与用途］清热解毒，消肿散结。主治乳腺炎。［用法与疗程］研细末，每日 1 剂，分 3 次用黄酒送服。连服数日。

◇乳痈方 11

［组成］鲜芙蓉叶 90 克。［功效与用途］清热凉血，解毒消肿。主治乳腺炎。［用法

外科常见病单方验方

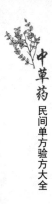

与疗程］捣烂，加醋或盐少许，敷患处。

◇**乳痈方 12**

［组成］紫花地丁 60 克。［功效与用途］清热解毒，消肿散结。主治急性乳腺炎。［用法与疗程］水煎，冲蜂蜜服，渣敷患处。

◇**乳痈方 13**

［组成］蒲公英 60～120 克。［功效与用途］清热解毒，利尿散结。主治乳腺炎。［用法与疗程］水煎服，每日 1 剂，药渣敷患处。

◇**乳痈方 14**

［组成］仙人掌 2 片。［功效与用途］行气活血，清热解毒。主治乳腺炎。［用法与疗程］鲜品去刺捣碎，加入 95% 酒精，调匀敷患处。

◇**乳痈方 15**

［组成］过路黄、碘酒各适量。［功效与用途］清热解毒；散瘀消肿。主治乳腺炎。［用法与疗程］共捣烂敷患处。［附注］敷后出现奇痒则一定有效。

◇**乳痈方 16**

［组成］筋骨草 30 克。［功效与用途］清热解毒，凉血消肿。主治乳腺炎。［用法与疗程］水煎服。

◇**乳痈方 17**

［组成］柞死树叶适量。［功效与用途］清热解毒，消肿。主治乳腺炎。［用法与疗程］放口中嚼细后敷患处。

◇**乳痈方 18**

［组成］苦麻叶干品适量。［功效与用途］清热解毒，凉血止血。主治乳腺炎。［用法与疗程］水煎服。每日 1 剂。有发痒者可洗患处，渣可当菜吃。

◇**乳痈方 19**

［组成］叶下红（细红背叶）鲜品适量。［功效与用途］通经活血、清热燥湿。主治乳腺炎。［用法与疗程］水煎服。渣加食盐放锅里烤热，敷患处。

◇**乳痈方 20**

［组成］槐花 15 克，黄酒适量。［功效与用途］凉血止血，清肝泻火。主治乳腺炎。［用法与疗程］将槐花炒至黄褐色，研粉末，加黄酒、开水各半冲服。每日 1 次。

◇**乳痈方 21**

［组成］鲜蒲公英适量。［功效与用途］清热解毒，利尿散结。主治乳腺炎。［用法与疗程］捣烂敷患处，24 小时换 1 次；另加酒煎服，每日 1 剂，分早、晚各 1 次。

◇**乳痈方 22**

［组成］老鼠耳根 30～60 克，赤猪肉 120 克。［功效与用途］清热解毒。主治妇人乳痈。［用法与疗程］加酒、水各半，炖服。

◇**乳痈方 23**

［组成］鲜猕猴桃叶 1 握，酒糟、红糖各适量。［功效与用途］清热健胃，解毒通淋。主治妇人乳痈。［用法与疗程］捣烂，加热敷患处。每天早、晚各换 1 次。

◇**乳痈方 24**

［组成］煅石膏为末，或加蒲公英 9 克。［功效与用途］清热解毒，散结。主治乳痈。［用法与疗程］每服 9 克，温酒下，能饮者添酒，尽醉而睡。

◇**乳痈方 25**

［组成］新鲜奶柴根（天仙果）50 克。［功效与用途］解毒化湿，祛风止痛。主治乳腺炎。［用法与疗程］水煎服。

◇**乳痈方 26**

［组成］虎杖根 50 克，糯米酒。［功效与用途］活血散瘀、解毒消炎。主治急性乳腺炎。［用法与疗程］加白酿糯米酒和水各半煎服，早、晚 2 次。连服 3 天。［警示］脾胃虚寒、泄者慎用。

◇**乳痈方 27**

［组成］楤木根皮加酒糟，适量盐。［功效与用途］除湿解毒，散瘀消痈。主治产妇乳房肿块（急性乳腺炎）。［用法与疗程］将大毛刺根皮取下去皮梢，加酒糟、盐各适量，捣碎敷患处。轻者 1 服，一般 3 服。［宜忌］皮肤表面出现严重的红、灼热感、溃疡破裂样表面者慎用。

## ❀ （二）验方 ❀

◇**验方 1**

［组成］滴水珠根与蓖麻子等量。［功效与用途］解毒消肿，散瘀止痛。主治乳痈、肿毒。［用法与疗程］捣烂，和凡士林或猪油调匀，敷患部。

◇**验方 2**

［组成］山慈菇 3 克，核桃肉 3 枚。［功效与用途］清热解毒，化痰散结。主治乳房结核。［用法与疗程］共捣烂，每日用酒送下，以散为度。迟延日久，用醋磨山慈菇涂之。

◇**验方 3**

［组成］七骨（玉岩土名）、小叶畏畏（玉岩土名）、猕猴桃（白）、乌皮水落托（玉岩土名）各适量。［功效与用途］清热解毒消肿。主治乳腺炎。［用法与疗程］根加糯米粥，捣烂，敷患处。

◇**验方 4**

［组成］木防己根、何首乌块根、野荞麦根等量。［功效与用途］通经活络，解毒消肿。主治乳腺炎。［用法与疗程］米泔水磨汁，涂患处。

外科常见病单方验方

227

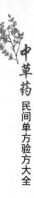

◇验方 5

［组成］白英 30 克，并头草（半枝莲）15 克，蒲公英 15～30 克。［功效与用途］清热利湿、解毒消肿。主治急性乳腺炎。［用法与疗程］水煎，冲黄酒服。

◇验方 6

［组成］黄独根、木芙蓉（花或叶）各等量。［功效与用途］化痰散结，凉血止血。主治急性乳腺炎。［用法与疗程］捣烂，醋调，敷患处。

◇验方 7

［组成］蛇葡萄根皮、天青地白、络石藤叶各适量。［功效与用途］清热解毒，活血散结。主治急性乳腺炎。［用法与疗程］任选一种，加酒酿，捣烂，敷患处。

◇乳痈外用方

［组成］滴水珠根与蓖麻子等量。［功效与用途］解毒消肿；散瘀止痛。主治乳痈、肿毒。［用法与疗程］捣烂，和凡士林或猪油调匀，敷患处。

◇乳痈两用方

［组成］一枝黄花 30 克，鲜大蓟根 15～30 克。［功效与用途］疏风清热，抗菌消炎。主治急性乳腺炎。［用法与疗程］煎汤，冲酒服，渣敷患处。［警示］肝功能不全者禁用。

◇消痈汤

［组成］鲜坤草（益母草）、鲜一风消（白花丹）各适量。［功效与用途］活血，消瘀、止痛。主治急性乳腺炎。［用法与疗程］捣烂，用布包隔衣挂前胸或挂在近身处，勿触及皮肤。［宜忌］皮肤损伤忌用。

◇解毒散痈汤

［组成］干蒲公英 60 克，紫花地丁 30 克。［功效与用途］消肿散瘀。主治乳痈等引起的疼痛。［用法与疗程］水煎服。每日 1 剂。7 天为 1 个疗程，一般服 3 个疗程。

◇散结消痈汤

［组成］麦芽 30 克，浙贝母 15 克，橘核 30 克。［功效与用途］清热化痰，开郁散结。主治乳痈。［用法与疗程］水煎服。

◇乳痈外敷方

［组成］蒲公英 90 克，鲜葱白 10 条，鲜野菊叶 30 克。［功效与用途］清热解毒，消肿散结。主治乳痈。［用法与疗程］捣烂敷患处。

◇瓜蒌丁蒲汤

［组成］蒲公英 60 克，紫花地丁 90 克，全瓜蒌 30 克。［功效与用途］清热解毒，泻肺滑肠。主治乳痈。［用法与疗程］煎水 200 毫升，服药。每日 1 剂，分 3 次服。

◇银翘甘蒲汤

［组成］蒲公英 15 克，连翘 9 克，甘草 3 克，金银花 15 克。［功效与用途］清热解毒，散结消痈。主治乳痈。［用法与疗程］水煎服。

◇瓜蒌银蒲汤

［组成］全瓜蒌1个，金银花藤、蒲公英各18克，生甘草6克。［功效与用途］清热解毒，消痈散结。主治乳腺炎。［用法与疗程］水煎服，每日1剂。

◇蒲珍莲方

［组成］蒲公英、珍珠菜或半边莲各30～60克。［功效与用途］清热解毒，消肿散结。主治急性乳腺炎。［用法与疗程］水煎服，渣捣烂敷患处。

◇二角银甘汤

［组成］金银花90克，生甘草15克，皂角刺12克，鹿角片10克，加白酒50毫升。［功效与用途］清热散结，消肿通络。主治急性乳腺炎。［用法与疗程］水煎服。每日1剂。连用3剂。

◇丁蒲青银汤

［组成］鲜蒲公英60克，紫花地丁、大青叶、金银花各15克。［功效与用途］清热解毒。主治乳腺炎。［用法与疗程］水煎服。每日1剂。连用3天。

◇王蒲冬瞿汤

［组成］王不留行、蒲公英、麦冬、瞿麦各9克。［功效与用途］清热养阴，活血通络。主治乳腺炎。［用法与疗程］水煎服。每日1剂。连服3天。

◇银翘青蒲汤

［组成］大青叶、蒲公英各30克，金银花、连翘各15克。［功效与用途］清热，解毒，散结。主治乳腺炎。［用法与疗程］水煎服。每日1剂，分3次服。

◇银蒲散结汤1

［组成］金银花、蒲公英、夏枯草各15克，土贝母9克，黄酒2碗。［功效与用途］清热化痰，散结消肿。主治乳癖乳岩。［用法与疗程］水煎1碗，空腹热服。

◇银蒲散结汤2

［组成］金银花、蒲公英、夏枯草各15克，土贝母9克，当归30克，花粉9克，甘草6克，炮穿山甲（代）1片，黄酒2碗。［功效与用途］清热化痰，散结消肿。主治乳癖乳岩。［用法与疗程］水煎1碗，空腹热服。

◇乳岩散

［组成］经霜上拣子（莲子）、雄鼠类、炙露蜂房各90克。［功效与用途］祛风止痛，解毒消肿。主治乳头破烂。［用法与疗程］共研细末，陈酒送下。每服9克。吃1服，隔2日，再吃1服。

◇清解消痈汤

［组成］白牛膝、金银花、野菊花、大蓟、半边莲、桑叶、灯心草、石豆兰、夏枯草各9克。［功效与用途］清热解毒，消痈散结。主治乳腺炎。［用法与疗程］水煎服。

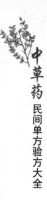

◇**乳腺炎方**

［组成］蒲公英、银花、前胡各 30 克，王不留行 12 克，天花粉 20 克，皂角针 12 克，穿山甲（代）、赤芍各 10 克，枳壳、生甘草各 6 克。［功效与用途］清热解毒，消肿散结。主治急性乳腺炎。［用法与疗程］水煎服。

◇**活血散结汤**

［组成］当归 6 克，蒲公英 9 克，赤芍、山甲片（代）、皂角刺各 4.5 克，路路通 5 个，通草、柴胡各 4.5 克，王不留行 9 克。［功效与用途］活血通络，散结消痛。主治乳痈。［用法与疗程］水煎服。

◇**蜂蒲消散饮**

［组成］蜂房 20 克，蒲公英、全瓜蒌各 30 克，金银花、漏芦各 15 克，连翘、络石藤各 10 克，牛蒡子、生甘草各 5 克。［功效与用途］散结消肿，解毒通络。主治乳痈。［用法与疗程］水煎服，每日 1 剂。另用仙人掌去刺，加食盐少许，捣敷患处，24 小时换药 1 次。连用 3～6 剂。［加减运用］硬块红肿甚者，加赤芍、牡丹皮各 10 克；乳汁不畅者，加路路通、王不留行各 10 克；气滞郁结者，加橘核 30 克，青皮 10 克；纳减者，加建曲 15 克，谷芽 30 克。

# 五、化脓性骨髓炎

## （一）单方

◇**单方 1**

［组成］日本绣线菊叶（粉花绣线菊）适量。［功效与用途］解毒消肿，去腐生肌。主治骨髓炎。［用法与疗程］将鲜叶捣烂（或干叶少许），加烧酒敷于瘘管口，胶布固定，每 2 日换药 1 次。

◇**单方 2**

［组成］白檀木根皮（细根的根皮去除栓皮）适量。［功效与用途］除湿解毒，散瘀消痈。主治骨髓炎。［用法与疗程］捣烂敷患处。

◇**单方 3**

［组成］小叶华山矾根适量。［功效与用途］清热利湿、化痰。主治骨髓炎。［用法与疗程］加猪肉适量煎煮，吃肉喝汤。连服 3 天。

◇**单方 4**

［组成］南岭荛花根适量。［功效与用途］舒筋活络，散结消肿。主治骨髓炎。［用法与疗程］用米泔水（放罐底外粗糙面）磨汁，汁涂患处。

◇单方 5

[组成]仙鹤草根适量。[功效与用途]收敛止血,解毒补虚。主治骨髓炎。[用法与疗程]捣烂,取汁洗疮口。

◇单方 6

[组成]鲜岩豆(广东石豆兰)2500～5000 克。[功效与用途]祛风除湿,活血止痛。主治骨髓炎。[用法与疗程]捣碎,水煎服,每次鲜品 30 克。

## ❀ (二)验方 ❀

◇验方 1

[组成]胡颓子(根)、塔菜各适量。[功效与用途]祛风利湿,行瘀止血。主治骨髓炎。[用法与疗程]捣烂,加烧酒敷患处。

◇验方 2

[组成]三叶翻白草根 12 克,大蓟根 9 克,七叶一枝花 3 克。[功效与用途]清热解毒,消肿止血。主治骨髓炎。[用法与疗程]用酒炖服。10 天为 1 个疗程,一般 3 个疗程即可。同时再外敷药:第 1 个疗程,半边莲、榆树根皮捣烂敷患处。第 2 个疗程,榆树根皮或三叶翻白草捣烂敷患处。第 3 个疗程,算盘子叶或其根皮捣烂敷患处。同时可改用七叶一枝花、算盘子叶或三叶翻白草水煎服。疮口生长正常以后单用大蓟亦可。

◇验方 3

[组成]内服:毛冬青、楤木各 30 克。外敷:青棉花藤(根)、长叶冻绿、苏落柴(土名)、三月泡(叶)等量。[功效与用途]清热解毒;活血通络。主治骨髓炎。[用法与疗程]内服:根水煎服。外敷:捣烂加烧酒外敷。

◇验方 4

[组成]山茶绿儿(玉岩土名)、紫金皮、独活、二张青全草(土名)、乌皮水落托(玉岩土名)。[功效与用途]活血解毒,祛风除湿。主治骨髓炎。[用法与疗程]根皮适量加粥同捣烂敷患处。

◇验方 5

[组成]天竹草(赤寿土名)、野牡丹(土名)、细叶菊花心(土名)、白及。[功效与用途]清热解毒,活血消肿。主治骨髓炎。[用法与疗程]上药适量同捣烂敷患处。

◇验方 6

[组成]南岭荛花根、牛奶株(奶汁树根)、细叶谷公扭(细叶覆盆子)根各适量。[功效与用途]舒筋活络,散结消肿。主治骨髓炎。[用法与疗程]三味药浸黄酒 500 毫升。每日 2 次。[警示]南岭荛花根有毒。

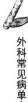

外科常见病单方验方 ⌃

231

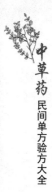

◇虎杖解毒汤

［组成］虎杖根30克，土黄柏（阔叶十大功劳）、杠板归、野菊花各15克。［功效与用途］清热解毒。主治骨髓炎、感冒、肺炎等。［用法与疗程］加水500毫升，煎至100毫升为头汁，加水重煎为二汁，2次合并煎浓缩至100毫升。每日服2～3次，每次50毫升。

◇骨髓炎经验方

［组成］猫人参30～60克，卫矛根或茎9～15克，紫薇3～9克，金银花、苦参各9～15克，白芷9克，七叶一枝花（研吞）3克，活血龙（茜草全草）9～15克。发热：加龙胆草3～9克，并加大金银花、苦参等量。［功效与用途］清热解毒，活血散结。主治骨髓炎。［用法与疗程］水煎服，每日1剂。每次煎约1小时，先用武火后用文火煎。同时用鲜白及捣烂敷患处，每日换1次。

# 六、颈淋巴结结核及炎症（包括其他部位淋巴结）

## （一）单方

◇单方1

［组成］鲜独角莲适量。［功效与用途］清热解毒，散结消肿。主治颈淋巴结结核初起、结节未成脓时。［用法与疗程］捣烂，敷患处。每日1次。

◇单方2

［组成］玉簪花根适量。［功效与用途］清热解毒，散结消肿。主治颈淋巴结结核初起、结节未成脓时。［用法与疗程］捣烂成泥，贴敷患处，每日1次。

◇单方3

［组成］奶奶草（泽漆）适量。［功效与用途］行水消肿，化痰解毒。主治颈淋巴结结核初起、结节未成脓时。［用法与疗程］水煎去渣，文火熬成膏，早、晚各服1食匙，并可外敷患处，每日1次。

◇单方4

［组成］毛毛草（狗尾巴草）数千克。［功效与用途］清热利湿，祛风解毒。主治颈淋巴结结核、颈淋巴结结核已溃破者。［用法与疗程］分次将草洗净，放锅内加水以浸没为度，煮沸约1小时后，用2～3层纱布过滤；把所有滤液集中再熬成膏（呈黑褐色）。将膏涂在纱布上贴患处，隔日换1次。

◇单方5

［组成］猫爪草60～120克。［功效与用途］化痰散结，解毒消肿。主治淋巴结结核。［用法与疗程］水煎服。每日1剂。头汁最好冲黄酒或红米甜酒60～120克，睡前温服；二汁不必加酒，在次日晨空腹服下。连服4天为1个疗程，间隔3～5天继续服药。

◇单方 6

［组成］白英 30 克。［功效与用途］清热利湿、解毒消肿。主治颈淋巴结结核。［用法与疗程］水煎浓汁，代茶饮。

◇单方 7

［组成］三十六根 9 克，鸡蛋 1 只。［功效与用途］解毒祛痰，散瘀止痛。主治颈淋巴结结核。［用法与疗程］水煎，喝汤吃蛋。

◇单方 8

［组成］鲜荛花根第二重皮，红糖。［功效与用途］舒筋活络，散结消肿。主治颈淋巴结结核（瘰疬）初起。［用法与疗程］捣烂敷患处，并取根 30 克水煎服，每日 1 次。［警示］荛花根有毒，宜煎 1 小时以上。

◇单方 9

［组成］耧田藨根 30～60 克，猪瘦肉 120 克。［功效与用途］养血，活血消肿。主治颈部淋巴结结核。［用法与疗程］水煎服。

◇单方 10

［组成］野菊根适量。［功效与用途］清热解毒、清肝明目。主治颈淋巴结结核的核块（瘰疬子）。［用法与疗程］捣烂，酒煎服，以渣敷之。

◇单方 11

［组成］蒜片若干。［功效与用途］解毒消肿。主治颈淋巴结结核（瘰疬）。［用法与疗程］贴患处上，以小筷头大艾火灸 7 壮，如蒜片灸熟，换生蒜片。

◇单方 12

［组成］白亮松香适量。［功效与用途］祛风生肌，排脓拔毒。主治颈淋巴结结核（瘰疬）。［用法与疗程］研极细末，以雄猪骨调，擦患处。

◇单方 13

［组成］鲜茜草根 15～30 克。［功效与用途］凉血解毒，活血消肿。主治急性淋巴结炎。［用法与疗程］水煎服。［宜忌］孕妇忌用。

◇单方 14

［组成］三白草 250 克。［功效与用途］利尿消肿，清热解毒。主治急性淋巴结炎、腋下淋巴结炎。［用法与疗程］水煎，分 2 次服，渣敷患处。亦可用鲜草捣烂敷患处。

◇单方 15

［组成］乌蔹莓根皮，鸭蛋 1 个。［功效与用途］清热利湿，解毒消肿。主治急性淋巴结炎、腋下淋巴结炎。［用法与疗程］捣烂，调匀敷患处。

◇单方 16

［组成］金樱子根适量。［功效与用途］清热解毒。主治淋巴结炎、淋巴结结核。［用法与疗程］醋磨，擦患处。

外科常见病单方验方

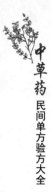
中草药
民间单方验方大全

◇**单方 17**

［组成］紫金皮适量。［功效与用途］清热解毒，散结消肿。主治颌下淋巴结炎、淋巴结结核。［用法与疗程］加饭捣烂，敷患处。

◇**单方 18**

［组成］车前草适量。［功效与用途］清热凉血，祛痰解毒。主治腹股沟淋巴结炎（横痃）。［用法与疗程］加盐少许，捣烂敷患处。

◇**单方 19**

［组成］硕苞蔷薇根适量。［功效与用途］祛风活血，消肿解毒。主治腹股沟淋巴结炎（横痃）。［用法与疗程］捣烂敷患处。

◇**单方 20**

［组成］白蔹适量。［功效与用途］清热解毒，消痈散结，敛疮生肌。主治颈淋巴结炎。［用法与疗程］捣烂敷患处或米泔水磨涂擦患处。

◇**单方 21**

［组成］大发散（华泽兰）30 克。［功效与用途］清热解毒，疏肝活血。主治腹股沟淋巴结炎（横痃）。［用法与疗程］水煎服。

◇**单方 22**

［组成］鲜野烟草叶、米饭各适量。［功效与用途］行气止痛，消肿解毒。主治疝气（横痃）、甲沟炎（鼠蹊即腹股沟淋巴腺炎）。［用法与疗程］捣烂，加热敷贴患处。

◇**单方 23**

［组成］红草花 1 握，红糖 15 克。［功效与用途］清热解毒、凉血逐瘀。主治疝气（横痃）、甲沟炎（鼠蹊即腹股沟淋巴腺炎）。［用法与疗程］捣烂，加热敷贴患处。每日换 1 次。

◇**单方 24**

［组成］文殊兰根 1 株，红糖 15 克。［功效与用途］行血散瘀，消肿止痛。主治腹股沟淋巴结炎（横痃）。［用法与疗程］共捣烂，烤温敷患处。每日换 1～2 次。

◇**公英膏**

［组成］鲜蒲公英 5000 克［功效与用途］消肿止痛。主治急性淋巴管炎（红丝疔）、急性淋巴腺炎（颊腮）。［用法与疗程］洗净，兑 5000 毫升水熬煮成粥状，浓缩至 1500 毫升，再以凡士林等量调匀成膏，敷患处。［宜忌］慎服腥荤食物。

## ❀（二）验方 ❀

◇**验方 1**

［组成］茅膏菜块根 10 粒，壁虎（去脚）1 只，冰片。［功效与用途］祛风活络，活血止痛。主治颈淋巴结结核未溃者。［用法与疗程］将块根纳入壁虎体腔内，置瓦片上焙

干研末,加冰片再研,每次用1～15克撒在胶布上贴患处,到局部有烧灼感时,即除去胶布。连用1周。[宜忌]皮肤过敏者慎用。

◇验方2

[组成]盐肤木根500克,白茅根60克。[功效与用途]清热散结。主治颈淋巴结结核。[用法与疗程]水煎服。儿童减量,每日1剂。连用5～7天。

◇验方3

[组成]川贝母去心240克,竹沥2大碗。[功效与用途]清热化痰,散结消痈。主治颈淋巴结结核(瘰疬)。[用法与疗程]川贝母泡入竹沥,浸透取出阴干,再浸再干,沥尽为度,研成细末,每日饭后,淡姜汤送服6克。溃者以浓茶蘸洗。

◇验方4

[组成]合萌、牛尾菜各9克。[功效与用途]清热解毒,利湿消肿。主治急性淋巴结炎、腋下淋巴结炎。[用法与疗程]水煎服。另取鲜草捣烂敷患处,或取干草研末,调烧酒敷患处。

◇验方5

[组成]紫金皮30克,冰片3克。[功效与用途]续筋接骨,祛风除湿。主治淋巴结结核手术后疮口漏管、经久不愈。[用法与疗程]研细末拌匀,青油调敷患处。

◇验方6

[组成]独活、桃仁各适量。[功效与用途]活血祛瘀,燥湿消肿。主治腹股沟淋巴结炎(横痃)。[用法与疗程]捣烂敷患处。

◇验方7

[组成]葛根、土面条头各适量。[功效与用途]解肌退热,消肿。主治腹股沟淋巴结炎(横痃)。[用法与疗程]加盐少许,捣烂敷患处。

◇验方8

[组成]皂荚子仁250克,夏枯草、玄参各500克。[功效与用途]祛风散热,化痰散结。主治头疮。[用法与疗程]内服:皂荚子仁去黑皮,夏枯草、玄参共研细末,蜜丸桐子大,饭后30分钟服9克。外用:雄黄、蚯蚓粪、小麦面各等份研末,醋调,涂敷患处。[宜忌]忌食栗子、猪头、肉、肝、肠、醋及一切发物。

◇验方9

[组成]单叶鼠尾草、夏枯草、犁头草、蛇含各用鲜草适量。[功效与用途]清热解毒,活血消肿。主治急性淋巴结炎、腹股沟淋巴结炎。[用法与疗程]捣烂,敷患处。

◇夏乌消结汤

[组成]夏枯草4000克,制何首乌1000克。[功效与用途]清肝泻火,明目,散结消肿。主治颈淋巴腺结核已经破溃或已化脓而未破者。[用法与疗程]加水浓煎,去渣,熬成膏,开水冲服。每日早、晚各服1食匙,并可外涂患处;或以夏枯草30克,制何首乌9克水煎服,每日1剂。

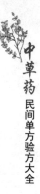

◇消结丸

［组成］玄参、牡蛎（煅后醋淬）、川贝母各60克。［功效与用途］清热解毒，养阴散结。主治颈淋巴结结核初起结节未成脓时。［用法与疗程］研细末，炼蜜为丸（每丸重3克），温开水送服。每次服6～9克，每日2次；或以夏枯草15克，煎汤送服。

◇夏贝散结汤

［组成］夏枯草18克，玄参、象贝母各12克，牡蛎30克。［功效与用途］清热养阴，散结软坚。主治淋巴结结核。［用法与疗程］水煎服。

◇瘰疬方

［组成］夏枯草240克，玄参150克，青盐煅、海藻、天花粉、生地黄酒洗、川大黄酒蒸、贝母、海粉、白蔹、薄荷叶、连翘、桔梗、枳壳麸炒、芒硝、甘草各30克。［功效与用途］软坚散结，清热化痰。主治瘰疬子。［用法与疗程］共研细末，做成丸，如绿豆大，食后卧低枕，白汤吞下100余丸，向患处侧卧1小时。瘰疬结核至胸者，外用生何首乌叶捣烂敷之。

# 七、破伤风

## （一）单方

［组成］阴石蕨根1握。［功效与用途］清热解毒，祛风活血。主治破伤风。［用法与疗程］捣烂绞汁冲蜜服。

## （二）验方

◇息风止痉汤

［组成］粉葛根15克，全蝎6克，制天南星9克，冬桑叶30克，生大黄、白僵蚕各9克，蜈蚣1条，鸣蝉蜕、明天麻各9克，生甘草3克，生姜3片。［功效与用途］息风止痉，平肝化痰。主治破伤风。［用法与疗程］水煎加黄酒250克冲服，日服1剂。

◇白附息风方

［组成］蝉蜕、全蝎、防风、制南星、羌活、天麻、僵蚕各15克，制白附子30克。［功效与用途］止痉祛风，温散风寒。主治破伤风。［用法与疗程］研细末服药。每日4次，每次用酒调服6克，重症加倍。［警示］白附子有大毒，宜先煎2小时。

◇疏解息风汤

［组成］苏叶、防风、陈皮各3克，厚朴5克，枳壳、青木香各3克，僵蚕5克，双钩藤3克。［功效与用途］疏风解表，理气通络。主治小儿脐风。［用法与疗程］水煎服。

◇小儿脐风方

[组成] 金钱草铺地生小叶（锯齿形）、小金线草铺地小叶各3克。[功效与用途] 利湿通淋，解毒消肿。主治初生儿脐风。[用法与疗程] 洗净晾干，另加鲜山楂3粒，干山楂3粒，水煎服。

# 八、甲沟炎

## （一）单方

◇单方1

[组成] 鲜仙人掌1小片。[功效与用途] 活血凉血，解毒消肿。主治甲沟炎。[用法与疗程] 先去皮和刺，放少量食盐（约米粒大2粒，太多则痛），捣烂，敷患处，外包无毒塑料纸以防干燥过快，再用纱布包扎。每日1次，连用3～5天。

◇单方2

[组成] 麻黄粉适量。[功效与用途] 发汗解表，通阳解毒。主治急性甲沟炎。[用法与疗程] 用粉包扎局部（以覆盖病灶为度）。每日2～3次，最多用药1周。

## （二）验方

◇验方1

[组成] 斑叶兰、陈茶叶各适量。[功效与用途] 清热解毒，消肿排脓。主治指甲沟炎的红肿热痛、成脓或排脓未尽者。[用法与疗程] 鲜斑叶兰、陈茶叶用温开水浸泡，再共捣烂敷患处。12小时换药1次。疗程1～5天。

◇验方2

[组成] 净烟茎500克，猪胆7个，冰片5克。[功效与用途] 清热解毒。主治甲沟炎。[用法与疗程] 用清水2000毫升浸泡烟茎，并煎煮2小时，将汁水过滤后浓缩至500毫升，倒入猪胆汁，再煮沸5分钟，待冷却后，放入冰片，拌匀，即成膏状物。甲沟周围洗净后，用酒精消毒，然后涂上膏，用纱布包好。每隔2天，换药1次。一般2～3次。

外科常见病单方验方

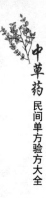

# 九、肠道梗阻、粘连

## （一）单方

◇**单方**

［组成］菜油60～120克。［功效与用途］润肠通腑。主治蛔虫性肠梗阻。［用法与疗程］顿服。

## （二）验方

◇**肠粘连汤**

［组成］金樱子根 90 克，平地木 30 克，首乌藤 9 克，一枝黄花 30 克。［功效与用途］清热解毒，利湿化痰。主治肠粘连。［用法与疗程］水煎服，每日 1 剂。［警示］肝功能不全者禁服。

# 第11章 下肢溃疡与脉管炎

## 一、下肢慢性溃疡（包括静脉曲张性溃疡）

### （一）单方

◇单方1

［组成］鲜马齿苋适量。［功效与用途］清热利湿、解毒消肿。主治烂腿（臁疮）。［用法与疗程］捣烂，连渣敷于患处。

◇单方2

［组成］鸡蛋几只。［功效与用途］祛腐敛疮生肌。主治下肢溃疡、疮口洁净者。［用法与疗程］鸡蛋煮熟去蛋白，将蛋黄放勺内熬炼出油。先洗净疮口，以蛋黄油涂患处。

◇单方3

［组成］梧桐树根白皮适量。［功效与用途］解毒生肌。主治下肢慢性溃疡。［用法与疗程］捣烂敷患处。

◇单方4

［组成］鲜白及根，或加桂圆肉等量。［功效与用途］解毒生肌。主治慢性下肢溃疡。［用法与疗程］捣烂敷患处。

◇单方5

［组成］白蔹根适量。［功效与用途］清热解毒，消痈散结，敛疮生肌。主治慢性下肢溃疡。［用法与疗程］研末，冰片少许，混合撒创口。

◇单方6

［组成］鲜夏枯草1撮，白糖少许。［功效与用途］清热泻火，散结消肿。主治慢性下肢溃疡，趾头溃疡。［用法与疗程］捣烂敷患处。

◇单方7

［组成］苦参根适量。［功效与用途］清热燥湿。主治下肢溃疡。［用法与疗程］煎汤外洗。

◇单方8

［组成］紫茉莉子适量。［功效与用途］清热解毒、活血散瘀。主治慢性下肢溃疡。［用

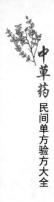

法与疗程］研粉敷患处。

◇单方 9

［组成］飞来鹤适量。［功效与用途］养阴清热，生肌。主治慢性下肢溃疡。［用法与疗程］研粉敷患处。

## ❀（二）验方 ❀

◇敛肌散

［组成］熟石膏 12 克，黄柏 3 克，五倍子 12 克。［功效与用途］清热燥湿，敛疮生肌。主治溃疡久不收口。［用法与疗程］共研细末，香油调涂患处。

◇解毒方

［组成］鲜蒲公英 25 克，鲜野菊花（或嫩叶）25 克，豆腐渣 50 克。［功效与用途］清热解毒，利尿散结。主治下肢溃疡。［用法与疗程］先将前二药捣烂，后加入豆腐渣捣匀敷患处。每日换 1 次。

◇活血生肌散

［组成］乳香、没药、血竭、儿茶、三七各 6 克，冰片 3 克，麝香 0.6 克。［功效与用途］活血化瘀，祛腐生肌。主治皮肤溃烂。［用法与疗程］磨成粗粉，加猪油 250 克，蜂蜡 30 克，稍稍加温，用药棉粘膏，贴在痈疽破烂处。如是杖伤，三七加倍敷用。［加减运用］患处热者，加黄连 3 克；腐者，加轻粉 3 克；有水者，加煅龙骨 3 克；欲收口者，加珍珠 30 克或加蟹黄 6 克。

◇老烂脚湿敷方

［组成］黄花 10 克，半枝莲、苦参各 30 克，大黄叶 5 克。［功效与用途］清热，解毒，燥湿。主治老烂脚。［用法与疗程］加水煎。先用清水洗净患处，后用纱布浸透药液固定。每日 1 次。7 天为 1 个疗程。

# 二、血栓闭塞性脉管炎（包括肢端血管痉挛症）

## ❀ 验方 ❀

◇验方 1

［组成］土牛膝叶茎、鸭跖草等量。［功效与用途］活血祛瘀，泻火解毒。主治脉管炎。［用法与疗程］敷患处。

◇验方 2

［组成］丝绵木根 120 克，牛膝 9 克。［功效与用途］活血通络，祛风湿，补肾。主

治闭塞性脉管炎。［用法与疗程］水煎服，黄酒冲服。

◇验方3

［组成］忍冬藤、野菊花、紫花地丁各9克。［功效与用途］清热解毒消肿。主治脉管炎。
［用法与疗程］水煎服。

◇温散活血汤

［组成］桂枝10克，炒当归20克，地龙15克，川芎12克，桃仁、红花各10克，
苏木10克，赤芍15克，制附子（先煎）10克，细辛3克，川木通、甘草各6克。［功效
与用途］温经散寒，活血通脉。主治雷诺病（肢端血管痉挛症等）。［用法与疗程］水煎服。
每日1剂。连用3天。药渣再煎1次，加适量黄酒外洗浸泡。［加减运用］瘀滞者，加乳香，
没药，水蛭；气虚者，加黄芪，党参，白术。［附注］注意局部保温。

◇脉管炎方

［组成］毛冬青200克，丰城鸡血藤50克，红牛膝、朱砂根各15克，威灵仙12克。［功
效与用途］活血通络。主治栓塞性脉管炎。［用法与疗程］水煎服。连服30天为1个疗程，
一般服2～3个月。毛冬青根干燥切片，开始用100克1次，逐渐将剂量加到250克止。

# 第12章 创伤、烧（烫）伤与冻伤

## 一、创伤

### （一）单方

◇单方1

[组成]车前草适量。[功效与用途]清热，凉血，解毒。主治金疮出血。[用法与疗程]将叶捣烂敷患处。

◇单方2

[组成]冬瓜子适量。[功效与用途]消痈、利水。主治跌打损伤。[用法与疗程]炒后研细末，温酒冲服。每次9克，每日2次。

◇单方3

[组成]五倍子（打碎、炒煳，为末）120克，陈醋240克。[功效与用途]消肿，止痛，续骨。主治跌打损伤。[用法与疗程]调匀成膏，敷患处。

◇单方4

[组成]羊蹄根（土大黄）30克。[功效与用途]清热凉血，止血疗疮。主治跌倒、撞伤、棍棒伤；不破皮出血、内积瘀血形成肿块。[用法与疗程]加盐捣烂，菜叶包，火上煨或锅上烫一下，热敷肿块上。连用几剂。

◇单方5

[组成]鲜马齿苋全草适量。[功效与用途]清热解毒，凉血止血。主治外伤出血。[用法与疗程]洗净，捣烂敷患处。

◇单方6

[组成]蒙牛（无学名）叶适量。[功效与用途]止血，止痛，抗感染。主治跌打损伤、皮肤感染。[用法与疗程]口嚼或捣烂敷患处。

◇单方7

[组成]干山羊血30克。[功效与用途]活血散瘀，止痛接骨。主治刀、斧损伤，创口出血者。[用法与疗程]研成粉末，用酒冲服。每日2次，每次1克。

◇**单方 8**

［组成］生螃蟹 250 克，黄酒适量。［功效与用途］清热活血散瘀。主治刀、斧损伤，创口出血者。［用法与疗程］将生螃蟹洗净，捣烂，用热黄酒冲服 150 克，剩余 100 克蟹渣敷于患处。

◇**单方 9**

［组成］绿豆、杉树皮各适量。［功效与用途］清热，凉血，散瘀。主治刀、斧损伤，创口出血者。［用法与疗程］绿豆碾成粉，再放锅炒至紫色，加水调成糊，敷于厚纸上，包贴在患处，再用杉树皮固定。

◇**单方 10**

［组成］坚漆柴（檵木）适量。［功效与用途］止血，去瘀生新。主治刀伤出血。［用法与疗程］嚼烂，敷患处。

◇**单方 11**

［组成］安石榴叶适量。［功效与用途］止血，消炎。主治创伤出血。［用法与疗程］晒干研末，酌加冰片少许，敷伤处。

◇**单方 12**

［组成］鬼蜡烛（水烛）整枝未飞散的花。［功效与用途］消炎，止血，抑菌，退肿。主治外伤出血、皮肤感染。［用法与疗程］投入小便内浸 1 星期，取出晒干备用；用时取花 1 撮，罨包伤口，过 4～5 天即自行结痂。

◇**单方 13**

［组成］崖姜（骨碎补）根皮上的线形鳞片毛茸。［功效与用途］补肾强骨，疗伤止血。主治外伤出血。［用法与疗程］敷渗伤口，再用消毒纱布罨包，每日用茶油滴入 1 次，3～7 天后结痂。

◇**单方 14**

［组成］马兰头 20～30 克，加盐 2～3 克。［功效与用途］凉血止血，解毒消肿。主治铁钉扎伤。［用法与疗程］捣碎，敷伤处，每日 3～5 次。

◇**单方 15**

［组成］鲜桐果或鲜叶。［功效与用途］解毒清热。主治被生锈的铁钉刺伤脚底。［用法与疗程］加红糖捣烂敷贴患处。［警示］需打破伤风预防针。

◇**刀伤药**

［组成］山苍籽 30 克。［功效与用途］止血，消炎，生肌。主治外伤出血、皮肤感染。［用法与疗程］嚼碎，敷患处。每天 1 剂。

◇**黄柏粉**

［组成］黄柏适量。［功效与用途］消毒，祛肿。主治刀伤。［用法与疗程］磨粉，敷伤口。3 天 1 敷。

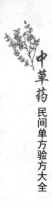

◇金疮磕损方

［组成］葱白、砂糖各等份。［功效与用途］疗伤，止血。主治金疮、磕损、折伤出血，疼痛不止。［用法与疗程］捣烂敷患处。

## ❀ (二) 验方 ❀

◇活血疗损方

［组成］骨碎补（去毛）、鸡血藤根茎各30克。［功效与用途］活血通络，补益肝肾。主治跌打损伤、腰背酸痛、关节酸痛。［用法与疗程］水煎服。

◇止血生肌方

［组成］生白矾、枯矾（白矾煅枯）各150克，松香700克，青黛100克，冰片50克。［功效与用途］止血，生肌，消肿，止痛。主治被刀、斧损伤造成创口出血者。［用法与疗程］研磨成粉。将创伤口清洗消毒后，敷于伤面处。［宜忌］本品有过敏者禁用，严重创伤口污染者禁用。［附注］若创伤口内肌腱断裂、伤口较深较大，应先清创、修补、缝合后再使用。发现有皮疹时，应立即停用，并及时进行抗过敏治疗。

◇祛寒止痛方

［组成］生南星、生川乌、生草乌、生半夏、细辛各15克，白酒500毫升。［功效与用途］有止痛作用，外用麻醉。主治外伤引起局部疼痛时，取出药液擦伤处。［用法与疗程］将药浸入白酒内，1周后去药渣，滤出液中再投入樟脑15克备用。［警示］有毒，不可内服。皮肤破损时不能涂擦。

◇加味金刀散

［组成］生白矾、枯矾、松香、青黛、冰片各适量。［功效与用途］止血，敛疮，收口。主治一切刀斧损伤、有创口出血者。［用法与疗程］研为细粉备用。用时将创口消毒，伤口对整齐，外敷药粉于创面，外用消毒纱布块覆盖，再用绷带包扎。每日换药1次。一般用药5日。［宜忌］本方收口较快，不宜用于严重感染伤口。有轻度皮疹反应。

# 二、烧（烫）伤

## ❀ (一) 单方 ❀

◇凉血方

［组成］龙牙草适量。［功效与用途］清热凉血。用于水、火烫伤。［用法与疗程］捣碎外敷。3天为1个疗程，连用3～4个疗程。

◇**油烫方**

［组成］石膏或特制青苔干加麻油。［功效与用途］清热，止痛，敛肌。治疗皮肤油烫伤。［用法与疗程］①石膏粉末加水调和外敷。②粪缸边青苔烘干为末，加麻油调匀外涂。

◇**虎杖根烫方**

［组成］虎杖根适量。［功效与用途］清热解毒。用于烫伤。［用法与疗程］磨粉外用。疗程7～10天。［附注］使用前，用高压锅消毒后用更好。

◇**水火烫伤方 1**

［组成］秋葵花瓣、真菜油各适量。［功效与用途］清热解毒，消肿止痛。主治烧伤、烫伤。［用法与疗程］秋葵花瓣不拘多少，真菜油调到如厚糊，装入瓶内收贮，次年花瓣腐烂，即可敷用，愈陈愈妙。此方用麻油浸尤妙。如无此药，用地榆末麻油调擦亦可。

◇**水火烫伤方 2**

［组成］毛芋适量。［功效与用途］清凉，退肿，止痛。主治烧伤、烫伤。［用法与疗程］洗净，加清水磨成浆汁刷患处，干后再刷。

◇**水火烫伤方 3**

［组成］鲜大蓟根适量。［功效与用途］凉血止血，祛瘀消痈。主治烧伤烫伤。［用法与疗程］捣烂绞汁，煮沸，待凉成冻状，涂敷烫伤处；或干根粉末调麻油，均匀擦患处。

◇**水火烫伤方 4**

［组成］鲜垂盆草适量。［功效与用途］利湿退黄，清热解毒。主治烫伤、烧伤。［用法与疗程］捣烂敷患处，每日换1次。另，鲜全草捣汁饮服。

◇**水火烫伤方 5**

［组成］鲜木芙蓉叶适量。［功效与用途］凉血，解毒，消肿，止痛。主治火烫伤。［用法与疗程］捣汁涂患处。或干叶研细末，加菜油调敷。

◇**水火烫伤方 6**

［组成］地榆适量。［功效与用途］凉血止血，解毒敛疮。主治烫伤。［用法与疗程］炒炭研为细末，以麻油或甘油调敷患处。

◇**水火烫伤方 7**

［组成］生大黄适量。［功效与用途］祛瘀止血。主治烫伤、烧伤、红肿灼痛起水疱。［用法与疗程］研细末，调鸡蛋白（或香油、桐油）涂患处。亦可用米醋调匀涂敷。

◇**水火烫伤方 8**

［组成］绿豆粉30克。［功效与用途］清热解毒，消暑，利水。主治开水烫伤，或轻度烧伤。［用法与疗程］鸡蛋清调涂患处。

◇**水火烫伤方 9**

［组成］米醋60毫升。［功效与用途］止痛，预防起疱。主治开水烫伤或轻度烧伤。［用法与疗程］擦涂患处。

外科常见病单方验方

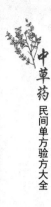

◇水火烫伤方 10

[组成] 乌药树皮或根皮。[功效与用途] 行气止痛。主治烧伤、烫伤。[用法与疗程] 捣烂，放入冷开水中搅拌，待成胶状去渣取汁涂患处；或用叶晒干研末，调青油涂患处。

◇水火烫伤方 11

[组成] 鲜冬青根白皮适量。[功效与用途] 补肾强筋，清热疗伤。主治烧伤、烫伤。[用法与疗程] 加少量冷开水或茶捣烂，过滤，待成胶状后外涂。涂前，伤面应先涂麻油。

◇水火烫伤方 12

[组成] 秋葵（黄蜀葵）花、菜油各适量。[功效与用途] 清热解毒，凉血。主治烫伤。[用法与疗程] 鲜花去杂质切碎，置容器中，倒入菜油，以浸没花为度，每 7 天左右搅拌 1 次，浸泡 2～3 个月。Ⅰ～Ⅱ度烫伤，清创后，蘸油涂抹创面或用单层油纱布敷盖创面。

◇水火烫伤方 13

[组成] 虎杖根适量。[功效与用途] 活血止痛，清热解毒。主治烫伤。[用法与疗程] 焙干研粉备用，青油调涂患处；或米泔水磨汁涂患处。

◇水火烫伤方 14

[组成] 大叶凤凰尾根适量。[功效与用途] 清热解毒。主治烫伤。[用法与疗程] 米泔水磨汁涂患处。

◇水火烫伤方 15

[组成] 大蓟根适量。[功效与用途] 凉血止血，祛瘀消痈。主治烫伤。[用法与疗程] 捣汁，加白糖涂患处。

◇水火烫伤方 16

[组成] 桐籽花适量。[功效与用途] 清热解毒，生肌。主治水、火烫伤。[用法与疗程] 晒干，发腐，装瓶备用，敷患处。

◇水火烫伤方 17

[组成] 鲜蟹 1 只（河、海蟹都可以）。[功效与用途] 清热解毒。主治水火烫伤。[用法与疗程] 将蟹捣烂，涂敷患处。

◇水火烫伤方 18

[组成] 新鲜马铃薯（土豆）适量。[功效与用途] 解毒消肿。主治水火烫伤。[用法与疗程] 去皮洗净，捣烂如泥浆，用纱布挤汁涂敷患处。

◇水火烫伤方 19

[组成] 澄清的石灰水 2 份，山茶油 1 份。[功效与用途] 解毒蚀腐，敛疮止血。主治水火烫伤。[用法与疗程] 搅拌成白色油滑膏脂状。用鸡毛（干净）沾药涂患处，未干就涂，连续用。

### ◇水火烫伤方 20

［组成］熟蛋黄 7～8 个。［功效与用途］生肌敛疮。主治烫伤。［用法与疗程］文火炒焦去渣取油，外敷烫伤处。

### ◇水火烫伤方 21

［组成］油桐果或鲜的叶。［功效与用途］清热解毒。主治烫伤。［用法与疗程］捣烂绞汁，调冬蜜，敷抹患处。

### ◇水火烫伤方 22

［组成］鲜海金沙叶适量。［功效与用途］清利湿热，消肿止痛。主治火烫伤。［用法与疗程］捣烂，调人乳，外敷伤处。

## ❀（二）验方❀

### ◇珍冰烫伤散

［组成］煅珍珠母 120 克，冰片 1.2 克。［功效与用途］祛腐疗肌。主治烫伤。［用法与疗程］研成极细末，加麻油调涂擦患处。

### ◇大黄烫伤散

［组成］香油 4 份，大黄 2 份，蜂蜡 1 份。［功效与用途］清热解毒，活血止痛。主治烫伤、烧伤、红肿灼痛起水疱。［用法与疗程］香油熬沸，放入大黄炸枯取出，再放蜂蜡，搅匀冷却后，涂患处，覆盖纱布。

### ◇榆黄烫伤散 1

［组成］生地榆、大黄各 30 克。［功效与用途］清热解毒，凉血止痛。主治烫伤、烧伤、红肿灼痛起水疱。［用法与疗程］共研细末，用植物油调敷患处；或单用地榆研粉以植物油调敷患处。

### ◇榆黄烫伤散 2

［组成］地榆炭、生大黄等量。［功效与用途］清热解毒，凉血止痛。主治烧伤、烫伤。［用法与疗程］研末，调麻油涂患处；虎杖根切碎煎浓汁，冷却后涂患处；或晒干研末，调青油或浓茶涂患处。

### ◇冬山烫伤散

［组成］细叶冬青、山椒草各适量。［功效与用途］清热解毒，凉血止痛。主治烫伤。［用法与疗程］研细末，青油调涂患处。

### ◇翠冰散

［组成］西瓜皮、冰片、香油各适量。［功效与用途］清热止痛。主治水、火烫伤。［用法与疗程］西瓜皮晒干烧成灰，加冰片少许研成细末，用香油调匀，敷于患处。

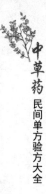

◇虎榆散

［组成］虎杖、地榆等量。［功效与用途］清热解毒，凉血止痛。主治烫伤。［用法与疗程］将药洗净、切片、晒干，研细粉（过110目筛），各50%混合均匀，青油调敷患处，干后再刷1次。

◇三黄冰石散

［组成］生大黄、川黄连各10克，生石膏20克，梅花冰片10克，黄芩15克。［功效与用途］清热，解毒，敛肌。主治水火烫伤。［用法与疗程］研成细末，用米酒、水调敷患处。

◇火疮方

［组成］外用：生大黄、生黄柏、生黄芩各等份。内服：羌活、防风、白芷、川芎、荆芥、薄荷、紫苏、甘草各等份。如火毒甚，再服生大黄、黄连、黄柏、黄芩、栀仁各等份。［功效与用途］清热解毒，祛风凉血。主治火疮。［用法与疗程］外用：研细末，先用冬天淡猪油熬，桎木嫩技，候木枯去，木勿用。先将油擦患处，再上药。内服：水煎服。痂厚不脱用桐子叶末，猪油调擦痂自落。

# 三、冻伤

## （一）单方

◇单方1

［组成］蜂蜜、生猪油各100克。［功效与用途］润肤生肌。主治冻疮溃疡。［用法与疗程］两者拌和调匀，每天涂擦患处。用药1周。

◇单方2

［组成］麦苗50克。［功效与用途］活血和血。主治冻疮。［用法与疗程］水煎，泡冻疮处。疗程1周。

◇单方3

［组成］蚕豆叶适量。［功效与用途］活血通络。主治冻疮。［用法与疗程］煎水，趁热洗患处。

◇单方4

［组成］生姜适量。［功效与用途］温经散寒。主治两耳冻疮。［用法与疗程］取自然汁熬膏，涂患处。

◇单方5

［组成］藕120克。［功效与用途］凉血，散瘀，止血。主治脚趾冻伤。［用法与疗程］

上锅蒸后，捣烂涂患处。

◇ 单方 6

［组成］樱桃适量。［功效与用途］活血通络。预防脚患冻疮。［用法与疗程］逢立夏时，早晨将樱桃涂擦患处 10 余次。

◇ 单方 7

［组成］丹参根 20 克。［功效与用途］活血通络。主治冻疮。［用法与疗程］水煎洗患处。

◇ 单方 8

［组成］辣椒秧或茄子秧 2 ～ 3 棵。［功效与用途］温经散寒。主治冻疮初起未溃。［用法与疗程］水煎后，熏洗患处，每日 1 次。

◇ 单方 9

［组成］山楂不拘量。［功效与用途］活血通络。主治冻疮初起未溃。［用法与疗程］煮熟去核，取肉捣烂，贴敷患处，每日换 1 次。

◇ 单方 10

［组成］马勃 1 块。［功效与用途］清热解毒生肌。主治冻疮已破溃。［用法与疗程］贴敷患处，1 或 2 天换药 1 次。

◇ 单方 11

［组成］柿子皮适量。［功效与用途］清热解毒。主治冻疮已破溃。［用法与疗程］烧炭存性，研细末，用熟菜油调敷患处。每日 1 次。

◇ 单方 12

［组成］红辣椒数只。［功效与用途］温经散寒，活血。主治冻疮。［用法与疗程］切碎，用开水泡洗患处。

◇ 单方 13

［组成］螃蟹壳（或河蚌壳）、香油各适量。［功效与用途］温经散寒。主治冻疮。［用法与疗程］蟹壳焙焦煅灰，香油调匀，敷于患处。每日 3 次。

◇ 单方 14

［组成］白萝卜 1 个，麻油适量。［功效与用途］温经散寒。主治冻疮。［用法与疗程］在白萝卜中间挖 1 个凹，倒入适量的麻油，放火上烤至油沸。趁热用油擦患处，每日 2 次。

◇ 单方 15

［组成］大蒜 1 个。［功效与用途］温经散寒。主治冻疮。［用法与疗程］大蒜 2 ～ 4 瓣，放入火中煨熟（无硬心又不烧焦），去皮，涂擦冻疮患处。每天 3 ～ 4 次。连用 5 ～ 7 天。

◇ 单方 16

［组成］橘子皮适量。［功效与用途］温经散寒。主治冻疮。［用法与疗程］每晚临睡前用橘子皮（鲜）煎汤，熏洗患处。连用 5 ～ 7 日。

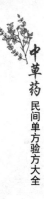

◇单方 17

[组成]麻雀脑 1 个。[功效与用途]活血通络。主治冻疮。[用法与疗程]将麻雀脑取出，去筋膜，调成膏。每日敷患处 1 次。

◇单方 18

[组成]菜头（萝卜）。[功效与用途]温经散寒。主治冻疮。[用法与疗程]火中煨热，擦患处至发热。

◇单方 19

[组成]干狗屎适量。[功效与用途]温经散寒。主治冻疮。[用法与疗程]烧成灰研成细末（经过霜白的更佳），用麻油调敷患处，每日数次。

◇单方 20

[组成]十滴水适量。[功效与用途]温经散寒。治疗冻疮。[用法与疗程]病灶局部用十滴水涂抹，每日数次至 10 余次，病变严重增加涂药次数。[附注]注意保暖，有继发感染者加用抗生素。

## （二）验方

◇验方 1

[组成]山药 1 根，橘子 1 个。[功效与用途]温经散寒。主治冻疮。[用法与疗程]山药打烂涂疮上，再将橘子切 4 片，将红皮烘热，按在疮上，冷即换。

◇验方 2

[组成]白蔹、黄柏各等份。[功效与用途]清热解毒，消痈散结，敛疮生肌。主治冻疮。[用法与疗程]研为末，香油调，涂擦患处。

◇验方 3

[组成]橘皮、萝卜缨各 120 克。[功效与用途]温经散寒通络。主治冻疮。[用法与疗程]水煎洗。

◇验方 4

[组成]糯稻草根 240 克，茄子茎 3 株。[功效与用途]温经散寒。主治冻疮。[用法与疗程]煎水洗患处。每日 1 次。

◇验方 5

[组成]艾叶 6 克，葱白带须 7 条，花椒 7 粒。[功效与用途]温经散寒。主治冻疮初起未溃。[用法与疗程]水煎，洗患处。每晚 1 次。

◇验方 6

[组成]干姜片（炮微黄）、枯矾各等份。[功效与用途]温经散寒。主治冻疮已破溃。[用法与疗程]共研细末，撒少许于患处。每日或隔日换 1 次。

◇验方 7

［组成］鲜山药适量，蓖麻子 3 ～ 5 粒。［功效与用途］温经散寒。主治冻疮。［用法与疗程］洗净，二味捣烂，敷于患处，干即更换。

◇验方 8

［组成］花生皮、醋、樟脑、酒精各适量。［功效与用途］散寒通络。主治冻疮。［用法与疗程］先将花生皮炒黄、研碎、过筛成粉末，每 50 克加醋 100 毫升调成糊状，放入樟脑粉 1 克，酒精少许调匀。将厚厚 1 层药敷于患处，然后用纱布包好固定。

◇验方 9

［组成］辣椒、生姜、白萝卜各适量。［功效与用途］温经散寒。主治冻疮初起未溃。［用法与疗程］将辣椒的里层贴在冻疮处摩擦；或用生姜汁擦；或将萝卜切成厚片，烤热后摩擦。任选其中一种，每日 2 ～ 3 次。

◇验方 10

［组成］云南白药 1 瓶（4 克），阿托品 3 ～ 5 片，红霉素软膏 1 支。［功效与用途］活血通络，消炎。主治局限性冻疮。［用法与疗程］将云南白药瓶内的红色保险子和阿托品压碎成粉，与红霉素软膏混合、搅匀敷患处。每日或隔日换药 1 次。一般需换药 3 ～ 5 次。［附注］部分病例初次敷药后，局部有轻微刺痛感乃正常反应，不久即自行消失，无须处理。

◇验方 11

［组成］茄子根、老姜、干辣椒各适量，大葱白 500 克。［功效与用途］温经散寒。主治冻疮。［用法与疗程］加水煎熬 20 ～ 30 分钟，趁热先熏再泡洗患处。每次 20 分钟，每日 2 次。

外科常见病单方验方 ≪

# 第13章 毒蛇与毒虫咬伤

## 一、毒蛇（包括疯狗）咬伤

### ✿ （一）单方 ✿

◇单方 1

［组成］徐长卿 10～15 克。［功效与用途］祛风，化湿，止痛，止痒。主治毒蛇咬伤。［用法与疗程］水煎趁热服下，渣敷伤口多次。

◇单方 2

［组成］鸡蛋或鸭蛋数个。［功效与用途］排毒疗伤。主治蝮蛇咬伤。［用法与疗程］用布（或绷带）扎紧伤口上方，免毒液走向心血管；蛋头扎一个小孔，对准伤口吸纳毒汁，越快越好，蛋变黑再换一个。

◇单方 3

［组成］野烟草适量。［功效与用途］解毒。主治毒蛇咬伤。［用法与疗程］内服。每日 2 次，连服 3 天。

◇单方 4

［组成］野葡萄藤根适量。［功效与用途］清热解毒。主治毒蛇咬伤。［用法与疗程］生嚼内服，外敷患处。

◇单方 5

［组成］酱板草适量。［功效与用途］清热解毒，活血，止血。主治蛇咬伤。［用法与疗程］水煎服，并捣烂敷患处。

◇单方 6

［组成］半边莲 1 把。［功效与用途］清热解毒，利水消肿。治疗毒蛇咬伤。［用法与疗程］口嚼烂敷患处。

◇单方 7

［组成］鲜半边莲 2500 克。［功效与用途］清热解毒，利水消肿。主治毒蛇咬伤，痈肿毒疮。［用法与疗程］洗净，加入 15 克食盐捣烂敷患处。每天换药 1 次。

◇单方 8

［组成］鲜垂盆草适量。［功效与用途］利湿退黄，清热解毒。主治毒蛇咬伤。［用法与疗程］全草捣烂敷患处；另取鲜全草捣汁 1 杯，加雄黄烧酒少许内服，日服 1～2 次。

◇单方 9

［组成］鲜紫花地丁适量。［功效与用途］清热解毒。主治毒蛇咬伤。［用法与疗程］全草捣烂绞汁 1 酒杯内服，其渣加雄黄少许调敷患处。

◇单方 10

［组成］鲜半边莲全草 30～60 克。［功效与用途］清热解毒，利水消肿。主治毒蛇咬伤。［用法与疗程］捣烂取汁，加甜酒 30 克同服，服后盖被安眠，使出汗；另以鲜全草捣烂，敷在伤口周围。

◇单方 11

［组成］野菊花 9～15 克。［功效与用途］清热解毒。主治毒蛇咬伤、流火丹毒。［用法与疗程］水煎服，每日数剂，并取鲜叶捣烂，敷伤处。

◇单方 12

［组成］一枝黄花干根 9 克。［功效与用途］清热解毒。主治毒蛇咬伤。［用法与疗程］研粉内服。另取鲜根捣烂，敷伤口及百会穴。

◇单方 13

［组成］鲜滴水珠根 9～15 克。［功效与用途］清热解毒。主治毒蛇咬伤、痈疖初起。［用法与疗程］用开水吞服（不可嚼碎）；另取鲜根捣烂敷患处。

◇单方 14

［组成］七叶一枝花根 6 克。［功效与用途］清热解毒。主治毒蛇咬伤。［用法与疗程］研末，开水送服，每日 2～3 次；另以鲜根嚼烂或加甜酒酿捣烂敷伤处；或根 30 克，青木香 60 克，共研细末，温开水送服，每次 3.5 克。［警示］肾功能不全者禁服。

◇单方 15

［组成］半边莲（鲜、干均可）30 克。［功效与用途］清热解毒。主治毒蛇咬伤。［用法与疗程］水煎服，每日 1 剂；或用鲜半边莲捣汁，开水送服，并涂伤口；或捣烂外敷伤口。

◇单方 16

［组成］半枝莲（鲜、干均可）30 克。［功效与用途］清热解毒。主治毒蛇咬伤。［用法与疗程］水煎服，每日 1 剂；或用鲜半枝莲捣汁，开水送服，并涂伤口；或捣烂外敷伤口。

◇单方 17

［组成］鲜嫩乌桕叶或大发散叶（华泽兰花序）。［功效与用途］清热解毒。主治毒蛇咬伤。［用法与疗程］用鲜嫩乌桕叶或大发散叶反复擦洗。伤口、结扎冲洗、排毒等处理后，再应用药物治疗。

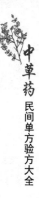

◇单方 18

［组成］开白花大发散（泽兰花序）15～30 克。［功效与用途］清热解毒。主治毒蛇咬伤。
［用法与疗程］水煎服，叶捣碎敷患处。

◇单方 19

［组成］白矮树根（土名）60～120 克。［功效与用途］清热解毒。主治毒蛇咬伤。［用法与疗程］水煎，烧酒对半冲服，服到自觉有酒气时止。

◇单方 20

［组成］斑叶兰 60 克。［功效与用途］清热解毒消肿。主治毒蛇咬伤。［用法与疗程］捣汁，米汤水泡服，渣敷患处。

◇单方 21

［组成］独活（根硬的）30～60 克。［功效与用途］解毒除湿，通痹止痛。主治毒蛇咬伤。
［用法与疗程］浸烧酒 250 克内服，剂量以患者平时酒量而定，渣敷患处。

◇单方 22

［组成］小叶金刚契 30 克。［功效与用途］清热解毒。主治毒蛇咬伤（适用于竹叶青蛇咬伤）。［用法与疗程］水煎服，米泔水磨汁涂患处。

◇单方 23

［组成］滴水珠适量。［功效与用途］解毒消肿，散瘀止痛。主治毒蛇咬伤。［用法与疗程］每次 6～7 粒吞服，或捣烂敷伤口。

◇单方 24

［组成］有角乌蔹莓（三叶青）适量。［功效与用途］清热解毒。主治毒蛇咬伤。［用法与疗程］每次 6～7 粒内服，或捣烂敷伤口及周围。

◇单方 25

［组成］野蚊子草（蝇子草）适量。［功效与用途］清热利湿，活血解毒。主治毒蛇咬伤，适用于竹叶青蛇咬伤。［用法与疗程］煎汤内服，根捣烂敷患处。

◇单方 26

［组成］一张青（土名）适量。［功效与用途］清热解毒。主治毒蛇咬伤。［用法与疗程］捣烂敷患处。

◇单方 27

［组成］天名精鲜叶 2 握。［功效与用途］清热解毒，破瘀止血。主治蛇咬伤、虫螫。
［用法与疗程］洗净，捣烂取自然汁，稍炖温服，渣敷伤处。

◇单方 28

［组成］野烟草适量。［功效与用途］清热解毒。主治蛇咬伤。［用法与疗程］先洗净恶血，然后取鲜的野烟草叶捣烂，敷伤口。

◇ 单方 29

［组成］鲜水龙骨全草 1 ～ 2 握，［功效与用途］清热利湿，活血通络。主治蛇伤、疯狗咬伤。［用法与疗程］洗净、捣烂、绞汁内服，渣敷伤处。［警示］疯狗咬伤须打狂犬疫苗。

◇ 单方 30

［组成］梵天花全草 30 ～ 60 克。［功效与用途］祛风除湿，清热解毒。主治疯狗咬伤。［用法与疗程］水煎服。［警示］疯狗咬伤须打狂犬疫苗。

◇ 单方 31

［组成］鲜肖梵天花叶 1 握。［功效与用途］祛风除湿，清热解毒。主治蛇咬伤。［用法与疗程］先挤净恶血后，再取花叶捣烂或口嚼，用冷水送下一半，另外一半罨敷伤处。

◇ 单方 32

［组成］鲜羊角豆叶 1 握。［功效与用途］祛风除湿，清热解毒。主治蛇咬伤。［用法与疗程］捣烂、绞汁服，渣敷伤处。

◇ 单方 33

［组成］鲜紫荆根皮适量。［功效与用途］破瘀活血，消痈解毒。主治疯狗咬伤。［用法与疗程］加砂糖捣烂，敷伤口周围。［警示］疯狗咬伤须打狂犬疫苗。

◇ 单方 34

［组成］鲜马兰全草 180 克。［功效与用途］凉血止血，清热利湿，解毒消肿。主治初期狂犬病。［用法与疗程］水煎服，每次 60 克。如末期有抽搐症状者，加用打铁店中的炼铁水（要把沉底的泥土搅动混浊）连续灌服，再用马兰全草加水煎服。［警示］疯狗咬伤须打狂犬疫苗。

◇ 单方 35

［组成］鲜野烟草叶 1 握。［功效与用途］消肿解毒。主治疯狗咬伤。［用法与疗程］洗净，捣烂绞汁 1 汤匙，与红酒少许炖服。［警示］疯狗咬伤须打狂犬疫苗。

◇ 单方 36

［组成］姜韭汁。［功效与用途］消肿解毒。主治疯狗咬伤。［用法与疗程］先吮吸出恶血，灸疮中 10 壮，以后每日灸 1 壮，到 100 日才停止。7 日发 1 次，过 3 ～ 7 日不发，则会脱离危险。因此每到 7 日则要饮姜韭汁 1 ～ 2 升，过百日则会好。［宜忌］终身戒食狗肉、蚕蛹。［警示］吮吸出恶血有危险，疯狗咬伤须打狂犬疫苗。

◇ 单方 37

［组成］金钱吊葫芦块根（三叶青）15 ～ 30 克。［功效与用途］清热解毒。主治五步蛇咬伤。［用法与疗程］切碎，水煎服。

◇ 单方 38

［组成］金钱吊葫芦块根（三叶青）2 ～ 3 个。［功效与用途］清热解毒。主治银环蛇咬伤。

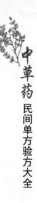

［用法与疗程］捣烂，剪去头发，敷头顶脑门处（百会穴）。

◇单方 39

［组成］龙胆草 20 克，冰糖适量。［功效与用途］清热燥湿，泻肝胆火。治疗蛇咬伤。煎汤内服治疗刀伤。［用法与疗程］龙胆草加适量的盐涂患处，同时捣汁内服。

◇单方 40

［组成］鸡眼草适量。［功效与用途］清热解毒，健脾利湿。治疗毒蛇（竹叶青）咬伤。［用法与疗程］捣烂，加清水外洗，渣外敷咬伤处。

◇单方 41

［组成］鲜半边莲 2500 克。［功效与用途］清热解毒；利水消肿。主治毒蛇咬伤、痈肿毒疮。［用法与疗程］洗净，加入 15 克食盐捣烂敷患处。每天换药 1 次。

## （二）验方

◇验方 1

［组成］徐长卿 10～15 克，望江南（九里青）适量。［功效与用途］祛风化湿，解毒止痛。主治毒蛇咬伤。［用法与疗程］合并捣烂敷伤口，将望江南籽水煎，内服 10 克。

◇验方 2

［组成］雄黄 6 克，大蒜 3 克。［功效与用途］解毒杀虫。主治毒蛇咬伤。［用法与疗程］捣烂敷伤处。

◇验方 3

［组成］有角乌蔹莓、盐肤木各适量。［功效与用途］清热利湿，解毒消肿。主治毒蛇咬伤。［用法与疗程］有角乌蔹莓根洗净嚼服，盐肤木叶水煎外洗，盐肤木根皮捣烂敷患处。

◇验方 4

［组成］杜衡 30 克，一张青（土名）3 粒。［功效与用途］活血止痛，解毒。主治毒蛇咬伤。［用法与疗程］杜衡根嚼服，一张青 3 粒捣烂敷患处。

◇验方 5

［组成］徐长卿 3 株，朱砂根适量。［功效与用途］祛风化湿，解毒止痛。主治毒蛇咬伤。［用法与疗程］徐长卿嚼服，朱砂根捣烂敷患处。

◇验方 6

［组成］斑叶兰、滴水珠各适量。［功效与用途］解毒消肿，散瘀止痛。主治毒蛇咬伤（适用于银环蛇咬伤）。［用法与疗程］捣烂敷患处。

◇验方 7

［组成］细辛、雄黄各等份。［功效与用途］解毒杀虫，止痛。主治蝮蛇咬伤、其他毒蛇咬伤。［用法与疗程］研成细末，放入疮内，每日敷 3～4 次。或者烧蜈蚣末敷在疮上。平时用桂

心、瓜蒌各等份研成细末，用小竹筒密封好，外出时带在身边。如被蛇咬，立即敷上。

◇验方8

［组成］鱼腥草、钹面草、槐树叶、草决明各适量。［功效与用途］清热解毒。主治毒蛇、毒虫咬伤。［用法与疗程］捣烂敷患处。

◇验方9

［组成］鲜七叶一枝花15克，滴水珠1～2粒，生半夏10克或山羊姜30克。［功效与用途］清热解毒。主治蝮蛇、棋盘蛇咬伤。［用法与疗程］捣烂敷伤口外围，留口排毒，药棉吸毒汁。

◇验方10

［组成］生蚯蚓7条，扁豆叶15克，食盐12克。［功效与用途］清热解毒。主治毒蛇咬伤。［用法与疗程］捣烂，敷于伤处。

◇验方11

［组成］鬼针草、野菊花、金银花、半边莲、青木香、木防己、甘草按照2∶1∶1∶2∶1∶1∶2的比例组成。［功效与用途］清热解毒。主治毒蛇咬伤。［用法与疗程］按上述药的比例，制成浸膏服药。首剂服20毫升，以后每次20毫升，每4小时服1次。

◇验方12

［组成］山海螺15克，粉草莓24克，粉防己15克，土黄柏（阔叶十大功劳）6克，紫珠草15克。［功效与用途］清热解毒。主治毒蛇咬伤。［用法与疗程］水煎服，每日1剂。

◇验方13

［组成］内服：龙胆草30克，东风菜、苦荬菜各15～30克。外洗：崖花子根。外敷：崖花子根或一包针或青木香。［功效与用途］清热解毒。主治蕲蛇、龟壳花蛇（野蕲蛇）、竹叶青蛇咬伤。［用法与疗程］内服：水煎服，每日1剂。外洗：煎汤外洗，每日2次。外敷：捣烂加少量食盐外敷。

◇验方14

［组成］内服：崖花子根白皮60克。外洗：崖花子根白皮、朱砂根、腹水草各30克。［功效与用途］清热解毒。主治毒蛇咬伤。［用法与疗程］内服：水煎服，每日1剂，重症每日2剂。外洗：水煎汤外洗，每日2次。外敷：将洗方的药渣捣烂敷肿处。［宜忌］忌服葱、蒜、辣椒、酒、生姜等刺激物。［附注］应将伤口刿一下，敷药时让它暴露，以使毒液流出。

◇验方15

［组成］水乌药、黄边、白地牛（均为玉岩土名）各30克。［功效与用途］清热解毒。主治毒蛇咬伤。［用法与疗程］全草捣后浸烧酒内服，渣敷患处。起疱者，加胡枝子10克煎洗；腐烂有虫者，用白地牛、博落回、算盘子、黄牛粪（干）各10克，研粉包卷烟熏后再敷上药。

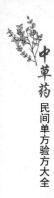

◇验方 16

［组成］一道符（玉岩土名）5～10株，矛盾草15～30克，白根儿（玉岩土名）15克。［功效与用途］清热解毒。主治毒蛇咬伤。［用法与疗程］捣烂敷伤口。吐血者，水煎，冲烧酒服。

◇验方 17

［组成］朱砂根15克，滴水珠、虎杖、乌桕各适量。［功效与用途］清热解毒。主治毒蛇咬伤。［用法与疗程］朱砂根嚼服，虎杖根、乌桕叶捣烂煎洗，滴水珠捣烂敷伤处。

◇验方 18

［组成］朱砂根60克（干30克），盐肤木、乌桕各适量。［功效与用途］清热解毒。主治毒蛇咬伤。［用法与疗程］朱砂根水煎服；盐肤木叶或根皮、乌桕叶煎外洗；朱砂根皮捣烂敷伤处。创口腐烂者，用朱砂根焙干、研粉外敷。

◇验方 19

［组成］鲜四叶对根15克或干品6克，苦爹菜、滴水珠各适量。［功效与用途］清热解毒。主治毒蛇咬伤。［用法与疗程］四叶对水煎服，苦爹菜水煎外洗，滴水珠米泔水磨敷创口。［警示］四叶对有毒。

◇验方 20

［组成］龙胆草15克，有角乌蔹莓（三叶青）9克，六叶对（土名）、苦爹菜各适量。［功效与用途］清热解毒。主治毒蛇咬伤。［用法与疗程］龙胆草、有角乌蔹莓水煎内服，苦爹菜水煎外洗，六叶对全草捣烂敷伤处。

◇验方 21

［组成］崖花子、华山矾、醉鱼草、杏香兔耳风、红花大发散（林泽兰）各15克。外敷：一张青，如伤口起疱者，加仙茅。［功效与用途］清热解毒。主治毒蛇咬伤。［用法与疗程］内服：水煎服。外敷：捣汁外敷。

◇验方 22

［组成］内服：金鸡脚、福氏星蕨、半边莲、七叶一枝花各等量。外洗：乌桕叶，鸭跖草，韭菜根。起疱者，用九一丹麻油外涂疱上，或雄黄麻油外涂，破损处不用。［功效与用途］清热解毒。主治毒蛇咬伤。［用法与疗程］研粉，开水吞服。每次1克，每日3次。连服6～7天。外洗：煎汤洗。

◇**钟氏解毒汤**

［组成］百路通、一枝香各15克，六角莲3～10克，天竹15克，重楼10克，四叶对3～10克，血水草3克，水杨柳（柳叶白前）15克，水前胡、盐肤木各20克，东风菜、独蒜兰、疬藤各10克，白藤梨、椿叶花椒各15克。［功效与用途］清热解毒，消肿止痛，理气通络，活血凉血。主治毒蛇咬伤。［用法与疗程］先用三棱刀或手术刀在伤口处划切排毒。先服滴水珠1～3粒（吞服，不可嚼碎）。上述药水煎，分2次或多次服药，第3

次水煎好凉后从伤口处上方往下洗。［宜忌］服药间宜清淡饮食，可食少量干菜、败酱草、马兰头，猪瘦肉（去油）；禁荤腥、发物、苋菜及带藤菜、油炸物、面包等；孕妇忌服。［警示］六角莲有大毒慎服。

# 二、毒虫咬伤

## （一）单方

◇单方1

［组成］大蒜或生姜适量。［功效与用途］解毒，杀虫。主治蜂、蝎螫伤，蜈蚣及其他毒虫咬伤。［用法与疗程］捣烂或取汁涂敷患处。

◇单方2

［组成］凤仙花（指甲花）适量。［功效与用途］祛风除湿，活血止痛，解毒杀虫。主治蜂、蝎螫伤，蜈蚣及其他毒虫咬伤。［用法与疗程］全株洗净，捣烂敷患处。有肢体麻木或有怕冷发热等症状，可捣烂取汁，每次服30克。

◇单方3

［组成］鲜芋头或梗适量。［功效与用途］解毒消肿。主治蜈蚣咬伤、蜂螫伤、毛虫螫伤。［用法与疗程］捣烂外敷，或将其梗折断，用其汁涂患处。

◇单方4

［组成］鲜马齿苋适量。［功效与用途］清热解毒，凉血止血。主治蜈蚣咬伤、蜂螫伤、毛虫螫伤。［用法与疗程］捣烂敷患处。

◇单方5

［组成］草纸灰适量。［功效与用途］清热解毒。主治蜈蚣咬伤。［用法与疗程］将草纸卷成纸管，用火点燃，待烧一段后吹灭，立即以其灰涂患处。

◇单方6

［组成］新鲜瓦松适量。［功效与用途］清热解毒。主治蝎子螫伤。［用法与疗程］洗净去根，捣烂取汁。把螫伤处洗净后用消毒过的三棱针刺破，挤去毒汁后，用瓦松汁涂患处，每天数次。

◇单方7

［组成］竹叶适量。［功效与用途］清热解毒。主治水蛭（蚂蟥）吮伤、出血。［用法与疗程］烧灰存性，研细敷患处。

◇单方8

［组成］野蚊子草（蝇子草）适量。［功效与用途］清热解毒。主治蜈蚣咬伤。［用法与疗程］捣烂敷患处。

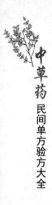
◇单方 9

［组成］蕺葖叶适量。［功效与用途］清热解毒。主治蜈蚣咬伤。［用法与疗程］嚼碎敷患处。

◇单方 10

［组成］人指甲少量。［功效与用途］清热解毒。主治蜈蚣咬伤。［用法与疗程］水磨外涂患处。

◇单方 11

［组成］大发散（华泽兰）15 ～ 30 克。［功效与用途］清热解毒。主治蜂螫伤。［用法与疗程］煎汤内服，或将叶口嚼敷患处。

◇单方 12

［组成］地龙粪（蚯蚓粪）适量。［功效与用途］清热解毒。主治蜂螫伤。［用法与疗程］湿地龙粪涂患处。

◇单方 13

［组成］鲜羊角豆叶 1 握。［功效与用途］清热解毒。主治毒虫螫伤。［用法与疗程］与冬蜜捣烂敷患处。

◇单方 14

［组成］鲜土荆芥叶适量。［功效与用途］杀虫止痒，活血消肿。主治毒虫螫伤。［用法与疗程］揉软涂敷患处。

◇单方 15

［组成］鲜地龙 5 ～ 10 克，红糖 2 克，［功效与用途］清热解毒。主治蜈蚣咬伤。［用法与疗程］捣碎敷咬伤处。疗程 1 ～ 3 次。

◇单方 16

◇土法治疗蜂螫伤

［组成］盐、唾液各适量，或黄泥、尿液各适量。［功效与用途］解毒消肿。主治蜂螫。［用法与疗程］盐加唾液外涂，或用黄泥加尿液外涂。

◇单方 17

［组成］香烟若干支。［功效与用途］解毒，止痛。主治蜈蚣咬伤。［用法与疗程］点燃香烟，把烟熏置蜈蚣咬伤处。

◇单方 18

［组成］鲜金刚藤叶 9 ～ 18 克，少量食盐。［功效与用途］解毒，止痛，主治蜈蚣咬伤。［用法与疗程］捣烂，敷伤口处。每天 3 次。1 ～ 3 天为 1 个疗程。［附注］用嫩枝叶效果佳。

◇单方 19

［组成］鲜松树叶适量。［功效与用途］清肿，止痛。主治蜈蚣咬伤。［用法与疗程］加少许盐水捣烂，局部外敷。

◇**白桔梗贴**

［组成］白桔梗适量。［功效与用途］退肿，祛毒。主治蜈蚣咬伤。［用法与疗程］捣烂放少量食盐，敷患处或洗伤口。每日2次。

## ❀ (二) 验方 ❀

◇**验方1**

［组成］肥皂水、碱水、煤油各适量。［功效与用途］解毒，消肿。主治蜂、蝎螫伤，蜈蚣及其他毒虫咬伤。［用法与疗程］用肥皂水或碱水涂擦患处，或用煤油调碱面涂患处。［附注］黄蜂螫伤用醋涂，不用碱水涂。

◇**验方2**

［组成］黄毛耳草、垂盆草各适量。［功效与用途］清热利湿，解毒消肿。主治蜈蚣咬伤。［用法与疗程］同捣烂敷患处。

◇**验方3**

［组成］鲜鸡矢藤叶1握，雄黄1.5克。［功效与用途］祛风除湿，解毒杀虫。主治虫蛇咬伤。［用法与疗程］捣烂敷患处。

◇**验方4**

［组成］鸡冠血或大蒜、小蒜、桑白汁或蜗牛各适量。［功效与用途］活血止痛消肿。主治蜈蚣咬伤。［用法与疗程］割鸡冠血涂在患处；或嚼大蒜、小蒜、桑白汁等涂患处；或捣烂，汁涂患处；或用蜗牛捣取汁，点在患处。

# 第14章 小肠、直肠、肛门疾病

## 一、痔疮

### （一）单方

◇**单方1**

［组成］葱头、蜂蜜各适量。［功效与用途］消肿止痛。主治痔疮肿痛。［用法与疗程］共捣如泥，将药敷痔疮上。

◇**单方2**

［组成］荆芥全草20克。［功效与用途］祛风，止血，消肿。主治痔疮肿痛。［用法与疗程］以2000毫升清水煎成药汁，趁热熏蒸片刻，待稍温时坐浴并擦洗患处。每日2次。连续1周。

◇**单方3**

［组成］鲜无花果10枚。［功效与用途］清热，解毒消肿。主治痔疮。［用法与疗程］放于砂锅内，加水2000毫升，文火煎煮，沸后仍煎30分钟，煎至药液约1500毫升倒入盆内，捞起熟果盛于碗里备用。每日分2次，用脱脂棉蘸药液洗敷患处，每次20分钟，同时另用无花果5枚煮熟食之。一般连用3～4剂。［宜忌］治疗期间忌辛辣、刺激性食物。

◇**单方4**

［组成］耳环草(碧蝉儿花)适量。［功效与用途］清热，解毒。主治痔疮肿痛。［用法与疗程］揉软敷患处。

◇**单方5**

［组成］鱼腥草适量。［功效与用途］清热解毒。主治痔疮。［用法与疗程］煎汤加酒服，连服3次，其渣再煎熏洗。

◇**单方6**

［组成］海螵蛸适量。［功效与用途］收敛止血，收湿敛疮。主治外痔疼痛。［用法与疗程］研细末，用生麻油调成膏状，外敷。早晚各1次。

◇**单方7**

［组成］荸荠500克。［功效与用途］清热利湿。主治痔疮出血。［用法与疗程］洗净，

加红糖 90 克及水适量，煮沸 1 小时，取荸荠汤，1 次或分次服。每日 1 剂。连续服 3 天。或每日生吃鲜荸荠 120 克，分 1～2 次服。

◇单方 8

[组成] 槐花米 15 克。[功效与用途] 清热，凉血，止血。主治痔疮。[用法与疗程] 用纱布包裹并塞入猪直肠内，煮熟后吃肠喝汤。

◇单方 9

[组成] 鱼腥草适量。[功效与用途] 清热解毒。主治痔疮。[用法与疗程] 水煎，熏洗。

◇单方 10

[组成] 山慈菇(玉岩土名)根块适量。[功效与用途] 清热解毒，化痰散结。主治痔疮(内痔)。[用法与疗程] 同甜酒酿捣烂，敷患处。

◇单方 11

[组成] 鸟草儿（玉岩土名）适量。[功效与用途] 清热解毒。主治痔疮（外痔）。[用法与疗程] 同甜酒酿捣烂，敷患处。

◇单方 12

[组成] 酢浆草适量。[功效与用途] 清热利湿，凉血散瘀，解毒消肿。主治痔疮（外痔）。[用法与疗程] 捣烂绞汁擦肛门。

◇单方 13

[组成] 苦知母、盐各适量。[功效与用途] 清热解毒。主治痔疮。[用法与疗程] 苦枝母洗净，加盐 1 匙捣烂，敷患处。

◇单方 14

[组成] 鱼腥草、盐各适量。[功效与用途] 清热解毒。主治痔疮。[用法与疗程] 鱼腥草洗净，加少许盐一起捣烂，敷患处。

◇单方 15

[组成] 空心菜（蕹菜）1000～1500 克，蜂蜜 250 克。[功效与用途] 凉血止血，清热利湿。主治外痔。[用法与疗程] 空心菜洗净，切碎捣汁，把菜汁放锅内用旺火烧煮，再用慢火煎汁浓缩，待菜汁较稠时加入蜂蜜，再煎至稠度如蜜时停火，冷却后装瓶服用。每次取 1 汤匙，用沸水冲泡后饮用，每日 2 次。

◇单方 16

[组成] 鲜鱼腥草 250～500 克。[功效与用途] 清热解毒。主治外痔发炎肿痛。[用法与疗程] 捣碎放入容器中，冲入沸水，坐熏肛门。连熏 5 天。

◇单方 17

[组成] 马齿苋适量。[功效与用途] 清热解毒，利湿。主治痔疮肿痛。[用法与疗程] 水煎，洗患处。

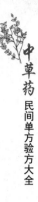

◇单方 18

［组成］白矾0.9克。［功效与用途］解毒杀虫，燥湿止痒。主治痔疮，兼治肛门边肿硬、痛痒。［用法与疗程］研末，热童尿2杯调化，洗痔疮。

◇单方 19

［组成］蜓蝣（黄蛞蝓）适量。［功效与用途］清热祛风，消肿解毒。主治痔疮肿痛。［用法与疗程］捣烂，加冰片少许搽痔疮上。

◇单方 20

［组成］大甲鱼头1个。［功效与用途］解毒消肿。主治内痔。［用法与疗程］火煅为末或加冰片，擦患处。

◇单方 21

［组成］隔年风干橙子适量。［功效与用途］解毒消肿。主治外痔肿痛。［用法与疗程］屁股坐在桶上，桶内用隔年风干橙子烧烟熏之，再取隔年风干橙子适量煎水洗痔疮处，然后用煎水后的药末，加冰片、铜绿、胆矾各等份研细贴患处。

◇单方 22

［组成］苍耳子适量。［功效与用途］发散风寒，解毒止痛。主治痔疮肿痛。［用法与疗程］研末，与粥空腹服。每服3克。［警示］肝功能不全者禁服。

◇单方 23

［组成］鲜酢浆草适量。［功效与用途］清热利湿，凉血散瘀，解毒消肿。主治痔疮脱肛。［用法与疗程］煎汤洗患处。

◇单方 24

［组成］茶树根适量。［功效与用途］清热解毒。主治痔疮红肿、疼痛。［用法与疗程］去外皮，用米泔水磨汁涂擦痔核。

◇单方 25

［组成］八角金盘根适量。［功效与用途］活血祛瘀，止痛。主治痔疮疼痛。［用法与疗程］用米泔水磨汁，用药棉敷痔疮处。疗程1周。

◇单方 26

［组成］鲜桑叶适量。［功效与用途］消肿止痛，消炎。主治外痔肿痛。［用法与疗程］加食盐少许共捣烂，敷肛门痔肿处。每日换1次。连用7日。

◇单方 27

［组成］茄蒂适量。［功效与用途］凉血，解毒。主治痔疮、口腔溃疡。［用法与疗程］烧灰敷患处。

◇单方 28

［组成］韭菜根250克。［功效与用途］散瘀，解毒。主治痔疮出血。［用法与疗程］水煎，先熏后洗患处。连用3～4天。

◇单方 29

[组成] 水牛刺根（大蓟）。[功效与用途] 凉血止血，祛瘀消肿。主治痔疮。[用法与疗程] 取 1 根（鲜更好），用粳米汤磨成糊，敷于患处。每日 2 次。

## ❋ (二) 验方 ❋

◇验方 1

[组成] 芒硝 30 克，明矾 15 克。[功效与用途] 清热解毒。消肿。主治痔核肿痛、内痔脱出较轻者。[用法与疗程] 以热开水 1 大碗冲化，趁热熏洗。每日 1 ～ 2 次。

◇验方 2

[组成] 千里光、三仙丹各适量。[功效与用途] 清热解毒，消肿。主治痔疮。[用法与疗程] 千里光叶水煎去渣，调三仙丹搽患处。

◇验方 3

[组成] 田螺 3 ～ 5 只，明矾粉适量。[功效与用途] 清热解毒，消肿。主治痔疮。[用法与疗程] 田螺洗净捣烂，加适量明矾粉搅拌，待混合物上面呈现一层清液后，用药棉蘸液涂擦患处。

◇验方 4

[组成] 大叶百节桄（藤）根、黄芪根各 600 克。[功效与用途] 托毒排脓、利水消肿、敛疮生肌。主治痔疮。[用法与疗程] 加水 8000 ～ 10 000 毫升煎至 5000 毫升左右，去渣，将烫药液取出放入木盆内，人坐于盆架（用四根牢固的长于盆直径的木棒，固定成"井"字形放在盆上，再用塑料薄膜像围裙一样缠在腰部，以防热气外泄）上，药液蒸汽熏至不烫为宜，再坐浴浸泡 30 分钟。每日 1 剂，早、晚各 1 次。连用 3 天。[附注] 防止烫伤。

◇验方 5

[组成] 金脚砒 6 克，白矾 30 克。[功效与用途] 解毒，祛腐。主治外痔。[用法与疗程] 一起捣为粉末，倒入银罐内，烧烤到烟完为止，再加蝎尾 7 个，生草乌研末，与前面的药涂在患处。

◇验方 6

[组成] 马齿苋、冬青叶、大蒜瓣（或大蒜茎叶）、鱼腥草各 15 克。[功效与用途] 清热解毒。主治外痔或内痔脱出或混合痔。[用法与疗程] 水煎 2 次，每日 1 剂，早晚各熏洗患处 1 次。

◇验方 7

[组成] 马齿苋 30 克，五倍子、芒硝、侧柏叶各 15 克。[功效与用途] 清热解毒，收敛消肿。主治痔核发炎，内痔脱出，肿痛较重者。[用法与疗程] 水煎药液 1 000 毫升左右，趁热熏洗，每日 2 次。洗后涂上五冰膏（五倍子 15 克，冰片 1.5 克，共研细末，用凡士

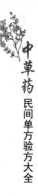

林 60 克调匀）或单用五倍子粉以麻油调涂。

◇验方 8

［组成］槐花、侧柏叶、地榆各 9 克。出血较多可加当归、仙鹤草各 15 克，生地黄 30 克。［功效与用途］清热凉血。主治痔疮出血。［用法与疗程］水煎服，或用槐花、侧柏叶、地榆炒炭研末，开水送服。每日 1 剂。

◇验方 9

［组成］墨旱莲 30 克，蒲黄、生地黄各 9 克。［功效与用途］清热凉血。主治痔疮出血。［用法与疗程］水煎服。每日 1 剂。

◇验方 10

［组成］三白草根、石菖蒲根（或菖蒲根）、水杨梅根各等量。［功效与用途］利水除湿，清热解毒。主治痔疮。［用法与疗程］水煎，熏洗患处。

◇验方 11

［组成］生熟荸荠、苦参、茵陈各等份。［功效与用途］清热解毒，利湿消肿。主治痔漏兼治脱肛。［用法与疗程］内服，或煎水熏洗患处。

◇验方 12

［组成］凤尾草、赤皮葱、川椒各适量。［功效与用途］清热解毒，消肿。主治痔疮肿痛。［用法与疗程］共捣烂煎汁，熏洗患处。

◇验方 13

［组成］桃树根、鱼腥草、梓树皮叶、豨莶草连根、莴苣菜、枳壳各适量。［功效与用途］清热解毒，利湿消肿。主治痔疮肿痛。［用法与疗程］任取上述药中的一种，煎汤，熏洗患处。

◇验方 14

［组成］桃仁、杏仁各 7 粒，绿矾 3 克。［功效与用途］活血消肿。主治痔疮肿痛。［用法与疗程］共研末，放入盛有烧酒的杯中搅拌均匀，再以鸭翅翎蘸液涂于患处。日涂数次。涂 3 日。

◇苦参鸡蛋汤

［组成］苦参 60 克，鸡蛋 2 个，红糖 60 克。［功效与用途］清热解毒。主治内外痔。［用法与疗程］苦参煎浓汁后去其药渣，再放入鸡蛋和红糖，待鸡蛋煮熟后，将蛋去壳连汤 1 次服下。每日 1 剂。4 日为 1 个疗程。轻者 1 个疗程，重者 2～3 个疗程。

◇乙字汤

［组成］大黄 1 克，柴胡 5 克，升麻 1.5 克，甘草 2 克，黄芩 3 克，当归 6 克。［功效与用途］清热燥湿，活血，解毒。主治痔疮。［用法与疗程］水煎服。一般服药 3～10 剂。

◇消痔汤

［组成］蒲公英、金银花、苦参、连翘各 30 克，枯矾 15 克，五倍子、生甘草各 20 克，

冰片（溶）、硼砂（溶）各 6 克。[功效与用途] 清热燥湿，解毒生肌。主治痔疮肛裂。[用法与疗程] 水煎，坐浴。每剂 3 日，每日 3 ～ 4 次坐浴，每次 15 分钟以上。有内痔脱出嵌顿者，坐浴中缓缓手法复位。3 剂为 1 个疗程。[加减运用] 便色鲜红为风甚者，加防风 10 克；湿盛者，加苍术 10 克；瘙痒者，加花椒 6 克；便结燥甚肛裂者，加生大黄 6 克，另用生大黄 5 克泡饮，以便通为度。

### ◇叶子根草虫方

[组成] 无花果叶、功劳子各 30 克，金刚刺根 15 克，漆姑草（或铁苋菜）9 克，野苎麻根 18 克，鱼腥草 12 克，蜗牛（带壳）或水蛭 2 ～ 3 只。[功效与用途] 清热解毒，利湿消肿。主治痔疮。[用法与疗程] 煎汤，在痔疮发作时趁热熏洗，每日 2 次。2 天后取蜗牛 2 ～ 3 只捣烂，敷于患处。如无蜗牛，用水蛭烧焦后研粉，用麻油或菜油调敷患处。

### ◇解毒祛湿汤

[组成] 一枝黄花 15 克，穿心莲 9 克，蒲公英 15 克，车前草 9 克。[功效与用途] 清热解毒，祛湿退肿。主治痔疮。[用法与疗程] 水煎服。[警示] 肝功能不全者禁用。

### ◇解毒润肠汤

[组成] 车前子、忍冬藤、蒲公英各 9 克，木通 6 克，决明子 12 克，甘草 3 克。[功效与用途] 清热解毒，润肠通便。主治痔核切除术后排便不畅、肛门胀坠者。[用法与疗程] 水煎服。每日 1 剂。

### ◇解毒消肿汤

[组成] 沙氏鹿茸草、紫花地丁各 15 克，鱼腥草 12 克，制何首乌 9 克，夏枯草 15 克。[功效与用途] 清热解毒，利湿消肿。主治痔核切除术后肛门炎症水肿者。[用法与疗程] 水煎服。

### ◇解毒燥湿丸

[组成] 苦参 120 克，川连（酒炒）60 克，当归、槐花、荜澄茄各 30 克，五倍子 15 克。[功效与用途] 清热燥湿，凉血解毒。主治外痔。[用法与疗程] 将各药研成细末，用小鳖 240 ～ 270 克、本地柿饼 120 克，二味共煮融去鳖骨，捣烂拌入前药末，制成丸。每日空腹服 12 克，用温水送下。

### ◇活血生肌丸

[组成] 当归、川连、象牙屑、槐花各 15 克，川芎、滴乳香各 6 克，露蜂巢（炒）1 只（槐树者极佳）。[功效与用途] 活血解毒，消肿止痛。主治外痔。[用法与疗程] 共研末，以黄蜡 60 克，融化入药为丸。每日空腹服 9 克，漏芦煎汤送服。到 5 日，漏孔内退出内管，待 2 ～ 3 指长剪去，再出再剪，管尽肌生而止。

### ◇痔疮方

[组成] 圆叶佛甲草（东南景天）鲜 250 克，柚子（香枹皮）0.5 只。[功效与用途] 清热解毒，利湿，止血。主治痔疮。[用法与疗程] 水煎汤，先熏后洗，坐浴 15 分钟。

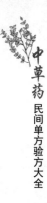

◇**消肿止痛散**

［组成］冰片 0.6 克，青黛、乳香各 9 克，玄明粉 30 克。［功效与用途］活血止痛消肿。主治痔疮肿痛。［用法与疗程］用小绢袋数个盛药，日坐患处，觉湿即换 1 个。或熊胆 1.5 克、冰片 0.6 克研细，井水调，鸡翎涂痔上。

# 二、疝气

## （一）单方

◇**单方 1**

［组成］牡蒿根 30 克。［功效与用途］祛风，补虚，杀虫截疟。主治疝气。［用法与疗程］淘米水煎，冲甜酒或黄酒服。3 剂为 1 个疗程。

◇**单方 2**

［组成］茜草根 30～60 克。［功效与用途］清热解毒，除湿通络，生肌敛疮。主治疝气。［用法与疗程］水煎服。

◇**单方 3**

［组成］凌霄花 30 克。［功效与用途］行血去瘀，凉血祛风。主治疝气。［用法与疗程］水煎加白糖冲服，加荔枝核更好。

◇**单方 4**

［组成］棕榈根 15～30 克。［功效与用途］收敛涩肠，除湿，消肿，解毒。主治疝气。［用法与疗程］水煎，加白糖服。

◇**单方 5**

［组成］向日葵秆（陈年更佳）1 棵，红糖适量。［功效与用途］平肝祛风，清湿热，消滞气。主治疝气。［用法与疗程］向日葵秆去皮，取内白心部分切碎，加水煎熬，加红糖冲服。每日 2 次，每次 1 碗。

◇**单方 6**

［组成］老丝瓜（带蒂）1 只，黄酒适量。［功效与用途］清热化痰，凉血解毒。主治疝气。［用法与疗程］丝瓜烧灰研末，黄酒送服。每次服 9 克，每日 2 次。

◇**单方 7**

［组成］青茄蒂适量。［功效与用途］理气，止痛。主治疝气。［用法与疗程］煎成浓汁服药。2 岁每次用茄蒂 4 个，3 岁每次用茄蒂 5 个，8 岁每次用茄蒂 7 个。服后再饮用白糖水 1～2 杯。见效后继续服药 2 次。

◇**单方 8**

［组成］食盐 1 撮，醋适量。［功效与用途］凉血，解毒，止痒。主治疝气。［用法与疗程］

食盐炒热，用醋调，涂肚脐中，其上面再以艾绒搓成黄豆大，燃火灸之。

◇单方9

［组成］葱衣（取葱白的外衣）90克。［功效与用途］发汗，通阳，理气。主治疝气。［用法与疗程］稍加水煮服药。1次服完。连服7次。

◇单方10

［组成］麻雀1只。［功效与用途］温阳，益气。主治疝气。［用法与疗程］麻雀连毛用泥封裹，放火上焙成炭，研成细末，用米汤送服。早、晚各1次。

◇单方11

［组成］鲫鱼鳔7枚，黄酒适量。［功效与用途］养血止血，补肾固精。主治疝气。［用法与疗程］将鲫鱼鳔焙干（不可枯焦），研末。每晚睡前用黄酒送服。

◇单方12

［组成］山楂30克，红糖适量。［功效与用途］消食健胃，行气散瘀。主治疝气。［用法与疗程］将山楂洗净，加水煎烂后用糖调服。每日分2次服完。

◇单方13

［组成］千里光全草15～27克，猪瘦肉120克。［功效与用途］清热解毒，补虚。主治小儿疝气（俗称小肠气）。［用法与疗程］水煎服。连服3天。［警示］不可久服。肝功能不全者禁用。

◇单方14

［组成］五倍子适量。［功效与用途］敛肺降火，涩肠止泻，敛汗，止血，收湿敛疮。主治小儿脐疝。［用法与疗程］捣碎研末，用口水做成药饼，贴肚脐上，并用绷带扎牢。

◇单方15

［组成］石橄榄全草60克，猪小肠120克。［功效与用途］清热化痰，润肺生津，利湿消瘀。主治小肠疝气。［用法与疗程］加开水炖，饭前服。每日1次。连服3次。

◇茴香蛋饼

［组成］小茴香12克，高良姜2克。［功效与用途］散寒止痛，理气，暖肾。主治寒疝腹痛、睾丸偏坠，睾丸鞘膜积液等。［用法与疗程］置于锅内分别炒焦，加入食盐水，继续炒干，研末待用。青皮鸭蛋2枚磕于碗内加入上述粉末，同煎为饼，分早、晚2次服药。以1周为1个疗程，未愈者加服1个疗程。

### ❀（二）验方 ❀

◇验方1

［组成］荔枝肉数颗，鲜酢浆草根30克，小茴香15克。［功效与用途］养血健脾，

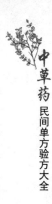

行气消肿。主治疝气。[用法与疗程]先吃荔枝肉，再将药水煎服药。

◇验方2

[组成]酢浆草根、小茴香根各15克。[功效与用途]清热利湿，凉血散瘀，解毒消肿。主治小儿疝气。[用法与疗程]水煎服。

◇验方3

[组成]矮脚铜盘根、山鸡椒根各15克。[功效与用途]理气散结，解毒消肿。主治小肠气痛。[用法与疗程]水煎服。

◇验方4

[组成]鲜朱砂根30克，荔枝干14粒。[功效与用途]理气止痛。主治睾丸偏坠。[用法与疗程]加水、酒炖服。

◇验方5

[组成]胡芦巴21克，小茴香9克。[功效与用途]理气止痛，温经散寒。主治小肠疝气。[用法与疗程]共研末，热汤送下。每次服9克。

◇验方6

[组成]小槐花、小茴香各15克，鸡、鸭蛋各1个。[功效与用途]理气止痛，温经散寒。主治疝气。[用法与疗程]水煎汤，再将鸡、鸭蛋搅碎放锅里，吃蛋喝汤。

◇验方7

[组成]黄菊花60克，紫金皮30克，鸭蛋2个。[功效与用途]清热，理气。主治疝气。[用法与疗程]水煎药，煮鸭蛋，喝汤吃蛋。

◇验方8

[组成]丝瓜络20克，山楂核30克，大枣（去核）6克。[功效与用途]行气通络，止痛。主治疝气。[用法与疗程]研成细末，用黄酒送服。每次服6克，每日2次。

◇验方9

[组成]山楂15克，当归、川芎各10克，川木通5克，小茴香、川楝肉、杭青皮各10克，结猪苓、宣泽泻各3克，南木香、黑栀仁各1.5克。[功效与用途]活血行气，利湿消肿。主治小儿久疝不愈。[用法与疗程]加水浓煎，每日空腹热服。

◇验方10

[组成]当归15克，羊肉1000克，生姜15克。[功效与用途]温经，活血，散寒。主治疝气。[用法与疗程]清炖熟烂为止，吃肉饮汤，每日1次。

◇验方11

[组成]荞麦面100克，生川乌15克，白胡椒9克，白酒适量。[功效与用途]温经散寒，行气止痛。主治疝气。[用法与疗程]将生川乌、白胡椒研成细末，同荞麦面用白酒拌成泥状，包扎在脚心处。每日换1次。连用1周。[宜忌]体虚者禁用。

◇验方 12

［组成］鲜金盏草根（鲜品）60～120 克或（干品）30～60 克，公鸡（洗净，去肠杂）1 只，红酒 120 克。［功效与用途］解毒消肿。主治疝气。［用法与疗程］加水炖 3 小时，分 2～3 次服（鸡肉亦可服药）。

◇验方 13

［组成］野牡丹根 90 克，公鸡（洗净，去肠杂）1 只，黄酒 30 克。［功效与用途］解毒消肿。主治疝气。［用法与疗程］共煮烂，鸡肉和汤均可服药。

◇验方 14

［组成］鲜马齿苋 100 克，粳米 50 克，葱花 5 克。［功效与用途］解毒消肿。主治疝气、痢疾。［用法与疗程］葱花、马齿苋炒熟，混入煮好的粳米粥中食用。

◇验方 15

［组成］鲜茉莉花根 90～120 克，猪肉 1 块。［功效与用途］麻醉，止痛。主治疝气痛。［用法与疗程］同煮熟食用。

◇验方 16

［组成］荔枝核（盐水炒研碎）3 个，防风、荆芥、青皮、胡芦巴、益智仁、小茴香各 3 克，栀子、川楝子各 6 克，丁香、川椒各 1.5 克，生姜 3 片。［功效与用途］温经行气，益肾散寒。主治小肠疝气。［用法与疗程］水煎热服。

# 三、直肠（肛门）脱垂

## ❀（一）单方❀

◇单方 1

［组成］石榴皮（蒂部不用）1 个，红糖 9 克。［功效与用途］涩肠止脱。主治小儿脱肛较轻者。［用法与疗程］水煎，早晨空腹顿服。每日 1 剂。3 岁以上小孩每次服 1 个，1—2 岁小孩分 3 次服，每日 1 次。

◇单方 2

［组成］鱼腥草适量。［功效与用途］清热解毒。主治脱肛。［用法与疗程］水煎后熏洗脱肛处。

◇单方 3

［组成］豆腐渣（有臭气的）适量。［功效与用途］清热解毒、消炎止血。主治脱肛。［用法与疗程］瓦片上焙干研末，放肛门四周，托上。

◇单方 4

［组成］安石榴根皮适量。［功效与用途］驱虫，涩肠，止带。主治脱肛。［用法与疗程］

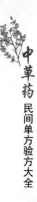
水煎后熏洗脱肛处。

## ❀（二）验方 ❀

◇验方 1

［组成］老鼠耳根（虎刺）30～120 克，赤猪肉 120 克。［功效与用途］清热解毒。主治脱肛。［用法与疗程］炖服。

◇验方 2

［组成］石榴皮 15 克，明矾 9 克。［功效与用途］涩肠止泻。主治小儿脱肛较轻者。［用法与疗程］水煎后，熏洗脱肛处。每日 1 次。

◇验方 3

［组成］五倍子、明矾各 15 克。［功效与用途］涩肠止泻。主治小儿或成人脱肛较重者。［用法与疗程］水煎，每次大便后，趁热熏洗 15～30 分钟。然后以五倍子、煅龙骨、煅牡蛎（或赤石脂）各等份，共研细末，将药粉适量撒在脱肛部黏膜上，用纱布托回肛门内。每次大便后治疗 1 次。

◇验方 4

［组成］黄芪 60 克，防风 3 克。［功效与用途］益气升阳。主治体虚脱肛。［用法与疗程］水煎服。

◇验方 5

［组成］薜荔 60 克，苎麻适量。［功效与用途］祛风，利湿，活血，解毒。主治脱肛。［用法与疗程］薜荔根水煎服，苎麻根捣烂外敷。

◇验方 6

［组成］生黄芪 15 克，五倍子、升麻各 9 克。［功效与用途］益气，升提，敛肌。主治脱肛。［用法与疗程］水煎服。每日 1 剂。5 天为 1 个疗程。

◇验方 7

［组成］党参 30 克，升麻 9 克，甘草 6 克。［功效与用途］益气，升提。主治脱肛。［用法与疗程］水煎服。每日 1 剂。连用 7 天。老年及体质虚弱者、脱肛较重者，宜内服、外用同时使用。

◇验方 8

［组成］茜草根 6 克，石榴皮 0.5～1 只，苎麻根 17～20 厘米。［功效与用途］凉血止血，清热解毒。主治脱肛。［用法与疗程］煎汤（忌用铁器煎），黄酒冲服。每日 1 剂。5 天为 1 个疗程。

◇验方 9

［组成］茜草根、紫金牛各 9 克，黄毛耳草、卷柏各 6 克。［功效与用途］祛风解毒，

活血止痛。主治脱肛。[用法与疗程] 水煎服。每日 1 剂。7 天为 1 个疗程。

◇验方 10

[组成] 磁石（研）120 克，桂心 33 厘米，猬皮（黄）1 枚。[功效与用途] 化瘀止痛，收敛固脱。主治脱肛。[用法与疗程] 全部捣散做成丸服用。每次服 1 小匙，每日 10 次。[宜忌] 不要举重物，须戒断房事，1 年后才愈。

◇验方 11

[组成] 枳壳 9 克，金樱子果 20 ～ 25 个，槐树根 30 ～ 60 克。[功效与用途] 固涩止脱，理气升清。主治脱肛。[用法与疗程] 任选一种药物，水煎服。每日 1 剂。5 ～ 7 天为 1 个疗程。

# 四、肛瘘

## 验方

◇**益肾健脾汤**

[组成] 熟地黄 30 克，白术 15 克，山茱萸 12 克，人参、枸杞子各 9 克，肉桂、茯苓各 6 克，远志、巴戟天、肉苁蓉、杜仲各 6 克。[功效与用途] 益肾健脾。主治肛瘘。[用法与疗程] 水煎服。每日 1 剂。连用 5 ～ 7 天为 1 个疗程。

# 五、外科其他病症

## （一）单方

◇单方 1

[组成] 鲜糯米团适量。[功效与用途] 利水消肿。主治阴茎水肿。[用法与疗程] 加盐少许捣烂，敷患处。每 4 ～ 5 小时换药 1 次。

◇单方 2

[组成] 小便适量。[功效与用途] 利湿除秽。主治腋臭。[用法与疗程] 正午时，用小便洗腋下，即不臭。或用鸡舌、香薷、香青、木香、胡粉各 60 克，捣散，用绵裹好，夹在腋下。

◇单方 3

[组成] 黄毛耳草适量。[功效与用途] 清热利湿，解毒消肿。主治阴茎水肿。[用法与疗程] 加鸭蛋清同捣烂，敷患处。

◇单方 4

[组成] 活地龙 10 条。[功效与用途] 通经活络、活血化瘀。治疗小儿阴肿。[用法

外科常见病单方验方

273

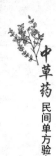

与疗程）洗净体内泥沙，置于净碗内，放入白糖60克，与地龙拌匀，12小时后将阴肿处用温水洗净，再用干净棉签蘸地龙液涂抹患部。每天4次。连用4～7天。

## （二）验方

◇验方1

［组成］熊柳根90～120克，羊肉120克。［功效与用途］健脾利湿，通经活络。主治风毒流注。［用法与疗程］加酒、水各半或用开水炖服。服后有时更见脓水增加，数日后逐渐减少，渐生新敛口。

◇验方2

［组成］老鼠耳根（虎刺）60～120克，羊肉120克。［功效与用途］祛风利湿，活血消肿。主治风毒流注。［用法与疗程］炖服（肉亦可食）。

◇验方3

［组成］鸡矢藤全草30～60克，番薯烧酒250克。［功效与用途］祛风利湿，消食化积。主治流注。［用法与疗程］炖服。

# 第 15 章　皮肤疾病

## 一、脓疱疮

### ❀ （一）单方 ❀

◇单方 1

［组成］蚕豆壳适量。［功效与用途］渗湿利尿。主治黄水疮。［用法与疗程］炒炭，研末，加菜油调匀敷患处。

◇单方 2

［组成］鲜马齿苋草适量。［功效与用途］清热解毒，凉血止血。主治疮毒。［用法与疗程］捣烂罨敷患处。

◇单方 3

［组成］苦蘵适量。［功效与用途］清热解毒，利尿消肿。主治脓疱疮（天疱疮）。［用法与疗程］叶和果焙干，加冰片少许研粉，青油调敷患处。

◇单方 4

［组成］杠板归适量。［功效与用途］清热解毒，利水消肿。主治脓疱疮（天疱疮）。［用法与疗程］焙干研粉，青油调敷患处。

### ❀ （二）验方 ❀

◇验方 1

［组成］积雪草、蛇莓、明矾各适量。［功效与用途］清热利湿，解毒消肿。主治脓疱疮（天疱疮）。［用法与疗程］积雪草、蛇莓捣汁，加明矾粉外敷患处。

◇验方 2

［组成］苦蘵、天疱草、灯笼草各适量。［功效与用途］清热利湿，解毒消肿。主治脓疱疮（天疱疮）。［用法与疗程］取叶和果焙干，加冰片少许研粉，青油调敷患处。

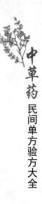
◇验方 3

［组成］大黄、玄明粉、青黛各 60 克，白矾 3 克。［功效与用途］清热解毒，利湿敛疮。主治脓疱疮（又名黄水疮）。［用法与疗程］研细末，以菜油调涂患处。

# 二、湿疹

## ❀（一）单方❀

◇单方 1

［组成］生芝麻适量。［功效与用途］补肝肾，益精血，润肠燥。主治臁湿疮。［用法与疗程］捣烂，做夹纸膏，敷贴患处。

◇单方 2

［组成］干豌豆适量。［功效与用途］利水，解毒。主治湿疹。［用法与疗程］放置有盖的不锈钢小杯内，文火烧至焦臭，杯盖上及杯口上部周围有一层亮晶的黑油为止，待冷后，擦涂患处。每日 2 次。连用 2 个月。

◇单方 3

［组成］鸡蛋油适量。［功效与用途］生肌敛疮。主治湿疹。［用法与疗程］敷患处。

◇单方 4

［组成］棉花籽适量。［功效与用途］温肾，通乳，活血止血。主治阴囊湿疹。［用法与疗程］煎水洗。每日 2 次。连用 3 天。

◇单方 5

［组成］鲜紫花地黄（天目地黄）适量。［功效与用途］清热凉血，养阴生津。主治阴囊湿疹。［用法与疗程］水煎熏洗。每日 2～3 次。连用 3～5 天。

◇单方 6

［组成］新鲜鱼腥草 300 克。［功效与用途］清热解毒。主治小儿痱子、湿疹。［用法与疗程］加 3000 毫升水煎之，擦浴。［宜忌］化脓或皮肤破溃者禁用。

◇单方 7

［组成］石荠苧全草 1 握。［功效与用途］疏风解表，清暑除湿，解毒止痒。主治湿疹瘙痒、香港脚。［用法与疗程］煎汤浴洗。

◇单方 8

［组成］小羊儿（血水草）适量。［功效与用途］清热解毒，活血止痛。主治婴儿湿疹。［用法与疗程］研成细粉，用茶油调成膏状，敷患处。

◇单方 9

［组成］地榆（炙焦黄）不拘量。［功效与用途］凉血止血，解毒敛疮。主治急性湿疹。

［用法与疗程］研成细末，加凡士林配成 30% 药膏敷患处。

### ◇单方 10

［组成］枫杨树叶适量。［功效与用途］祛风止痛，敛疮。主治湿疹。［用法与疗程］水煎外洗。

### ◇单方 11

［组成］鲜楝树皮 90 克。［功效与用途］杀虫，利湿，疗癣。主治湿疹。［用法与疗程］用 95% 酒精 500 毫升浸泡 1 ～ 2 日，擦患处，每日 3 ～ 4 次。连用 4 ～ 5 天。

### ◇单方 12

［组成］博落回适量。［功效与用途］麻醉镇痛、消肿。主治湿疹。［用法与疗程］研粉，加猪油或凡士林调匀涂患处。［警示］此方容易中毒，全草不可内服。

### ◇单方 13

［组成］蛇妞（俗称蛇莓）适量。［功效与用途］燥湿解毒，收湿敛肌。主治湿疹。［用法与疗程］捣汁，擦患处或敷患处；或熬汤洗浴。每天早、晚各 1 次。外用的时间视病情长短而定。［宜忌］①有小毒，一般不煎汤内服；②皮肤溃疡、流脓血者慎用（可在其他部位酌用）；③勿将汤汁滴入眼、耳、鼻；④成年患者可将药汤汁入浴（浴盆冲洗），时间不宜过长。

### ◇垂盆草涂剂

［组成］鲜垂盆草 1 把，加食盐少许。［功效与用途］利湿退黄，清热解毒。主治湿毒疡、剧烈瘙痒。［用法与疗程］捣烂，白纱布包，取汁敷疮上，药汁干燥再敷。连用 3 天。

### ◇马齿苋汤渍方

［组成］马齿苋（干品）60 克，或（鲜品）250 克。［功效与用途］清热解毒，消肿止痛，除湿止痒。主治急性湿疹、漆疮、丹毒、黄水疮。［用法与疗程］洗净后加水 2000 毫升，熬煮 20 分钟（鲜者 10 分钟）过滤去渣待凉。每次取 20 ～ 40 毫升，用纱布六层在药水中浸湿，拧至以不滴水为度，敷患处。每隔 5 分钟更换，每日 2 ～ 4 次。或洗净切碎，加水煎煮。每日 1 次，连服 1 周。

### ◇龙胆草洗方

［组成］龙胆草 60 克。［功效与用途］清热解毒，消肿止痛，除湿止痒。主治风湿拟礴（急性湿疹）、漆疮（漆皮炎）、湿毒疡（脂溢性皮炎）、黄水疮（脓疱疮）。［用法与疗程］洗净后加水 2000 毫升，熬煮 20 分钟，过滤去渣待凉。每次取 20 ～ 40 毫升，用纱布六层在药水中浸湿，拧至以不滴水为度，敷患处，每隔 5 分钟更换，每日 2 ～ 4 次。［宜忌］应新煮待冷却后即用。

外科常见病单方验方

# （二）验方

◇**验方 1**

[组成]绿豆粉、香油各适量。[功效与用途]清热解毒，利湿。主治湿疹。[用法与疗程]先把绿豆粉放在锅中炒至微黄色，冷后用香油调成糊状，敷患处。

◇**验方 2**

[组成]冬瓜、西瓜各 500 克。[功效与用途]清热利湿。主治湿疹。[用法与疗程]把冬瓜去皮、瓤，切成细条，加水 3 碗煮成 1 碗，去渣待凉。再把西瓜去皮、籽，将瓜肉包裹绞汁。加入冬瓜汁内，冷饮之。每日 1 次。1 周为 1 个疗程。

◇**验方 3**

[组成]紫甘蔗皮、香油各适量。[功效与用途]清热解毒。主治湿疹。[用法与疗程]紫甘蔗皮烧为炭，研细末，香油调匀，涂患处。

◇**验方 4**

[组成]核桃衣 10 个，白酒适量。[功效与用途]固肾涩精。主治湿疹。[用法与疗程]用 1 个大瓶装 10 个核桃衣，加入 60 度的白酒，酒以浸过核桃衣为止。1 周后，用酒涂患处，每日 3 次。[宜忌]忌服刺激性食物。

◇**验方 5**

[组成]土槿皮（或百部）6 克，白酒 30 克。[功效与用途]祛风除湿，杀虫止痒。主治阴囊湿疹。[用法与疗程]百部用酒浸泡 1～2 天，擦患处。

◇**验方 6**

[组成]黄连 15 克，蓖麻油 45 克。[功效与用途]清热燥湿。主治婴儿湿疹。[用法与疗程]研成细末，以蓖麻油 45 克，调匀擦患处。

◇**验方 7**

[组成]紫草茸 30 克，香油 90 克。[功效与用途]清热，凉血，解毒。主治急性湿疹（红斑、丘疹）。[用法与疗程]用香油将紫草茸浸透，放沸水中煮 4 小时，冷后涂擦患处。[附注]紫草茸又名紫胶、赤胶、紫梗，为紫胶虫的雌虫在多种豆科植物树枝上的分泌物，多呈半管状或为槽状的条块，或包围细枝呈连珠状纺锤形，长 3～6 厘米，暗赤褐色或紫褐色。

◇**验方 8**

[组成]黄连 30 克，凡士林 240 克。[功效与用途]清热燥湿。主治婴儿湿疹。[用法与疗程]研成细末，加凡士林，调匀涂擦患部。

◇**验方 9**

[组成]黄柏、五倍子各等份。[功效与用途]清热燥湿。主治急性湿疹、水疱、阴囊湿疹、渗出糜烂者。[用法与疗程]共研细末，用香油调敷患处。

◇验方 10

[组成]黄连30克,枯矾15克。[功效与用途]清热燥湿。主治婴儿湿疹。[用法与疗程]共研细末,加凡士林配成软膏,涂患处。

◇验方 11

[组成]生百部、高良姜各30克。[功效与用途]润肺,杀虫灭虱。主治阴囊湿疹。[用法与疗程]加水2000毫升,煎至1500毫升,外洗患处,每日1次。

◇验方 12

[组成]乌梅14枚,铜钱40文,盐3指撮。[功效与用途]敛肺,涩肠,生津。主治阴囊湿疹。[用法与疗程]将上述药物放入铜器,用苦酒1升浸几天,洗患处。

◇验方 13

[组成]活血丹、荸草、野菊花各适量。[功效与用途]清热利湿,解毒消肿。主治湿疹。[用法与疗程]放入铜器,煎汤洗。

◇验方 14

[组成]柳叶1把,川椒、蛇床子各6克。[功效与用途]清热解毒,利尿透疹。主治阴囊湿疹。[用法与疗程]煎汁,熏患处。

◇验方 15

[组成]银花30克,防风、蝉蜕各15克。[功效与用途]疏风清热止痒。主治湿疹。[用法与疗程]煎汤洗患处。每日1次。

◇验方 16

[组成]威灵仙30克,地肤子15克,皮硝3克。[功效与用途]疏风止痒。主治阴囊湿疹。[用法与疗程]煎汁热熏洗患处。

◇验方 17

[组成]绿豆粉30克,蜂蜜9克,冰片3克,醋30克。[功效与用途]疏风清热止痒。主治湿疹。[用法与疗程]将绿豆粉用锅炒成灰黑色,同蜂蜜、冰片、醋调匀为胶状,摊于油纸上,当中留孔,敷于患处。

◇验方 18

[组成]紫背浮萍、土大黄、苍耳子、蛇床子、地肤子、花椒各适量。[功效与用途]疏风清热,止痒。主治阴囊湿疹。[用法与疗程]取上药1～2种,水煎外洗。

◇苦参凉血汤

[组成]苦参、菊花各20克,生地黄15克。[功效与用途]清热凉血,燥湿止痒。主治湿疹。[用法与疗程]水煎服。每日1剂。连用3天。

◇三子参蒲汤

[组成]蛇床子、地肤子、苍耳子、苦参、石菖蒲各30克。[功效与用途]疏风清热,止痒。主治慢性湿疹。[用法与疗程]水煎,洗患处。

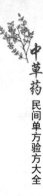

### ◇百部苦参汤

［组成］百部、苦参各 100 克，五倍子 50 克，枯矾 2 克，食醋 20 毫升。［功效与用途］疏风清热止痒。主治湿疹。［用法与疗程］将前 3 味药加水 500 毫升，文火煎至 150 毫升。用纱布过滤后，趁热加入枯矾末，1 小时后加入香醋。用时先用温开水将患处皮肤洗净、擦干，再用消毒纱布浸备制的药液做局部湿敷。每天换药 2 次，连用 1 周。

### ◇千里光洗剂

［组成］虎杖、千里光、龙葵、野菊花各 50 克，石荠苎（痱子草）100 克。［功效与用途］清热解毒，利湿。主治湿疹。［用法与疗程］煎汤，洗患处。

### ◇滋阴除湿汤

［组成］生地黄 30 克，玄参 10 克，丹参 15 克，当归、茯苓、泽泻、地肤子、蛇床子各 10 克。［功效与用途］滋阴养血，除湿润燥。主治慢性湿疹、亚急性湿疹、脂溢性皮炎、异位性皮炎反复发作者。［用法与疗程］水煎服。

### ◇苦参外洗方

［组成］黄柏 15 克，苦参、苍术各 10 克，蝉蜕、地肤子各 9 克，滑石粉 15 克，冰片 6 克。［功效与用途］疏风清热，燥湿止痒。主治婴儿湿疹。［用法与疗程］加水 2000 毫升煎煮，洗患处或可用来擦身洗澡。每日 1 剂，分 2 次，每次 5 ～ 10 分钟。

### ◇祛风除湿汤

［组成］白藓皮 15 克，苦参、地肤子、荆芥、防风、炒乌梢蛇、乌梅、甘草各 10 克。血虚者，加当归、黄芪各 15 克；湿热重者，加薏苡仁、土茯苓各 30 克。［功效与用途］祛风除湿，养阴润燥。主治湿疹。［用法与疗程］水煎 2 次，温服。每日 1 剂。

## 三、过敏性皮炎（包括漆性、药物性、接触性等）

### （一）单方

### ◇单方 1

［组成］丝瓜叶适量。［功效与用途］清热解毒。主治漆疮。［用法与疗程］加食盐捣碎敷于患处。

### ◇单方 2

［组成］野菊花 120 克。［功效与用途］清热解毒。主治漆性皮炎（又名漆疮）。［用法与疗程］水煎，分 2 次内服。药渣捣烂敷患处。

### ◇单方 3

［组成］生螃蟹（河蟹最好）3 ～ 5 个。［功效与用途］清热解毒。主治漆性皮炎（又

名漆疮）。［用法与疗程］捣烂，用温开水（不要太烫）冲泡搅匀，去渣后，用水洗浴，轻者 1 次，重者洗 3～4 次。

◇单方 4

［组成］白牛胆适量。［功效与用途］清热解毒。主治漆树过敏。［用法与疗程］煎汤洗患处。

◇单方 5

［组成］鲜半边莲全草适量。［功效与用途］清热解毒。主治漆疮发痒或流水不愈。［用法与疗程］捣烂，取汁涂患处。

◇单方 6

［组成］新鲜黄荆叶汁适量。［功效与用途］解表化湿，清热止痒。用于局部皮肤过敏、急性荨麻疹。［用法与疗程］涂擦患处。

◇单方 7

［组成］鸭跖草 30～60 克。［功效与用途］清热泻火，解毒，利水消肿。主治漆树过敏。［用法与疗程］水煎服。

◇单方 8

［组成］墨草（墨旱莲）5 克。［功效与用途］清热凉血。主治过敏性皮炎。［用法与疗程］捣烂敷患处或研末敷患处，每次敷 6～12 小时。

◇单方 9

［组成］樟树叶适量。［功效与用途］祛风，除湿，解毒，杀虫。主治漆树过敏。［用法与疗程］煎汤洗患处。

## ❀ （二）验方 ❀

◇验方 1

［组成］黄柏末 6 克，香油 30 克。［功效与用途］除湿止痒，清热解毒。主治漆性皮炎。［用法与疗程］调匀涂患处。

◇验方 2

［组成］紫花地黄（天目地黄）、蛇床子等量。［功效与用途］清热凉血，养阴生津。主治过敏性皮炎。［用法与疗程］煎水洗患处。

◇验方 3

［组成］苍耳子苗、椿树皮、白矾各 15 克，鲜蒲公英适量。［功效与用途］清热解毒，燥湿止痒。主治漆性皮炎。［用法与疗程］取上述药物 1～2 种，水煎洗患处。

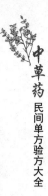

# 四、水稻田性皮炎

## （一）单方

◇单方 1

［组成］韭菜叶适量。［功效与用途］清热解毒。主治水稻田性皮炎。［用法与疗程］捣烂涂患处。

◇单方 2

［组成］稻草 30 克。［功效与用途］清热利湿。主治水稻田性皮炎。［用法与疗程］煮 30 分钟，洗患处。

◇单方 3

［组成］鲜鱼腥草适量。［功效与用途］清热利湿。主治水稻田性皮炎。［用法与疗程］搓揉取汁涂患处。

◇单方 4

［组成］鲜墨旱莲。［功效与用途］清热凉血。主治水稻田性皮炎。［用法与疗程］水煎洗患处。

◇单方 5

［组成］射干 30 克。［功效与用途］清热解毒。主治水稻田性皮炎。［用法与疗程］加水 750 毫升，煎煮 1 小时后过滤，另加食盐 6 克，涂患处（使用时稍加温，30～40℃左右为宜）。

## （二）验方

◇验方 1

［组成］茶叶、明矾各 60 克。［功效与用途］清热祛湿。主治水稻田性皮炎。［用法与疗程］先用 500 毫升水浸泡 30 分钟，然后煎煮 30 分钟。下水田前将手脚浸泡 10 分钟，不用布擦，令其自然干燥。

◇验方 2

［组成］明矾、早稻草各适量。［功效与用途］清热祛湿。主治水稻田性皮炎。［用法与疗程］稻草切碎加水煮 30 分钟，用前 10 分钟加入明矾，洗患处。

◇验方 3

［组成］五倍子、蛇床子各 30 克。［功效与用途］收湿敛疮，燥湿止痒。主治水稻田性皮炎。［用法与疗程］水煎洗患处。

◇验方 4

［组成］五倍子或五倍子花 250 克，白醋 1000 毫升，明矾 60～120 克。［功效与用途］

收湿敛疮,燥湿止痒。主治水稻田性皮炎。[用法与疗程]上述药物混合1～2天即可敷患处。一般用2～3天。

◇验方5

[组成]石菖蒲根、半边莲、杠板归各适量。[功效与用途]祛湿解毒止痒。主治水稻田性皮炎。[用法与疗程]选1～2种,煎洗患处。

◇验方6

[组成]黄荆叶适量。成溃疡时,加银花30克,甘草15克。[功效与用途]清热化湿,杀虫止痒。主治水稻田性皮炎。[用法与疗程]煎水洗患处。

# 五、神经性皮炎

## ❋ (一) 单方 ❋

[组成]鲜茅膏菜全草适量。[功效与用途]祛风活络,活血止痛。主治神经性皮炎。[用法与疗程]捣烂轻擦患处,擦至皮肤灼热痛为度。每日1次,用3～5次。无鲜品可用干草加白酒适量捣烂,同法使用。[宜忌]外敷不宜超过24小时,否则皮肤易出现水疱。

## ❋ (二) 验方 ❋

◇验方1

[组成]川槿皮30克,樟脑6克。[功效与用途]活血理气,祛风止痒。主治神经性皮炎。[用法与疗程]共研细末,白酒调匀涂患处。

◇验方2

[组成]葱白23厘米,紫皮蒜21克,白糖15克,冰片1.5克,蓖麻子仁15克。[功效与用途]祛风止痒。主治神经性皮炎。[用法与疗程]将葱白、紫皮蒜(微炙),同另三味共捣如泥状,涂患处。

# 六、皮炎

## ❋ (一) 单方 ❋

◇单方1

[组成]甘蔗皮适量。[功效与用途]清热解毒。主治皮炎。[用法与疗程]加水煮煎,洗患处。每日2次。连用2～3天。

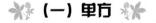

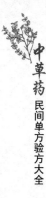
◇单方 2

［组成］取鲜丝瓜叶适量。［功效与用途］清热解毒。主治皮炎。［用法与疗程］搓成碎末，在患处涂擦，直至患处发红为止。每日 1 次。2 次为 1 个疗程。

◇单方 3

［组成］米糠馏油适量。［功效与用途］润燥止痒。主治皮炎。［用法与疗程］涂痒处后，以电吹风吹之，也可用文火烘之。每日 1 次，每次 10 分钟。

◇单方 4

［组成］淘米水适量。［功效与用途］润燥止痒。主治皮炎或头皮痒。［用法与疗程］将做饭的淘米水留下，连洗 3 ～ 5 天。

◇单方 5

［组成］鲜石胡荽适量。［功效与用途］通窍散寒、祛风利湿，散瘀消肿。主治钩虫性皮炎。［用法与疗程］捣烂敷患处。

◇单方 6

［组成］鲜杠板归 120 克或柿树叶 250 克。［功效与用途］清热解毒，利水消肿，主治钩虫性皮炎。［用法与疗程］煎汤熏洗患处。

## ❀ （二）验方 ❀

◇验方 1

［组成］米醋适量，鸡蛋数只。［功效与用途］软坚敛酸。主治皮炎。［用法与疗程］将鸡蛋浸于醋罐，并密封，15 天后取出。将鸡蛋打破，把蛋清蛋黄搅匀，贮于瓶内备用。每日多次涂患处，稍干再涂。

◇验方 2

［组成］新鲜蒜瓣、米醋各适量。［功效与用途］杀菌止痒。主治皮炎。［用法与疗程］把蒜瓣捣烂，用纱布包扎好，浸于醋内 2 ～ 3 小时，取出擦洗患处。每日 2 ～ 3 次，每次 10 ～ 15 分钟。连用 3 ～ 5 日。

◇验方 3

［组成］鲜荷叶 60 克，甜酒酿 60 克。［功效与用途］清暑化湿，升发清阳，凉血止血。主治荨麻疹。［用法与疗程］煮开后顿服。

◇验方 4

［组成］鲜青蒿 60 克，白酒 120 克。［功效与用途］清虚热，解暑热，截疟退黄。主治荨麻疹（风疹块）。［用法与疗程］将鲜青蒿加入白酒浸泡，浸出液擦患处，每日数次。

◇姜糖汤

［组成］老姜 10 ～ 25 克，红糖若干。［功效与用途］温经散寒，止痒。主治急性荨麻疹。

［用法与疗程］泡开水服。［宜忌］有暂时性腹痛。

◇**清热凉血汤**

［组成］生地黄 15 克，玄参 12 克，紫草、牡丹皮、丹参、大力子、知母各 10 克，石膏 20 克，升麻 6 克。［功效与用途］清热解毒，散风止痒。主治各类皮炎、斑疹。［用法与疗程］水煎服。每天 1 剂。3 ～ 5 天为 1 个疗程。

# 七、荨麻疹

## （一）单方

◇**单方 1**

［组成］油麻（生的）30 克。［功效与用途］补血润肠，生津养发。主治荨麻疹。［用法与疗程］打碎加白糖冲黄酒服。

◇**单方 2**

［组成］鲜浮萍草 1 把。［功效与用途］宣散风热，透疹，利尿。主治荨麻疹。［用法与疗程］水煎服。

◇**单方 3**

［组成］荆芥穗 30 克。［功效与用途］解表散风，透疹消疮。主治荨麻疹。［用法与疗程］揉碎炒热，装布袋内擦患处。

◇**单方 4**

［组成］积雪草 30 克。［功效与用途］清热利湿，解毒消肿。主治荨麻疹。［用法与疗程］切碎，煮鸡蛋吃。

◇**单方 5**

［组成］杠板归 30 克。［功效与用途］清热解毒，利水消肿。主治荨麻疹。［用法与疗程］水煎服。

◇**单方 6**

［组成］内服：益母草 30 克。外用：益母草 120 克。［功效与用途］活血调经，利尿消肿，清热解毒。主治荨麻疹。［用法与疗程］内服：水煎服，每日 2 次，疗程 2 周。外用：煎水沐浴，每日 1 次，疗程 2 周。

◇**单方 7**

［组成］樟树皮适量。［功效与用途］祛风除湿，暖胃和中，杀虫疗疮。主治荨麻疹。［用法与疗程］水煎洗患处。

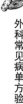

# ❁ （二）验方 ❁

**◇验方 1**

［组成］茜草根 15 克，阴地蕨 10 克。［功效与用途］清热解毒，凉血止痒。主治荨麻疹。［用法与疗程］水煎，冲黄酒服。

**◇验方 2**

［组成］莴苣叶、芝麻梗、食盐、白矾各 15 克。［功效与用途］清热止痒。主治荨麻疹。［用法与疗程］水煎，乘热擦洗患处。

**◇验方 3**

［组成］地肤子、浮萍草各 30 克，蝉蜕 9 克。［功效与用途］清热利湿，祛风止痒。主治荨麻疹。［用法与疗程］水煎服。

**◇验方 4**

［组成］鲜木贼草 50 克，苦参 12 克，白鲜皮 30 克。［功效与用途］清热利湿，祛风止痒。治疗急性荨麻疹。［用法与疗程］水煎服。每日 1 剂。疗程 15 天。

**◇验方 5**

［组成］细生地黄、土茯苓、千里光各 25 克，荆芥 15 克。［功效与用途］清热利湿，祛风止痒。主治荨麻疹及皮肤瘙痒症。［用法与疗程］水煎服。每日 1 剂。连用 3 天。［警示］肝功能不全者禁服。

**◇黄白紫青汤**

［组成］一枝黄花 15 克，白英 9 克，紫金皮 6 克，大青叶 15 克。［功效与用途］清热利湿，祛风止痒。主治荨麻疹。［用法与疗程］水煎服。每日 1 剂。连用 3 天。［警示］肝功能不全者禁服。

**◇祛风止痒汤**

［组成］苍耳子，浮萍草，地肤子，白蒺藜，荆芥，防风。［功效与用途］清热利湿，祛风止痒。主治荨麻疹（风疹块）。［用法与疗程］取上述药 1 或 2 种，每种 30 ～ 60 克，水煎洗患处。也可取上述药之一种 15 ～ 30 克（炒苍耳子、荆芥、防风的用量为各 9 克）或加葱白 1 根，水煎服。

**◇防风四皮饮**

［组成］防风 10 克，地骨皮 30 克，桑白皮 15 克，牡丹皮 10 克，白鲜皮 15 克。［功效与用途］疏风泻肺，凉血清热。主治慢性荨麻疹、皮肤瘙痒症。［用法与疗程］水煎服。［宜忌］①凡脾肾虚寒、便溏次多者，不属适应对象；②苔黄舌红、大便燥结或便秘者，酌加大黄；③治疗期间注意生活调理，饮食宜清淡饮食，忌鱼虾海鲜发物和烟酒辛辣之味；④避免受凉风或过热汤水刺激皮肤；⑤有过敏史者，勿穿化纤织物内衣。

◇乌蛇凉血汤

［组成］乌梢蛇、当归、防风、僵蚕、赤芍、牡丹皮、黄芩、苍术各10克，丹参、金银花、生地黄各30克。［功效与用途］清热凉血，祛风止痒。主治顽固性荨麻疹。［用法与疗程］水煎服，药渣煎汁洗患处。每日1～2次。另白花蛇1条焙黄研末，吞服。每次1.5克，每日2次。荨麻疹消退后，去白花蛇，再服3剂。

◇乌蛇祛风汤

［组成］乌蛇10克，蝉蜕6克，荆芥、防风、白芷、羌活各10克，黄连8克，黄芩、银花、连翘各10克，生甘草6克。［功效与用途］搜风剔邪，清热解毒。主治顽固瘙痒性皮肤病，如慢性荨麻疹、泛发性神经性皮炎、皮肤瘙痒症、扁平苔藓、结节性痒疹等。［用法与疗程］水煎服。

# 八、癣

## （一）单方

◇单方1

［组成］黄豆150克。［功效与用途］解表除烦，宣发郁热。主治脚癣。［用法与疗程］将黄豆砸成碎粒，加水煎煮，用汤洗脚。

◇单方2

［组成］紫皮大蒜1瓣。［功效与用途］除湿杀虫。主治灰指甲。［用法与疗程］切片贴在指甲上，连用几日。

◇单方3

［组成］韭菜适量。［功效与用途］杀虫止痒。主治脚癣。［用法与疗程］捣烂，放在盆里，倒入开水后洗脚30分钟左右。每天1次。连用3～5天。

◇单方4

［组成］萝卜叶若干。［功效与用途］消食理气，化痰止咳，清肺利咽，散瘀消肿。主治脚癣。［用法与疗程］水煎煮后洗脚。坚持每隔5天1次。连续5～7次。

◇单方5

［组成］冬瓜皮适量。［功效与用途］利尿消肿。主治脚癣。［用法与疗程］把削下的冬瓜皮熬水，先用其热气熏脚，再待水温热时把脚放在冬瓜皮水里浸泡15分钟。每日1次。连续用10～15日。

◇单方6

［组成］茄子根适量。［功效与用途］清热利湿，祛风止咳，收敛止血。主治脚癣。［用法与疗程］加盐，水煮30分钟后泡脚30分钟。连续使用1周。

外科常见病单方验方

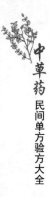
◇单方 7

［组成］米醋 1000 毫升。［功效与用途］杀菌敛汗。主治脚癣。［用法与疗程］将醋倒盆内，加水 500 毫升，泡脚或洗脚。每日 2 次，每次 1 小时。

◇单方 8

［组成］牛舌头根（羊蹄）30 克。［功效与用途］清热解毒，止血，通便，杀虫。主治皮肤癣。［用法与疗程］捣烂加米醋，布包好，挤鲜汁擦癣处。每日 2 ～ 3 次。连用数日。

◇单方 9

［组成］鲜苦楝子适量。［功效与用途］行气止痛，杀虫。主治头癣（包括黄癣、白癣）。［用法与疗程］打碎放在植物油内熬煎，冷后用浮油涂头癣。每日或隔日 1 次。

◇单方 10

［组成］泽漆鲜茎的白色乳汁。［功效与用途］行水消肿，化痰止咳，解毒杀虫。主治癣疮。［用法与疗程］涂敷患处。每日敷 3 ～ 4 次。

◇单方 11

［组成］四叶对（及已）根适量。［功效与用途］清热解毒。主治小儿瘌痢头。［用法与疗程］先用过氧化氢溶液洗头，将四叶对根干燥、研磨，用芝麻油或其他植物油调匀，涂患处。

◇羊蹄草治癣方

［组成］羊蹄草适量。［功效与用途］清热解毒，破瘀生新，杀虫。主治湿癣作痒。［用法与疗程］羊蹄草浸入醋中，7 天后涂擦患处。每日 3 次。

◇风痒疥癣方

［组成］莴苣菜或莴笋叶适量。［功效与用途］开通疏利、消积下气。主治风痒疥癣。［用法与疗程］煎水洗患处。

◇鹅爪风方

［组成］凤仙花适量。［功效与用途］活血消胀，解毒杀虫。主治指甲癣。［用法与疗程］连根蒂捣烂，敷指甲上，用布包好。每日 1 次。疗程为 1 个月。

◇治癣方

［组成］茵陈 50 克。［功效与用途］利湿清热。主治手、足及全身癣。［用法与疗程］加水 1500 毫升，水煎，泡洗患处。连用 3 天。

## （二）验方

◇验方 1

［组成］鲜马齿苋、米醋各适量。［功效与用途］清热解毒，凉血止血。主治脚癣。［用法与疗程］洗净，捣烂绞汁，用等量米醋拌匀涂患处。每日 3 ～ 5 次。连用 5 ～ 7 日。

◇验方 2

［组成］紫菜、车前子各 25 克。［功效与用途］化痰软坚、清热利水。主治脚癣。［用法与疗程］水煎服。每日 1 剂，分 2 次服。

◇验方 3

［组成］嫩松针 50 克，猪肝 50～100 克。［功效与用途］祛风燥湿，杀虫止痒。主治脚癣。［用法与疗程］水煎煮，去松针，吃肝饮汤。每日 2 次。

◇验方 4

［组成］土槿皮 15 克，白酒（或黄酒）90 克。［功效与用途］祛风除湿，杀虫止痒。主治手足癣轻度脱屑或起水疱。此方亦治体癣、花斑癣。［用法与疗程］浸泡 1 天后，用药酒涂患处。

◇验方 5

［组成］鲜垂盆草、醋各适量。［功效与用途］利湿退黄，清热解毒。主治脚癣。［用法与疗程］鲜垂盆草加醋捣烂敷患处。每日换 1 次。连用 5～7 日。

◇验方 6

［组成］鲜蒲公英、鲜败酱草各 500 克。［功效与用途］清热解毒，利尿散结。主治足癣。［用法与疗程］洗净切碎，放在盆内加水 1500 毫升，煮开后再煎 10 分钟，待温后浸泡患部，以不烫伤皮肤为度。凉后再加热浸泡。每剂如此反复 3 次即可。

◇验方 7

［组成］白凤仙花（连根）2 大棵，明矾 120 克。［功效与用途］祛风除湿，活血止痛，解毒杀虫。主治鹅掌风。［用法与疗程］加醋 240 毫升，共捣烂涂患处。每晚临睡前涂敷 1 次，以伏天治疗为宜。

◇验方 8

［组成］松毛（马尾松叶），柳枝（杨柳的细枝）。［功效与用途］祛风利湿，解毒消肿。主治小儿癞痢头。［用法与疗程］煎汤洗头，然后取木芙蓉干根皮研为细末，用麻油调敷。

◇验方 9

［组成］川楝子、猪板油、明矾各适量。［功效与用途］疏肝泻热，行气止痛，杀虫。主治头癣（包括黄癣、白癣）。［用法与疗程］川楝子焙黄为末，另将猪板油熬化去渣，待稍凉后，入川楝子末，调成糊状备用。涂药前将头发剃光或剪短，先用 5%～10% 明矾水洗头，除去脓痂，然后将药涂敷患处。每日 1 次。连续用药 10 天为 1 个疗程，一般需要用 2～3 个疗程。

◇验方 10

［组成］凤仙花、大蒜、白矾各适量。［功效与用途］凤仙花、大蒜具有抗霉菌作用。主治甲癣。［用法与疗程］捣成糊状，睡前包甲，次晨取下。先用小刀除去甲边缘翘起的甲板，再包甲。每周 1 次。

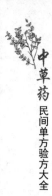

◇验方 11

［组成］白凤仙花、皂角各 30 克，花椒 15 克。［功效与用途］祛风除湿，活血止痛，解毒杀虫。主治手足癣脱屑，干裂。［用法与疗程］取上述药的任一种放入 250 毫升醋内，浸泡 1 天后，泡手足。每晚临睡前泡 20 分钟。连续治疗 7 天。

◇验方 12

［组成］枯矾、黄柏、五倍子、乌贼骨各适量。［功效与用途］清热燥湿，敛疮止痒。主治足癣、足趾缝湿烂。［用法与疗程］任选一种研末备用。洗净脚后，撒于患处。

◇验方 13

［组成］花生米 100 克，大枣、赤小豆各 60 克，大蒜 30 克。［功效与用途］利湿止痒。主治脚癣。［用法与疗程］水煎服。每日分 2 次食用。

◇凤仙花膏

［组成］凤仙花面（白色者最佳）、蜂蜜各 150 克。［功效与用途］杀虫，促生新甲。主治手癣（鹅掌风）、甲癣（鹅爪风）。［用法与疗程］混匀成膏，涂病甲，厚度约 3 毫米，外盖油纸纱布包扎。每日换药 1 次。［宜忌］慎勿入口。

◇足趾痒烂方

［组成］杨柳叶 1 把，杏仁 3 个，枯矾 9 克。［功效与用途］祛风利湿，解毒消肿。主治足趾痒烂。［用法与疗程］共捣烂，将药夹在足指缝间。连用 5 日。

◇疥癣妙方

［组成］何首乌、艾叶各等份。［功效与用途］解毒，润燥，止痒。主治疥癣。［用法与疗程］煎浓汤浴之。每日 1 剂。连用 3 天。

◇各种癣疮方

［组成］蒲公英、马齿苋各等份。［功效与用途］清热解毒，利湿止痒。主治各种癣疮。［用法与疗程］共捣烂，敷患处。

◇土槿皮酊

［组成］土槿皮末 30 克，地榆末 12 克。［功效与用途］祛风除湿，杀虫止痒。主治头癣（包括黄癣、白癣）。［用法与疗程］用烧酒 500 毫升浸 7 天，蘸酒涂患处。每日数次。

◇足癣方

［组成］地肤子、蛇床子、苦参、白鲜皮、黄柏各 20 克，渗出物多者加枯矾 25 克。［功效与用途］清热除湿，祛风止痒。治疗严重足癣。［用法与疗程］水煎，取药液浸泡患足。每天 30 分钟。疗程 2 周。

# 九、银屑病（民间称"牛皮癣"）

## ❀ （一）单方 ❀

### ◇单方 1

［组成］生姜 250 克。［功效与用途］发汗解表，温散寒湿。主治牛皮癣。［用法与疗程］洗净切成片，晒干，放入酒瓶内，加白酒密封，浸泡 2～3 日。将浸好的白酒涂抹患处，每日 3 次。连用 5～7 日。

### ◇单方 2

［组成］柳枝条切成长 10～13 厘米的段。［功效与用途］祛风利湿，解毒消肿。主治牛皮癣。［用法与疗程］放入锅内用水煮成黑色，在患癣处烫洗。连续使用 1 周。

### ◇单方 3

［组成］杉木汁适量。［功效与用途］祛风止痛，散瘀止血。主治牛皮癣。［用法与疗程］早上 6—7 时，用干净刀在口径 10 厘米以上的杉木根部皮下轻砍 1～2 刀，汁用小瓶装备用。先把患癣处用盐水洗净，然后蘸汁涂患处。每日 3～4 次。坚持 5～7 日。［宜忌］涂药期间不能饮酒、吃辛辣食物。

## ❀ （二）验方 ❀

### ◇醋浸鸡蛋方

［组成］鸡蛋 7 个，黑醋 1000 克。［功效与用途］杀虫止痒，软化坚皮。主治神经性皮炎（癣症）、慢性湿疹（顽湿疡）、皮肤淀粉样变（松皮癣）、牛皮癣、白疕风。［用法与疗程］黑醋浸鸡蛋 1 周后，除去蛋壳，搅成糊状涂患处。［宜忌］急性炎症渗出、皮损及炎热季节勿用。

### ◇硼砂膏

［组成］硼砂粉、猪网油各适量。［功效与用途］抗菌解毒，抑制皮肤真菌繁殖，破坏菌核，软化皮肤组织。主治人体皮肤顽固性牛皮癣。［用法与疗程］将猪网油 500 克放置于阴凉处腐烂 15 天，待泛黄成油状时，把油倒入密闭玻璃容器，按 10：1 量加入 50 克硼砂粉搅拌均匀后擦患处。一般每日 1 次。15 日为 1 个疗程。［宜忌］脸部皮肤禁用，禁止内服，因硼砂对人体皮肤有刺激性，故不宜接触正常皮肤。因腐烂后的猪网油与硼砂混合有种刺鼻味，故对异味敏感者慎用。孕妇及 12 岁以下儿童禁用。

### ◇紫槐凉血汤

［组成］生地黄 15 克，牡丹皮、赤芍各 10 克，紫草 15 克，生槐花 20 克，甘草 10 克。血热者，加生石膏 30 克，知母 10 克，水牛角 15 克。［功效与用途］清热凉血，润肤止痒。

外科常见病单方验方 ⌃

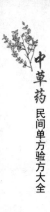

主治牛皮癣。［用法与疗程］水煎 2 次，温服。每日 1 剂。5～7 天为 1 个疗程。

# 十、瘙痒症

## （一）单方

◇单方 1

［组成］荆芥穗 100 克。［功效与用途］祛风止痒。可辅助治疗急、慢性荨麻疹及皮肤瘙痒。［用法与疗程］烘干，研成细末装瓶备用。使用时，先将药粉装在纱布袋内，均匀地撒于皮肤患处，然后用手轻轻地反复揉擦至皮肤发热为度（若皮肤患处面积大，可分片揉擦）。

◇单方 2

［组成］鱼腥草适量。［功效与用途］清热解毒。主治妇女外阴瘙痒、肛痈。［用法与疗程］煎汤熏洗。

◇单方 3

［组成］千里光全草适量。［功效与用途］清热解毒。主治阴囊皮肤流水、奇痒。［用法与疗程］捣烂，水煎去渣，再用文火煎成稠膏状，调蜡烛油（乌桕油），涂敷患处。

◇单方 4

［组成］羊蹄根适量。［功效与用途］清热解毒，凉血止痒。主治头痒生白屑。［用法与疗程］切片，晒干研粉，调羊胆汁擦患处。

◇单方 5

［组成］苍耳子根、叶 30 克。［功效与用途］发散风寒，通鼻窍，祛风湿，止痛。主治皮肤瘙痒症。［用法与疗程］切碎，煎浓汤 1 碗。半碗内服，另半碗稍加水洗瘙痒部。

◇凉拌茵陈菜

［组成］茵陈蒿嫩茎叶、调味品各适量。［功效与用途］利湿退黄，祛风明目。适用于湿热黄疸、小便不利，皮肤风痒、两目昏花、夜盲等。［用法与疗程］茵陈去杂，洗净，入沸水锅焯透，捞出挤干水，切碎放盘中，加入精盐、味精、白糖、麻油，拌匀服用。每日服 1 剂。

## （二）验方

◇验方 1

［组成］紫苏 9 克，生姜 2～3 片。［功效与用途］发散风寒，解表。主治小儿痒症。［用法与疗程］水煎后涂痒处。每日 3 次。

◇验方 2

[组成] 鲜韭菜、淘米水适量。[功效与用途] 解毒，止痒。主治皮肤瘙痒。[用法与疗程] 按 1 ：10 的比例配好，先泡 2 小时再连同韭菜一起烧开，去韭菜，用水洗痒处或洗澡，洗后勿用清水过身。每日 1 次，连洗 3 天。

◇验方 3

[组成] 苦参 30 克，川椒 9 克。[功效与用途] 清热燥湿，杀虫，利尿。主治皮肤瘙痒症。[用法与疗程] 水煎，洗患处。

◇皮肤外洗方

[组成] 艾叶 60 克，雄黄 6 克，防风 60 克，花椒 6 克。[功效与用途] 祛风止痒。主治皮肤瘙痒症。[用法与疗程] 水煎，洗患处。

◇首乌汤

[组成] 制何首乌 30 克，阿胶（烊化）15 克，防风、甘草各 10 克，大枣 4 枚。[功效与用途] 养血祛风，润燥止痒。主治老年皮肤瘙痒症。[用法与疗程] 水煎服。每日 1 剂。5 剂为 1 个疗程。

◇养血祛风汤

[组成] 当归 15 克，酸枣仁 18 克，蛇床子 4.5 克，熟地黄 18 克，生地黄 18 克，蝉蜕、苍术各 4.5 克，甲珠 9 克。姜皮为引。[功效与用途] 养血润燥，祛风止痒。主治皮肤瘙痒症。[用法与疗程] 水煎服。每日 1 剂，上、下午各服 1 次。5 天为 1 个疗程。

# 十一、多汗症（包括自汗、盗汗等）

## ❀ （一）单方 ❀

◇冬桑末散

[组成] 霜桑叶 9 克。[功效与用途] 疏散风热，清肺润燥。主治盗汗。[用法与疗程] 研细末，开水吞服。早、晚各 1 次。

## ❀ （二）验方 ❀

◇验方 1

[组成] 野燕麦 15 克，大枣 5 枚。[功效与用途] 滋润肤发，养阴敛汗。主治盗汗。

外科常见病单方验方

x

x

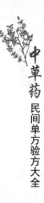

［用法与疗程］水煎服。每日 1 剂。连用 3 ～ 5 天。

◇验方 2

［组成］桑叶 15 克或糯稻根 90 克，［功效与用途］疏散风热，清肺润燥。主治盗汗。［用法与疗程］水煎服。每日 1 剂。连用 3 ～ 5 天。

◇验方 3

［组成］脚麦（雀麦）30 ～ 50 克，大枣 7 枚。［功效与用途］补虚，敛汗。用于自汗、盗汗。［用法与疗程］水煎服。

◇验方 4

［组成］野荞麦 15 克，大枣 5 枚。［功效与用途］清热解毒，活血散瘀，健脾利湿。主治盗汗。［用法与疗程］水煎服。

◇验方 5

［组成］浮小麦、六月雪、黑大豆各 60 克。［功效与用途］除虚热，止汗。主治盗汗。［用法与疗程］煮熟，吃豆喝汤。

◇盗汗方

［组成］雀麦（野大麦）30 克，黑大豆 60 克。［功效与用途］止汗，催产。主治盗汗。［用法与疗程］水煎服。

◇黄芪料豆汤

［组成］黄芪、马料豆各 15 克。［功效与用途］益气升清，固表止汗。主治汗出不止。［用法与疗程］水煎去渣，微温服。

◇干葛洗方

［组成］干葛 120 克，明矾 15 克。［功效与用途］祛湿收干，止汗。主治手足多汗症、腋部多汗。［用法与疗程］加水 2000 ～ 2500 毫升，煮沸 15 ～ 20 分钟，温凉后浸泡手足。［宜忌］脓毒性疮面勿用。

◇敛汗汤

［组成］黄芪 30 克，麦冬 15 克，北五味 6 克，桑叶 14 片。［功效与用途］益气固表，养阴清热。主治汗出不止。［用法与疗程］水煎服。每日 1 剂。连用 3 ～ 5 天。

◇参芪饮

［组成］麻黄根、牡蛎（研碎，用布包）各 90 克，黄芪、人参各 60 克，枸杞根、白皮、龙骨各 120 克，大枣 7 枚。［功效与用途］益气养阴，收敛涩汗。主治盗汗。［用法与疗程］加水 6 升煮，煮好后先取 2.5 升去渣，分 6 次服，每隔 40 ～ 50 分钟温服 1 次；余下的随意服，1 天内服完。［宜忌］忌蒜等物。

◇养阴敛汗汤

［组成］乌梅、地骨皮各 10 克，糯稻根 30 克，穞豆衣 10 克，煅龙骨、煅牡蛎各 30 克，青蒿、生地黄、炙鳖甲、黄柏、知母各 10 克，生白芍、制何首乌、制黄精各 15 克。［功

效与用途〕养阴清热，敛汗。主治盗汗。〔用法与疗程〕水煎 2 次，温服，每日 1 剂。

# 十二、白发症

## ❀ (一) 单方 ❀

### ◇牛骨胶

〔组成〕新鲜牛骨 200 克。〔功效与用途〕蠲痹，截疟，敛疮，益肾。主治白发。〔用法与疗程〕粉碎牛骨，加水煮 1～2 小时，使骨中可溶性物质溶于水中，过滤，除去骨渣，冷却后置于瓷瓶中加以沉淀，其底层黏性物质富含类黏蛋白及骨胶质，每天适量服用。

### ◇发白不生方

〔组成〕黑熟桑椹适量。〔功效与用途〕补益肝肾，健脾养胃。主治发白不生。〔用法与疗程〕加水浸日晒，涂擦白发。

## ❀ (二) 验方 ❀

### ◇黑豆醋方

〔组成〕黑豆 120 克，醋 500 毫升。〔功效与用途〕具有乌发之功效。主治白发。〔用法与疗程〕醋煮黑豆如稀糊状，过滤备用。以牙刷蘸药醋外刷，每日 2 次。〔宜忌〕头皮有疖肿及其他皮肤病者勿用。

### ◇蒸黑豆

〔组成〕黑豆 500 克，水 1000 毫升。〔功效与用途〕具有乌发之功效。主治白发。〔用法与疗程〕文火煮，以水净、豆粒饱胀为度，取出晾干，撒少许食盐贮藏于瓷瓶中。每次服 6 克，每日 2 次。

### ◇贞子桑椹饮

〔组成〕黑桑椹 30 克，女贞子 15 克。〔功效与用途〕补肝肾，乌须发。主治白发。〔用法与疗程〕水煎代茶饮。〔宜忌〕脾胃虚寒、大便溏薄、腹泻的寒性体质者不宜服药。

### ◇山药芝麻糊

〔组成〕山药、黑芝麻粉、冰糖各适量。〔功效与用途〕具有乌发之功效。主治白发。〔用法与疗程〕山药切丁，然后和黑芝麻粉、冰糖熬成浓稠糊状食用。

### ◇核仁黑米粥

〔组成〕黑米 60 克，核桃仁、芡实粉各 30 克。〔功效与用途〕补肾，乌发。主治发白不生。〔用法与疗程〕一起煮粥。〔宜忌〕脾虚腹泻者禁用。

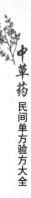
# 十三、脱发症（包括斑秃等）

## (一) 单方

◇单方1

［组成］毛生姜（骨碎补）。［功效与用途］补肾强骨，疗伤止痛。主治斑秃。［用法与疗程］在醋里磨浓，擦患处。

◇单方2

［组成］川椒30克。［功效与用途］温中止痛，杀虫止痒。主治妇女秃发。［用法与疗程］川椒酒浸，每日涂患处。

◇单方3

［组成］车前草全草200克，米醋适量。［功效与用途］清热利尿，祛痰，凉血解毒。主治脱发。［用法与疗程］将车前草焙成炭，浸入米醋，1周后用涂患处。每日2～3次。

◇单方4

［组成］侧柏叶若干。［功效与用途］凉血止血，化痰止咳，生发乌发。主治妇女秃发。［用法与疗程］阴干研细，以香油浸之，每早蘸该药刷头，头发长出后，用猪胆汁入汤沐发。

◇秃无发者方

［组成］黑熟桑椹120克。［功效与用途］补益肝肾。主治秃发、无发。［用法与疗程］纳罂中，日中曝3～7日化为水，洗头，连用3～7日。

◇何首乌粥

［组成］制何首乌50克。［功效与用途］补肝肾，乌须发。主治白发。［用法与疗程］以水煎煮后去渣，加入1杯的白米和适量冰糖、大枣熬成粥食用。［警示］肝功能不全者禁食，不宜久用。

## (二) 验方

◇验方1

［组成］黑牛胆1个，槐豆适量。［功效与用途］清肝明目，利胆通肠，解毒消肿。主治脱发。［用法与疗程］将槐豆装入有胆汁的牛胆内，装满，浸透槐豆内服。每次9克，每日3次。

◇验方2

［组成］芝麻梗、清明柳（清明节采的柳枝嫩叶）各90～120克。［功效与用途］祛风利湿，解毒消肿。适用于脂溢性脱发。［用法与疗程］煎汤洗发，并抹擦头皮。连用1～7日。

◇验方 3

［组成］榧子（香榧）3 枚，核桃 2 个，侧柏叶 30 克。［功效与用途］补益肝肾。适用于肾虚型脱发。［用法与疗程］将药共捣烂，浸雪水梳头。

◇验方 4

［组成］藜芦、百部、蛇床子、五倍子各 9 克。［功效与用途］祛风杀虫。主治斑秃。［用法与疗程］药放在 250 毫升烧酒中浸泡 24 小时，擦患处。每日 3 次。

◇验方 5

［组成］诃子 9 克，青果 15 克，山柰、官桂、樟脑各 3 克，香油 60 克。［功效与用途］涩肠敛肺，祛风止痒。主治妇女秃发。［用法与疗程］以香油浸数日，每早手蘸油擦发处 36 次。

◇斑蝥浸出液

［组成］斑蝥 50 克，25% 酒精 250 毫升。［功效与用途］破血逐瘀，散结消瘰，攻毒蚀疮。主治脱发（称鬼剃头）。［用法与疗程］浸 15 天后，用浸出液涂患处。连用 7 天。［警示］外用，涂多会起疱。有剧毒禁口服。

◇头发不长方

［组成］桑叶、苎麻叶各适量。［功效与用途］祛风清热，止血，解毒。主治头发不长。［用法与疗程］上药入米泔水煮，洗头，每天 1 次，连用 7 天。

◇斑蝥酊

［组成］骨碎补 9 克，斑蝥 5 只，75% 酒精 100 毫升。［功效与用途］破血逐瘀，散结消瘰，攻毒蚀疮。主治斑秃。［用法与疗程］上药浸入酒精中 10 天，取液涂患处。［警示］涂多会起疱，禁口服。

◇二花樟脑酒

［组成］芝麻花、鸡冠花各 60 克，樟脑 1.5 克，白酒 500 克。［功效与用途］生发，消肿，补肝肾，润五脏。适用于神经性脱发。［用法与疗程］将芝麻花、鸡冠花撕碎，然后浸泡入酒内密封，15 日后过滤，再将樟脑加入药酒中，使之溶化备用。以药棉蘸药酒，涂擦脱发区，每日擦 3 ～ 4 次。

# 十四、疥疮

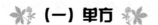 **（一）单方**

◇单方 1

［组成］千里光全草适量。［功效与用途］清热解毒，利湿。主治疥疮、肿毒。［用法与疗程］水煎浓汁敷患处。另取全草 30 克水煎服。［警示］肝功能不全者禁服。

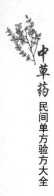
◇单方 2

[组成]鲜鹿蹄草根适量。[功效与用途]补虚，益肾，祛风除湿。主治疥疮、湿疹。[用法与疗程]剥鲜鹿蹄草根，与冰糖、猪脂捣烂，包以纱布绞汁敷患处。

◇单方 3

[组成]白英全草 30 克。[功效与用途]清热利湿、解毒消肿。主治疥疮。[用法与疗程]水煎，分 2 次服。连用 3 天。

## ❀（二）验方 ❀

◇验方 1

[组成]鹿蹄草根 60～120 克，肥猪肉 120～180 克。[功效与用途]祛风湿，强筋骨。主治瘙痒、疥疮、湿疹。[用法与疗程]酌加水煎服。

◇验方 2

[组成]雄黄、花椒各适量。[功效与用途]解毒杀虫，燥湿祛痰。主治疥疮。[用法与疗程]共研细末，调菜油涂患处。[警示]不可内服。

◇验方 3

[组成]硫黄末 3 克，凡士林 27 克（小儿用量为硫黄 1.5 克，凡士林 28.5 克）[功效与用途]解毒杀虫疗疮。主治疥疮。[用法与疗程]调匀，涂患处。3 天后洗澡，更换衣服、被单。

# 十五、黄褐斑、雀斑、白癜风等

## ❀（一）单方 ❀

◇单方 1

[组成]生姜 1 块。[功效与用途]活血散寒。主治白癜风。[用法与疗程]生姜切去 1 片，连续不断地擦至皮肤知热为度。1 天可擦 3～4 次，3～4 个月为 1 个疗程，中途勿可间断。

◇单方 2

[组成]白蒺藜适量。[功效与用途]平肝解郁，祛风明目。主治白癜风。[用法与疗程]去刺研细末，水泛为丸。每日 3 次，每次 9 克，白开水送服，儿童酌减。[宜忌]孕妇忌服。

◇面酐黯黑方

[组成]杏仁 90 克。[功效与用途]美白润肤，退斑。主治面酐黯黑。[用法与疗程]杏仁研如膏，每夜薄涂之，连用 3～5 次。

◇**面生雀斑方**

［组成］茯苓、蜂蜜各适量。［功效与用途］美白祛斑。主治面生雀斑。［用法与疗程］将茯苓研为末，用蜜调和涂上。7 天为 1 个疗程。

## 🌿 **（二）验方** 🌿

◇**白癜风方**

［组成］浮萍 120 克，汉防己 9 克［功效与用途］宣散风热，透疹，利尿。主治白癜风及诸风疮隐疹。［用法与疗程］煎汤，热洗白癜风及一切斑疹、疹癣。

◇**活血祛斑汤**

［组成］生地黄、丹参、浮萍各 30 克，川芎、桃仁、红花各 10 克，米仁 30 克，茯苓 10 克，黄柏 10 克。［功效与用途］活血化瘀，祛斑退色。主治黄褐斑、雀斑。［用法与疗程］水煎服。连用 5 天。

◇**白驳汤**

［组成］白蒺藜、黄芪各 30 克，炒补骨脂 20 克，乌梢蛇、当归、桃仁各 10 克，红花 6 克，白鲜皮、独活、白芷、墨旱莲各 10 克［功效与用途］活血，益肾，祛风。主治白癜风。［用法与疗程］水煎服。每日 1 剂。7 天为 1 个疗程。

# 十六、鸡眼

## 🌿 **（一）单方** 🌿

◇**单方 1**

［组成］鲜荸荠（野生者更好）。［功效与用途］清热止渴，利湿化痰。主治鸡眼。［用法与疗程］切 1 片，睡前贴患处。

◇**单方 2**

［组成］芹菜叶适量。［功效与用途］祛风清热，利湿消肿。主治鸡眼。［用法与疗程］洗净后捏成 1 把，在鸡眼患处涂擦，至汁液擦干为止。每日 3 ～ 4 次，连用 1 周。

◇**单方 3**

［组成］蓖麻子适量。［功效与用途］消肿拔毒，通络利窍。主治鸡眼、疣。［用法与疗程］用铁丝将蓖麻子穿起，在火上烧，待爆去外壳出油时，即按在鸡眼、疣上。用时须注意保护周围皮肤，一般用 2 次。

◇**单方 4**

［组成］鲜球子草适量。［功效与用途］祛风，散寒，胜湿。主治脚板下生鸡眼。［用

外科常见病单方验方

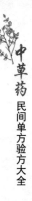

法与疗程〕先用开水洗 10 分钟后，鸡眼厚皮用刀削平，将鲜草打烂，包敷患处。3～5天后取下。

◇单方 5

〔组成〕生半夏 5 克。〔功效与用途〕燥湿化痰，降逆止呕，消痞散结。主治鸡眼。〔用法与疗程〕将半夏研细末，先将鸡眼处用温开水泡软，刮去角化层，敷上药粉，胶布固定，5～7天后去药。〔警示〕生半夏有毒，不可内服。

◇单方 6

〔组成〕鲜鹅不食草（果多者为佳）适量。〔功效与用途〕祛风，散寒，胜湿。主治鸡眼。〔用法与疗程〕捣烂敷患处。3 天换 1 次。用时先将患处温水浸泡片刻，剪去硬皮。

◇葱汁方

〔组成〕葱适量。〔功效与用途〕祛风，散寒，胜湿。主治脚生鸡眼。〔用法与疗程〕把葱剖开，将有汁沫一边贴鸡眼上，包住。

◇补骨脂酊

〔组成〕补骨脂 20 克。〔功效与用途〕补肾壮阳，固精缩尿。主治鸡眼。〔用法与疗程〕用 95% 酒精 180 毫升泡浸 1 周后备用。用时先将患处用温水浸泡片刻，并剪去硬皮，然后蘸药液敷患处。

◇脚鸡眼方

〔组成〕乌梅肉 2 个。〔功效与用途〕软坚散结。主治脚生鸡眼。〔用法与疗程〕捣烂，入醋少许，加盐水调匀，贴鸡眼处。

# ❀ （二）验方 ❀

◇验方 1

〔组成〕鸡蛋、黄豆各适量。〔功效与用途〕祛腐敛疮生肌。主治手、脚处的鸡眼病。〔用法与疗程〕将鸡蛋弄个小洞，把精选的 10 粒黄豆放进鸡蛋中，倒出蛋清，封好，发酵 3 天 3 夜，取出后敷于鸡眼上 1 天 1 夜。

◇验方 2

〔组成〕芦荟适量，少量盐水。〔功效与用途〕泻下，清肝，杀虫。主治鸡眼。〔用法与疗程〕把它研成药糊，每晚热水泡脚后，取药涂患处，用塑料布包好，再用胶布固定。每日 1 次。10 天为 1 个疗程。

◇验方 3

〔组成〕生石灰、糯米各适量。〔功效与用途〕腐蚀散结。主治鸡眼。〔用法与疗程〕将鸡眼用利刃剔开，再把生石灰、糯米一起研成细末，用少量冷水调和，经过 2～3 小时即成糊，每晚临睡时擦少量。

◇验方 4

［组成］紫皮大蒜（去皮）1 只，大葱（去叶）1 根。［功效与用途］解毒消肿。主治鸡眼。［用法与疗程］捣烂化成泥状，敷鸡眼处，绷带固定扎紧。连用 1 周。

◇验方 5

［组成］乌梅 30 克，食盐 9 克，醋 15 毫升，温开水 50 毫升。［功效与用途］软坚散结。主治鸡眼、脚垫。［用法与疗程］先将食盐溶在温开水中，放入乌梅浸 24 小时（新鲜乌梅可浸 12 小时），然后将乌梅核去掉，乌梅肉加醋捣成泥状外用。涂药前，患处用温开水浸泡，用刀刮去表面角质层。每日换药 1 次。连用 3 ～ 4 次。

◇验方 6

［组成］乌梅肉 20 克，鸦胆子 10 克，冰片 5 克，米醋适量。［功效与用途］软坚散结。主治鸡眼。［用法与疗程］药物研细后用醋调为糊状。先将鸡眼处消毒，然后用针尖轻轻划破鸡眼部，表面稍有点状出血，再用此糊状药敷于创面。每日换药 1 次。［宜忌］若见创面红肿、痛等感染时，可用清凉、抗炎药物控制感染。

◇鸡眼外敷膏

［组成］乌梅肉、鸦胆子各 20 克，冰片 5 克，米醋适量。［功效与用途］平胬敛疮。主治肉刺（鸡眼）赘生物。［用法与疗程］将药研细，用醋调成药饼。用时将肉刺消毒，针尖轻轻划破鸡眼，表面稍有点状出血，将药膏适量敷于鸡眼部位，外以纱布包扎。每日换药 1 次。［宜忌］本方对新伤、有创口者不宜熏洗。

# 十七、皲裂、疣

## （一）单方

◇单方 1

［组成］白芝麻花适量。［功效与用途］祛风润肠，生津益肝。主治疣。［用法与疗程］擦患处。

◇单方 2

［组成］盐腌制烘烤的猪腿肉 1 小片。［功效与用途］去疣止痛。主治膝盖上生瘊生疔、肿痛异常。［用法与疗程］贴敷。

◇单方 3

［组成］大蒜 1 ～ 2 瓣（紫皮较佳）。［功效与用途］杀菌腐肌。治疗寻常疣。［用法与疗程］捣成糊状备用。用胶布将寻常疣根基部周围的正常皮肤粘贴遮盖，75% 酒精消毒疣体后，用无菌刀或剪刀剪破疣的头部，以见血为好，随即用适量蒜泥贴敷疣体及破损

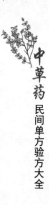

处，然后用胶布包盖。不愈者可再治 1 次。如惧怕切破疣体，可将蒜瓣切开涂擦疣体，每日 6 ～ 8 次。

◇单方 4

［组成］新鲜丝瓜叶（以秋季之叶为佳）适量。［功效与用途］清热解毒。治疗扁平疣。［用法与疗程］洗净，捣烂取汁涂擦患处。亦可将叶放于手掌中揉碎涂擦患部，每日 2 ～ 3 次。连用 1 ～ 2 周。

◇单方 5

［组成］海金沙（全草）1 握。［功效与用途］清热利湿通淋。主治疣。［用法与疗程］水煎洗，在洗时用其擦疣处，每日洗 2 ～ 3 次。

◇单方 6

［组成］黑墨草适量。［功效与用途］补益肝肾，凉血解毒。主治寻常疣、扁平疣。［用法与疗程］将鲜墨草在患处反复涂擦，见患处成黑墨色，或取汁涂患处，每天 2 次。连续用 3 ～ 5 天。

◇单方 7

［组成］紫卤沙适量。［功效与用途］破瘀消积，软坚蚀腐。治疗扁平疣。［用法与疗程］紫卤沙用胶布包，放最早出现的 1 ～ 3 颗疣上，7 天不下水。

◇单方 8

［组成］生鸡内金 20 克。［功效与用途］健胃消食，涩精止遗，通淋化石。治疗扁平疣。［用法与疗程］加水 200 毫升，浸泡 2 ～ 3 天，擦患处。每日 5 ～ 6 次。一般擦 10 天。

◇单方 9

［组成］鹅膏适量。［功效与用途］润肤防裂。主治足跟皲裂。［用法与疗程］鹅膏（脂肪）涂擦患处。连用 1 周。

◇单方 10

［组成］苦参子（鸦胆子）5 粒。［功效与用途］清热解毒，外用腐蚀赘疣。主治疣、扁平疣及鸡眼。［用法与疗程］将患处用温开水浸洗，用刀刮去表面角质层，然后将鸦胆子捣烂贴患处，外用胶布粘住。每 3 ～ 5 日换药 1 次。注意保护患处周围健康皮肤。

◇单方 11

［组成］老鼠耳根适量。［功效与用途］内服消痰散结、消风去积。外用散结消炎消肿。主治鼠疣（鼠痣）。［用法与疗程］水煎，常洗。

◇单方 12

［组成］薜荔果（木莲蒲）适量。［功效与用途］壮阳固精、止血、下乳。主治疣。［用法与疗程］切开，取汁涂患处。

◇单方 13

［组成］墨旱莲黑色果实 2 颗。［功效与用途］凉血、止血、消肿、强壮。主治老鼠疣。［用

法与疗程］捣碎涂于疣体上。每日 1 次，连用 3 天。［宜忌］墨旱莲果实需秋季新鲜果实。

◇单方 14

［组成］苦参子（鸦胆子）适量。［功效与用途］清热解毒，外用腐蚀赘疣。主治疣。［用法与疗程］去壳，捣烂种仁，将疣挑破敷患处。

◇单方 15

［组成］鲜薜荔果（木莲蒲）适量。［功效与用途］壮阳固精、止血、下乳。主治鼠疣（鼠痣）。［用法与疗程］鲜的薜荔果蒂分泌出的乳汁涂敷患处。每日涂 1 次。

◇单方 16

［组成］鲜桐子适量。［功效与用途］抗癌、抗病毒、杀菌、杀虫。主治疣。［用法与疗程］切开皮，取汁涂患处。涂时应先将疣基部用针挑破。

◇瘊（疣）子方

［组成］蒲公英自然汁。［功效与用途］清热解毒。主治瘊子。［用法与疗程］频点之。

## ❀ （二）验方 ❀

◇验方 1

［组成］土豆 1 个，凡士林适量。［功效与用途］和胃健中，解毒消肿。主治足跟皲裂。［用法与疗程］煮熟土豆后，去皮捣烂，加少许凡士林调拌均匀，存放于净瓶内。每日涂 2～3 次于患处。

◇验方 2

［组成］鸡蛋清、米醋各适量。［功效与用途］润肺利咽，清热解毒。主治足跟皲裂。［用法与疗程］把鸡蛋敲破取出蛋液，加适量的米醋。每次洗湿后就取其蛋液擦涂 1 次，坚持 2～3 周。

◇验方 3

［组成］苦杏仁、猪板油各 30 克。［功效与用途］润肤防裂，润肠通便。主治皮肤皲裂（俗称裂口）、干癣或皮肤病脱屑。［用法与疗程］同捣如膏，装瓶备用。使用时把膏放在布上，火烤后擦患处。每日 3～4 次。

◇验方 4

［组成］热水，薄塑料袋。［功效与用途］防裂保水，润肤。主治足跟皲裂。［用法与疗程］先用热水把脚洗净擦干，用薄塑料袋（食品袋即可）套在脚上，然后穿上袜子，坚持 1 周左右。

◇验方 5

［组成］甘草 20 克，白酒（60 度以上）250 毫升。［功效与用途］清热解毒，防裂。主治足跟皲裂。［用法与疗程］把甘草放白酒瓶中浸泡 1 日 1 夜。用此液涂擦皲裂患处，

外科常见病单方验方

303

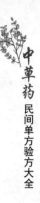

连涂数日。

# 十八、皮肤科其他病症

## （一）单方

◇单方1

［组成］野菊花15～30克。［功效与用途］清热解毒。主治黄水疮、脚上湿气。［用法与疗程］水煎洗。

◇单方2

［组成］鲜荸荠适量。［功效与用途］清热止渴，利湿化痰，降血压。主治酒糟鼻。［用法与疗程］把洗净的鲜荸荠切成二瓣，然后用切面紧贴鼻尖，鼻翼两侧部位。涂擦一处直到把荸荠的白粉浆涂满鼻子的表面，感觉凉丝舒服。每晚涂擦。连涂4～5周。

◇单方3

［组成］鲜景天叶1片。［功效与用途］清热解毒，活血止血。主治足掌硬疔（因足掌踩硬石头受伤而瘀结作痛）。［用法与疗程］浸小便5小时后，取出用火熏烧，乘热罨敷。

◇单方4

［组成］升麻适量。［功效与用途］发表透疹，清热解毒，升阳举陷。主治痱子。［用法与疗程］水煎服，并洗患处。或用绿豆粉、蛤粉各60克，飞滑石30克，调和扑在患处。

◇点痣方

［组成］糯米1撮（盐水浸七日，如泥）。［功效与用途］软坚散结。主治痣。［用法与疗程］用针将痣微刺破，然后用糯米泥点之。连用3～4次。

## （二）验方

◇验方1

［组成］生石灰15克，醋15毫升。［功效与用途］去湿防腐。主治狐臭。［用法与疗程］用醋和生石灰粉末调和，涂抹患处，白纱布包扎。连用1周。

◇验方2

［组成］百部1克，白酒0.2毫升。［功效与用途］润肺杀虫。主治酒糟鼻。［用法与疗程］浸泡5～7日后擦涂患处。每日2～3次。1个月为1个疗程。

◇验方3

［组成］肥皂30克，益母草烧灰30克。［功效与用途］消毒防腐，散结消肿。主治面上生粉刺。［用法与疗程］捣为泥，每日擦洗3次。［宜忌］忌姜、酒。

◇验方 4

［组成］田螺 1 只，巴豆 2 粒，麝香适量。［功效与用途］解毒消肿。主治狐臭。［用法与疗程］把巴豆和麝香放入大田螺内，然后用药棉蘸田螺渗出的液涂擦腋下。每日 3 ～ 4 次。连用 5 ～ 7 天。［警示］巴豆有毒，不可内服。

◇验方 5

［组成］鲜白花丹叶 1 握，稀饭 1 撮，食盐少许。［功效与用途］祛风除湿，行气活血，解毒消肿。主治脚底硬结疼痛（胼胝）。［用法与疗程］捣烂涂贴患处。每日换 1 次。

◇点黑痣方

［组成］郁李仁、鸡蛋清各适量。［功效与用途］行气散结，活血破瘀。主治黑痣。［用法与疗程］郁李仁研末，鸡蛋清调和，点患处。

◇乌梅膏

［组成］乌梅 30 克，食盐 9 克，米醋、温开水各 15 毫升。［功效与用途］化瘀软坚。主治痣、疣。［用法与疗程］以温开水化食盐，再以盐水泡乌梅一昼夜，取乌梅肉，加醋捣成膏状，密闭储存备用。以胶布保护患处周围皮肤，再用药膏敷患处，以油纸或纱布包扎固定。

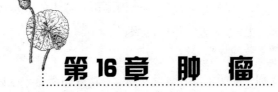

# 第16章 肿 瘤

## 一、鼻咽癌

### 验方

[组成]半枝莲、石见穿各30克。[功效与用途]清热解毒，活血化瘀，散结消肿。主治癌症。[用法与疗程]水煎，当茶频喝。每日1剂。

## 二、肺癌

### （一）单方

◇单方1

[组成]羚羊角6克。[功效与用途]平肝息风，清肝明目，散血解毒。主治肺癌。[用法与疗程]刨片，水煎服。或研成极细粉，吞服。

◇单方2

[组成]蘡薁叶茎30克。[功效与用途]清热解毒，散结消肿。主治肺癌。[用法与疗程]水煎服。

### （二）验方

◇通腑解毒汤

[组成]西羊叶30克，生锦纹、火麻仁各24克，江枳壳30克，全瓜蒌18克，玄明粉12克。[功效与用途]清热泻下，解毒通腑。主治肺癌。[用法与疗程]水煎服。15天为1个疗程。

◇子花皮根叶汤

[组成]炙冬花12克，瓜蒌仁18克，炙桑皮12克，冬瓜仁18克，京川贝3克，北杏仁、

橘红各 9 克，炙枇杷叶 30 克，莱菔子 18 克，牛蒡子、紫苏子各 9 克，茅草根 30 克。［功效与用途］清热润肺，宣肃止咳。主治肺癌。［用法与疗程］水煎服。15 ～ 30 天为 1 个疗程。

◇**肺癌外敷方**

［组成］泽漆 60 克，华蟾 50 克，守宫、莪术、三棱、川芎、延胡、独活、羌活、乳香、没药、土鳖虫各 20 克，大戟 10 克，皂矾 20 克，红花、甘遂各 10 克。［功效与用途］解毒散结，活血化瘀。主治肺癌。［用法与疗程］蒸热，敷相应疼痛部位。［警示］此方有大毒。

# 三、食管癌、胃癌

## （一）单方

◇**单方 1**

［组成］半枝莲（并头草）若干。［功效与用途］清热解毒，散结消肿。主治腹腔恶性肿瘤。［用法与疗程］水煎代茶饮。

◇**单方 2**

［组成］陈棕 60 克。［功效与用途］止血活血，散结止泻。主治食管癌。［用法与疗程］将陈棕切成段，放小盅内，加入黄酒、红糖各 30 克搅拌，将盅口用软面封闭（不漏气蒸 30 分钟），其汤分 2 次服。

## （二）验方

◇**椒姜饮**

［组成］白胡椒 30 克，生姜 120 克。［功效与用途］温中散寒，下气，消痰。主治食管癌。［用法与疗程］放入鸡内煮 2 小时，服汤。服后皮肤会发红，3 天后会自然消失。

◇**食管癌验方（畬药）**

［组成］枳实、白及各 12 克，桐籽叶（干品）100 克，羊骨灰 30 克，七叶一枝花 9 克。［功效与用途］健脾胃，化滞，解毒，消痈肿，化瘀收敛。主治食管癌。［用法与疗程］水煎 2 次服用。每日 1 剂，分 3 次服（隔 4 小时服 1 次）。30 天为 1 个疗程。一般初起者服 1 个疗程，重症者服 2 ～ 4 个疗程。［宜忌］服药中忌茶叶，不能饮开水、饮料、汤类以免冲淡药量。口干者，宁可将药煎第 3 次，用来当茶饮，按此配伍的药分量，无副作用。但桐籽叶必须要用干品。

◇**解毒散结汤**

［组成］水杨梅 90 克，凤尾草 15 克，藤梨根 90 克，野葡萄根 60 克，半枝莲 90 克，半边莲、白茅根各 15 克。［功效与用途］解毒消肿，清热散结。主治胃癌、肝癌。［用法

外科常见病单方验方

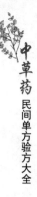

与疗程] 水煎服。每日 1 次。15 天为 1 个疗程。[宜忌] 忌腥、辣、豆腐。

◇**解毒消癌方**

[组成] 猕猴桃根（红）、细叶水杨梅根各 120 克，野葡萄根、半枝莲各 90 克，白茅根、凤尾草、半边莲各 15 克。[功效与用途] 清热解毒，消肿散结。主治上消化道癌。[用法与疗程] 水煎服。10～15 天为 1 个疗程。

# 四、肝癌

◇**拔毒攻坚散**

[组成] 川芎、玄参、独活、乳香、没药各 20 克，泽漆 60 克，华蟾 50 克，炙守宫、莪术、三棱、当归、川乌、草乌、木香、麻黄各 20 克，土鳖虫、大戟各 10 克，皂矾 20 克，红花、甘遂各 10 克。[功效与用途] 活血化瘀，解毒散结消肿。主治肝癌。[用法与疗程] 药碾为粉末，黄酒浸湿装袋，蒸热敷肿处。

◇**舒肝破积汤**

[组成] 炙华蟾 10 克，炙守宫 6 克，泽漆 10 克，蜈蚣 3 条，人参、炒白术、炙冬花、当归、炒川芎、白芍、熟地黄、赤芍、威灵仙、金不换、大黄、重楼、鳖甲、玄参、白头翁、天花粉、南星、法半夏各 10 克，半枝莲、八月札、八角连（先煎 2 小时）、土鳖虫、蒲公英各 15 克，炙甘草 6 克。[功效与用途] 解毒散结，活血化瘀，化癥消积。主治肝癌。[用法与疗程] 水煎服。每日 1 剂，早、晚各服 1 次。10～15 天为 1 个疗程。[警示] 八角莲会引起急性中毒。

# 五、乳腺癌

**❀ 验方 ❀**

◇**验方 1**

[组成] 藤梨根、猪瘦肉各 120 克。[功效与用途] 清热解毒，消肿散结。主治乳腺癌。[用法与疗程] 煎后喝汤、吃猪肉，每日 1 次。

◇**验方 2**

[组成] 姜竹茹、桑叶各 120 克，冰糖 30 克。[功效与用途] 疏肝和胃止呕。主治乳腺癌。[用法与疗程] 加水 4000 毫升煎至 240 毫升服用。每日 1 剂，分 2 次服。

◇**验方 3**

[组成] 四叶对（及己）、七叶一枝花、白藤梨、大红粉（用结晶）、八角金盘、三

叶青各适量。[ 功效与用途 ] 解毒疗疮，活血散瘀。主治乳癌。[ 用法与疗程 ] 捣烂敷患处。[ 警示 ] 四叶对容易引起中毒，注意用量。

**◇验方 4**

[ 组成 ] 半枝莲、白藤梨根、棉花根、黄堇、水杨梅根、岩条子各 15 克，岩珠、虎杖各 12 克，金丝吊葫芦 9 克，四叶对（及己）6 克。[ 功效与用途 ] 清热消肿，解毒散结。主治乳癌。[ 用法与疗程 ] 水煎服。每日 1 剂。10 天为 1 个疗程。[ 警示 ] 四叶对会引起中毒，应先煎 2 小时。

## 六、子宫癌（包括宫颈癌）

### （一）单方

**◇蛇草煎**

[ 组成 ] 白花蛇舌草 60 克。[ 功效与用途 ] 清热解毒。主治子宫癌。[ 用法与疗程 ] 水煎服。每日 1 次。7 ～ 10 天为 1 个疗程。

### （二）验方

**◇藤梨白英肤木煎**

[ 组成 ] 藤梨根 60 克，白英 30 克，盐肤木 60 克。[ 功效与用途 ] 清热解毒，消肿抗癌。主治子宫癌。[ 用法与疗程 ] 水煎服。每日 1 次。7 ～ 10 天为 1 个疗程。

## 七、无名肿瘤

### （一）单方

**◇单方**

[ 组成 ] 按疮之大小取野烟草及红糖约 30 克。[ 功效与用途 ] 清热，解毒，消肿。主治无名肿瘤（漫肿无头，皮色不变，坚硬无痛）。[ 用法与疗程 ] 共捣烂，遍贴患处。每日 2 次。

**◇半夏贴**

[ 组成 ] 鲜半夏块茎 1 枚。[ 功效与用途 ] 消痞散结，可外消痈肿。主治无名肿瘤。[ 用法与疗程 ] 将患处洗净消毒，用手术刀将凸出皮肤的增生硬化组织轻轻削平，75% 酒精或

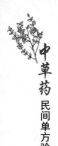
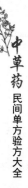

碘伏消毒患处，再用手术刀将鲜半夏切下 1 薄片，修整薄片的形状大小与刚削平的患处一致，并置于患处，用胶布固定。隔日换药。1 周为 1 个疗程，患处即自然长出正常组织。［宜忌］①因鲜半夏有毒，操作时需戴手套切片，正常皮肤勿直接接触薄片或半夏液汁；②不能用水半夏代替鲜半夏。

## ❋ （二）验方 ❋

◇取代化疗的验方（景宁畲药）

［组成］制黄精 50 克，枸杞子、玉竹各 20 克，黑附子 10 克，大茴香、肉桂各 6 克，重楼（七叶一枝花）7 克，红坛荚（畲药名）3 克，苦鸡麻（畲药名）10 克。［功效与用途］滋阴助阳提陷，解毒消肿，排脓化瘀。主治无名肿瘤。［用法与疗程］水煎 2 次服药。每日 1 剂，分 4 次服，间隔 3～4 小时服 1 次。用 15 天为 1 个疗程，1 年分 2 个疗程，每年坚持服药。

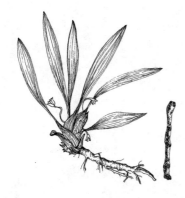

骨伤科
常见病单方验方

# 第 17 章 跌打损伤（包括全身性骨、关节损伤）

## 一、跌打损伤肿痛

### ❋ （一）单方 ❋

◇单方 1

［组成］鲜白花丹叶 1 把。［功效与用途］祛风止痛，散瘀消肿。主治跌打损伤。［用法与疗程］捣烂，加些热的红酒，涂擦伤口周围。［宜忌］孕妇禁用。涂擦时间不宜过长，以免起疱。

◇单方 2

［组成］鲜天胡荽 ( 满天星、破铜钱 ) 250 克。［功效与用途］利尿除湿，解毒消肿。主治跌打损伤。［用法与疗程］水煎服，或捣烂外敷。［宜忌］脾胃虚寒者慎服。

◇单方 3

［组成］蓬蘽（土名）适量。［功效与用途］活血，祛瘀。主治跌打损伤。［用法与疗程］叶加白糖捣烂敷患处。如出血者，加卷柏同捣烂敷患处。

◇单方 4

［组成］鲜东风菜全草（又名白云草）适量。［功效与用途］活血祛瘀，消肿止痛，散风热。主治跌打损伤、肿痛。［用法与疗程］捣烂敷伤处，用纱布包扎。每日 1 换。伤愈即止。［宜忌］皮肤破损忌用。

◇单方 5

［组成］蚊子草（4—6 月份采集果实，果实有虫或虫未出的全草）适量。［功效与用途］活血祛瘀，消肿止痛，止血。主治跌打损伤，伤后咯血、吐血，血瘀引起的经络不通。［用法与疗程］烈日晒干，用童尿浸 1 天，晒干研细末，开水或黄酒送服（咯血、吐血者开水送服）。每次 3 克，伤重者 5 克，每日 1 ～ 2 次。5 天为 1 个疗程。［宜忌］无伤、无瘀血、孕妇禁服。

◇单方 6

[组成] 贼裤带（又名竹乌、山络麻）3 ～ 5 克。[功效与用途] 活血，祛瘀。主治跌打损伤扭伤。[用法与疗程] 浸红酒，隔水炖，服汤 1 ～ 2 小口（太多有剧毒）。另蘸棉花外用，1 天数次。[宜忌] 此药有毒，服药不可过量。服药期间忌食鱼腥。

◇单方 7

[组成] 百两金根适量。[功效与用途] 活血，消肿。主治肌肉损伤肿痛。[用法与疗程] 水煎，温洗伤处。或用鲜叶 1 把捣烂外敷。[宜忌] 孕妇、湿热中阻者慎用。

◇单方 8

[组成] 九节兰（又名肿节风、草珊瑚）30 ～ 90 克。[功效与用途] 活血散结，祛风通络。主治跌打损伤、风湿性关节炎。[用法与疗程] 水煎 20 分钟左右成一碗汤汁内服。[宜忌] 孕妇、哺乳期妇女、儿童及脾虚便溏者忌服。

◇单方 9

[组成] 红茴香 10 克。[功效与用途] 祛风除湿，活血止痛。主治跌打损伤。[用法与疗程] 根皮焙干研细，用烧酒或黄酒调敷患处。[宜忌] 孕妇忌服，阴虚后瘀者慎用。

◇单方 10

[组成] 鲜朱砂根 30 ～ 45 克。[功效与用途] 具有清热解毒、消肿除痹之功效。主治跌打损伤。[用法与疗程] 酒、水各半大碗煎成 1 小碗，内服。伤愈即止。[宜忌] 虚弱者、孕妇禁用。

◇单方 11

[组成] 梵天花根 90 克。[功效与用途] 健脾化湿，活血解毒。主治跌打损伤。[用法与疗程] 加酒各半炖服。每日 1 剂。连用 3 天。[宜忌] 孕妇慎用。

◇马齿苋饮

[组成] 鲜马齿苋 500 克。[功效与用途] 清热解毒，凉血止痢，防治肠炎。适用于四肢肌肉、关节扭伤或挫伤后疼痛者。[用法与疗程] 洗净捣汁服药。分服 3 次，当日服完。痛愈即止。[宜忌] 此药性味酸寒，故脾胃虚寒、泄泻者慎用。

◇石胡荽饮

[组成] 石胡荽（又名鹅不食草）60 ～ 120 克。[功效与用途] 祛风通窍，解毒消肿。主治跌打损伤。[用法与疗程] 水煎服，或捣烂敷伤处。伤愈即止。

◇白花壶瓶酒

[组成] 野蚊子草（又名白花壶瓶、白水参）根适量。[功效与用途] 清热，利湿。可用于治疗风湿、痛风。主治跌打损伤。[用法与疗程] 用酒精（或烧酒）将根浸泡 5 ～ 10 天后，擦患处。

◇陆英方

[组成] 鲜蒴藋全草适量。[功效与用途] 消炎，止痛。主治跌打损伤。[用法与疗程]

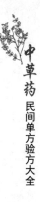

加食盐或烧酒少许，捣烂敷患处。或取根 150 克研粉，冲酒服。［宜忌］孕妇禁服。

◇滴水珠敷剂

［组成］滴水珠鲜根适量。［功效与用途］止痛，消炎。主治跌打损伤。［用法与疗程］捣烂敷患处。每日 1～2 次。病愈为止。［宜忌］有小毒，孕妇慎用。

◇独脚蒿散

［组成］阴地蕨根（独脚蒿、小春花）9～15 克。［功效与用途］清热解毒，平肝息风。用于小儿高热惊搐、肺热咳嗽。主治跌打损伤。［用法与疗程］切碎研末，以酒或开水吞服。每日 1 剂，分 3 次服。病愈即止。［宜忌］性味苦凉，寒性体质慎服。

◇外用伤药

［组成］山木蟹根皮（披针叶红茴香）适量。［功效与用途］瘀血止痛，通经活血。主治跌打损伤。［用法与疗程］切片，用 50 度以上烧酒浸泡 3 天后，擦伤、瘀肿处，每天可擦 3～5 次。［警示］此药有较强的毒性，为外用药，切勿内服。孕妇忌用，无瘀、无伤者慎用。

◇野麻饮

［组成］野苎麻根 15～30 克，或鲜根 250 克，或万年青根 3 克。［功效与用途］祛风止痒，清热除湿，活血调经。主治跌打损伤、创伤出血。［用法与疗程］水煎服。每日 1 剂。外用罨敷或煎汤洗涂伤处。［宜忌］脾肾阳虚者慎服或少服。

◇仙白草散

［组成］东风菜（仙白草）块根 15～30 克。［功效与用途］活血，祛瘀。可用于痈肿疔疮、蛇咬伤。主治跌打损伤、外伤出血。［用法与疗程］切碎加白糖，煎汤内服；或鲜全草捣烂敷患处。伤愈即止。［宜忌］性味辛寒，孕妇忌服。

◇土鳖虫散

［组成］土鳖虫适量。［功效与用途］破血逐瘀，续筋接骨。主治四肢肌肉、关节扭伤或挫伤后疼痛。［用法与疗程］焙干研末，黄酒冲服。每日 2 次，每次 3 克。病愈即止。［宜忌］性味咸寒，归肝经，有小毒。

## ❀（二）验方 ❀

◇验方 1

［组成］莸花根 15～30 克，当归 9 克。［功效与用途］活血，消肿，止痛。主治久年跌打损伤。［用法与疗程］加酒、水各半炖服。每日 1 剂。连用 3 天。［宜忌］体虚及孕妇忌服。

◇验方 2

［组成］野牡丹全草 30 克，金樱子根 50 克。［功效与用途］清热凉血，消炎镇痛，

活血化瘀。主治跌打损伤。[用法与疗程]和猪瘦肉酌加红酒炖服。每日1剂。伤愈即止。[宜忌]孕妇、月经过多者、血虚有寒者忌用。

◇验方3

[组成]内服：射干9克。外敷：苦荬菜、球子草、披针叶红茴香根皮。[功效与用途]泻火，清热解毒。主治跌打损伤。[用法与疗程]内服：冲黄酒服。外敷：加酒捣烂敷患处。[宜忌]射干为治疗咽喉肿痛要药，低血压者慎服。

◇验方4

[组成]生川乌、生草乌、生南星、生半夏、胡椒各9克。[功效与用途]消肿，止痛，散瘀。主治外伤疼痛。[用法与疗程]共研细末，酒调敷伤处。[警示]毒性很大，有伤口禁用，不得内服。

◇验方5

[组成]生南星、生川乌、生草乌、生半夏、一枝蒿各15克，白酒500毫升。[功效与用途]消炎，止痛，消肿。主治外伤疼痛。[用法与疗程]将药浸入白酒内1周备用。伤后用此药涂擦伤处2～3遍。[警示]此药毒性很大，有破损伤口禁用。不得内服。

◇验方6

[组成]生半夏3克，生草乌4.5克，生川乌、生南星各6克，细辛3克。[功效与用途]消肿，止痛，祛风。主治外伤疼痛。[用法与疗程]共研细末，酒调敷伤处。[警示]此药毒性很大，有伤口禁用。不得内服。

◇验方7

[组成]紫金皮、野葡萄、小松树、珍珠菜、杜衡、山棉皮（南岭荛花）各适量（5～10克）。[功效与用途]活血，散瘀。主治跌打损伤。[用法与疗程]根皮加黄酒白糖捣烂敷患处。

◇验方8

[组成]三七、大黄、牡丹皮、枳壳、大小蓟各9克，当归、白芍、生地黄各15克，红花3克，桃仁14枚。[功效与用途]破血，逐瘀，消肿，通络。主治跌打损伤。[用法与疗程]用水、酒各半，煎汤服下。如时间长了仍疼痛，或皮肉没破也痛，可把水蛭（又名蚂蟥）切碎，用烈火烧，炒焦研碎，加入前药中同服，最多3剂。注意：水蛭必须炒黑，千万不能炒至半生不熟，否则反而有害。[宜忌]经期女性、贫血者、有出血倾向者慎用。

◇验方9

[组成]接骨草（又名小驳骨丹，小驳骨）、百节艺（又名竹节草）、里篱樵上品各30～60克，红酒、醋各适量。[功效与用途]消肿，止痛，散瘀血。主治跌打损伤、扭伤、风湿性关节炎、筋伤骨折。[用法与疗程]水煎服。同时用鲜品捣烂或干品研粉，用酒、醋调敷患处。[宜忌]忌食鱼腥、辛辣。孕妇忌服。

◇验方10

[组成]草乌、朱砂根、冠盖藤（又名猴头藤）、骨碎补、苦参、山木蟹（又名红茴香）、

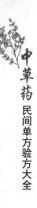

金手川、山仲子、岩油、四叶对、仙人指甲草各适量。[功效与用途]活血祛瘀，消肿止痛。用于跌打损伤、肿痛、骨折。[用法与疗程]共捣烂敷患处或研末装瓶备用。用时取适量药粉，用开水或蛋清或蜂蜜调成糊状敷患处，包扎。每日1换或2天1换。[宜忌]过敏者、开放性骨折、皮肤破损者忌用。

◇验方11

[组成]羊踯躅、炒大黄、当归、芍药各9克，牡丹皮6克，生地黄15克，土狗（又名蝼蛄）（捶碎）10个，土虱（捣烂）30个，红花9克。[功效与用途]接骨。[用法与疗程]先将骨接端正后，用杉木板夹持，不要顾虑患者的疼痛。将药用酒煎成1碗，再加自然铜末3克，连汤服下。最多服2次。

◇筋骨痛方

[组成]臭牡丹50克，猪前蹄1只。[功效与用途]活血止痛，舒筋活络。用于筋骨酸痛，痛有定处或游走性筋骨疼痛。[用法与疗程]水炖至猪蹄熟烂，喝汤食猪蹄。隔3天服1次。连服3次。[宜忌]吃猪蹄怕腻者，食汤即可。孕妇、体弱人群慎服。

◇姜香散

[组成]炒香附12克，姜黄18克。[功效与用途]温经，散寒，祛风。适用于四肢肌肉、关节扭伤或挫伤后疼痛者。[用法与疗程]共研细末服药。每日3次，每次服3克。伤痛消失即止。[宜忌]有血虚内热或月经提前者不宜服药。孕妇忌服。

◇双雪散

[组成]积雪草、六月雪根皮（白马骨）等量。[功效与用途]清热解毒，凉血止血，祛风利湿。可用于治"中暑"。主治跌打损伤、风湿腰腿痛。[用法与疗程]干品研末，黄酒吞服。每服9克，每日1～2次。伤愈即止。[宜忌]脾胃虚寒者慎服或少服。

◇兔杜散

[组成]兔儿伞15克，杜衡根3克。[功效与用途]止痛，消肿。用于风湿麻木、全身骨痛等病症。也可用于跌打损伤。[用法与疗程]切碎，加白糖，冲开水吞服。也可以捣烂敷患处或研末涂伤处。伤愈即止。[宜忌]性味辛温，孕妇忌服。忌与生姜同服。

◇红茴香散

[组成]红茴香根（披针叶红茴香）6克，也可加钩藤根、白茅根各6克。[功效与用途]活血止痛，祛风除湿。主治跌打损伤。[用法与疗程]红茴香根研末，用酒吞服。每服1～1.5克。也可3药水煎服。病愈即止。[宜忌]有毒，孕妇忌服。阴虚者慎用。

◇红茴狗脊汤

[组成]红茴香根9～12克，金毛狗脊（又名狗脊骨）30克。[功效与用途]补肝肾，除风湿，健腰脚，利关节。主治跌打损伤。[用法与疗程]水煎30分钟，热服。每日1剂。连用3～7天。[宜忌]内热者服之易上火，宜减量少服。

◇化瘀舒筋散

［组成］泽兰、牡丹皮、牛膝、当归各10克，三七粉5克，赤芍15克，广木香5克。［功效与用途］活血化瘀，消肿止痛，舒筋活络。用于跌打损伤、瘀血肿痛、腰肌劳损、腰椎间盘突出等。［用法与疗程］水煎服。每日1剂，分早、晚2次服。7天为1个疗程。伤愈即止。［宜忌］偶有便秘，偏阴虚者慎服。

◇叶对朱散

［组成］四叶对（及己）30克，红木香（长梗南五味子）、防己、朱砂根各60克。［功效与用途］活血止痛，镇定催眠。主治跌打损伤。［用法与疗程］晒干研末，均匀混合服用。每服15克，每日2次。［警示］四叶对有毒，不宜长期服药。

◇红茴五加酒

［组成］红茴香根、细柱五加根、红楤木根（刺芒楤木）各1000克，虎杖根1500克，甘草250克，烧酒15000毫升。［功效与用途］消肿，止痛。可用于治颈、腰、腿酸痛、肿胀、麻木。主治跌打损伤。［用法与疗程］药切片，先用冷开水浸湿，再加入烧酒浸30天，取出过滤即得酊剂。成人每次10毫升，每日服3次。伤愈即止。［宜忌］有毒，每次不超过10毫升。不宜空腹饮用，不宜与阿司匹林等西药同服。

◇血藤虎杖汤

［组成］大血藤90克，虎杖30克，抱石莲、青石蚕、络石藤各15克，红木香9克，锦鸡儿15克，豨莶草30克。［功效与用途］利湿退黄，清热解毒，散瘀止痛。主治跌打损伤。［用法与疗程］水煎服。每日1剂。连用3～5天。［宜忌］孕妇慎用。

◇跌打饮

［组成］薯蓣根60克，长梗南五味子（红木香）根皮15～30克；上肢伤者，加桂枝9克；腰部伤者，加杜仲9克；下肢伤者，加牛膝9克。［功效与用途］行气活血。主治跌打损伤。［用法与疗程］水煎服。伤愈即止。［宜忌］薯蓣性味辛温，有毒，湿困者及孕妇忌服。

# 二、跌打损伤出血

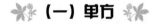 **（一）单方**

◇单方1

［组成］鸡蛋清适量。［功效与用途］止血。主治外伤出血。［用法与疗程］生鸡蛋敲破，蛋清浸棉花敷患处。

◇单方2

［组成］糯米团适量。［功效与用途］止血。主治外伤出血。［用法与疗程］咀嚼敷

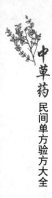
患处或加人乳汁捣烂敷患处。

◇单方 3

［组成］桂圆核适量。［功效与用途］止血。主治刀伤出血。［用法与疗程］将桂圆核敲破，去外层皮，焙焦研极细，用时将药末撒在伤口上，以干净布用手轻轻按压伤口，待血止，用消毒绷带包扎。

◇单方 4

［组成］姜炭末适量。［功效与用途］止血。主治外伤流血不止。［用法与疗程］研极细末，撒伤口上，纱布包好。

◇单方 5

［组成］卷柏适量。［功效与用途］止血。主治外伤出血。［用法与疗程］烧炭存性，研细粉，撒在出血处。

◇单方 6

［组成］百草霜适量。［功效与用途］止血。主治创伤出血。［用法与疗程］研细末，敷患处。

◇单方 7

［组成］地茄（地苓）适量。［功效与用途］止血。用于外伤出血。［用法与疗程］叶捣烂加糖少许敷患处。

◇单方 8

［组成］丁香蓼适量。［功效与用途］止血。用于外伤出血。［用法与疗程］捣烂敷患处。

◇单方 9

［组成］土三七叶适量。［功效与用途］止血。主治跌打损伤出血。［用法与疗程］捣烂敷伤口，或晒干、研末，敷局部。

◇单方 10

［组成］乌韭适量。［功效与用途］止血。用于外伤出血。［用法与疗程］口嚼敷患处。

◇单方 11

［组成］鹿衔草 30 克。［功效与用途］止血。主治外伤出血。［用法与疗程］研成粉末外擦伤处。

◇单方 12

［组成］枫香脂适量。［功效与用途］止血。主治用于刀伤出血。［用法与疗程］研细末，敷于出血处。

◇单方 13

［组成］羌活适量。［功效与用途］止血。主治用于刀伤出血。［用法与疗程］研粉，调鸡蛋清敷局部。

◇单方 14

［组成］厚朴适量。［功效与用途］止血。主治用于外伤及刀伤出血。［用法与疗程］用含油厚朴去外粗皮，将内细皮焙干研粉敷患处。

◇单方 15

［组成］榔榆根皮适量。［功效与用途］止血。主治用于外伤出血。［用法与疗程］中层根皮晒干研粉，撒在出血创口上。

◇单方 16

［组成］盐肤木适量。［功效与用途］止血。主治用于外伤出血。［用法与疗程］根皮加白糖捣烂敷患处。

◇单方 17

［组成］白背叶根皮适量。［功效与用途］清热祛湿。主治止血。［用法与疗程］捣碎或研粉加白糖、人乳汁敷患处。

◇单方 18

［组成］马里梢根（美丽胡枝子）适量。［功效与用途］外伤止血，接血筋骨，消炎退肿。主治外伤出血。［用法与疗程］加白糖适量捣烂，涂伤口处。

◇单方 19

［组成］大蓟根适量，或用鲜品 30～60 克。［功效与用途］凉血，止血，祛瘀消肿。主治外伤出血。［用法与疗程］干根研成粉末，敷出血处。鲜品煎汤内服。［宜忌］脾胃虚寒者慎服。

◇单方 20

［组成］钢皮铁骨柴适量。［功效与用途］止血，接血筋骨，消炎退肿。主治外伤出血。［用法与疗程］劈碎片磨成粉末。内受伤，开水吞服粉末，一次 5～10 克；外伤出血，撒于伤口处止血。

## ❀ （二）验方 ❀

◇验方 1

［组成］野菊花、败酱草各适量。［功效与用途］止血。主治用于外伤出血。［用法与疗程］捣烂敷患处。

◇验方 2

［组成］白及 15 克，嫩苎麻叶（焙干）30 克。［功效与用途］止血。主治刀斧伤出血。［用法与疗程］共研细末，压敷伤口。

◇验方 3

［组成］白及、煅石膏各等份。［功效与用途］止血。主治刀斧伤出血。［用法与疗程］

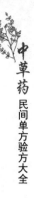

共研细末，撒敷伤口。如伤口化脓，先用盐水洗净，再用老松香、生大黄各等份，研末敷患处。

◇验方 4

［组成］珍珠菜、白背叶各适量。［功效与用途］止血。用于外伤出血。［用法与疗程］将根皮同研细末敷患处。

◇验方 5

［组成］抚芎（又名茶芎）、侧柏各适量。［功效与用途］止血。用于外伤出血。［用法与疗程］口嚼敷患处，或捣碎敷患处。

◇验方 6

［组成］地榆 30 克，三颗针 15 克。［功效与用途］止血。用于外伤出血。［用法与疗程］研粉，加凡士林 900 克，加热熔化调匀敷患处。每日 1 次。

◇验方 7

［组成］刘寄奴、地榆各等份。［功效与用途］清食化积，破瘀通经，调和经血。主治一般外伤出血。［用法与疗程］晒干，研细末，敷于出血处。

◇验方 8

［组成］地榆根 120 克，菜油 250 毫升，蜂蜡 60 克。［功效与用途］止血。用于跌打损伤出血。［用法与疗程］地榆切成小片，放入菜油内隔水蒸 6～8 小时，滤去药渣，加入黄蜡冷却即成。用此油擦患部，每天 2 次。

◇验方 9

［组成］金银花、华山矾根、卷柏各适量。［功效与用途］止血。用于外伤出血。［用法与疗程］三味药捣碎，加入乳汁敷患处。

◇验方 10

［组成］马鞭草、檵木叶、鳢肠、半边莲各适量。［功效与用途］止血。用于外伤出血。［用法与疗程］四药加白糖捣烂敷患处，亦可单味鲜药捣烂敷患处。

# 三、关节扭伤、骨折

## （一）单方

◇单方 1

［组成］韭菜 1 把。［功效与用途］活血，祛瘀。主治四肢肌肉、关节扭伤或挫伤后无骨折及皮肤损伤，而局部肿痛甚至青紫者。［用法与疗程］捣烂，敷患处，每日 1 次。

◇单方 2

［组成］丝瓜皮（成熟的）15～30 克。［功效与用途］清热毒，治疔疮。主治四肢关节扭伤肿痛。［用法与疗程］研末，热黄酒冲服。

◇单方 3

［组成］土中水狗（蝼蛄）7 只。［功效与用途］利水，消肿，解毒。主治肋骨骨折。［用法与疗程］烘干研末，和玉米粉调匀吞食。连用 7 天。［宜忌］气虚、体虚、孕妇忌服。

◇单方 4

［组成］山栀子 1 把。［功效与用途］清热，消肿。主治四肢关节扭伤肿痛。［用法与疗程］加面粉或糯米饭少许，捣烂敷患处。

◇单方 5

［组成］鲜万年青叶 1 ～ 2 片。［功效与用途］清热，解毒，消肿。主治急性关节扭伤。［用法与疗程］将鲜万年青叶洗净擦干，用针将叶面刺若干小孔（每平方厘米 8 ～ 10 个孔）后，在火上加热烤软，再浸入黄酒或 75％酒精内 1 分钟，取出叶片搓软，见有叶汁搓出时，趁热敷于患处，外盖纱布数层，绷带固定。每日更换 1 次。5 次为 1 个疗程。

◇单方 6

［组成］酢浆草 1 把。［功效与用途］清热，解毒，活血，散瘀。主治跌打损伤，骨折。［用法与疗程］加醋适量擦患处。

◇单方 7

［组成］威灵仙鲜叶 1 把。［功效与用途］消肿，止痛。主治四肢关节扭伤肿痛。［用法与疗程］叶片揉搓后，一半内服，一半涂患部。或用威灵仙根捣烂敷患处，起疱后取下。［宜忌］气血虚弱、无风寒湿邪者忌服。

◇单方 8

［组成］文殊兰鲜叶 1 把。［功效与用途］温经，散膘，止痛。主治跌扭伤筋、瘀血作痛。［用法与疗程］叶放在铁锅内先炒软，然后用红酒淬入，乘微热包扎在伤肿处。每日换 1 次。

◇单方 9

［组成］藜芦根 1 段（约 3 厘米）。［功效与用途］清热，解毒，消肿。主治骨折。［用法与疗程］嚼碎后黄酒送服。每日 2 次。连服 15 天为 1 个疗程。在服药期间最好吃糖粥。为了照顾患者饮食，可采取间断服药法，停药数天，再服 1 个疗程。

◇单方 10

［组成］红木香适量。［功效与用途］活血，散瘀，消肿，止痛。主治跌打损伤、骨折。［用法与疗程］骨折固定后敷患处。每 2 天 1 换。伤愈即止。

## ❀（二）验方❀

◇验方 1

［组成］薤白（小根蒜）、红酒糟各适量。［功效与用途］消肿，止痛。主治扭伤肿痛。［用法与疗程］将薤白和红酒糟捣烂敷患处。

骨伤科常见病单方验方

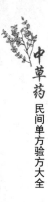

◇验方 2

[组成] 生栀子 30 克，白胡椒 15 克（如无胡椒，可改用莪术 30 克）。[功效与用途] 活血，祛瘀，止痛。主治四肢肌肉、关节扭伤或挫伤后无骨折及皮肤损伤，而局部肿痛甚至青紫者。[用法与疗程] 共研细末，黄酒调敷患处。每日 1 次。

◇验方 3

[组成] 生明矾、五倍子各等份。[功效与用途] 收敛，止痛。主治四肢肌肉、关节扭伤或挫伤后无骨折及皮肤损伤，而局部肿痛甚至青紫者。[用法与疗程] 研末，水调，敷患处。每日 1 次。

◇验方 4

[组成] 四叶对（及己）0.9 克，络石藤 120 克。[功效与用途] 活血，通络。主治全身关节痛。[用法与疗程] 水煎服。每日 1 剂。痛愈即止。

◇验方 5

[组成] 红木香 6 克，四叶对（及己）0.9 克。[功效与用途] 活血，消肿。主治扭伤，跌打损伤，骨折。[用法与疗程] 内服，每日 1 次。连服 3 天。[警示] 四叶对味苦有毒，不宜多服。

◇验方 6

[组成] 骨碎补根茎、鸡血藤各 90 克。[功效与用途] 舒筋，活血，通络。主治关节复位，或正骨手法后。[用法与疗程] 煮烂敷患处，外用杉树皮固定。每天 1 换。伤愈即止。

◇验方 7

[组成] 茜草、黄柏各 9 克。[功效与用途] 活血，散瘀。主治四肢肌肉、关节扭伤或挫伤后无骨折及皮肤损伤，而局部肿痛甚至青紫者。[用法与疗程] 研末，水调，敷患处。每日 1 次。

◇验方 8

[组成] 紫藤根、金刚刺根各 60 克，红木香 30 克。[功效与用途] 祛风，除湿。主治全身关节痛、风湿腰腿痛。[用法与疗程] 水煎服。每日 1 剂。痛愈为止。[宜忌] 阴虚内热、便秘者忌服。

◇验方 9

[组成] 生栀子 120 克，鸡蛋白 2 个，面粉 30 克。[功效与用途] 活血，清热，消肿。主治四肢肌肉、关节扭伤或挫伤后无骨折及皮肤损伤，而局部肿痛甚至青紫者。[用法与疗程] 将栀子研末，加蛋白、面粉、水调成糊状，厚敷患处。每日 1 次。

◇验方 10

[组成] 冬瓜根、骨碎补根茎、野葡萄根各 60 克。[功效与用途] 消肿，止痛。主治骨折。[用法与疗程] 将上述鲜药加白酒适量捣烂备用。先行复位，再将药敷患处，用杉树皮小夹板固定。每天酒精浸湿 1 次，7 天换药 1 次。伤愈即止。

◇验方 11

[组成]穿山甲 3 克，白薇 6 克，泽兰叶 9 克。[功效与用途]活血，祛瘀。主治扭伤。[用法与疗程]水煎与黄酒同服，或研末用黄酒冲服。[宜忌]脾阳虚、腹中觉冷、泄泻不止者忌服。

◇验方 12

[组成]藜芦根、牛膝各 50 克，血余炭 10 克。[功效与用途]活血，散瘀。主治骨折。[用法与疗程]共碾粉，药粉加白酒调匀敷患处。

◇验方 13

[组成]焦山栀、川黄柏各 60 克，土鳖虫 30 克。[功效与用途]除湿热，活血。主治扭伤。[用法与疗程]研末，醋调敷伤处，或将上述三味药减半量水煎服药，伤愈肿消即止。[宜忌]脾虚便溏者忌服。

◇验方 14

[组成]内服：大麻根叶适量。外用：黄狗头骨 1 具，牡蛎、官桂末各适量。[功效与用途]温经，止痛，消肿。主治骨折。[用法与疗程]内服：取大麻根叶，不管多少，捣取汁液饮 1 小杯。要用干大麻根煮取汁液服下。外用：黄狗头骨去皮毛，置炭火中烤，捣成细末，再把牡蛎放在炭火中烧。临用时，用狗骨末 15 克，牡蛎末 9 克，官桂末 6 克，把糯米粥放在绢布上，再把药掺在粥上，包扎损伤处，再用竹板夹好。痒不能用手抓，要用手帕轻拭。

◇验方 15

[组成]生栀子 120 克，面粉 30 克，生姜 9 克或葱白 7 根。[功效与用途]清热，消肿，活血。主治四肢肌肉、关节扭伤或挫伤后无骨折及皮肤损伤，而局部肿痛甚至青紫者。[用法与疗程]将栀子研末，加面粉、生姜或葱白，用白酒调成糊状敷患处。每日 1 次。

◇验方 16

[组成]生大黄末 3 克，鲜葱白 5 根，生姜汁 9 克，面粉适量。[功效与用途]辛散，止痛，消肿。主治四肢肌肉、关节扭伤或挫伤后无骨折及皮肤损伤，而局部肿痛甚至青紫者。[用法与疗程]共捣如泥，加白酒少许，敷患处。每日 1 次。

◇验方 17

[组成]活血丹、四季葱、蓬蘽各 30 克，白糖适量。[功效与用途]活血，散瘀。主治跌打损伤、骨折。对指头骨折断离有效。[用法与疗程]捣碎拌匀敷患处。

◇验方 18

[组成]生山栀、生大黄、五加皮各 90 克，制乳香 60 克。[功效与用途]活血，通络。主治扭伤。[用法与疗程]研末，醋调敷患处。

◇验方 19

[组成]崖姜根块 1 把，栀子 15 克，江南香 30 克，红糖 15 克。[功效与用途]活血，祛瘀，消肿，止痛。主治跌打伤或伤筋肿痛。[用法与疗程]黄酒适量加热敷患处。

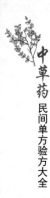
◇验方 20

[组成]大黄 180 克，黄柏 120 克，黄连 60 克，栀子 120 克。[功效与用途]清热，除湿，活血，消肿。主治跌打损伤、骨折。[用法与疗程]共研末，加菊花 90 克煎汁拌匀，敷骨折肿处。

◇验方 21

[组成]土茯苓藤和叶、藜芦根、野棉桃皮等量。[功效与用途]清热，祛湿，活血，消肿。主治骨折。[用法与疗程]研粉，加水调糊状，敷于患处。

◇验方 22

[组成]藜芦根 10 克，生栀子 15 克，生半夏 5 克，桉树叶 15 克，生草乌 3 克。[功效与用途]活血，止痛。主治骨折。[用法与疗程]共研细末，用鸡蛋清和醋调敷患处。

◇验方 23

[组成]酢浆草、鹅不食草、连钱草、万年青根或叶、韭菜根、乌桕根各 30 克。[功效与用途]清热，解毒，疗伤止痛。主治四肢关节扭伤肿痛。[用法与疗程]任选一种，加酒捣烂，烘热敷患处。

◇验方 24

[组成]紫金皮、野葡萄、小松树、白檀木、春一枝兰花、猕猴桃、胡枝子、朱砂根、韭菜各适量。[功效与用途]清热，消肿，止痛。主治骨折。[用法与疗程]根皮拌糯米饭捣烂敷伤处，外用杉树皮固定。敷 48 小时，取下用黄酒炒后，再敷 48 小时，换第 2 剂鲜药。肿痛消失为止。[附注]先进行骨折复位，再敷药；包扎松紧度要适当；换药时要注意骨折是否有移位；若局部发疹，可用磨石浆涂患处。

◇验方 25

[组成]野葡萄、紫金牛、乌皮水骨萝、白檀木、猕猴桃、大叶七骨子、紫金皮、潘官笔、小松树、博落回各适量。[功效与用途]清热，消肿，止痛。主治骨折。[用法与疗程]根去粗皮或皮，用糯米粥捣烂敷患处。48 小时后换鲜药。

◇验方 26

[组成]白檀木 30 克，铜皮铁骨 10 克，蛇含草 30 克，瑞香花 10 克；局部肿胀者，加紫金皮 9 克；老年骨折者，加马鞭草 15 克。[功效与用途]活血，祛瘀，消肿，止痛。主治骨折。[用法与疗程]根皮去粗皮，加糯米饭、白糖捣烂敷患处，48 小时后取下，原药渣用烧酒或黄酒捣匀，做成药饼撒上血竭粉 3 克，再敷患处，48 小时后取去，更换鲜药。外用杉树皮固定。

◇验方 27

[组成]小松树 30 克，虎杖、桑树各 9 克，博落回 5 克，春一枝兰花 15 克，枇杷树 9 克，白檀木、小柏子树各 30 克。[功效与用途]活血，祛瘀，消肿，止痛。主治骨折。[用法与疗程]根皮去粗皮，加糯米饭捣烂，骨折复位后将药敷于患处，再用杉树皮包扎，外加

竹片固定。3 天换药 1 次。肿痛消即止。［附注］包扎松紧度要适宜，以免过松骨折移位。

◇验方 28

［组成］春一枝兰花（春兰）、鸡血藤、络石藤、爬山虎、乌蔹莓、鸡骨柴、小松树、虎杖、枇杷树、石吊兰、合欢、桑树、乌桕树、毛冬青叶、檫木、槲蕨、鸡白肉根皮各 1 把。［功效与用途］活血，祛瘀，消肿，止痛。主治骨折。［用法与疗程］根皮加糯米粥捣烂敷患处，48 小时后取下再捣烂，再敷患处 48 小时。

◇验方 29

［组成］内服：骨碎补（去毛茸）、八角枫、银线草、紫金牛各 9 克，红茴香 6 克，珍珠柴（又名木姜子）15 克。外涂药：竹叶椒、银线草、八角枫、射干、酢浆草各 30 克。［功效与用途］活血，散瘀，消肿，止痛。主治骨折。［用法与疗程］内服：水煎、老酒冲服。外用：复位后，将药用老酒适量，隔水煮 1 小时，涂患处。每日 3～4 次。肿痛消即止。

◇验方 30

［组成］防风 10 克，荆芥、川芎各 20 克，甘草、当归、黄柏各 10 克，苍术 20 克，牡丹皮、川椒各 15 克，苦参、艾叶、石菖蒲、苏木各 20 克，透骨草 10 克。［功效与用途］舒筋通络，活血止痛。主治关节疼痛不利、筋脉挛缩。也可用于跌打损伤后期、风寒湿痹症等症。［用法与疗程］上述药水浸（加水 15 000 毫升）30 分钟，煎沸后用文火再煎 5 分钟，去药渣，药汁放入桶内，患部其上覆盖衣物，先熏蒸，后浸洗。［宜忌］对新伤、有创口者不宜熏洗。

◇验方 31

［组成］内服：当归、红花、乳香、没药、自然铜、活血丹、血竭各 9 克，土鳖虫、牛膝各 6 克，川郁金、川续断各 9 克，细辛 3 克。外敷：野葡萄、紫金皮、小松树、油桐树（桐子）、白檫木、兰花各适量。［功效与用途］清热，解毒，活血，消肿。主治骨折。［用法与疗程］水煎，冲红糖黄酒服药，每日服 1 剂，连服 15 天。外敷：根皮捣烂，用箬壳包裹，慢火煨过，加甜酒药 1 粒（夏天四分之一），糯米粥和匀，摊凉敷患处，24 小时后取下，加黄酒捣烂后，再敷 24 小时，每 48 小时换鲜药 1 剂，骨折局部用鲜杉树皮固定。［附注］本方仅用于闭合性骨折。

# 第18章 躯干损伤、颈椎病症

## 一、颈部疾病

### ❉ 验方 ❉

◇艾醋油

[组成] 艾叶 150 克，米醋 250 毫升，白酒 2 毫升。[功效与用途] 温经，散寒。主治颈椎病。[用法与疗程] 加水适量，煮沸约 10 分钟，加白酒 2 毫升，搅拌均匀。用毛巾浸透，热敷颈后、肩背部肌肉按压有明显酸痛处。温度以热而不烫为宜。每日 1～2 次。天凉时可将上次药水加热，再加白酒 2 毫升再用 1 次。

◇归川红花汤

[组成] 当归、川芎、川乌、红花、鸡血藤各 10 克，白花 12 克，莓木 15 克，仙鹤草 9 克。[功效与用途] 活血，化瘀。主治颈椎病。[用法与疗程] 把药研成细粉末，装入袋，封好袋口。把药袋固定在患处，敷 3 天，搓拌后再敷 3 天，更换新药。连续 3 个疗程。

◇颈椎病方

[组成] 葛根 15 克，川芎 12 克，补骨脂 10 克，骨碎补 30 克，桃仁 10 克，红花 6 克，炒枳壳 10 克，茯苓 15 克，酒当归 10 克，全蝎 3 克，黄芪 30 克，炒白芍 15 克，土鳖虫 10 克。[功效与用途] 活血，散瘀，祛风，除湿。主治颈椎病。[用法与疗程] 水煎服。每日 1 剂，分 2 次温服。连用 3～5 天。

◇颈椎病肢体操

[功效与用途] 活血，通络。主治颈椎病。[用法与疗程] 活动上肢和下肢，左上肢抬起，随着左下肢抬起，上下肢一齐往下压，脚着地；接着右上肢抬起，随着右下肢抬起，上下肢一齐往下压，脚着地。每侧各做 8～10 次。坚持 3～4 周。

◇颈椎病颈部操

[功效与用途] 活血，通络。主治颈椎病。[用法与疗程] 身体坐正，上身挺直，双手自然放在膝盖上，先将颈部向左旋转 90°，然后恢复到起始坐姿，接着向右旋转 90°。每次这样重复 30～50 次。每日早、晚坚持做 1 次。持续 15～20 天。

# 二、胸部挫伤

## （一）单方

◇旱莲汤 1

［组成］鲜墨旱莲 180 克。［功效与用途］清热，凉血。主治胸壁挫伤后咳血。［用法与疗程］洗净，捣烂，取汁，温水或少许黄酒送下。每日 1 剂，分 3 次服，每次半茶杯。［宜忌］脾肾虚寒、便溏者忌服。

◇旱莲汤 2

［组成］干墨旱莲 30 克。［功效与用途］止血。主治胸壁挫伤后咳血。［用法与疗程］水煎服。每日 1 剂，分 3 次服，每次半茶杯。［宜忌］脾肾虚寒、便溏者忌服。

◇荷花汤

［组成］干荷花瓣 120 克。［功效与用途］凉血，止血。主治胸壁挫伤后咳血。［用法与疗程］焙干研末，黄酒送服。每日 2 次，每次 15 克。

## （二）验方

◇验方 1

［组成］郁金、广木香各 10 克。［功效与用途］行气。主治胸壁挫伤或岔气后疼痛、影响呼吸兼有咳嗽者。［用法与疗程］共研细末，温水送服。每日 3 次，每次 3 克。痛愈即止。

◇验方 2

［组成］青皮、瓜蒌仁各 15 克。［功效与用途］行气。主治胸壁挫伤或岔气后疼痛、影响呼吸兼有咳嗽者。［用法与疗程］共研细末，温水送服。每日 3 次，每次 9 克。痛愈即止。

◇钟氏理气逐瘀汤

［组成］东风菜 10～20 克，南五味子根、牡蒿各 15～20 克，大叶芝麻根 20～30 克，卷柏 10～20 克，活血丹、延胡索各 10～15 克，毛冬青 10～20 克，橘饼 1 个或橘壳 6～12 克。［功效与用途］活血祛瘀，理气通络。主治跌打损伤、气滞血瘀所致的胸肋瘀肿疼痛。［用法与疗程］上述药用橘饼或橘壳的水煎服，喝汤吃橘饼。或用水、酒煎服。每日 2 次。15 天为 1 个疗程。［宜忌］内脏损伤出血（吐血、咳血、便血）、开放性骨折及孕妇忌服。

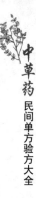

# 三、腰部损伤、腰腿痛

## ✿（一）单方✿

◇**单方 1**

［组成］生白芥子 3 克。［功效与用途］活血，止痛。主治腰腿痛。［用法与疗程］研末，加红糖拌匀，陈酒烫热送下。每日 1 次。连服 5 天。

◇**单方 2**

［组成］艾叶 60 克。［功效与用途］温经，止痛。主治劳损而致腰骶部疼痛。［用法与疗程］醋炒，用布裹敷患处。每日更换 1 次。连敷 15 天。

◇**单方 3**

［组成］十大功劳叶（又名枸骨叶）9 克。［功效与用途］除湿，止痛。主治劳损，腰骶部疼痛。［用法与疗程］水煎服。每天 1 剂，分 2 次服下。连服 15 天。

◇**单方 4**

［组成］牛筋草 250 克。［功效与用途］舒经，止痛。主治腰部挫伤、扭伤。［用法与疗程］水煎，加白糖，冲黄酒服。每日 1 剂，分 2 次温服。痛愈即止。［宜忌］脾胃虚弱及阴虚者忌服。

◇**单方 5**

［组成］泽兰 30 克。［功效与用途］活血，舒经。主治闪挫腰痛（急性腰扭伤）。［用法与疗程］水、酒各半煎服。每日 1 剂，分 2 次服。连服 15 天。

◇**单方 6**

［组成］土鳖虫 15 克。［功效与用途］祛风，除湿，散瘀。主治腰腿痛。［用法与疗程］焙干研末，黄酒冲服。每日 2 次，每次 5 克。连服 15 天。

◇**单方 7**

［组成］骨碎补 15 ～ 30 克。［功效与用途］通经，止痛。主治劳损而致腰骶部疼痛。［用法与疗程］焙干研末，黄酒冲服，或水煎服。每日 2 次，每次 3 克。

◇**单方 8**

［组成］南天竹根 30 克。［功效与用途］活血，祛瘀。主治腰肌劳损。［用法与疗程］黄酒浸泡 24 小时，分 2 次饮服。连服 15 天。

◇**单方 9**

［组成］完整不破损的鲜滴水珠根 3 克。［功效与用途］除湿，止痛。主治腰痛。［用法与疗程］整粒用温开水吞服（不可嚼碎）。另以鲜根加食盐或白糖捣烂，敷患处。

◇**风湿痛方**

［组成］水杨梅根 250 克。［功效与用途］散寒祛湿，散风活血。主治腰骨痛，关节疼痛。

［用法与疗程］水浸泡 30 分钟左右，烧沸后文火煎 40 分钟后服药。每日 1 剂，分 2 次温服。连用 3 天。［宜忌］怕热、体虚者慎用；孕妇、经期者忌服。

**◇腰痛方**

［组成］小茴香茎叶 15 ～ 25 克。［功效与用途］通经，散寒，止痛。主治腰痛。［用法与疗程］捣汁 200 毫升，分 3 次温水送服，渣敷肿痛处。

## （二）验方

**◇验方** 1

［组成］黄鳝 250 克，猪瘦肉 50 克。［功效与用途］补脾益气，除湿补血。主治肾虚腰痛。［用法与疗程］将黄鳝切断洗净，猪肉切片，加水蒸炖，食肉饮汁。连服 15 天。［宜忌］瘙痒性皮肤病患者忌服。

**◇验方** 2

［组成］射干 20 克，白糖 50 克。［功效与用途］活血化瘀，止痛。主治腰闪伤。［用法与疗程］射干煎液冲白糖热服。每天 1 剂。连用 3 剂。

**◇验方** 3

［组成］炒菟丝子 20 克，黄酒 30 毫升。［功效与用途］活血止痛，补肾壮腰。主治急、慢性腰肌劳损引起的腰痛。［用法与疗程］研粉加黄酒，每日分 2 次吞服。5 天为 1 个疗程。［宜忌］对酒精过敏者禁用。

**◇验方** 4

［组成］紫金牛（矮地茶）30 克，大枣 120 克。［功效与用途］主治腰肌劳损。［用法与疗程］水煎服。每天 1 剂，分 2 次温服。［宜忌］月经来潮者忌服。

**◇验方** 5

［组成］枸骨根（功劳根、八角刺）30 ～ 75 克，乌贼干 2 个。［功效与用途］清风热，补肝肾。主治劳动伤腰。［用法与疗程］加酒、水各半炖服。连服 5 天。［宜忌］阴虚多汗者忌服。

**◇验方** 6

［组成］土鳖虫、煅自然铜各 15 克。［功效与用途］活血，祛瘀。主治跌打损伤、闪腰岔气、血瘀肿痛。［用法与疗程］共研细末，白开水送下。每次服 1.5 克，每日 2 次。

**◇验方** 7

［组成］苍术、黄柏各 6 克，生姜 2 片。［功效与用途］祛湿，通经。主治小腿痛及脚痛（腿脚肿胀有沉重感者）。［用法与疗程］水煎服。每日 1 剂，分 2 次温服。连服 15 天。［宜忌］阴虚内热、气虚多汗者忌服。

**◇验方** 8

［组成］补骨脂、核桃肉各 90 克，制狗脊 60 克。［功效与用途］活血。主治腰痛日久、

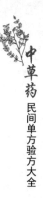

体力衰弱者。［用法与疗程］研末，温开水送下。每次 12 克，每日 2 次。连服 15 天。

◇验方 9

［组成］牛膝 12 克，续断、木瓜各 9 克。［功效与用途］行气，活血。主治腿痛。［用法与疗程］水煎服，每日 1 剂；或依比例加量制为蜜丸，每丸重 6 克，每服 1 粒，日服 2 次。可较长时间服药。

◇验方 10

［组成］白芍、甘草各 20 克，三七粉 6 克。［功效与用途］活血，散瘀。主治急性腰扭伤。［用法与疗程］加入 500 毫升水，将白芍、甘草入锅浓煎至 200 毫升左右，取汁去渣，另取三七粉 6 克，早、晚分 2 次温服。连服 3 日。

◇验方 11

［组成］仙鹤草、卫矛（鬼箭羽）、鲜野荞麦根各 30 克。多年重症加鲜白茅根 30 克，鲜棕榈须根 15 克。［功效与用途］活血，祛瘀。主治腰肌劳损。［用法与疗程］水煎服。每日 1 剂，分 2 次温服，痛愈即止。

◇验方 12

［组成］焦杜仲、咸苁蓉各 15 克，青盐 9 克。［功效与用途］补肾，壮腰。主治腰腿痛。［用法与疗程］水煎服。每天 1 剂。［警示］高血压者禁服。

◇验方 13

［组成］桑枝、柳枝、槐枝各 60 克。［功效与用途］通经，活血。主治腿痛。［用法与疗程］煎汤，先熏后洗。痛消为止。

◇验方 14

［组成］补骨脂、王不留行各 9 克，广木香 3 克。［功效与用途］行气，活血。主治腰部挫伤、扭伤。［用法与疗程］共研末，温酒吞服。每日分 3 次。伤愈即止。

◇验方 15

［组成］卫矛 15 克，泽兰 12 克，炙山甲片 6 克。［功效与用途］补肾，活血。主治腰肌劳损。［用法与疗程］水煎服。每天 1 剂，分 2 次温服。连用 3 ～ 5 天。［附注］上肢病者，加桂枝 3 克；下肢病者，加牛膝 9 克。

◇验方 16

［组成］桑寄生、牛膝各 15 克，续断、炒杜仲各 9 克。［功效与用途］强肾，通络。主治劳损、腰骶部疼痛。［用法与疗程］水煎服（亦可稍加黄酒服药）。每天 1 剂，分 2 次服下。连服 15 天。

◇验方 17

［组成］炙黄芪、川牛膝、当归各 30 克，防风 15 克。［功效与用途］活血，祛风，通络。主治劳损、腰骶部疼痛。［用法与疗程］水煎服。每天 1 剂，分 2 次服下。连服 15 天。

◇验方 18

［组成］白术 15 克，米仁 24 克，五加皮 6 克，干姜 3 克。［功效与用途］除湿，散寒。主治风湿腰痛、如负重物感。［用法与疗程］水煎服。每天 1 剂，分 2 次服下。连服 15 天。

◇验方 19

［组成］当归 6 克，白芍 9 克，甘草、制附子（先煎）各 6 克。［功效与用途］除湿，散寒。主治腿部受寒疼痛，有抽筋感觉者。［用法与疗程］水煎服。每日 1 剂，分 2 次温服。连服 15 天。［警示］制附子有毒，需先煎 1 小时。不宜空腹服。

◇验方 20

［组成］威灵仙根 9 克，野荞麦、丝绵木根各 30 克，苎麻根 15 克。［功效与用途］活血，通络。主治腰部挫伤、扭伤。［用法与疗程］水煎服。每日 1 剂，分 2 次服。痛愈即止。

◇验方 21

［组成］扶芳藤、野荞麦、丝瓜络各 9 克，仙鹤草 15 克。［功效与用途］舒筋活络，止血消瘀。主治腰肌劳损。［用法与疗程］水煎，黄酒冲服。［宜忌］孕妇忌服。

◇验方 22

［组成］扶芳藤 30 克，威灵仙 15 克，红茴香根皮 9 克，狗脊 30 克。［功效与用途］活血，强腰。主治腰肌劳损。［用法与疗程］水煎 1 小时以上，冲白糖、黄酒服。每天 1 剂，分 2 次服。［宜忌］红茴香根皮有毒，必须称准药量。老年人药量减半。孕妇、儿童及阴虚无瘀者忌服。

◇验方 23

［组成］醉鱼草根 30 ～ 60 克，卫矛根 15 克，泽兰（华泽兰）15 克，杜衡（马蹄香）3 克。［功效与用途］活血，通络。主治坐骨神经痛。［用法与疗程］水煎服。每日 1 剂，分 2 次温服。连服 15 天。［宜忌］孕妇、婴儿忌服。

◇验方 24

［组成］杜仲、川断各 20 克，补骨脂、菟丝子各 10 克，丹参、广木香、郁金各 10 克。［功效与用途］补肾，壮腰。主治腰肌劳损性扭伤、腰部突然不能动弹。［用法与疗程］水煎后加红酒 100 毫升、红糖 50 克，每天分 2 次温服。一般 1 ～ 2 剂，严重者 3 剂。

◇验方 25

［组成］熟地黄、盐杜仲、桑寄生、续断、制狗脊、菟丝子各 15 克，怀牛膝 10 克。［功效与用途］补肝肾，壮筋骨。主治腰痛（腰肌劳损）。［用法与疗程］水煎 2 次，每日 1 剂，分 2 次温服。痛愈为止。［加减运用］阴虚者，加女贞子 15 克，墨旱莲 12 克；阳虚者，加制附子 6 克，肉桂 3 克；有风湿者，加独活 10 克，威灵仙 15 克；有湿热者，加生米仁 30 克，络石藤 15 克。［宜忌］气郁者忌服。

◇验方 26

［组成］土鳖虫、川牛膝、桃仁、红花、木香各 10 克，鹿角霜、续断各 15 克，川芎

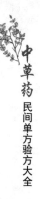

9克,当归12克,鸡血藤30克。[功效与用途]活血,祛瘀。主治腰扭伤。[用法与疗程]水煎2次温服。每日1剂,分2次服。伤愈为止。[加减运用]腰部无明显痛点、腹胀甚者,加香附、乌药各10克;腰部刺痛固定、血瘀甚者,加牛膝、熟地黄、杜仲各15克,补骨脂12克。[宜忌]孕妇、儿童、出血性疾病患者忌服。

◇验方27

[组成]熟地黄15克,当归6克,怀牛膝20克,炙黄芪30克,小茴香5克,党参10克,独活、泽泻各6克,川续断、炒杜仲各10克。[功效与用途]补肾,强腰。主治五更时腰痛、肾阴虚痛难忍者。[用法与疗程]水煎服。每日1剂,早、晚各服1次。连服3～5剂为1个疗程。[宜忌]肾阳虚者慎用。

◇验方28

[组成]杜仲15克,山楂、枸杞子、红花、甘草、穿山甲、茯苓、威灵仙、羌活、独活各10克,秦艽15克。[功效与用途]补肾,壮腰。主治腰痛。[用法与疗程]水煎服。每天1剂,分2次温服。连服7天。

◇验方29

[组成]续断、大黄、破故纸、没药、红花、赤芍、当归、虎骨各6克,鲮鲤甲、刘寄奴、自然铜(火烤醋淬)各3克,丝瓜络1条。[功效与用途]活络通经。主治腰伤。[用法与疗程]用水、酒合煮服药。每天1剂,分2次温服。[宜忌]孕妇、无瘀者忌用;胃弱者慎用。

◇验方30

[组成]桃仁10克,红花5克,川芎10克,生地黄30克,赤芍15克,当归、木香、制香附、牛膝各10克,蜈蚣2条,炙甘草6克,鬼箭羽2段。[功效与用途]活血,通络。主治腰椎间盘突出引起的腰腿疼痛及坐骨神经痛。[用法与疗程]水煎服。每日2次温服。连服2周。[宜忌]服药期间忌食辛辣等刺激性食物。

◇神应散

[组成]杜仲(姜汁炒干丝)、破故纸(炒)各30克,木香3克。[功效与用途]补肾,行气。主治腰痛。[用法与疗程]研为末,温酒送服。每天1剂,每服9克,每天服3次。连用3剂。

◇利腰汤

[组成]熟地黄30克,杜仲15克,破故纸3克,白术9克。[功效与用途]补肾,祛湿。主治肾虚腰痛。[用法与疗程]水煎服。每天1剂,连用4剂。

◇杜秦延羊汤

[组成]杜仲12克,延胡索10克,川芎10克,淫羊藿15克,秦艽10克。[功效与用途]滋补肝肾。主治腰痛。[用法与疗程]加水煎成药汤,分煎2次,把2次的药汤加洗净的猪腰子(平切二半)煮沸5～10分钟,分成2份,每日2次,每次服1份。连服1～2周。

# 第19章 上、下肢损伤

## 一、掌、指、跖、趾骨损伤

### ❀（一）单方 ❀

◇算盘子泥

［组成］算盘子60克。［功效与用途］活血，通络。用于断指（趾）再植。［用法与疗程］叶捣烂，加白糖少许包敷。敷5天更换新药。连续包敷15天。

### ❀（二）验方 ❀

◇验方1

［组成］鸡蛋1只，磺胺结晶5支。［功效与用途］消炎，止痛。用于断指（趾）再植。［用法与疗程］蛋清放在棉花或纱布上，撒上适量的磺胺结晶粉，将断指揩净（不用水洗），对好断指部位，马上包扎，不动就一直不解开，愈合后去掉包扎。

◇验方2

［组成］内服：紫花地丁15克，蒲公英30克，金银花15克，一枝黄花30克，野葡萄根、野菊花各15克。外敷：红梅消（山莓）、连钱草、四季葱白（火煨）各等量，白糖适量。［功效与用途］活血，通络，清热，解毒。用于断指再植。［用法与疗程］内服：水煎服，每天1剂，分2次温服。外敷：将断指重新缝上，用小竹条四根固定，即将上述药捣烂敷患处，肿痛消为止。［宜忌］脾胃虚寒、大便溏泻者忌服。［警示］肝功能不全者禁服。

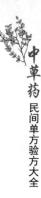

# 二、肩臂损伤

## （一）单方

### ◇肩周炎单方

[组成]嫩桑枝 50 克。[功效与用途]温经，通络。主治肩周炎。[用法与疗程]切碎加水 600 毫升，煮煎成 400 毫升左右。每日 2 次温服。连服 5～7 日。

## （二）验方

### ◇肩周炎方 1

[组成]白凤仙花株（连根）、白酒各适量。[功效与用途]活血，通络。主治肩周炎。[用法与疗程]洗净晒干并捣碎，白酒（60 度以上）浸泡 24 小时，酒量以浸没根为限，待晚上睡觉前用此药酒用力涂擦肩部患处。待干后再涂擦。连用 1 周。

### ◇肩周炎方 2

[功效与用途]通经，活血。主治肩周炎。[用法与疗程]每天起床后和晚上睡前全身放松，两脚与肩等宽。两手前后约 45°甩动 100 下。坚持 3～4 个月。

### ◇肩周炎 3

[功效与用途]活血，通络。主治肩周炎。[用法与疗程]站姿或坐姿，闭上眼睛，双手自然垂直于身体两侧。让淋浴的水流于肩部，双侧肩轮流冲淋，持续 5～7 分钟，冲淋的时候要用稍热的水。每日冲淋 1 次。连续坚持 10～15 日。

### ◇肩臂痛方 1

[组成]羌活、苍术各 9 克，蝉蜕、牛膝各 6 克。[功效与用途]祛风，除湿。主治肩臂痛。[用法与疗程]水煎服。每日 1 剂。连用 5～7 天。

### ◇肩臂痛方 2

[组成]五叶木通（野木瓜）30 克，络石藤、虎杖、威灵仙各 15 克，枫荷梨 60 克，红楤木根 30 克。[功效与用途]祛风除湿，活血消肿。主治肩臂痛。[用法与疗程]水煎，冲适量红糖或白糖，黄酒服。[宜忌]胃寒阳虚、便溏者及孕妇忌服。

### ◇加味二仙汤

[组成]仙茅、淫羊藿、巴戟天、鹿角胶、当归、桑枝、桂枝、防风各 10 克，姜黄、甘草各 6 克。[功效与用途]疏风，活血，消肿。主治肩周炎。[用法与疗程]水煎服。每日 1 剂，分 2 次温服。7 剂为 1 个疗程。[加减运用]夜间痛甚者，加制乳香、制没药各 10 克；遇寒痛甚者，加制川乌 6 克，细辛 3 克。[宜忌]偏阴虚、有梦遗精者忌服。

◇肩痛方

[组成] 制川乌（先煎）、制草乌（先煎）各 3 克，制乳香、制没药各 5 克，桂枝 6 克，桑枝 15 克，片姜黄、羌活、酒川芎、酒当归、秦艽、防风、赤芍、制延胡索、甘草各 10 克。[功效与用途] 活血，散瘀，通经络。主治肩关节痛。[用法与疗程] 水煎 2 次，分 2 次温服。每日 1 剂。连服 3～5 天。[警示] 此方药有毒性，不宜连续长时间服药。孕妇、儿童忌服。

# 三、膝关节病症

## 验方

◇牡丹忍冬汤

[组成] 野牡丹全草 24 克，忍冬藤 9 克。[功效与用途] 清热，消肿。主治膝盖肿痛。[用法与疗程] 水煎服。每天 1 剂，分 2 次温服。连用 3～5 天。

# 四、踝关节病症

## （一）单方

◇水杨梅汤

[组成] 水杨梅根 500 克。[功效与用途] 散寒除湿，祛风活血。主治足后跟疼痛、关节疼痛。[用法与疗程] 水煎成药汤，倒入小盆，乘较热时将足后跟浸泡。其他关节或痛处用小毛巾浸热药水敷患处，热至能忍受为度。每日 2～3 次。痛除为止。[宜忌] 该药较辛热，如患处有破损、溃疡不宜使用。

## （二）验方

◇消刺灵液

[组成] 威灵仙 40 克，石见穿 30 克，骨碎补 20 克，生草乌、山奈、急性子、椒目、马钱子、川乌各 10 克，蜈蚣 1 条。[功效与用途] 活血，通络。治疗足跟骨骨刺。[用法与疗程] 用纱布袋装好，浸入 1000 毫升醋内密封 5 天，每天浸泡患足跟 30 分钟，天冷时可加热，浸后用清水洗净。1 周换药 1 次。连续 3 个月为 1 个疗程。[警示] 此药毒性很大，不宜内服。腿脚有破损、溃疡者不宜浸泡。

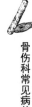

# 第20章 骨伤科其他疾病

## 一、骨质增生症

### 🌸 (一) 单方 🌸

◇**陈醋擦剂**

［组成］陈醋3汤匙。［功效与用途］活血，通经。主治骨质增生症（改善症状）。［用法与疗程］先用热毛巾洗净患处，将陈醋倒在小碗里。用手指蘸陈醋涂擦患处，接着用手掌由轻到重来回搓，觉得发黏发干时，再涂再搓，直到把醋搓完为止。然后用1块塑料布盖上，用拳头轻轻敲打2～3分钟，去掉塑料布，再用热毛巾拭干。连用2周。

### 🌸 (二) 验方 🌸

◇**灵仙醋搽剂**

［组成］威灵仙、白醋各20克。［功效与用途］活血，通经。主治骨质增生症（改善症状）。［用法与疗程］威灵仙加白醋浸泡24小时，涂、擦患处，并配合神灯照。

◇**姜麦敷剂**

［组成］麦麸250～500克，生姜7片，葱白根7株。［功效与用途］祛寒，通经，活络。主治骨质增生症（改善症状）。［用法与疗程］麦麸用米醋拌湿（不滴水为宜），生姜、葱白根切碎，一起装入纱布袋，放锅内蒸热。将麦麸袋敷于患处，冷后蒸热再敷。每日1～2次。连用3个月。

◇**龙眼丁香饮**

［组成］龙眼肉50克，丁香10克，白糖100克。［功效与用途］活血，通经。主治腰椎骨质增生症（改善症状）。［用法与疗程］龙眼肉、丁香洗净，放锅内加水500毫升，大火煮沸，改小火煮30分钟，加白糖100克，分数次温服。连服3～5天。

◇**铁红花剂**

［组成］铁粉250克，红花5克，陈醋50毫升。［功效与用途］活血，化瘀，主治骨

质增生症（改善症状）。［用法与疗程］将药一起拌匀，装入布袋中自行发热，待铁粉升温至30度左右时，放在患处热敷约3小时。每日1次。热敷多少次视症状而定。

### ◇灵仙虎杖贴

［组成］威灵仙、虎杖根、博落回根各10克。［功效与用途］活血，祛瘀。主治骨质增生症（改善症状）。［用法与疗程］研末，加醋调均，贴敷患处。［警示］此药有毒，不宜过量。容易起疱过敏。孕妇、儿童忌用。

### ◇姜椒仔鸡方

［组成］仔公鸡1只，花椒、老姜各15克，醋500毫升，红糖100克。［功效与用途］活经，活血，通络。主治骨质增生症（改善症状）。［用法与疗程］将鸡去内脏洗净，剁成小块，用菜油爆炒半熟，烧沸后放入花椒、老姜，加醋与鸡块一起放砂锅慢火炖烂，起锅前再加红糖。每日早饭、临睡前连续温热服食120克左右。连服3只鸡。

## 二、骨质疏松症

### ❈ 验方 ❈

### ◇益肾填髓汤

［组成］鹿角片（先煎）10克，生牡蛎（先煎）、生黄芪各50克，当归、熟地黄、龟甲各12克，淫羊藿、枸杞子、补骨脂各15克，杜仲20克。［功效与用途］补肾，壮骨。主治老年骨质疏松症。［用法与疗程］用600毫升水煎至400毫升，分2次温服。每日1剂。30剂为1个疗程，连服3～5个疗程。［加减运用］如肾阴偏虚者，加女贞子、阿胶、鳖甲各15克；肾阳偏虚者，加仙茅、巴戟天、锁阳、紫河车各15克；胸腰部痛甚者，加乳香、没药、延胡索、细辛各10克。［宜忌］偏阴虚者、性欲亢进者、有梦遗者忌服。

## 三、竹木刺肉

### ❈ （一）单方 ❈

### ◇单方1

［组成］华山矾（土常山）根叶15克。［功效与用途］活血，通络。可拔出肉中砂子及刺入肉内竹木。［用法与疗程］捣烂敷患处3～5小时。

### ◇单方2

［组成］五步蛇（蕲蛇）1条。［功效与用途］活血，通络。拔出刺入肉内竹木。［用法与疗程］将蛇洗净去杂，入锅熬成油，敷创口2小时，敷后能拔刺。

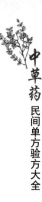

## ❀ (二) 验方 ❀

◇荨麻子腊油方 1

［组成］荨麻子（藿麻）50 克，腊肉油 10 滴。［功效与用途］拔出刺入肉内竹木。［用法与疗程］一同捣烂敷患处，敷后能拔刺。

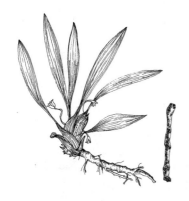

# 妇产科
## 常见病单方验方

# 第21章　妇科常见疾病

## 一、带下

### ◆ 湿热带下

#### ❀ （一）单方 ❀

◇向日葵梗心汁

［组成］向日葵梗心 1 束。［功效与用途］清热利湿。主治湿热蕴积于下，白带过多。［用法与疗程］煎汤服。每日 1 次。连用 10 天。［宜忌］脾胃虚寒者慎用。宜清淡食品。忌生冷辛辣之物。

◇向日葵茎汁

［组成］向日葵茎（去皮切片）15 ～ 30 克。［功效与用途］清热利湿。主治湿热蕴积，带下症。［用法与疗程］水煎加糖服。每日 1 次。连用 10 天。［备注］或用向日葵茎内白心，瓦上焙焦研末，加少量白糖开水冲服。每次服 4.5 克，每日 2 ～ 3 次。［宜忌］脾胃虚寒者慎用。宜清淡食品。忌生冷辛辣之物。

◇并头草饮

［组成］并头草 30 克或白英 15 克。［功效与用途］清热利湿。主治湿热蕴积、白带过多。［用法与疗程］水煎冲红糖服。每日 1 次。病愈为止。［宜忌］脾胃虚寒者慎用。宜清淡食品。忌生冷辛辣之物。

◇白木槿花饮

［组成］白木槿花 60 克。［功效与用途］清热利湿。主治湿热蕴积、带下症。［用法与疗程］水煎加白糖服。每日 1 次，连用 2 周。［宜忌］该品嫩滑，不宜烧煮过久；大便溏泄者慎用；宜清淡食品，忌生冷食品。槿皮多外用。

## ❀✿ **(二) 验方** ✿❀

◇**验方 1**

［组成］臭椿根皮、白木槿花、野淮山药各 30 克。［功效与用途］健脾，清热，利湿。主治脾虚湿热、蕴积带下量多、色黄质黏。［用法与疗程］水煎加白糖服。每日 1 次。连用 10 天。［宜忌］脾胃虚寒者慎用。宜清淡食品。忌生冷辛辣之物。

◇**白毛白术饮**

［组成］白毛藤去表皮 60 克，白术 30 克。［功效与用途］健脾，清热，利湿。主治脾虚湿热、蕴结带下、量多、质稠、色黄、绵绵不断。［用法与疗程］水煎服。每日 1 次。连用 10 天。［宜忌］脾胃虚寒者慎用。宜清淡食品。忌生冷辛辣之物。

◇**易黄汤**

［组成］淮山药（炒）30 克，芡实（炒）18 克，黄柏（盐水炒）6 克，车前子（酒炒）9 克，白果（打碎）10 枚。［功效与用途］固肾止带，清热利湿。主治肾虚湿热带下、带下稠黏、色黄量多、气味腥臭、淋漓不止。［用法与疗程］水煎服。每日 1 次。连用 10 天。［宜忌］宜清淡食品。忌生冷辛辣之物。白果不可过量服，以免引起腹胀或中毒。

◇**鲜凤尾草饮**

［组成］鲜凤尾草 30 克，臭椿皮、地肤子、苦参各 9 克，白鸡冠花 15 克。［功效与用途］清热利湿，止带祛痒。主治湿热蕴积于下、带下量多、色黄质黏如豆腐渣状、阴痒。［用法与疗程］水煎服。每日 1 次。连用 10 天。［宜忌］脾胃虚寒者慎用。宜清淡食品。忌生冷辛辣之物。

◇**自拟清带汤**

［组成］石见穿（紫参）、丰城鸡血藤各 30 克，椿树根皮 10 克，六月雪、金樱子根各 30 克。［功效与用途］益肾止带，清热利湿。主治肾虚湿热带下、带下稠黏、色黄量多、气味腥臭、淋漓不止。［用法与疗程］水煎服。每日 1 次。病愈为止。［宜忌］宜清淡食品。忌生冷辛辣之物。

◆ **热毒带下**

## ❀✿ **(一) 单方** ✿❀

◇**白鸡冠花饮**

［组成］白鸡冠花 60 克。［功效与用途］清热解毒。主治热毒蕴蒸、白带过多。［用法与疗程］煎汤服。每日服 2 次。连用 10 天。［宜忌］脾胃虚寒者慎用。宜清淡食品。

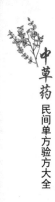

忌生冷辛辣之物。

◇**野葡萄鲜根汤**

［组成］野葡萄鲜根 2000～2500 克，红糖 250 克。［功效与用途］清热解毒。主治热毒蕴蒸、白带过多。［用法与疗程］水煎服。每日服 2 次。连用 10 天。［宜忌］脾胃虚寒者慎用。宜清淡食品。忌生冷辛辣之物。

## ✿（二）验方✿

◇**木槿花饮**

［组成］木槿花（白花）30 克，精肉 60～120 克。［功效与用途］清热解毒，祛湿止带。主治热毒蕴结、湿注于下而致白带过多。［用法与疗程］木槿花加水煮 15 分钟，去渣取汁，放入精肉煮熟，加调料，吃肉饮汤。每日服 1 次。连用 10 天。［宜忌］脾胃虚寒者慎用。宜清淡食品。忌生冷辛辣之物。

◇**马齿苋汁**

［组成］鲜马齿苋（洗净捣烂绞汁）约 60 克，生鸡蛋（去黄）2 只。［功效与用途］清热解毒，凉血止带。主治热毒蕴积、损伤血脉、赤白带下。［用法与疗程］鸡蛋白和马齿苋汁搅和，开水冲服。每日 1 次。连用 10 天。［宜忌］脾胃虚寒者慎用。宜清淡食品。忌生冷辛辣之物。

◇**猕猴桃根饮**

［组成］猕猴桃根 30～60 克，苎麻根等量。［功效与用途］清热解毒。主治热毒蕴积、淋浊带下。［用法与疗程］加水煎服。每日服 2 次。连用 10 天。［宜忌］脾胃虚寒者慎用。宜清淡食品。忌生冷辛辣之物。

◇**紫茉莉花饮**

［组成］紫茉莉花（又名胭脂花）鲜根 60～120 克，猪蹄 1 个。［功效与用途］清热解毒。主治热毒蕴蒸、白带量多、质黏味臭。［用法与疗程］水煎服。每日服 2 次。连用 10 天。［宜忌］脾胃虚寒者慎用。宜清淡食品。忌生冷辛辣之物。

◇**多味仙草饮**

［组成］仙鹤草根、莨芝根各 6 克，牛尾菜根 15 克，沿阶草 3 克。［功效与用途］清热解毒，凉血利湿。主治热毒蕴蒸、损伤血脉而致赤白带过多。［用法与疗程］水煎服。每日服 2 次。连用 10 天。［宜忌］脾胃虚寒者慎用。宜清淡食品。忌生冷辛辣之物。

◇**轮叶沙参饮**

［组成］轮叶沙参根、夏枯草、酢浆草各 30 克。［功效与用途］清热解毒，利湿止带。主治热毒蕴蒸、湿注于下、白带过多。［用法与疗程］水煎服。每日服 2 次。连用 10 天。［宜忌］脾胃虚寒者慎用。宜清淡食品。忌生冷辛辣之物。

◇加味止带汤1

［组成］向日葵花盘、白扁豆花、白茅根、地榆根各15克，忍冬藤30克。［功效与用途］清热解毒，凉血止带。主治热毒蕴积于下、灼伤任带二脉，故赤白带下、量多、色黄质黏、气味腥臭。［用法与疗程］水煎服。每日1次。连用10天。失眠者，加何首乌藤60克。［宜忌］脾胃虚寒者慎用。宜清淡食品。忌生冷辛辣之物。

◇加味止带汤2

［组成］朱砂根9克，六月雪、一枝黄花各15克，鱼腥草12克。［功效与用途］清热解毒。主治热毒蕴积、白带量多、质黏味臭、外阴瘙痒。［用法与疗程］水煎服。每日1剂。连用10天。外阴痒者，可加苦参6克。［宜忌］孕妇、脾胃虚寒者不用，肝肾功能不全慎用。朱砂根不可过久、过量用。宜清淡食品。忌生冷辛辣之物。

◆ 脾虚带下

※ 验方 ※

◇盘龙参饮

［组成］盘龙参根30克，猪小肚1～2个。［功效与用途］健脾除湿。主治脾虚湿注、淋浊带下。［用法与疗程］加水煎，或加些食盐，分早晚2次服。连用7天。［宜忌］宜清淡食品。忌生冷油腻之物。

◇鸡冠茉莉饮

［组成］白鸡冠花15克，白紫茉莉根30克。［功效与用途］健脾除湿。主治脾虚湿阻、白带过多、绵绵不断。［用法与疗程］水煎加猪蹄1只煮服。每日服1次。连用7天。［宜忌］宜清淡食品。忌生冷油腻之物。

◇鸡冠花饮

［组成］鸡冠花30克，扁豆花6克。［功效与用途］健脾除湿。主治脾虚湿阻、蕴而化热、赤白带下。［用法与疗程］将扁豆花晒干研末，用鸡冠花煎汤送服。每日1剂。连用数日。［宜忌］宜清淡消化食品。忌生冷油腻之物。

◆ 肾虚带下

※ （一）单方 ※

◇杞子汁

［组成］枸杞子根15～30克。［功效与用途］滋补肝肾。主治肝肾阴虚而致白带过

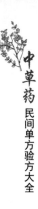

多。［用法与疗程］水煎去渣，取汁煮夹心肉吃（量不拘）。每日1剂。连用数日。［宜忌］宜补肾、强筋、健骨食品。忌生冷、辛辣、香燥、刺激食品，忌过咸饮食，忌烟酒。

## ❀（二）验方 ❀

### ◇益肾止带汤

［组成］石菖蒲、破故纸各等份。［功效与用途］益肾滋阴，清热止带。主治肾阴不足、湿热下注、赤白带下。［用法与疗程］药炒后研末，浸酒调服。每服6克，每日1服。连用2周。［宜忌］宜补肾、强筋健骨食品。忌生冷、辛辣、香燥、刺激食品，忌过咸饮食，忌烟酒。

### ◇固涩散

［组成］白芷、海螵蛸各60克。［功效与用途］补肾固涩。主治肾气虚弱而致白带过多。［用法与疗程］白芷用石灰60克泡水浸1周，然后将白芷从石灰水中取出，洗净晒干，与海螵蛸共研细末，每次服1食匙，开水或米汤送服。连用7天。［宜忌］宜补肾、强筋健骨食品。忌生冷、辛辣、香燥、刺激食品，忌过咸饮食，忌烟酒。

### ◇臭椿棉籽汤

［组成］臭椿根皮60克，棉花籽15克。［功效与用途］温肾固涩。主治肾阳不足、寒湿内注、白带清冷、质稀而薄、淋漓不断。［用法与疗程］药捣碎，水煎服。分早、晚2次服。连用7天。［宜忌］宜补肾、强筋健骨食品。忌生冷、辛辣、香燥、刺激食品，忌过咸饮食，忌烟酒。

### ◇三白饮

［组成］金樱子30克，三白草30克，大枣5枚。［功效与用途］补肾固涩，清热解毒。主治肾气虚弱、热毒蕴蒸而致白带过多。［用法与疗程］水煎服。每日1剂。连用数日。［宜忌］宜补肾、强筋、健骨食品。忌生冷、辛辣、香燥、刺激食品，忌过咸饮食，忌烟酒。

## 二、阴道炎

### ◆肝郁脾虚型

## ❀ 验方 ❀

### ◇加味逍遥丸

［组成］当归8克，白术10克，白芍8克，茯苓、柴胡各10克，香附、牡丹皮各8克，生甘草5克，薄荷8克，条芩10克。［功效与用途］疏肝健脾，和血调经。主治肝脾血虚、

化火生热致阴道炎（适用于幼女及老年女性），也适宜于妇女经水不调而成淋沥不尽。［用法与疗程］酒、水各半煎煮。每日1剂，分2次服。连用5日。［宜忌］宜清凉泻热食品。戒烟限酒。忌肥甘辛辣之物。

### ◆ 湿热蕴郁型

#### ❀ 验方 ❀

◇ **止痒散**

［组成］黄柏、苦参、蛇床子各15克。［功效与用途］清热燥湿，杀虫止痒。主治湿热蕴郁生虫而致（滴虫性阴道炎）阴痒。［用法与疗程］水煎，做阴道灌洗。每日1次。连用3～5日。［宜忌］外阴破损者慎用。宜清淡食品，忌生冷辛辣之物。

◇ **蛇床子散**

［组成］椿根皮、蛇床子、白鲜皮各30克。［功效与用途］清热燥湿，止痒。主治湿热蕴郁而致阴道炎。［用法与疗程］加水煎药，取其药液，外洗局部或冲洗阴道。连用3～5日。［宜忌］外阴破损者慎用。宜清淡食品。忌生冷辛辣之物。

## 三、阴痒病

### ◆ 湿热蕴郁型

#### ❀ （一）单方 ❀

◇ **醋饮**

［组成］醋60毫升。［功效与用途］抑菌与杀菌，杀虫与止痒。主治湿热蕴郁生虫而致滴虫性阴道炎，阴痒。［用法与疗程］加开水1倍，冲洗阴道。每日1次。10次为1个疗程。［宜忌］外阴破损者慎用。宜清淡食品。忌生冷辛辣之物。

◇ **蒜汁**

［组成］大蒜数头。［功效与用途］抑菌与杀菌，杀虫与止痒。主治湿热蕴郁生虫而致滴虫性阴道炎，阴痒。［用法与疗程］大蒜去皮，洗净捣汁，浸湿消毒纱布条，睡前塞阴道内深处，放至15～25分钟后取出，连用3天。或大蒜去皮捣烂，加水煎汤，每日局部浸洗2～3次，连用3天。［宜忌］外阴破损者慎用。宜清淡食品。忌生冷辛辣之物。

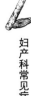

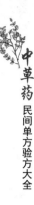

## ❋ (二) 验方 ❋

◇**止痒汤**

[组成] 当归、白芍、白术、茯苓各 6 克，柴胡、牡丹皮、栀仁各 4 克，猪胆汁、乌梅各 4.5 克。[功效与用途] 清热利湿，杀虫止痒。主治湿热蕴郁生虫而致妇女阴痒病症。[用法与疗程] 水煎服。每日 1 剂，分 2 次饮服。连用 7 日。[宜忌] 脾胃虚寒者慎用。宜清淡食品。忌生冷辛辣之物。

◇**石菖蒲蛇床子散**

[组成] 石菖蒲，蛇床子。[功效与用途] 清热利湿，杀虫止痒。主治湿热蕴郁生虫而致阴汗湿痒。[用法与疗程] 上药各等份，研末擦患处。每日擦 2～3 次。连用 7 日。[宜忌] 外阴破损者慎用。宜清淡食品。忌生冷辛辣之物。

◇**坐浴剂**

[组成] 苦参 90 克或用香椿树叶 90 克。[功效与用途] 清热燥湿，杀虫止痒。主治湿热蕴郁生虫而致妇女阴道发痒。[用法与疗程] 用开水冲泡去渣，坐浴洗涤下身。连用 7 日。[宜忌] 外阴破损者慎用。宜清淡食品。忌生冷辛辣之物。[附注] 又方用叶下红 60 克加开水浴洗。

◇**杏仁麻油**

[组成] 苦杏仁 100 克，麻油 450 毫升，桑叶 150 克。[功效与用途] 清热，祛风，止痒。主治湿热蕴郁生虫而致阴痒。[用法与疗程] 将杏仁炒干研成细末，用麻油调成糊状；把桑叶加水煎汤冲洗外阴，阴道冲洗后用杏仁麻油糊涂擦。每日 1 次，或用带线棉球蘸好塞入阴道，24 小时后取出，连续使用 1 周。[宜忌] 外阴破损者慎用。宜清淡食品。忌生冷辛辣之物。

◇**杏仁雄黄散**

[组成] 杏仁、雄黄、轻粉各适量。[功效与用途] 清热利湿，杀虫止痒。主治湿热蕴郁生虫而致阴痒。[用法与疗程] 共研成细粉，涂猪肝纳入阴道中，以治其虫。每日 1 次。10 次为 1 个疗程。[宜忌] 外阴破损者慎用。宜清淡食品，忌生冷辛辣之物。

◇**加味蛇床子散**

[组成] 花椒、蛇床子、吴茱萸、防风、荆芥各 10 克，明矾 20 克，陈细茶 15 克。[功效与用途] 清热利湿，杀虫止痒。主治湿热蕴郁生虫而致阴痒。[用法与疗程] 加盐 1 撮煎汤，熏洗后坐浴。每日 1 次。10 次为 1 个疗程。[宜忌] 外阴破损者慎用。宜清淡食品。忌生冷辛辣之物。

# 四、子宫颈糜烂

## ◆湿毒蕴积型

### ❀（一）单方❀

#### ◇白英饮

[组成]鲜白英全草 30 ～ 120 克。[功效与用途]清热解毒，利湿消肿。主治湿毒蕴积，血气相搏而致阴道炎、子宫颈糜烂。[用法与疗程]水煎服。每日 1 次。连用 3 ～ 7 天。[宜忌]脾胃虚寒者慎用。宜清淡食品。忌生冷辛辣之物。

### ❀（二）验方❀

#### ◇猪胆栓

[组成]猪苦胆 5 ～ 10 只（干后约 30 克），石榴皮 60 克。[功效与用途]清热解毒，利湿消肿。主治湿毒蕴积、血气相搏而致宫颈糜烂。[用法与疗程]研成细粉，用足量花生油调成糊状，装瓶备用。用前以温开水清洗患部，擦干宫颈分泌物，再将有线的棉球蘸药塞入宫颈糜烂处。每日 1 次。连用 10 次。[宜忌]外阴破损者慎用。宜清淡食品。忌生冷辛辣之物。

#### ◇消毒饮

[组成]威灵仙、蛇床子各 10 克，当归 15 克，砂仁壳 10 克，土大黄、苦参各 15 克，老葱头 10 克。[功效与用途]清热解毒，利湿消肿。主治湿毒蕴积、血气相搏而致宫颈糜烂。[用法与疗程]加盐 1 撮，煎汤，熏洗。连用 7 天。[宜忌]外阴破损者慎用。宜清淡食品。忌生冷辛辣之物。

## ◆气血不足型

### ❀（一）单方❀

#### ◇鸡蛋栓

[组成]鸡蛋 1 只。[功效与用途]益气养血，托毒外出。主治气血不足而致宫颈糜烂。[用法与疗程]先将鸡蛋用消毒水洗净，打破取蛋清；阴道用高锰酸钾冲洗后，将带绒纱布棉球蘸上鸡蛋清后放入子宫颈口，至 5 小时后取出，每日换 1 ～ 2 次。连用 10 次。[宜忌]宜补气养血食品。戒烟限酒。忌生冷辛辣之物。

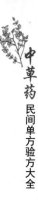

<h2 style="text-align:center">❧ （二）验方 ❧</h2>

### ◇猪胆汁

［组成］鲜猪胆汁1只，白矾9克。［功效与用途］清热解毒，利湿消肿。主治湿毒蕴积、血气相搏而致宫颈炎。［用法与疗程］将白矾放入猪胆汁内，烘干，研成细粉末，过筛取细粉。轻者上药5次。重者10次。［宜忌］宜清淡食品。忌生冷辛辣之物。

# 五、盆腔炎

## ◆血瘀型

### ❧ 验方 ❧

### ◇妇透Ⅰ号方

［组成］桃仁500克，皂角刺、败酱草各750克。［功效与用途］活血化瘀，消肿通脉。主治瘀血阻滞而致输卵管阻塞性不孕症及慢性盆腔炎。［用法与疗程］药浓煎滤过制成药汁2000毫升，分200支装，每支10毫升，理疗用。采用ZGL-1型直流感应电疗机，阴极放八髎穴，阳极放关元穴，阴极部分贴敷"妇透Ⅰ号"药液10毫升的吸水袋。于月经干净后第三天开始理疗，每天1次，每次理疗20分钟，连续10天。3个周期为1个疗程。此方作理疗用，与通管汤、益肾活血通管汤配合应用。［宜忌］宜清淡消化食品。忌过咸、油腻、生冷之物。

## ◆热毒型

### ❧ 验方 ❧

### ◇红酱解毒汤

［组成］红藤、败酱草、蒲公英各30克，薏苡仁、皂角刺各15克，当归、川芎、丹参、赤芍、泽泻、川楝子、枳壳各10克。［功效与用途］清热解毒，化瘀散结。主治热毒瘀滞而致盆腔炎。［用法与疗程］水煎服。每日1次。疗程1个月。［加减运用］发热、腹痛甚者，加重楼15克，金银花、知母、焦栀子各10克；白带多者，加黄柏10克，椿根皮15克；腰酸肢乏者，加炒续断、桑寄生各12克；盆腔炎合并卵巢囊肿者，加炮穿山甲6克，夏枯草15克，浙贝母、桃仁各10克。［宜忌］宜清淡消化活血食品。忌过咸、油腻、生冷之物。

# 六、闭经

## ◆气滞血瘀

### （一）单方

◇茜草根饮

［组成］茜草根 15 克。［功效与用途］理气活血，祛瘀通经。主治气滞血瘀而致妇女闭经、腹痛。［用法与疗程］水煎冲黄酒服。每天 1 次。7 天为 1 个疗程。［宜忌］宜清淡、易消化食品。忌过咸、油腻、生冷之物。

◇茜草饮

［组成］茜草 15 ～ 30 克。［功效与用途］理气活血，化瘀通经。主治气滞血瘀而致妇女闭经。［用法与疗程］水煎，加红糖、黄酒服。［宜忌］宜清淡、易消化食品。忌过咸、油腻、生冷之物。

◇四叶对根饮

［组成］四叶对根（及己）0.3 ～ 0.9 克。［功效与用途］理气活血，祛瘀通经。主治气滞血瘀而致妇女闭经、腹痛。［用法与疗程］水煎冲黄酒服。每天 1 次。7 天为 1 个疗程。［宜忌］宜清淡、易消化食品。忌过咸、油腻、生冷之物。不宜久服。

◇凌霄花饮

［组成］凌霄干花 3 克。［功效与用途］理气活血，祛瘀通经。主治气滞血瘀而致闭经、心烦易怒、胁胀腹痛。［用法与疗程］研末，分 2 次黄酒送服。连用 10 天。［宜忌］宜清淡温补食品。戒烟限酒。忌寒凉、甘肥、辛辣之物。

### （二）验方

◇月季花饮

［组成］月季花、益母草各 15 克。［功效与用途］理气活血，祛瘀通经。主治气滞血瘀而致经闭。［用法与疗程］水煎，分 2 次加黄酒温服。连用 10 天。［宜忌］宜清淡温补食品。忌生冷、辛辣、甘肥之物。

◇益母草饮

［组成］益母草 30 克，红糖 60 克。［功效与用途］理气活血，祛瘀通经。主治气滞血瘀而致经闭。［用法与疗程］水煎，加黄酒 60 毫升，每日 1 剂，每晚睡前服。连用 10 天。［宜忌］宜清淡温补食品，忌生冷辛辣甘肥之物。

妇产科常见病单方验方

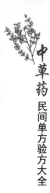

◇珍珠菜

［组成］珍珠菜、卫矛各 30 克。［功效与用途］清热化瘀。主治血瘀化热而致闭经。［用法与疗程］水煎，加红糖服。每天 1 剂。7 天为 1 个疗程。［宜忌］宜清淡、易消化食品。忌过咸、油腻、生冷之物。

◇通经方

［组成］归尾、泽兰叶各 9 克，益母草、桃仁各 12 克。［功效与用途］理气活血，祛瘀通经。主治气滞血瘀而致经闭、腹痛、烦急、大便干燥、口渴。［用法与疗程］水煎服。每日 1 剂。连用 10 天。［宜忌］宜清淡、易消化食品。忌过咸、油腻、生冷之物。

◇鸡血藤汤

［组成］鸡血藤 9 ～ 15 克（鲜 30 ～ 60 克），酒 60 毫升，红糖 30 克。［功效与用途］理气活血，祛瘀通经。主治气滞血瘀而致闭经。［用法与疗程］水煎服，酒、红糖为引。每天 1 剂。7 天为 1 个疗程。［宜忌］宜清淡、易消化食品。忌过咸、油腻、生冷之物。

◆气血虚弱

## （一）单方

◇还魂草饮

［组成］还魂草（卷柏）9 ～ 15 克。［功效与用途］补气，养血，调经。主治气血虚弱而致经闭、跌打损伤。［用法与疗程］水煎服。每天 1 次。7 天为 1 个疗程。［宜忌］宜补气养血食品。戒烟限酒。忌生冷、辛辣之物。

◇鸡血藤饮

［组成］鸡血藤 9 ～ 120 克。［功效与用途］补气，养血，调经。主治病后气血虚弱、经血逐渐减少、头晕心慌，面色萎黄。［用法与疗程］浓煎，加红糖温服。每日分 3 次服。10 天为 1 个疗程。［宜忌］宜补气养血食品，戒烟限酒，忌生冷、辛辣之物。

## （二）验方

◇加味四物汤

［组成］当归、白芍各 9 克，熟地黄 12 克，益母草 15 克，川芎 6 克。［功效与用途］补气，养血，调经。主治病后气血虚弱、经血逐渐减少、头晕心慌、面色萎黄。［用法与疗程］水煎服。每日 1 次。15 天为 1 个疗程。［宜忌］宜补气养血食品。忌生冷、辛辣、烟酒之物。

# 七、不孕症

## ◆寒凝血瘀型

### 验方

◇生姜红糖汤

［组成］鲜姜 500 克，红糖 500 克。［功效与用途］温经散寒，活血化瘀。主治寒凝血瘀而致不孕。［用法与疗程］将鲜姜洗净切片，捣烂如泥，调入红糖，放锅内蒸 1 小时，取出放充足阳光下晒 3 天，然后再蒸再晒。按此法共蒸 9 次晒 9 次。月经来潮的前 1 天开始服药，每次 1 汤匙，每日 3 次，连用 1 个月不间断。［宜忌］宜清淡、温补、易消化食品，忌过咸、油腻、生冷之物。服药期间忌房事。［附注］晒鲜姜在夏季三伏天时最佳。

# 八、避孕

### 验方

◇加味四物汤

［组成］油菜籽 20 克，生地黄 15 克，白芍 15 克，当归 15 克，川芎 5 克。［功效与用途］补血调血，活血化瘀。主治气虚血瘀体质者避孕。［用法与疗程］水煎服。月经净后，每日 1 剂，连用 3 日，可避孕 1 个月，如制成丸剂，连用 3 个月，可长期避孕。［宜忌］宜补气养血之食品，忌过咸、油腻、生冷之物。

# 九、不育症

### 验方

◇不育汤

［组成］生白术、制首乌各 9 克，谷芽 12 克，潼蒺藜 10 克，五味子 6 克，覆盆子 10 克，菟丝子 9 克，枸杞子、天冬各 10 克，牡蛎 9 克，炙甘草 6 克。［功效与用途］益肾补脾，填精补血。主治脾肾虚弱、精血不足而致不育症。［用法与疗程］水煎服，上下午各 1 剂。连用 1 个月不间断。［宜忌］宜补气养血食品。忌过咸、油腻、生冷之物。

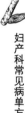

妇产科常见病单方验方

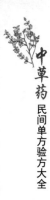

# 十、痛经

## ◆气滞血瘀型

### （一）单方

◇益母草饮

［组成］益母草60克。［功效与用途］活血化瘀，理气止痛。主治气滞瘀血、行经不畅、腹痛拒按、血色紫黑有血块者。［用法与疗程］水煎服。每日1剂，分2次温服。连用7天。［宜忌］宜清淡温补食品，忌少吃寒凉、生冷或刺激性食物。

### （二）验方

◇益母月季饮

［组成］益母草30克，月季花15克。［功效与用途］活血化瘀，理气止痛。主治气滞瘀血、行经不畅、痛经。［用法与疗程］水煎加红糖黄酒服。每日1剂，分2次温服。连用7天。［宜忌］宜清淡温补食品。忌寒凉、生冷或刺激性食物。

◇失笑散加味

［组成］蒲黄、五灵脂各15克，丹参30克。［功效与用途］活血化瘀，散结止痛。主治气滞瘀血、行经不畅、腹痛拒按、血色紫黑有血块者。［用法与疗程］水煎服。每日1剂，分2次温服。连用7天。［宜忌］宜清淡温补食品。忌寒凉、生冷或刺激性食物。

◇益母月月红饮

［组成］益母草30克，月季花（月月红）15克。［功效与用途］活血化瘀，理气止痛。主治气滞瘀血、行经不畅、痛经。［用法与疗程］水煎加红糖、黄酒服。每日1剂，分2次温服。连用7天。［宜忌］宜清淡温补食品。忌寒凉、生冷或刺激性食物。

◇加味膈下逐瘀汤

［组成］熟地黄15克，炒白芍、酒当归各10克，酒川芎6克，桃仁10克，红花6克，茺蔚子、蒲黄（包煎）、五灵脂（包煎）、莪术、青皮、制香附、赤芍、制延胡索各10克，制吴茱萸3克。［功效与用途］理气，化瘀，止痛。主治肝气郁滞、气滞血瘀而致痛经。［用法与疗程］每日1剂，水煎2次，温服。连用7天。［宜忌］宜清淡温补食品。忌寒凉、生冷或刺激性食物。经期不宜游泳、涉水。切勿预先畏惧疼痛发生。起居生活应有规律，有常度。

#### ◆寒凝胞中

<h3 align="center">（一）单方</h3>

##### ◇艾叶饮

［组成］艾叶 6 克，红糖 15 克。［功效与用途］温经，暖宫，止痛。主治寒凝瘀滞经行小腹疼痛。［用法与疗程］水煎温服。每日 1 次。连用 7 天。［宜忌］宜清淡温补食品。忌寒凉、生冷或刺激性食物。

##### ◇姜糖汤

［组成］鲜姜（干者减半）、红糖各 15 克。［功效与用途］温经，暖宫，止痛。主治寒凝瘀滞经行小腹疼痛。［用法与疗程］水煎温服。每日 1 次。连用 7 天。［宜忌］宜清淡温补食品，忌寒凉、生冷或刺激性食物。

<h3 align="center">（二）验方</h3>

##### ◇桃红汤

［组成］桃仁 9 克，红花 3 克，小茴香 9 克。［功效与用途］活血化瘀，温经止痛。主治寒凝瘀滞而致痛经。［用法与疗程］水煎加红糖服。每日 1 剂，分 2 次温服。连用 7 天。［宜忌］宜清淡温补食品。忌寒凉、生冷或刺激性食物。

##### ◇加味温经汤

［组成］当归、益母草各 15 克，乌药 9 克，生蒲黄、制香附各 6 克，肉桂皮、吴茱萸各 3 克。［功效与用途］温经，暖宫，止痛。主治寒凝瘀滞而致痛经（重症）。［用法与疗程］月经将行时，水煎服。每日 1 剂，分 2 次温服。连用 7 天。［宜忌］宜清淡温补食品，忌寒凉、生冷或刺激性食物。

#### ◆湿热下注

<h3 align="center">验方</h3>

##### ◇金樱枫叶汤

［组成］金樱子根、枫叶、茜草根各 30 克。［功效与用途］清热凉血，化瘀止痛。主治瘀热壅遏、不通则痛致痛经。［用法与疗程］水煎服。每日 1 次。连用 7 天。［宜忌］宜清淡食品。忌生冷、油腻之物。

##### ◇琴叶高粱汤

［组成］琴叶榕、高粱泡根、野荞麦根各 15 克。［功效与用途］清热除湿，化瘀止痛。

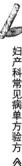

妇产科常见病单方验方

353

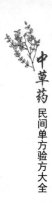

主治湿热下注、瘀滞不通而致痛经。[用法与疗程]水煎加红糖、黄酒服。每日1次。连用5天。[宜忌]脾胃虚寒者慎用。宜清淡食品。忌生冷、油腻之物。

# 十一、月经失调

## ◆肝郁脾虚

### ✿（一）单方✿

#### ◇月季花汤

[组成]月季花30克。[功效与用途]疏肝健脾，活血调经。主治肝郁脾虚、气滞血瘀而致月经不调。[用法与疗程]水煎服，或用根30克洗净，加酒炖服。[宜忌]宜清淡、易消化食品。戒烟限酒。忌肥甘、辛辣之物。

### ✿（二）验方✿

#### ◇黄芪当归饮

[组成]红花5克，红藤10克，丹参20克，当归15克，白术、益母草、白英各20克，牡丹皮15克，三白草10克，鸭跖草20克，黄芪30克。[功效与用途]疏肝健脾，活血调经。主治肝郁脾虚、气滞血瘀而致月经不调。[用法与疗程]水煎服。每日1剂。分2次服。[宜忌]宜清淡、易消化食品。戒烟限酒。忌甘肥、辛辣之物。

## ◆血虚瘀滞

### ✿（一）单方✿

#### ◇丹参散

[组成]丹参500克。[功效与用途]补血，活血，调经。主治血虚瘀滞而致月经不调。[用法与疗程]晒干研末，每晚临睡前，黄酒送服9克。[宜忌]宜清淡、温补食品，忌吃寒凉、生冷或刺激性食物。

#### ◇茜草饮

[组成]茜草根30克。[功效与用途]补血，活血，调经。主治血虚瘀滞而致月经不调。[用法与疗程]水煎服。[宜忌]宜清淡、温补食品。忌吃寒凉、生冷或刺激性食物。

◇元宝草饮

［组成］元宝草或小连翘 30 克。［功效与用途］补血，活血，调经。主治血虚瘀滞而致月经不调。［用法与疗程］水煎服。［宜忌］宜清淡、温补食品。忌寒凉、生冷或刺激性食物。服药期间禁晒太阳。

# 🌸（二）验方 🌸

◇红糖鸡蛋汤

［组成］红糖 60 克，鸡蛋 2 只。［功效与用途］补血，活血，调经。主治血虚瘀滞而致月经不调。［用法与疗程］水煎服。月经干净后服药。连用 3 ～ 5 天。［宜忌］宜清淡、温补食品。忌寒凉、生冷或刺激性食物。

◇益母当归饮

［组成］益母草 45 克，当归 30 克。［功效与用途］补血，活血，调经。主治血虚瘀滞而致月经不调。［用法与疗程］水、酒各半煎服。每日 1 剂。连用 1 周。［宜忌］宜清淡、温补食品。忌寒凉、生冷或刺激性食物。

◇丹参散

［组成］丹参 500 克，茜草 250 克。［功效与用途］补血，活血，调经。主治血虚瘀滞而致月经不调。［用法与疗程］晒干研末，每服 9 克，陈酒送下。连用 2 个月。［宜忌］宜清淡、温补食品。忌寒凉、生冷或刺激性食物。

◇当归饮

［组成］当归 60 克，川芎 10 克，益母草 45 克。［功效与用途］补血，活血，调经。主治血虚瘀滞而致月经不调。［用法与疗程］把益母草捣碎后，与另 2 药一并加水煎煮，当茶水饮服。每日 1 剂。连用 1 周。［宜忌］宜清淡、温补食品。忌寒凉、生冷或刺激性食物。

◇红白鸡冠花汤

［组成］白鸡冠花、红鸡冠花各 12 克，益母草 18 克。［功效与用途］补血，活血，调经。主治血虚瘀滞而致月经不调。［用法与疗程］水煎服。自来经前 5 天开始每日 1 剂，用到来经为止。［宜忌］宜清淡、温补食品。忌寒凉、生冷或刺激性食物。

◇大枣汤

［组成］大枣 20 个，益母草 10 克，红糖 10 克。［功效与用途］补血，活血，调经。主治血虚瘀滞而致月经不调。［用法与疗程］加水共炖，饮汤。每日早、晚各 1 次。［宜忌］宜清淡、温补食品。忌寒凉、生冷或刺激性食物。

◇乌鸡丝瓜汤

［组成］乌鸡肉 150 克，丝瓜 100 克，鸡内金 10 克，加盐调味。［功效与用途］补血

妇产科常见病单方验方

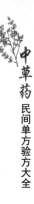

调经。主治血虚瘀滞而致月经不调。[用法与疗程]煮汤炖熟，分次食用。乌骨鸡有补益阴虚、治疗遗精、月经不调、脾虚泄泻之功效，适用于血虚不调。[宜忌]宜清淡、温补食品。忌寒凉、生冷或刺激性食物。

### ◇牡丹花羔

[组成]牡丹花（去蕊）2 朵，鸡蛋 5 个，牛奶 250 克，白面 200 克，白糖 150 克，小苏打少许。[功效与用途]补血，活血，调经。主治血虚瘀滞而致月经不调。[用法与疗程]牡丹花洗净，将花瓣摘下切成丝，鸡蛋去壳打散，与牛奶、白面、白糖、小苏打混拌在一起搅匀，制成牡丹甜糕。倒一半在干了锅的湿屉布上，摊平，上面撒匀牡丹花丝，然后再倒入余下的一半混合料，摊平，盖好盖，蒸 20 分钟取出，扣在案板上，上面再撒牡丹花丝，制成牡丹甜糕。随时食用甜糕。[宜忌]宜清淡、温补食品。忌寒凉、生冷或刺激性食物。

## ◆肾气虚弱

### 🌸 验方 🌸

### ◇女贞子饮

[组成]女贞子 500 克，当归 250 克。[功效与用途]益肾调经。主治肾气虚弱、封藏失司、冲任不调、血海蓄溢而致月经不调。[用法与疗程]加水 6000 毫升，煎至 3000 毫升服药。每次服 50 毫升，每日 3 次。[宜忌]宜补肾、强筋健骨食品。忌生冷、辛辣、香燥食品。忌过咸饮食和烟酒刺激食品。

### ◇鹿含草饮

[组成]鹿含草 30 克。[功效与用途]益肾调经。主治肾气虚弱、封藏失司、冲任不调、血海蓄溢而致妇女月经不调、或多或少或前或后。[用法与疗程]水煎服。每日 1 次。连用 10 日。[宜忌]宜补肾、强筋健骨食品。忌生冷、辛辣、香燥食品。忌过咸饮食和烟酒刺激食品。

## ◆湿热瘀滞

### 🌸 （一）单方 🌸

### ◇单叶鼠尾草饮

[组成]单叶鼠尾草根 30 克。[功效与用途]清热利湿，活血调经。主治湿热瘀滞而致月经不调。[用法与疗程]煮夹心肉，加红糖服。[宜忌]脾、胃虚寒者慎用。宜清淡食品。忌生冷油腻之物。

## 🌸 (二) 验方 🌸

◇高粱荞麦饮

[组成]高粱泡根 12 克，野荞麦根 9 克，琴叶榕根 15 克，木槿（白花）枝 12 克。[功效与用途]清热利湿，活血化瘀。主治湿热瘀滞而致月经不调。[用法与疗程]水煎冲红糖、米酒服。每日 1 次。连用 10 日。[宜忌]脾、胃虚寒者慎用。宜清淡食品。忌生冷油腻之物。

# 十二、月经先期

## ◆肝郁血热

### 🌸 验方 🌸

◇三味逍遥汤

[组成]黄芩 9 克，牡丹皮 6 克，香附子 9 克。[功效与用途]清肝，解郁，调经。主治肝郁血热而致月经超前。[用法与疗程]水煎服。每日 1 剂。连用数剂。[宜忌]宜清淡食品。忌生冷、油腻、辛辣之物。

# 十三、月经后期

## ◆阳虚寒滞

### 🌸 验方 🌸

◇当归肉桂酒

[组成]当归 30 克，肉桂 6 克。[功效与用途]温经，散寒，调经。主治阳虚寒滞而致月经错后。[用法与疗程]用甜酒 500 毫升浸泡 1 周以上服药。每次服 30 ～ 60 毫升，每日 1 ～ 2 次。连用数日。[宜忌]宜补肾、强筋健骨食品。忌生冷、辛辣、香燥食品。忌过咸饮食和烟酒刺激食品。

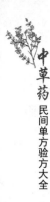

# 十四、倒经

## ◆虚阳上越

### ❀ 单方 ❀

#### ◇韭菜汁

［组成］韭菜。［功效与用途］温补肾阳，引血下行。主治虚阳上越引起倒经。［用法与疗程］将韭菜切碎，加盐水少许共捣烂取汁，用童尿冲服。每次1小杯，每日1～2次。连用数日。［宜忌］宜食清淡食品。忌辛辣、肥甘、滞脾之品。戒烟少酒，少饮浓茶。

## ◆阴虚火旺

### ❀ 验方 ❀

#### ◇鲜藕柏叶汁

［组成］鲜藕2段，侧柏叶60克。［功效与用途］滋阴清热，引血下行。主治阴虚火旺引起倒经。［用法与疗程］捣烂取汁，加黄酒少许服药。每日1剂，分2～3次服药。连用数日。［宜忌］宜食清淡食品。忌生冷、辛辣、香燥食品。戒烟少酒，少饮浓茶。

# 十五、崩漏

## ◆血瘀型

### ❀ 验方 ❀

#### ◇红花益母草饮

［组成］红花6克，白花益母草60克。［功效与用途］活血化瘀，止血调经。主治瘀阻冲任、血不归经以致妇女血崩。［用法与疗程］水煎服。每日2次。疗程3～5剂。［宜忌］宜清补食品。忌生冷、辛辣、香燥食品。戒烟少酒，少饮浓茶。

#### ◇三味饮

［组成］金钱草、金樱子各60克，益母草30克。［功效与用途］活血化瘀，固涩止血。主治瘀阻冲任、血不归经以致妇人崩漏。［用法与疗程］水煎服。每日2次。3～5剂为

1 个疗程。[宜忌]宜清补食品。忌生冷、辛辣、香燥食品。戒烟少洒，少饮浓茶。

◇**五灵脂散**

[组成]炒五灵脂、香附、醋炒玄胡各12克，煅乌贼骨4.5克。[功效与用途]活血化瘀，固涩止血。主治瘀阻冲任、血不归经、功能性子宫出血淋漓不断、小腹疼痛。[用法与疗程]共研细末，黄酒送下。每日3次，每次9克。疗程3～5剂。[宜忌]宜清补食品。忌生冷、辛辣、香燥食品。戒烟少洒，少饮浓茶。

◇**加味生化汤**

[组成]炮姜6克，当归20克，桃仁、川芎各10克，炙甘草5克，益母草15克。[功效与用途]活血化瘀，止血调经。主治瘀阻冲任、血不归经、妇女放环后阴道出血。[用法与疗程]水煎服。每日1剂，分2～3次服药。病愈为止。[加减运用]血瘀型者，表现为月经期延长、经量多、腹痛拒按、色黑夹紫块、腰及胸腹胀满、舌质淡边紫色，加红花6克。血热挟瘀型者，表现为阴道出血量多、色红而面潮红、口干燥，应清热凉血，去炮姜，加牡丹皮、栀子各10克，甘草改生用。气虚挟瘀型者，表现为淋漓不断、头晕气短、汗多、舌苔淡、腹堕，宜益气摄血，加生黄芪30克，太子参15克，茯苓10克。[宜忌]宜清补食品。忌生冷、辛辣、香燥食品。戒烟少洒，少饮浓茶。

## ◆ 虚热型

### ✿ （一）单方 ✿

◇**瞿麦根饮**

[组成]瞿麦根30克，红糖适量。[功效与用途]活血化瘀，止血调经。主治瘀阻冲任、血不归经引起子宫功能性出血。[用法与疗程]煎水100毫升，分2次服。病愈为止。[宜忌]宜清补食品。忌生冷、辛辣、香燥食品。戒烟少洒，少饮浓茶。

### ✿ （二）验方 ✿

◇**荠菜龙芽汤**

[组成]荠菜、龙芽草（仙鹤草）各60克。[功效与用途]滋阴清热，止血调经。主治阴虚血热、热迫经血而致产后子宫出血、月经过多、鼻出血。[用法与疗程]水煎服。分2次服。连用7天。[宜忌]宜食清淡食品。忌辛辣、肥甘、滞脾之品。戒烟少洒，少饮浓茶。

◇**地黄饮**

[组成]生地黄30克，石斛、棕榈炭各15克，天冬、麦冬各12克。[功效与用途]

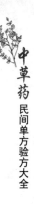

滋阴清热，止血调经。主治阴虚血热、热迫经血而致功能性子宫出血、月经量多。［用法与疗程］水煎服。分2次服。［宜忌］宜食清淡食品。忌辛辣、肥甘、滞脾之品。戒烟少洒，少饮浓茶。

◇加味大小蓟饮

［组成］大蓟、小蓟、茜草、炒蒲黄各9克，女贞子、墨旱莲各12克。［功效与用途］滋阴清热，止血调经。主治阴虚血热、热迫经血引起功能性子宫出血、月经量多。［用法与疗程］水煎服。分2次服。连用7天。［宜忌］宜食清淡食品。忌辛辣、肥甘、滞脾之品。戒烟少洒，少饮浓茶。

◆ **实热型**

### 🌿 验方 🌿

◇白芍栀子饮

［组成］生白芍38克，生栀子6粒。［功效与用途］清热凉血，止血调经。主治热入血海、迫血妄行而致月经过多、血尿便血、咯血、出血。［用法与疗程］水煎服。分2次服。连用7天。［宜忌］脾胃虚寒者慎用。宜清淡食品。忌辛辣油腻之物。

◇还魂草饮

［组成］还魂草（卷柏）、白茅根各30克，地榆15克。［功效与用途］清热凉血，止血调经。主治热入血海、迫血妄行而致月经过多、血尿便血、咯血、鼻出血。［用法与疗程］共炒焦，水煎服。分2次服。连用7天。［宜忌］脾胃虚寒者慎用。宜清淡食品。忌辛辣油腻之物。

◆ **脾肾虚弱**

### 🌿 （一）单方 🌿

◇地榆饮

［组成］地榆30克。［功效与用途］清热凉血，止血调经。主治热入血海、迫血妄行而致崩漏。［用法与疗程］醋、水各半煎服。连用3天。［宜忌］脾胃虚寒者慎用。宜清淡食品。忌辛辣、油腻之物。

◇萝卜汁

［组成］生萝卜菜叶1000克。［功效与用途］清热凉血，止血。主治热入血海、迫血妄行而致妇女血崩。［用法与疗程］捣烂取鲜汁，冲糖饮服。每日1次。连用3天。［宜忌］

脾胃虚寒者慎用。宜清淡食品。忌辛辣、油腻之物。

### ◇豆腐汤

［组成］豆腐250克，陈醋120毫升。［功效与用途］清热凉血，止血。主治热入血海、迫血妄行而致子宫出血。［用法与疗程］用陈醋煮豆腐（切细碎），文火煮30分钟即成。每日饭前食用，分2次服。［宜忌］脾胃虚寒者慎用。宜清淡食品。忌辛辣、油腻之物。

## ❀（二）验方 ❀

### ◇固本止血汤

［组成］党参9克，白术6克，墨旱莲12克，覆盆子、紫河车（胎盘）各15克。［功效与用途］温肾健脾，养血调经。主治脾肾虚弱、冲任失固引起功能性子宫出血、月经来量多。［用法与疗程］水煎服。分2次服。病愈为止。［宜忌］宜温补食品。忌生冷、油腻之物。

## ◆肾阳虚弱

## ❀（一）单方 ❀

### ◇胎盘粉

［组成］胎盘1个。［功效与用途］温肾固冲，止血调经。主治肾气不足、肾阳虚弱、封藏失固、冲任失调引起功能性子宫出血、月经量多。［用法与疗程］胎盘漂净、炭火烘干，研末服药。每日早、晚各服3克。连服2周。［宜忌］宜温补食品。忌生冷、油腻之物。

### ◇黄荆根饮

［组成］鲜黄荆根150克，红糖适量。［功效与用途］温经散瘀，治疗寒凝瘀滞崩漏。［用法与疗程］水煎服。每日1次，连用5天。［宜忌］宜温补食品，忌生冷油腻之物。

## ❀（二）验方 ❀

### ◇金樱地榆饮

［组成］金樱子45克，地榆15克。［功效与用途］温肾固冲，止血调经。主治肾气不足、肾阳虚弱、封藏失固、冲任失调而致崩漏（白带过多）。［用法与疗程］同醋炒，水煎服。每日1次。病愈为止。［宜忌］宜温补食品。忌生冷、油腻之物。

### ◇温阳止血汤

［组成］潞党参12克，生黄芪20克，炒当归9克，附子9克，牛角9克，生地黄炭20克，炮姜炭3克，白芍12克，煅牡蛎、仙鹤草各30克，蒲黄炒阿胶9克。［功效与用

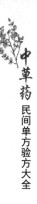

途]益气养营，温阳止血。主治肾气不足、肾阳虚弱、封藏失固、冲任失调而致崩漏、青春期或更年期功能性子宫出血。[用法与疗程]水煎服。每日1剂，煎3次，分3次口服。连用7天。[宜忌]宜温补食品。忌生冷油腻之物。

# 十六、子宫脱垂

## ◆肾气虚弱

### ❋（一）单方❋

◇鸡蛋壳汤

[组成]炒鸡蛋壳30克。[功效与用途]补肾固脱。主治肾气虚弱、冲任不固、带脉失约而致子宫脱垂（轻症）。[用法与疗程]水煎服，每日1剂，可连用8～10天。另用本药30克，熬水熏洗子宫脱出部分。[宜忌]宜补气、益肾食品。忌生冷、辛辣、香燥食品。戒烟少洒，少饮浓茶。

◇棕榈饮

[组成]棕榈树根15～30克（鲜者加倍）。[功效与用途]补肾固脱。主治肾气虚弱、冲任不固、带脉失约而致子宫脱垂（轻症）。[用法与疗程]加红糖、黄酒各30克，水煎去渣，再打入鸡蛋1～2个，煮熟。每日1剂，分2次服。连用8～10天。[宜忌]宜补气、益肾食品。忌生冷、辛辣、香燥食品。戒烟少洒，少饮浓茶。

◇金樱子饮

[组成]金樱子根60～120克或高粱泡叶9克。[功效与用途]补肾固脱。主治肾气虚弱、冲任不固、带脉失约而致子宫脱垂、遗精。[用法与疗程]去外皮，炒焦，水煎服。每日1剂。连用8～10天。[宜忌]宜补气益肾食品。忌生冷、辛辣、香燥食品。戒烟少洒，少饮浓茶。

### ❋（二）验方❋

◇固脱汤

[组成]覆盆子、金樱子各60克。[功效与用途]补肾固脱。主治肾气虚弱、冲任不固、带脉失约而致子宫脱垂。[用法与疗程]水煎取汤，汤煮鸡服。每日1次。连用10日。[宜忌]宜补气、益肾食品。忌生冷、辛辣、香燥食品。戒烟少洒，少饮浓茶。

◇棉花根汤

[组成]棉花根120克，益母草、生枳壳各15克，升麻9克。[功效与用途]温肾强督，升提固脱。主治肾气虚弱、冲任不固、带脉失约而致子宫脱垂。[用法与疗程]水煎

汤煮鸡1只服。[宜忌]孕妇忌用。宜补气益肾食品。忌生冷、辛辣、香燥食品。戒烟少酒，少饮浓茶。

## ◆脾气虚弱

### 验方

#### ◇益气汤

[组成]炙黄芪30克，党参9克，白术、升麻各6克。[功效与用途]补气升提。主治脾气虚弱、中气下陷、不能提摄，以致子宫脱垂（症较重者）。[用法与疗程]用米酒少许，加水共煎，饭前服药。每日1剂，分2次服。连用1周。[宜忌]宜补气、健脾食品，少食伤脾之食品。忌生冷、辛辣之物。

#### ◇加味补中益气汤

[组成]炙黄芪30～120克，党参15～60克，当归、炙升麻各9克，炒枳壳、益母草各15克。[功效与用途]补气升提。主治脾气虚弱、中气下陷、不能提摄而致子宫脱垂及阴道壁脱垂。[用法与疗程]水煎服。每日1剂。10剂为1个疗程。轻症1个疗程，重症3个疗程。[宜忌]宜补气、健脾食品，少食伤脾之食品。忌生冷、辛辣之物。

#### ◇升陷汤

[组成]炒枳壳30克，益母草、炙黄芪各15克，升麻6克。[功效与用途]补气升提。主治脾气虚弱、中气下陷、不能提摄而致子宫脱垂（症较重者）。[用法与疗程]水煎服。每日1剂。连用8～10天。[宜忌]宜补气、健脾食品，少食伤脾之食品。忌生冷、辛辣之物。

#### ◇托宫方

[组成]内服：当归、黄芩、牡蛎（煅）各60克，芍药45克，刺猬皮30克。外用：皂荚（去皮子，加热）、半夏（洗净）、大黄、细辛各1.2克，蛇床子1.8克。[功效与用途]补气升提，清热祛湿。主治脾虚气陷、湿热下注而致子宫脱出。[用法与疗程]内服：全部捣散，以酒服下1小匙，每天3次，不要搬举重物。外用：全部捣散，装入用薄布做成手指大小的袋中，放入阴道中，每日换2次。[宜忌]宜补气、健脾食品，少食伤脾之食品。忌生冷、辛辣之物。

#### ◇人参益气汤

[组成]内服：人参6克，黄芪（炙）、白术（炒）各0.5克，甘草（炙）、陈皮（去白）各3克，当归1.5克，升麻0.9克，生姜3片，大枣3枚。外用：荆芥穗、藿香叶、臭椿树皮各18～21克。[功效与用途]益气升提。主治产后气虚下陷、不能提摄而致产后子宫脱出。[用法与疗程]内服：水煎，每日2次，连用3～4天。外用：煎汤，洗患处。

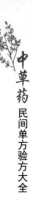

［宜忌］宜补气、健脾食品，少食伤脾之食品。忌生冷、辛辣之物。

## ◆湿热下注

### ❀（一）单方❀

#### ◇五倍子粉

［组成］五倍子 60 克。［功效与用途］清热利湿。主治湿热下注致子宫脱垂、白带较多（湿热型）。［用法与疗程］煎水洗患处。每日 1 次，每日 1 剂。连用 8 ～ 10 天。［宜忌］宜清淡食品。忌辛辣、油腻之物。

#### ◇鲜苍耳子饮

［组成］内服：鲜苍耳子草 90 克。外用：苍耳子草 500 克。［功效与用途］清热祛风，托毒散结。主治热毒聚积而致阴挺、阴户结痂。［用法与疗程］内服：水煎服。外用：开水泡煮，待水稍凉，围布坐浴。［宜忌］血虚头痛者不宜用。过量易致中毒，引起呕吐、腹泻、腹痛。饮食宜清淡饮食。忌辛辣、油腻之物。［附注］又方炒苍耳籽、石菖蒲、栀子各 6 克，水煎服。

### ❀（二）验方❀

#### ◇苦参洗剂

［组成］苦参 30 克，枯矾 3 克。［功效与用途］清热利湿。主治湿热下注而致子宫脱垂、白带较多（湿热型）。［用法与疗程］煎水，先熏后洗。每日 1 次。连用 8 ～ 10 天。［宜忌］宜清淡食品。忌辛辣、油腻之物。

#### ◇蓬蘽根饮

［组成］蓬蘽根 30 克，忍冬根 9 克。［功效与用途］清热利湿。主治湿热下注而致子宫脱垂。［用法与疗程］水煎服。每日 1 剂。连用 10 天。［宜忌］脾胃虚寒者慎用。宜清淡食品。忌辛辣、油腻之物。

#### ◇湿热洗剂

［组成］炒枳壳 15 克，蛇床子、益母草各 9 克。［功效与用途］清热利湿。主治湿热下注、子宫脱垂、白带较多（湿热型）。［用法与疗程］煎浓汤，熏洗。每日 1 剂，每日 1 次。连用 10 天。［宜忌］脾胃虚寒者慎用。宜清淡食品。忌辛辣、油腻之物。［附注］如有糜烂面或溃疡者，可加黄柏、金银花各 15 克同煎。

# 第 22 章　妊娠疾病

## 一、妊娠恶阻（妊娠呕吐）

### ◆脾胃虚弱

#### ❀（一）单方❀

◇苦柚皮饮

［组成］苦柚皮适量。［功效与用途］健脾和胃，降逆止呕。主治脾胃虚弱、胃失和降而致妊娠恶阻、呕吐不食、头晕不敢行步。［用法与疗程］煎浓汤饮数杯，吐甚者兑生姜汁。连用 5 天。［宜忌］宜补气、健脾食品，少食伤脾之食品。忌生冷、辛辣之物。

◇柚皮饮

［组成］柚子皮 9 克。［功效与用途］健脾和胃，降逆止呕。主治脾胃虚弱、胃失和降而致妊娠恶阻、心慌、不思饮食或进食即吐。［用法与疗程］煎汤服。分 2 次用，如未愈，就要再用。［宜忌］宜补气、健脾食品，少食伤脾之食品。忌生冷、辛辣之物。

#### ❀（二）验方❀

◇茯苓半夏汤

［组成］茯苓 9 克，姜半夏、苏叶各 6 克，佛手片 3 克。［功效与用途］健脾和胃，降逆止呕。主治脾胃虚弱、胃失和降而致妊娠恶阻、心慌、不思饮食或进食即吐。［用法与疗程］水煎服。病愈即止。［宜忌］宜补气、健脾食品，少食伤脾之食品。忌生冷、辛辣之物。

◇多味二陈汤

［组成］竹茹、橘皮各 15 克，生姜、茯苓各 12 克，半夏 9 克。［功效与用途］健脾和胃，降逆止呕。主治脾胃虚弱、胃失和降而致妊娠恶阻、呕吐较重者。［用法与疗程］加水 2 碗，煎取 1 碗服药。每日 1 剂，分 3 次服。可连用数剂。［宜忌］宜补气、健脾食品，少食伤

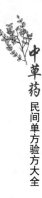

脾之食品。忌生冷、辛辣之物。忌食羊肉及醋。

◇竹茹二陈汤

［组成］青竹茹、橘皮各 18 克，茯苓、生姜各 30 克，制半夏 15 克。［功效与用途］健脾和胃，降逆止呕。主治脾胃虚弱、胃失和降而致妊娠呕吐。［用法与疗程］加 6 升水煮取 2.5 升服药。分 3 次服。连用 3 天。［宜忌］宜补气、健脾食品，少食伤脾之食品。忌生冷、辛辣之物。

◇加味二陈汤

［组成］藿香 10 克，芦根 12 克，苏梗、生白术、法半夏、佛手各 10 克，陈皮 6 克，炙甘草 2 克。［功效与用途］健脾和胃，降逆止呕。主治脾胃虚弱、胃失和降而致妊娠恶阻。［用法与疗程］水煎服。每日 1 剂，每日 2 次。连用 7 天。［宜忌］宜补气、健脾食品，少食伤脾之食品。忌生冷、辛辣之物。

◇二陈汤加味

［组成］半夏曲 2.4 克（半夏姜汁炒黄），陈皮、砂仁各 3 克，茯苓 6 克，炙甘草 1.5 克。［功效与用途］健脾和胃，降逆止呕。主治脾胃虚弱、胃失和降而致妊娠脾胃虚弱、饮食不化、呕吐不止。［用法与疗程］用姜枣乌梅引水煎服。每日 1 剂，分 2 次服。可连用数剂。［宜忌］宜补气、健脾食品。少食伤脾之食品。忌生冷、辛辣之物。

◇加味参橘饮

［组成］人参 3 克，白术 6 克，砂仁 0.9 克，厚朴 3 克，橘红 1.2 克，当归 3 克，香附 1.5 克，甘草 0.9 克，姜 3 片，竹茹 1 丸。［功效与用途］健脾和胃，降逆止呕。主治脾胃虚弱、胃失和降而致妊娠呕吐。［用法与疗程］水煎服。每日 1 剂，分 2 次服。连用 5 天。［宜忌］宜补气、健脾食品，少食伤脾之食品。忌生冷、辛辣之物。

## ◆肝胃不和

### 验方

◇苏叶黄连汤

［组成］苏叶 3 ～ 4.5 克，黄连 2.1 克。［功效与用途］抑肝和胃，降逆止呕。主治肝胃不和、胃失和降而致妊娠恶阻、心慌、不思饮食或进食即吐。［用法与疗程］水煎服。或用灶心黄土（伏龙肝）30 克，煅红投入清水内，取澄清液代水煎药。每日 1 剂，每日 2 次。连用 7 日。［宜忌］宜清淡和胃食品。忌辛辣、油腻之物。［附注］一般治妊娠呕吐煎药量要少些，喝药宜慢慢饮下，大口服药有时反而引起呕吐。

◇黄芩苎麻汤

［组成］黄芩 10 克，砂仁 6 克，炒白术、竹茹、蜜枇杷叶、淡竹叶各 10 克，陈皮 6 克，

苎麻根 30 克。[功效与用途] 抑肝和胃，降逆止呕。主治肝胃不和、胃失和降而致妊娠恶阻。[用法与疗程] 水煎服。每日 1 剂，分 2 次服。连用 7 日。[宜忌] 宜清淡和胃食品。忌辛辣油腻之物。

# 二、先兆流产（包括胎动不安）

## ◆肾虚型

### ✽ （一）单方 ✽

◇艾叶鸡蛋汤

[组成] 艾叶 12 克，鸡蛋 2 个。[功效与用途] 固肾安胎。主治胎动不固，或胎漏。[用法与疗程] 将艾叶、鸡蛋用水 500 毫升，煎 300 毫升。每日空腹吃鸡蛋，饮艾汤。连饮数日。

### ✽ （二）验方 ✽

◇三味寿胎饮

[组成] 桑寄生 30 克，菟丝子 15 克，补骨脂 9 克。[功效与用途] 固肾安胎。主治肾气虚弱、冲任不固而致习惯性流产，伴有腰酸腿软、小腹下坠、头晕耳鸣、尿频。[用法与疗程] 水煎服。每日 2 次。连用 1 个月。[宜忌] 宜补气、益肾食品，忌生冷、辛辣、香燥食品。戒烟少洒，少饮浓茶。

◇益肾固胎汤

[组成] 土炒白术 15 克，熟地黄 30 克，三七根末 9 克。[功效与用途] 固肾安胎。主治肾气虚弱、冲任不固以致胎漏下血。安胎更佳。[用法与疗程] 水煎服。每日 2 次。连用 1 个月。[宜忌] 宜补气、益肾食品。忌生冷、辛辣、香燥食品。戒烟少洒，少饮浓茶。

◇固胎饮

[组成] 山药 120 克，炒杜仲、续断（酒炒）各 90 克。[功效与用途] 固肾安胎。主治肾气虚弱、冲任不固而致习惯性流产，伴有腰酸腿软、小腹下坠、头晕耳鸣、尿频。[用法与疗程] 共研细末，每日早晨用米汤送服。每次 9 克。连用 1 个月。[宜忌] 宜补气、益肾食品，忌生冷、辛辣、香燥食品、戒烟少洒，少饮浓茶。

◇加味固胎汤

[组成] 炒杜仲、淮山药、续断各 12 克，桑寄生 18 克，白术 9 克。[功效与用途] 固肾安胎，佐以益气。主治肾气虚弱、冲任不固而致习惯性流产，伴有腰酸腿软、小腹下坠、头晕耳鸣、尿频。[用法与疗程] 水煎服。每日 2 次。连用 1 个月。[宜忌] 宜补气、

妇产科常见病单方验方

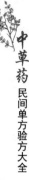

益肾食品。忌生冷、辛辣、香燥食品。戒烟少洒，少饮浓茶。

◇固胎汤

［组成］白芍、菟丝子各30克，土炒白术、盐杜仲、盐续断各12克，盐炒大茴9克。［功效与用途］固肾安胎。主治肾气虚弱、冲任不固而致习惯性流产。［用法与疗程］水煎服。每日1剂，分早、晚2次温服。受孕月份开始每月6剂，流产月份开始每月12剂。隔日服药。［加减运用］气短乏力、腰酸下坠者，加黄芪15克，党参12克，升麻6克；口干口苦、咽干便燥、小腹疼痛者，加黄芩12克，知母9克；阴道出血者，加阿胶珠20克，蒲黄炭15克。［宜忌］勿过劳，慎房事。宜补气、益肾食品。忌生冷、辛辣、香燥食品，忌食滑泻食品。戒烟少洒，少饮浓茶。

◇补肾安胎饮

［组成］菟丝子、桑寄生各30克，杜仲、续断、白术、黄芩各10克，女贞子、墨旱莲各15克，苎麻根50克。可随症加减。［功效与用途］固肾安胎。主治肾气虚弱、冲任不固而致胎漏。［用法与疗程］水煎服。每日1剂。连用1个月。［宜忌］宜补气、益肾食品。忌生冷、辛辣、香燥食品。戒烟少洒，少饮浓茶。

◆ **血热型**

## ✤ （一）单方 ✤

◇玉米须饮

［组成］陈玉米须30～60克。［功效与用途］滋阴清热，养血安胎。主治阴虚生热、热扰冲任、损伤胎气以致先兆流产。［用法与疗程］水煎服。［宜忌］宜清淡和胃食品。忌辛辣、油腻之物。

◇紫金牛饮

［组成］紫金牛120克。［功效与用途］滋阴清热，养血安胎。主治阴虚生热、热扰冲任、损伤胎气以致习惯性流产。［用法与疗程］水煎，鸡汤冲服。每日1剂。连用1周。［宜忌］宜清淡和胃食品。忌辛辣、油腻之物。

◇苎麻根饮

［组成］苎麻根60～120克。［功效与用途］滋阴清热，养血安胎。主治阴虚生热、热扰冲任、损伤胎气以致胎动不安。［用法与疗程］水煎服。每日1剂。连用1个月。［宜忌］宜清淡和胃食品。忌辛辣、油腻之物。

◇苎麻鸡蛋汤

［组成］苎麻根30克，鸡蛋1个。［功效与用途］滋阴清热，养血安胎。主治阴虚生热、热扰冲任、损伤胎气以致先兆流产。［用法与疗程］水煎后服蛋饮汤。亦可加萱草根9克共煎。

每日1剂。连用1个月。[宜忌]宜清淡和胃食品。忌辛辣、油腻之物。

## ❀（二）验方 ❀

◇棉花苎麻根饮

[组成]棉花根、苎麻根各30克。[功效与用途]滋阴清热，养血安胎。主治阴虚生热、热扰冲任、损伤胎气以致先兆流产。[用法与疗程]水煎，同鸡1只煮服。每周1次。连用3次。[宜忌]宜清淡和胃食品。忌辛辣、油腻之物。

◇益母草蛋汤

[组成]益母草30克，陈艾9克。[功效与用途]滋阴清热，养血安胎。主治阴虚生热、热扰冲任、损伤胎气以致胎动不安。[用法与疗程]水煎，煮鸡蛋1个、鸭蛋1个（去壳整煮），加红糖服。连用1周。[宜忌]宜清淡和胃食品。忌辛辣、油腻之物。

◇金牛丹参饮

[组成]紫金牛30克，丹参15克。[功效与用途]滋阴清热，养血安胎。主治阴虚生热、热扰冲任、损伤胎气以致先兆流产。[用法与疗程]水煎服。每日1剂。连用1个月。[宜忌]宜清淡和胃食品。忌辛辣油腻之物。

◇苎麻莲子汤

[组成]莲子肉（去心去皮）、野苎麻根（洗净）、白糯米各9克。[功效与用途]滋阴清热，养血安胎。主治阴虚生热、热扰冲任、损伤胎气以致习惯性流产。[用法与疗程]水煎服。每日1次。连用1～2个月。[宜忌]宜清淡和胃食品。忌辛辣、油腻之物。

◇苎麻莲子饮

[组成]莲肉、苎麻根、糯米各15克。[功效与用途]滋阴清热，养血安胎。主治阴虚生热、热扰冲任、损伤胎气以致习惯性流产，伴有腰酸腿软、小腹下坠、头晕耳鸣、尿频。[用法与疗程]煎汤服。每日1次。连用1～2个月。[宜忌]宜清淡和胃食品。忌辛辣、油腻之物。

◇大小蓟饮

[组成]苎麻或野苎麻、大蓟、小蓟各用鲜根30克。[功效与用途]滋阴清热，养血安胎。主治阴虚生热、热扰冲任、损伤胎气以致习惯性流产。[用法与疗程]水煎服。每日1剂。连用1个月。[宜忌]宜清淡和胃食品。忌辛辣、油腻之物。

◇鸭跖草汤

[组成]鸭跖草（屋背上的）、苎麻各15克，橘饼3个。[功效与用途]滋阴清热，养血安胎。主治阴虚生热、热扰冲任、损伤胎气以致先兆流产。[用法与疗程]水煎服。每日1剂。连用1个月。[宜忌]宜清淡和胃食品。忌辛辣、油腻之物。

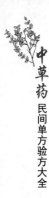
中草药 民间单方验方大全

### ◇苎麻根汤

［组成］野苎麻根60～120克。出血加毛草根（白茅根）、苏梗各60克。［功效与用途］滋阴清热，养血安胎。主治阴虚生热、热扰冲任、损伤胎气以致习惯性流产。［用法与疗程］水煎服。每日1次。连用1～2个月。［宜忌］宜清淡和胃食品。忌辛辣、油腻之物。

### ◇尊生安胎饮

［组成］当归酒炒、白芍酒炒、熟地黄、生地黄、砂仁、阿胶炒珠各3克，杜仲盐水炒去丝、白术土炒各6克，子芩4.5克，续断肉（酒制）2.4克，川芎、陈皮、苏梗各1.5克。［功效与用途］滋阴清热，养血安胎。主治阴虚生热、热扰冲任、损伤胎气以致胎动不安。血虚有火者3个月堕胎宜服此方，并预防5～7个月之堕，亦治胎动胎漏。［用法与疗程］水煎服。见血者，加炒地榆、炒蒲黄各3克；腹痛或下坠者，砂仁、白芍、熟地黄倍加，分2次服之，用枣肉为丸服亦可。连用1～2个月。［宜忌］宜清淡和胃食品。忌辛辣、油腻之物。

## ◆气血虚弱型

### 验方

### ◇人参当归汤

［组成］当归、川芎、阿胶（炙）、人参各30克，大枣12枚。［功效与用途］补气养血，固肾安胎。主治气血虚弱、胎气不固以致胎动欲堕。［用法与疗程］用水3升、酒4升合煮，取2.5升，分3服，5日1剂。服3～4剂，不要顾虑。［宜忌］宜补气、养血食品，少食伤脾之食品。忌生冷、辛辣之物。

### ◇阿胶济阴汤

［组成］阿胶、白术各3克，地黄、白芍、当归、川芎各3克，砂仁带壳1.5克，条芩、蕲艾各4.5克，香附2.4克，炙甘草1.5克，糯米1撮。［功效与用途］补气养血，固肾安胎。主治气血虚弱、胎气不固以致胎漏下血。该方安胎更佳。［用法与疗程］水2碗煎至1碗，温服。有血块者，加地榆；有腰痛者，加杜仲；触患胞者，加金银花。1日1夜3服，以防败血攻心。连用2周。［宜忌］宜补气、养血食品，少食伤脾之食品。忌生冷、辛辣之物。

### ◇黄芪当归补胎汤

［组成］厚朴（姜汁炒）、蕲艾（醋炒）各2.1克，当归（酒炒）、川芎各3克，黄芪、荆芥穗各2.4克，菟丝子（酒泡）3克，白芍（酒炒）6克，羌活、甘草各1.5克，枳壳（面炒）1.8克。［功效与用途］补气养血，固肾安胎。主治气血虚弱、胎气不固以致胎动不安、可能小产或临产艰难、横逆生产、婴儿死于腹中。［用法与疗程］加水2碗，煎取1碗。冲服贝母去心制成的粉末3克。凡是妊娠7个月的妇女，服1剂，8个月的服2剂，9个月、

10 个月的服 3 剂，临产时再服 1 剂。保产及临产者皆临时热服。如果 1 剂不足，再加 1 剂。如果产妇身体虚弱，可以加入人参 1.5 ～ 2.5 克更好。但是产后切忌再服，必须慎重。［宜忌］宜补气、养血食品，少食伤脾之食品。忌生冷、辛辣之物。

# 三、妊娠水肿

## ◆湿热型

### ❋ 验方 ❋

#### ◇甘蔗饮

［组成］甘蔗 90 克，白茅根 15 克。［功效与用途］清热利湿，佐以安胎。主治湿热内阻而致妊娠浮肿。［用法与疗程］水煎服。每日 1 次。肿退为止。［宜忌］宜清淡和胃食品。忌辛辣油腻之物。

# 第 23 章 产后疾病

## 一、恶露不止或不行

### ◆ 血瘀型

✿ 单方 ✿

#### ◇益母草饮

[组成]益母草 1000 克。[功效与用途]活血化瘀。主治寒凝瘀阻胞脉而致产后流血不止、小腹胀痛、月经过多。[用法与疗程]水煎 2 次，第一次加水 2500 毫升，第二次加水 1500 毫升，每次 1 小时；药汁合并加红糖 500 克，黄酒 250 毫升，再煎成约 1000 毫升服药。每日 3 次，每次 2～3 茶匙。或用益母草 30 克，大枣 120 克，水煎服。血止即停。[宜忌]宜清补食品。忌生冷、辛辣、香燥食品。戒烟少酒，少饮浓茶。

#### ◇马鞭草粉

[组成]马鞭草 15 克。[功效与用途]活血化瘀。主治寒凝瘀阻胞脉而致产后恶露不行。[用法与疗程]研细末，用开水送服，或加红糖冲服。每日 1 剂，分 2 次服。血止即停。[宜忌]宜清补食品。忌生冷、辛辣、香燥食品。戒烟少酒，少饮浓茶。[附注]亦可用鲜马鞭草 60～120 克，水煎服。每日 2 次。血止即停。

#### ◇三七末

[组成]三七末。[功效与用途]活血，化瘀，止血。主治寒凝瘀阻胞脉而致产后大出血。[用法与疗程]开水冲服。每日 2 次，每次服 2～3 克。血止即停。[宜忌]宜清补食品。忌生冷、辛辣、香燥食品。戒烟少酒，少饮浓茶。

#### ◇珍珠莲根饮

[组成]珍珠莲根（紫珠或华紫珠）15～30 克。[功效与用途]活血，化瘀，止血。主治寒凝瘀阻胞脉而致产后恶露不尽。[用法与疗程]水煎服。每日 2 次。血止即停。[宜忌]宜清补食品。忌生冷、辛辣、香燥食品。戒烟少酒，少饮浓茶。

◆ **血热型**

### 验方

◇ **百草霜粉**

［组成］百草霜、血余炭各等份。［功效与用途］养阴，清热，止血。主治阴虚内热、扰入冲任、迫血下行而致产后流血不止。［用法与疗程］共研细末，温开水加黄酒冲服。每日2次，每次服9～12克。血止即停。［宜忌］宜清补食品。忌生冷、辛辣、油腻之物。

◇ **三炭汤**

［组成］荆芥穗（炒黑）15克，陈棕炭6克，血余炭3克。［功效与用途］养阴，清热，止血。主治阴虚内热、扰入冲任、迫血下行而致产后流血不止。［用法与疗程］水煎服。每日2次。血止即停。［宜忌］宜清补食品。忌生冷、辛辣、油腻之物。

◆ **血虚型**

### 验方

◇ **益气养血汤**

［组成］泽兰2.4克，当归、生地黄各0.9克，芍药3克，甘草（炙）1.8克，生姜3克，大枣14枚。［功效与用途］养血化瘀。主治产后恶露不绝。［用法与疗程］水煎服。用水9升煮取3升，分3服。血止即停。［宜忌］宜清淡滋补食品。忌生冷、辛辣、油腻之物。

## 二、腹痛

◆ **血瘀型**

### （一）单方

◇ **益母草饮**

［组成］益母草15克。［功效与用途］活血祛瘀，散寒止痛。主治寒凝瘀滞、不通则痛以致产后瘀血腹痛。［用法与疗程］水煎，1次服下；亦可加入黄酒60毫升同服。连用5天。［宜忌］宜清补食品。忌生冷、辛辣、香燥食品。戒烟少酒，少饮浓茶。

◇ **小薜荔草**

［组成］鲜的小薜荔全草30克。［功效与用途］活血祛瘀，散寒止痛。主治寒凝瘀滞、

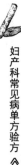

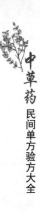

不通则痛以致产后瘀血作痛。［用法与疗程］酒、水各半煎，冲肉桂 0.6 克送服。病愈即止。［宜忌］宜清补食品。忌生冷、辛辣、香燥食品。戒烟少酒，少饮浓茶。

## 🌸（二）验方 🌸

### ◇山楂香附汁

［组成］山楂（生、焦各半）、香附各 30 克。［功效与用途］活血祛瘀，理气止痛。主治肝郁瘀滞、不通则痛以致产后瘀血腹痛。［用法与疗程］水煎服。病愈即止。［宜忌］宜清补食品。忌生冷、辛辣、香燥食品。戒烟少酒，少饮浓茶。［附注］单用山楂或香附亦可治疗产后腹痛，如用生山楂 30 克，煎汁去渣，加红糖同服；或用香附 30 克，炒焦为末，分 2 次用热米汤或开水送服。连用 5 天。

### ◇当归活血汤

［组成］当归尾 15 克，川芎、制香附、益母草各 9 克。［功效与用途］活血祛瘀，理气止痛。主治肝郁瘀滞、不通则痛以致产后瘀血腹痛。［用法与疗程］水煎服。每日 2 次。连用 7 天。［宜忌］宜清补食品。忌生冷、辛辣、香燥食品。戒烟少酒，少饮浓茶。

### ◇四物汤加味

［组成］益母草 12 克，生蒲黄、川芎各 6 克，当归、山楂炭各 9 克。［功效与用途］活血祛瘀，散寒止痛。主治寒凝瘀滞、不通则痛以致产后腹痛、子宫缩复不全。［用法与疗程］水煎服。每日 2 次。连用 7 天。［宜忌］宜清补食品。忌生冷、辛辣、香燥食品。戒烟少酒，少饮浓茶。

### ◇加味丹参饮

［组成］乌药 15 克，丹参 24 克，白牛膝、鸡儿肠各 15 克，小果蔷薇根 30 克。［功效与用途］活血祛瘀，散寒止痛。主治寒凝瘀滞、不通则痛以致产后瘀血腹痛。［用法与疗程］水煎加红糖、黄酒冲服。每日 1 次。连用 7 天。［宜忌］宜清补食品。忌生冷、辛辣、香燥食品。戒烟少酒，少饮浓茶。

## ◆血虚型

## 🌸 验方 🌸

### ◇异味丹参饮

［组成］丹参 9 克，益母草 15 克。［功效与用途］补血，活血，止痛。预防血虚瘀滞引起产后风痛、子宫收缩痛。［用法与疗程］水煎服。每日 2 次。连用 7 天。［宜忌］宜补气养血食品。戒烟限酒。忌生冷辛辣之物。

# 三、产后自汗、盗汗

◆气虚

## ❀（一）单方 ❀

### ◇吴茱萸汁

［组成］吴茱萸 90 克。［功效与用途］养阴益气，敛汗。主治阴虚内热、迫汗外泄所致产后盗汗。［用法与疗程］以清酒 3 升浸 1 夜，煮取 2 升，去渣。分 2 服，制好后服 1 服，第 2 天再服 1 次。隔日再制药服用。［宜忌］宜清补食品。忌生冷、辛辣、油腻之物。

## ❀（二）验方 ❀

### ◇猪膏姜汁蜜

［组成］猪膏、生姜汁、白蜜各 1 升，清酒 0.5 升。［功效与用途］益气养血，和营敛汗。主治产后气血两虚、卫阳不固所致产后自汗。［用法与疗程］煎煮调和，随意以酒服 1 小匙。每日 2 次。连用 7 天。［宜忌］宜补气养血食品。忌生冷辛辣之物。

### ◇调卫止汗汤

［组成］炙黄芪、麻黄根、当归各 3 克，人参随症加减，防风 0.9 克，桂枝、炙甘草各 1.5克。［功效与用途］益气养血，和营敛汗。主治产后气血两虚、卫阳不固所致产后出汗不止。［用法与疗程］加大枣 2 枚水煎服。每日 2 次。连用 7 天。［宜忌］宜补气养血食品。忌生冷辛辣之物。

### ◇加味黄芪建中汤

［组成］党参 12 克，黄芪 30 克，当归 10 克，桂枝 5 克，白芍 12 克，炙甘草 6 克，花粉、鹿角霜（先煎）各 20 克，生牡蛎（先煎）30 克，大枣 20 克。［功效与用途］益气养血，和营敛汗。主治产后气血两虚、卫阳不固所致自汗不止。［用法与疗程］水煎服。每日 2 次。连用 7 天。［宜忌］宜补气健脾食品。忌生冷辛辣之物。

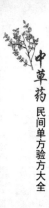

# 四、产后受风、发热

## ◆气血两虚

### 验方

◇黄芪当归饮

［组成］当归15克，黄芪18克，生姜3克，大枣15克。［功效与用途］补益气血。主治产后血虚发热、时热时止、夜晚发热较甚、有自汗现象。［用法与疗程］水煎服。每日1剂。连用5～6剂。［宜忌］宜补气养血食品。忌生冷、辛辣、油腻之物。

## ◆外感

### 验方

◇加味当归桂枝饮

［组成］当归12克，桂枝、独活各6克，桑寄生18克，秦艽9克。［功效与用途］养血祛风。主治产后气血虚弱、卫外不固、外感风邪、周身关节疼痛。［用法与疗程］水煎服。每日1剂。连用5～6剂。［宜忌］宜清淡食品。忌生冷、辛辣、油腻之物。

## ◆阴虚

### 验方

◇自拟饮

［组成］胡颓子根15克，高脚山落苏30克，茜草根15克，六月雪30克，鹿蹄草9克。［功效与用途］滋阴，清热，养血。主治产后阴虚内热引起五心烦热，也可用于阴道流血不止。［用法与疗程］水煎后加猪蹄或鸡肉，冲黄酒服。每日1剂。连用5～6剂。［宜忌］宜清补食品。忌生冷、辛辣、油腻之物。

◇多味果草饮

［组成］天仙果30克，白花茳草15克，浙樟9克，虎刺15克，六月雪30克，楤木、高粱泡根各15克，檫树9克，大青根30克，紫金牛15克。［功效与用途］滋阴，清热，养血。主治产后阴虚内热引起五心烦热。［用法与疗程］水煎后加猪蹄或鸡肉，冲黄酒服。每日1剂。连用5～6剂。［宜忌］宜清补食品。忌生冷、辛辣、油腻之物。

# 五、产后遗溺

［组成］白薇、芍药各30克。［功效与用途］敛阴固脬。主治产后分娩损伤膀胱以致遗溺。［用法与疗程］一起捣为粉末，用酒送服。每服3克，每日3次。病愈即止。［宜忌］宜清补食品。忌生冷、辛辣、油腻之物。

# 六、乳汁过多

## （一）单方

### ◇麦芽汤
［组成］麦芽（炒）9克。［功效与用途］消食和中，回乳。主治产后乳汁过多。［用法与疗程］煎浓汁喝。每日1次，乳汁就能减少，但是不能多喝，使乳汁减至适量为止。［宜忌］宜清补食品。忌生冷、辛辣、油腻之物。

## （二）验方

### ◇黄芪五味子饮
［组成］黄芪9克，五味子2.4克。［功效与用途］补气益血，佐以固摄。主治产后气虚血少、中气不足、胃气不固、摄纳无权以致乳汁自出不止。［用法与疗程］水煎服。也可将药研末，每日1剂，分2次用甜酒冲服。［宜忌］宜清补食品。忌生冷、辛辣、油腻之物。

# 七、乳汁过少

## ◆气血虚弱

## （一）单方

### ◇乳少方
［组成］红豆。［功效与用途］补气养血，佐以通乳。主治产后气虚血少、乳汁化源

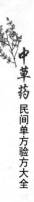

不足以致乳少。[用法与疗程]煮红豆,连汤带豆一起吃。每日1次。连用1周。[宜忌]宜补气养血食品。忌生冷、辛辣之物。

◇**鲫鱼汤**

[组成]鲫鱼1条。[功效与用途]补气养血,佐以通乳。主治产后气虚血少、乳汁化源不足以致乳汁不足。[用法与疗程]加水清炖,熟后连汤服下。每日1次。连用1周。[宜忌]宜补气养血食品。忌生冷、辛辣之物。[附注]又方鲫鱼、豆芽,同煮服。

◇**羊乳猪蹄汤**

[组成]羊乳60克。[功效与用途]补气养血,佐以通乳。主治产后气虚血少、乳汁化源不足以致乳汁不足。[用法与疗程]加猪蹄1只炖,冲甜白酒酿服。[宜忌]宜补气养血食品。忌生冷辛辣之物。

◇**南瓜根猪蹄汤**

[组成]南瓜根30克。[功效与用途]补气养血,佐以通乳。主治产后气虚血少、乳汁化源不足以致乳汁不足。[用法与疗程]加猪蹄1只炖,冲甜白酒酿服。[宜忌]宜补气养血食品。忌生冷辛辣之物。

◇**黑芝麻粉**

[组成]黑芝麻150克,黄酒适量。[功效与用途]补气养血,佐以通乳。主治产后气虚血少、乳汁化源不足以致产后少乳。[用法与疗程]炒熟研粉,加黄酒冲服。每次10克。如加猪脚蹄汤一起服更好。[宜忌]宜补气养血食品。忌生冷辛辣之物。[附注]黑芝麻有养血增乳之功效。

## (二) 验方

◇**猪蹄汤**

[组成]猪蹄1只,通草30克。[功效与用途]主润而兼通。主治产后气虚血少、乳汁化源不足以致缺乳。[用法与疗程]煮食。每周1次。[宜忌]宜补气养血食品、忌生冷辛辣之物。

◇**茭白通草饮**

[组成]茭白15克,通草10克,猪蹄1只。[功效与用途]补气养血,佐以通乳。主治产后气虚血少、乳汁化源不足以致产后少乳。[用法与疗程]一并煮烂。吃肉喝汤。连用3天。[宜忌]宜补气养血食品。忌生冷辛辣之物。

◇**鲫鱼通草方**

[组成]鲫鱼1条(约250克重),通草3克。[功效与用途]补气养血,佐以通乳。主治产后气虚血少,乳汁化源不足以致乳汁不足。[用法与疗程]加水煮服。每日1次,连用1周。[宜忌]宜补气养血食品,忌生冷辛辣之物。

◇鲜木瓜汁

［组成］鲜木瓜1只，生姜30克，米醋30毫升。［功效与用途］补气养血，佐以通乳。主治产后气虚血少、乳汁化源不足以致产后少乳。［用法与疗程］加水一并煮熟。分次食用。［宜忌］宜补气养血食品。忌生冷辛辣之物。

◇羊乳通草饮

［组成］羊乳60克，通草6克，猪蹄2只。［功效与用途］补气养血，佐以通乳。主治产后气虚血少、乳汁化源不足以致初次乳胀。［用法与疗程］水煎服。每日2次。连用7天。［宜忌］宜补气养血食品。忌生冷辛辣之物。

◇自拟下乳汤

［组成］羊乳根、三白草根各30克，枫香果10只。［功效与用途］补气养血，佐以通乳。主治产后气虚血少、乳汁化源不足以致乳汁不足。［用法与疗程］任选1～2种加猪蹄水煎服。每日1次。每周1次。［宜忌］宜补气养血食品。忌生冷辛辣之物。

◇猪蹄通草汤

［组成］猪蹄2个，通草6克，黄酒、食盐各适量，生姜3～5片。［功效与用途］补气养血，佐以通乳。主治产后气虚血少、乳汁化源不足以致产后少乳。［用法与疗程］猪蹄乱毛刮净，通草洗净后放入纱袋中，将猪蹄、通草、黄酒、生姜放入锅中，小火炖至八成熟，取出猪蹄，剔去其骨，原汤过滤去渣，再加入猪蹄、适量食盐，小火炖至烂。分2～3次连猪蹄一并食用。［宜忌］宜补气养血食品。忌生冷辛辣之物。

◇黄芪当归饮

［组成］黄芪15克，白芷9克，通草2.4克，当归15克。［功效与用途］补气养血，佐以通乳。主治产后气虚血少、乳汁化源不足以致乳汁不足。［用法与疗程］加猪蹄水煎服。每次用温酒服下1匙。乳汁增多止。［宜忌］宜补气养血食品。忌生冷辛辣之物。

◇黄芪猪蹄饮

［组成］猪蹄4只，黄芪240克，干地黄、当归、川断各120克，牛膝60克。［功效与用途］补气养血，佐以通乳。主治产后气虚血少、乳汁化源不足以致乳汁过少。［用法与疗程］合煮成浓汁，加糖120克，熬成饴状，每次用温酒服下1匙。乳汁增多止。［宜忌］宜补气养血食品。忌生冷辛辣之物。

◇通乳饮

［组成］鲜南瓜根（切碎）150克，生黄芪、党参各30克，山药20克，当归12克，王不留行子15克，麦冬、通草、炒白术各10克，猪蹄1只。［功效与用途］补气养血，佐以通乳。主治产后气虚血少、乳汁化源不足以致乳汁不下。［用法与疗程］水煎2次口服。乳汁增多止。［宜忌］宜补气养血食品。忌生冷辛辣之物。

◇红糖饮

［组成］生花生仁(捣碎)60克，投入400毫升沸水中，煮沸后离火，放入30克红糖溶化，

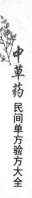

热饮，饭后服。每日 2 ～ 3 次。可再配合大剂量维生素 E，每次 200 毫克，每日 2 次，连用 5 天。［功效与用途］补气养血，佐以通乳。主治产后气虚血少、乳汁化源不足以致产后缺乳。另配大剂量维生素 E 能使末梢乳腺管扩张、血供增加，导致乳腺分泌增加，效果倍增。［用法与疗程］水煎服。每日 2 次。连用 5 天。［宜忌］宜补气养血食品。忌生冷辛辣之物。

## ◆肝郁气滞

### （一）单方

#### ◇核桃散

［组成］核桃仁（去皮捣烂）10 个。［功效与用途］疏肝解郁，通络下乳。主治产后肝郁气滞、乳络不通以致妇人少乳，乳汁不行。［用法与疗程］入穿山甲末 3 克，黄酒调服。每日 2 次。连用 7 天。［宜忌］宜补气养血食品。忌生冷、辛辣之物。

#### ◇地龙饮

［组成］地龙 50 克。［功效与用途］疏肝解郁，通络下乳。主治产后肝郁气滞、乳络不通引起产后缺乳。［用法与疗程］加水 500 毫升，煎至 300 毫升，加红糖 50 克，分 2 次口服。连续服药 5 天。［宜忌］宜补气养血食品。忌生冷、辛辣之物。

#### ◇鹿角粉

［组成］鹿角粉 9 克。［功效与用途］疏肝解郁，通络下乳。主治产后肝郁气滞、乳络不通引起初次乳胀，有肿块用之效果佳。［用法与疗程］冲黄酒吞服。每日 1 ～ 2 次。连用 3 天。［宜忌］宜补气养血食品。忌生冷、辛辣之物。

#### ◇花生米饮

［组成］花生米适量。［功效与用途］理血通络，下乳。主治产后气滞血瘀、乳汁不通引起少乳。［用法与疗程］将花生米捣烂与大米同煮熟，做粥食用。每日 1 ～ 2 次。［宜忌］宜补气养血食品。忌生冷、辛辣之物。［附注］花生具有理血通乳之功能。

### （二）验方

#### ◇下乳饮

［组成］王不留行 15 克，炙山甲 9 克。［功效与用途］疏肝解郁，通络下乳。主治产后肝郁气滞、乳络不通以致乳汁不足。［用法与疗程］水煎服。每日 2 次。连用 5 天。［宜忌］宜补气养血食品。忌生冷、辛辣之物。［附注］也可用王不留行 9 克，与猪蹄 2 ～ 3 个或当归 15 克水煎服。单用王不留行水煎服亦可。

◇路路通乳饮

［组成］新鲜猪蹄 2 ~ 4 个，路路通 20 个。［功效与用途］疏肝解郁，通络下乳。主治产后肝郁气滞、乳络不通以致乳汁不足。［用法与疗程］同煮熟，去路路通，连肉带汤当日内分 3 ~ 5 次服完。［宜忌］宜补气养血食品。忌生冷、辛辣之物。

◇通乳饮

［组成］当归 15 克，路路通 9 克，通草 10 克，王不留行 9 克。［功效与用途］疏肝解郁，通络下乳。主治产后肝郁气滞、乳络不通以致乳汁不通。［用法与疗程］水煎服。每日 2 次。连用 7 天。［宜忌］宜补气养血食品。忌生冷、辛辣之物。

## ◆痰热瘀滞

### ❀（一）单方 ❀

◇猕猴桃根汤

［组成］猕猴桃根 90 克。［功效与用途］清热散结，通乳。主治产后痰热瘀滞、不通则痛以致乳胀、乳肿。［用法与疗程］水煎服。每日 1 ~ 2 次，连用 3 天。如有乳肿胀痛，内服，外敷药渣。［宜忌］宜清补食品。忌生冷、辛辣、油腻之物。

◇纤花耳草汤

［组成］纤花耳草 15 克。［功效与用途］清热散结，通乳。主治产后痰热瘀滞、脉络不通、不通则痛以致乳汁不足，也可用于乳汁不通。［用法与疗程］水煎，冲甜白酒酿服。每日 1 次。连用 3 天。［宜忌］宜清补食品。忌生冷、辛辣、油腻之物。

### ❀（二）验方 ❀

◇蒲公英饮

［组成］忍冬藤、蒲公英各 60 克。［功效与用途］清热散结，通乳。主治痰热瘀滞，不通则痛以致乳痛。［用法与疗程］兑黄酒中，水煎服。每日 1 ~ 2 次。连用 3 天。［加减运用］若寒热身体者，加柴胡、防风、荆芥各 30 克；有热者，加黄芩、牡丹皮、大青叶各 9 克；有乳房结块者，加全瓜蒌 12 克，广郁金 10 克，大力子 6 克；乳汁不通者，加穿山甲片、木通各 6 克。［宜忌］宜清补食品。忌生冷辛辣油腻之物。

妇产科常见病单方验方

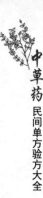

# 八、回乳（止乳）

## （一）单方

◇**麦芽饮**

［组成］生、炒麦芽各 30 克。［功效与用途］行气消食，退乳消胀。主治产后回乳。［用法与疗程］水煎服。连用 3 天。［宜忌］宜清淡食品。忌生冷辛辣油腻之物。

◇**断乳方**

［组成］麦芽（炒熟）30 ～ 120 克。［功效与用途］行气消食，退乳消胀。主治产后止乳（断乳）、乳房胀满。［用法与疗程］熬水煎，代茶服之自止，连用 3 天。或研末，每次服 15 克，每日 2 次，温开水送下。［宜忌］宜清淡食品。忌生冷辛辣油腻之物。

◇**枇杷叶饮**

［组成］枇杷叶（去毛）5 片。［功效与用途］清热化痰、下气消胀。主治回乳。［用法与疗程］水煎服。连用 3 天。［宜忌］宜清淡食品。忌生冷辛辣油腻之物。

◇**皮硝散**

［组成］皮硝 240 克。［功效与用途］清热消肿，软坚散结。主治产后回乳出现瘀滞化热、乳房肿胀热痛。［用法与疗程］外敷乳部。连用 3 天。［宜忌］宜清淡食品。忌生冷辛辣油腻之物。

## （二）验方

◇**退乳饮**

［组成］麦芽 60 克，枇杷叶（去毛）12 克。［功效与用途］行气消食，退乳消胀。主治产后回乳。［用法与疗程］水煎服。每日 1 剂。连用 3 天。［宜忌］宜清淡食品。忌生冷、辛辣、油腻之物。

◇**回乳汤**

［组成］炒麦芽 30 克，神曲 15 克，小青皮 4.5 克。［功效与用途］行气消食，退乳消胀。主治产后回乳引起的乳房胀痛、乳汁郁积。［用法与疗程］水煎服。连用 3 天。［宜忌］宜清淡食品。忌生冷辛辣油腻之物。

# 九、乳头疾病

## （一）单方

◇**红糖膏**

［组成］红糖、白酒各适量。［功效与用途］活血养血，润燥敛疮。主治血虚引起乳

头破裂。［用法与疗程］用文火共炖至膏状，待凉，敷乳头。［宜忌］宜清淡食品。忌生冷、辛辣、油腻之物。戒烟限酒，少饮浓茶、咖啡。

### ◇茄子花油

［组成］茄子花（经霜打后的）、香油各适量。［功效与用途］清热利湿，敛疮止痛。主治湿热蕴壅以致乳头裂口。［用法与疗程］将茄子花焙干，研成细粉末，用香油调成糊状涂患处。每日3～5次。［宜忌］宜清淡食品。忌生冷、辛辣、油腻之物。戒烟限酒，少饮浓茶、咖啡。

### ◇南瓜藤须

［组成］南瓜藤须1把，食盐少许。［功效与用途］清肺，和胃，通络。主治产妇乳头不出。［用法与疗程］将南瓜藤须用盐捣烂，加水煎汤，调盐味。每日2次。饮服2周。［宜忌］宜清淡食品。忌生冷、辛辣、油腻之物。戒烟限酒，少饮浓茶、咖啡。

### ◇银花饮

［组成］金银花15克。［功效与用途］清热解毒，敛疮收口。主治热毒蕴结以致乳头皲裂。［用法与疗程］水煎洗乳头皲裂处。每日3～4次。连洗3～5天。［宜忌］宜清淡食品。忌生冷、辛辣、油腻之物。戒烟限酒，少饮浓茶、咖啡。

### ◇荷花瓣汁

［组成］荷花瓣适量，醋60～90克。［功效与用途］凉血止血，清热祛湿。主治湿热迫血外溢致乳头出血。［用法与疗程］将荷花瓣放入醋内浸30分钟。用时以盐水洗乳头，拭干，用荷花瓣涂贴患处。每日换药3～5次。疗程5～10日。［宜忌］宜清淡食品。忌生冷、辛辣、油腻之物。戒烟限酒，少饮浓茶、咖啡。

### ◇芝麻糊

［组成］黑、白芝麻各20克，香油少许。［功效与用途］补肝肾，益精血，润肠燥。主治肝肾虚，精血燥引起乳头裂痛。［用法与疗程］将黑、白芝麻以文火炒至黄色，研成细末，过筛。用时视患处大小，取药粉适量与香油调成糊状，涂于患处。每日2次，疗程3日。流血，渗液者，先用黑、白芝麻粉撒于疮面，待脓水收敛后再涂用。［宜忌］慢性肠炎、有腹泻者慎用，不可多食。芝麻和鸡肉不可同食。宜清淡食品。忌生冷、辛辣、油腻之物。戒烟限酒，少饮浓茶、咖啡。

## ❈ （二）验方 ❈

### ◇龟甲散

［组成］龟甲（热）9克，龙脑1.5克。［功效与用途］清热解毒，较坚散结。主治乳头破裂。［用法与疗程］研成极细的粉末，用香油调好擦患处。［宜忌］宜清淡食品。忌生冷、辛辣、油腻之物。戒烟限酒，少饮浓茶、咖啡。

# 第 24 章　妇产科其他疾病

## 一、更年期综合征

### ◆肝肾两虚

#### 验方

**◇更年安**

［组成］知母 10 克，白芍 15 克，天麻 10 克，合欢皮 15 克，首乌藤、牡蛎各 30 克，枸杞 15 克，淮小麦 30 克，菟丝子、罗布麻叶各 15 克，淫羊藿 10 克，炙甘草 3 克。［功效与用途］滋补肝肾，养心安神。主治肝肾阴虚、虚阳内扰以致更年期综合征。［用法与疗程］水煎服。每日 1 剂，分 2 次服。连用 10 天。［宜忌］宜清补食品。忌生冷、辛辣、油腻之物。戒烟限酒，少饮浓茶咖啡。

**◇百麦安神汤**

［组成］百合 30 克，小麦 50 克，生熟地黄各 15 克，炒枣仁 20 克，茯神、柏子仁各 15 克，太子参 30 克，杜仲 15 克，龙骨（先煎）30 克，大枣 20 克，甘草 6 克，牡蛎（先煎）30 克。［功效与用途］滋补肝肾，养心安神。主治肝肾阴虚、虚阳内扰以致更年期综合征。［用法与疗程］第 1 次加水 3 碗，煎取 1 碗；第 2 次加水 2 碗，煎取 1 碗；二次混合，分上、下午、晚上 3 次服。连用 10 天。［宜忌］宜清补食品。忌生冷、辛辣、油腻之物。戒烟限酒，少饮浓茶、咖啡。

**◇更年康汤**

［组成］玄参、丹参、党参各 10 克，天冬、麦冬各 5 克，生地黄、熟地黄各 12 克，柏子仁、熟枣仁各 10 克，远志 5 克，当归 3 克，茯苓、浮小麦、白芍各 10 克，延胡索 6 克，龙骨 15 克，牡蛎 15 克，五味子、桔梗各 5 克。［功效与用途］养心，益阴，安神，镇潜。主治肝肾阴虚、虚阳内扰以致妇女更年期综合征，症见头晕头痛、焦虑忧郁、失眠多梦、精神疲乏、心悸怔忡、健忘、多汗、食欲减退、腹胁腰腿诸痛、舌红苔少、脉弦细等。［用法与疗程］水煎服。每日 1 剂，1 剂煎 2 次，分早、晚温服。16 剂为 1 个疗程。［加减运用］

自汗不已者，可加麻黄根 3 克；面颊潮红者，可加牡丹皮、地骨皮各 6 克；带下过多者，可加海螵蛸 6 克，芡实 10 克；头晕眩者，可加天麻 6 克。[宜忌] 宜清补食品。忌生冷、辛辣、油腻之物。戒烟限酒，少饮浓茶、咖啡。

# 二、其他病症

## 🌺 (一) 单方 🌺

### ◇单方 1

[组成] 锅底墨。[功效与用途] 凉血止血。主治童女交接及他物伤流血不止。[用法与疗程] 调胡麻敷在上面，或者烧蚕絮灰涂在上面，或者割鸡冠取血涂在上面。[宜忌] 宜清补食品。忌生冷、辛辣之物。戒烟限酒，少饮浓茶、咖啡。

### ◇单方 2

[组成] 鹿含草 60 克。[功效与用途] 补虚益肾，活血化瘀。主治肾气血瘀以致胎盘不下。[用法与疗程] 水煎服。连用 2 次。[宜忌] 宜清补食品。忌生冷、辛辣、油腻之物。戒烟限酒，少饮浓茶、咖啡。

### ◇单方 3

[组成] 白毛夏枯草。[功效与用途] 清热凉血，消肿解毒。主治热毒蕴滞、气滞血瘀、久积而致绒毛膜上皮细胞癌及恶性葡萄胎。[用法与疗程] 研成粉，开水送服。或加水煎服。每次服 2～3 克，每日服 3 次。连用 1 个月。[宜忌] 脾胃虚弱者慎用。宜清补食品。忌生冷、辛辣、油腻之物。戒烟限酒，少饮浓茶、咖啡。

## 🌺 (二) 验方 🌺

### ◇猪膏

[组成] 猪膏 250 克，乱发如鸡蛋大 3 枚。[功效与用途] 补脾益肾。主治脾肾虚弱引起阴吹。[用法与疗程] 全部煎在一起，发消药成，分 2 次服药，病从小便出。[宜忌] 宜多食补脾益肾食品。忌生冷、辛辣之物。戒烟限酒，少饮浓茶、咖啡。

### ◇桂心伏龙粉

[组成] 桂心、伏龙肝各 60 克。[功效与用途] 温中止血。主治行房事后出血。[用法与疗程] 全部研成粉末，以酒服下 1 小匙，止血。[宜忌] 宜清补食品，忌生冷辛辣油腻之物。戒烟限酒，少饮浓茶、咖啡。

### ◇自拟四味丸

[组成] 望月砂、干漆各 15 克，鼠头骨 2 具，牝鸡肝 2 具。[功效与用途] 补肝益肾，

妇产科常见病单方验方

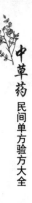

解毒化瘀。主治肝肾虚弱、热毒瘀阻致阴宽。［用法与疗程］阴干百日，全部捣为粉末，加糖做成梧桐子大的丸子，每月初七交合时，将 1 个放在阴头上面，使之慢慢插入，第 3 天就有感觉，第 10 天就开始变小。第 50 天就像 15 岁的童女。［宜忌］宜清补食品，忌生冷辛辣油腻之物。戒烟限酒，少饮浓茶咖啡。孕妇禁用。体弱无瘀者慎用。

### ◇平肝消瘕汤

［组成］酒白芍 15 克，当归 9 克，焦白术 15 克，柴胡 2.4 克，醋炙鳖甲 15 克，炒神曲、炒枳壳、白芥子、法半夏各 1.5 克，制香附 15 克。［功效与用途］疏肝健脾，软坚散结，佐以止痛。主治肝郁脾虚、瘀阻不通之证。［用法与疗程］水煎服。疗程 10 ～ 20 剂。或加川芎、延胡索各 6 克。［宜忌］宜清补食品，忌生冷、辛辣、油腻之物。戒烟限酒，少饮浓茶、咖啡。

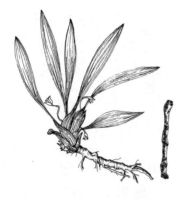

眼科
常见病单方验方

# 第 25 章　眼睑疾病

## 一、睑腺炎（民间称"麦粒肿"）

### 🌸（一）单方🌸

◇**蒲公英煎**

［组成］鲜蒲公英 60 克（干者 30 克）。［功效与用途］清热，解毒，消肿，散结。主治红痛较重、并有明显睑肿。［用法与疗程］水煎，头煎内服，2 煎洗眼。每日 2 剂。病愈即止。［附注］在使用时，注意保护眼睛。

◇**鲜紫花地丁煎**

［组成］鲜紫花地丁草（犁头草）30 克。［功效与用途］清热，解毒，凉血，消肿。主治麦粒肿初起。［用法与疗程］水煎服。每日 2 次。病愈即止。［宜忌］服药期间忌吃发物。

◇**花莲煎**

［组成］紫花地丁 15 克，穿心莲 9 克。［功效与用途］清热，解毒，凉血，消肿。主治麦粒肿。［用法与疗程］水煎服。每日 2 次。病愈即止。［宜忌］服药期间忌吃发物。

◇**地黄醋**

［组成］鲜生地黄，醋。［功效与用途］清热，凉血。主治红痛较重、并有明显睑肿。［用法与疗程］生地黄捣烂取汁，与醋同量和匀，涂于患处。每日 3～4 次。［附注］在使用时，注意保护眼睛。

### 🌸（二）验方🌸

◇**青衣蜕方**

［组成］青龙衣 10 克，酒精 150 毫升。［功效与用途］祛风，定惊，解毒。主治麦粒肿。［用法与疗程］用 75% 酒精泡 5 分钟，敷患处，加耳尖放血。

◇**枯矾涂剂**

［组成］枯白矾 1.5 克，蛋清 1 个。［功效与用途］解毒，杀虫，燥湿，止痒。主治

眼睑痒痛而胀，红肿尚轻。［用法与疗程］枯白矾研细末，用鸡蛋清调匀，涂患处。每日3次。病愈即止。［附注］治疗时，最好加眼部热敷，每日3次，每次10～15分钟。

# 二、睑缘炎

## 验方

### ◇蚕沙方

［组成］蚕沙15克，米醋适量。［功效与用途］祛风，燥湿，活血止痛。主治睑缘毛囊根部皮肤潮红糜烂、附有白色或黄色的痂皮、揭去痂皮可见出血及溃疡、睫毛胶着成束甚至脱落、痒痛甚重、经久不愈。［用法与疗程］蚕沙置瓦片上，文火焙焦，研成极细末，用醋适量，调成糊状（不使有粒）涂患处。每日2～3次。

### ◇矾菊洗剂

［组成］白矾3克，白菊花9克。［功效与用途］散风，清热，平肝，明目。主治睑缘潮红糜烂、痒而微痛。［用法与疗程］水煎取1大碗，去渣，分3小碗，洗眼。每日3次，每次用1小碗，以棉花拭洗3～5分钟。如一眼轻一眼重，应先洗轻的，后洗重的。病愈即止。

### ◇青黛石膏涂剂

［组成］青黛1.5克，煅石膏3克。［功效与用途］清热，解毒。主治睑缘毛囊根部皮肤潮红糜烂、附有白色或黄色的痂皮、揭去痂皮可见出血及溃疡、睫毛胶着成束甚至脱落、痒痛甚重、经久不愈。［用法与疗程］共研极细末，加香油，调成糊状（不使有粒），涂患处。每日2～3次。

### ◇矾冰散

［组成］煮熟鸡蛋黄1个，胆矾0.3克，冰片0.06克。［功效与用途］清热，解毒。主治睑缘毛囊根部皮肤潮红糜烂、附有白色或黄色的痂皮、揭去痂皮可见出血及溃疡、睫毛胶着成束甚至脱落、痒痛甚重、经久不愈。［用法与疗程］鸡蛋黄熬炒成油，后二味共研极细末，加油调匀（不使有粒）涂患处。每日2～3次。［附注］病愈之后，仍应继续用药3～5天，以免复发。本病多并发于沙眼等症，应同时治疗。

### ◇皮硝洗剂

［组成］皮硝9克，豨莶草15克，明矾2.4克。［功效与用途］清热，解毒。主治睑缘潮红糜烂、痒而微痛。［用法与疗程］水煎取1大碗，去渣，分3小碗，洗眼，每日3次，每次用1小碗，以棉花拭洗3～5分钟。如一眼轻一眼重，应先洗轻的，后洗重的。［附注］洗药均可先熏后洗。药煎成，倒入碗内或搪瓷茶缸内，趁热将眼覆在碗或茶缸上，用热气熏眼。如为双眼，轮番熏之，病重一眼多熏，等热力渐低，即取澄清或过滤液洗眼。第二、

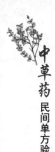

第三次，将药水重新加温，如上熏洗。

# 三、睑皮肤炎（包括倒睫）

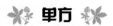 单方

◇木鳖子粉

[组成]木鳖子。[功效与用途]清热解毒。主治倒睫毛。[用法与疗程]木鳖子1个，去皮捣烂为末，药棉少许摊开如铜钱大，放入粉末，药棉包裹粉末塞入鼻内，以不胀且能正常呼吸为宜，右眼倒睫毛塞左鼻孔，左眼倒睫毛塞右鼻孔，12小时换药1次药。3～5次即可。[附注]用药后除了鼻内发热外无其他不适。用药后应洗手、洗脸。

# 第26章 泪器疾病

## 急、慢性泪囊炎

### ❧ 验方 ❧

◇归银饮

　［组成］当归、金银花、龙胆草各 9 克。［功效与用途］清热，解毒，活血，通窍。主治慢性泪囊炎。［用法与疗程］水煎服。每日 2 次，病愈即止。［附注］治疗前宜先冲洗泪道。

# 第 27 章　结膜疾病

## 一、急、慢性结膜炎

### （一）单方

◇**野菊洗剂**

［组成］鲜野菊花叶 30 克。［功效与用途］清热，散结，解毒。主治红眼、耳朵流脓。
［用法与疗程］煎浓汤，取澄清液，洗眼或滴耳。

◇**黄柏奶液**

［组成］黄柏（阔叶十大功劳）外皮。［功效与用途］清热，利湿。主治眼结膜炎、
眼睛发红、羞见灯光。［用法与疗程］用刀刮下外皮，研极细末，调入乳汁滴眼，闭眼约
2 分钟。每日滴 3 次。

◇**天竹液**

［组成］南天竹叶 30 克。［功效与用途］清热，解毒。主治结膜炎。［用法与疗程］
煎汁洗眼。每日 3 次。

◇**公英汤**

［组成］鲜蒲公英 60 克（干者 30 克）。［功效与用途］清热，解毒，消肿，散结。
主治急性结膜炎、眼红严重、分泌物极多、疼痛不能睁眼。［用法与疗程］水煎，头煎内服，
2 煎洗眼，每日 2 次，或加生栀子 9 克，水煎服。肿重者，加白菊花、炒车前子（包）各 15 克，
水煎，头煎内服，2 煎洗眼，每日 2 次。

◇**黄花汤**

［组成］一枝黄花 30 ～ 60 克。［功效与用途］清热，解毒，清肤，止痛。主治急性结膜炎。
［用法与疗程］水煎服。每日 2 次。病愈即止。［警示］肝肾功能不全者禁服。

◇**春藤饮**

［组成］中华常春藤 15 ～ 30 克。［功效与用途］清热，解毒。主治结膜炎。［用法与疗程］
水煎服。每日 2 次。

◇石榴叶煎

［组成］鲜石榴叶 50 克。［功效与用途］主治眼红赤肿。［用法与疗程］石榴叶洗净，加水 1 碗，煎至半碗，过滤。用叶水洗眼或滴眼。每日 2 ～ 3 次。

◇白英乳汁

［组成］白英。［功效与用途］清热，解毒。主治风火赤眼。［用法与疗程］鲜叶捣烂，调入乳汁滴眼。每日 2 ～ 3 次。

◇白英汤

［组成］白英根 15 克。［功效与用途］清热，解毒。主治结膜炎。［用法与疗程］水煎服。每日 2 次。

◇童尿洗液

［组成］取小孩鲜尿适量（选用 8 岁以下的小孩）。［功效与用途］主治红眼病（又称红眼）。［用法与疗程］待小孩撒尿时，取中段尿（弃前去后少许）。用尿液擦患眼皮和眼角内外，再用手指轻揉患眼皮几下。每日 2 ～ 3 次。坚持 2 ～ 3 天，病愈即止。

## ❀ （二）验方 ❀

◇胆汁汤

［组成］猪胆 1 个，白糖 50 克。［功效与用途］主治眼红赤肿。［用法与疗程］猪胆汁（或鸡胆汁）倒碗内，上火蒸热，加入白糖饮服。每日 1 剂。

◇枸杞酒

［组成］枸杞子 250 克，黄酒适量（约 2500 毫升）。［功效与用途］养肝，明目。主治肝虚眼疾，如眼红赤肿。［用法与疗程］将枸杞子浸泡于黄酒坛中，密封 2 个月，饭后适量饮用。每日 2 次。

◇栀子洗液

［组成］生栀子 30 克，食盐 9 克。［功效与用途］清热，凉血，解毒。主治慢性结膜炎、轻度眼红、少量分泌物、自觉干涩。［用法与疗程］水煎 1 大碗，洗眼。每日 2 次。病愈即止。

◇黄连乳

［组成］胡黄连 3 克，母乳适量。［功效与用途］主治眼红赤肿。［用法与疗程］将胡黄连研成粉末与人乳调成酱状敷足心，并按男左女右方向敷。每日 1 ～ 2 次。

◇甘草胆汁

［组成］甘草、猪胆汁各适量。［功效与用途］消炎，解毒。主治眼红赤肿。［用法与疗程］甘草用猪胆汁泡过，焙干研末，乳汁调服。每次 0.3 ～ 0.6 克。

◇黄马饮

［组成］黄花菜、马齿苋各 30 克。［功效与用途］清热，解毒。主治红眼病。［用法

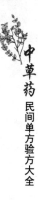

与疗程］水煎煮。每日 1 剂，分 2 次服。

◇鸡肝粥

［组成］鸡肝 2 具，大米 100 克，盐少许。［功效与用途］补肝益目。主治眼红赤肿。［用法与疗程］熬粥食用。早、晚分 2 次食之。

◇桑菊汤

［组成］白菊花、霜桑叶各 15 克。［功效与用途］疏散风热，清肝明目。主治慢性结膜炎、轻度眼红、少量分泌物、自觉干涩。［用法与疗程］水煎服。或澄清去渣洗眼，每日 3 次。或头煎内服，2 煎洗眼，每日 2 次。

◇柏菊汤

［组成］黄柏 30 克，菊花 15 克。［功效与用途］清热，燥湿。主治结膜炎。［用法与疗程］将药加开水 500 毫升浸泡 2 小时，用此药水洗患眼。每日 2 次，每次 10 分钟。连用 2 ～ 3 日即有效。

◇公英野菊饮

［组成］鲜蒲公英 60 克，野菊花（或白菊花）15 克。［功效与用途］清热，解毒，平肝，明目。主治急性结膜炎。［用法与疗程］水煎服。每日 2 次。

◇桑菊公英汤

［组成］野菊花、桑叶、蒲公英各 12 克。［功效与用途］清热，散结，解毒。主治慢性结膜炎。［用法与疗程］水煎服。每日 2 次。病愈即止。

◇菊胆汤

［组成］野菊花、龙胆草、金银花藤各 9 克。［功效与用途］清热，散结，疏肝，明目。主治结膜炎。［用法与疗程］水煎服。每日 2 次。

◇地骨桑皮饮

［组成］地骨皮、桑白皮各 9 克，甘草 3 克。［功效与用途］凉血，清肝，降火。主治慢性结膜炎、轻度眼红、少量分泌物、自觉干涩。［用法与疗程］水煎服。每日 2 次。病愈即止。

◇三胆滴

［组成］羊胆 1 个，鸡胆 3 个，鲤鱼胆 2 个。［功效与用途］消炎。主治眼红赤肿。［用法与疗程］刺破取汁液，调和均匀滴眼。每日 2 ～ 3 次。

◇防龙汤

［组成］防风、龙胆草、菊花各 9 克，甘草 3 克，细辛 2.1 克。［功效与用途］散风，清热，平肝，明目。主治春季结膜炎。［用法与疗程］水煎，头煎内服，2 煎洗眼。早、晚各 1 次。

◇地丁金沙汤

［组成］半边莲、地丁草、忍冬藤各 9 克，海金沙 12 克。［功效与用途］清热，解毒。主治慢性结膜炎。［用法与疗程］水煎服。每日 2 次。病愈即止。

◇荆防汤

［组成］荆芥、蔓荆子、赤芍、川芎、防风各2.4克，车前子3克，蝉蜕（去翅、足）1.8克，菊花3克，生地黄（切片）4.5克，青葙子2.4克，甘草1.2克，生姜1薄片为引。［功效与用途］清热，活血，祛瘀。主治眼白球有红丝、疼痛者。［用法与疗程］水煎服。每日2次。

◇凉金敬火汤

［组成］生地黄（切片）6克，牡丹皮、赤芍、黄芩、防风、荆芥、归尾各2.4克，蝉蜕1.8克，柴胡2.4克，车前子3克。［功效与用途］疏肝，清热。主治眼白红肿痛生眵流泪羞明者。［用法与疗程］水煎服。每日2次。［附注］头痛恶风或发热者，加羌活2.4克；眼痛、口渴者，加川连（酒炒）2.4克；肿不消、红不退者，加红花1.2克。

◇清眼饮

［组成］谷精草珠、青葙子、密蒙花、木贼草各10克，木通5克，牡丹皮6克，白芍、夜明砂、生栀子各10克，石决明20克。［功效与用途］清肝明目。主治急性结膜炎。［用法与疗程］水煎服。每日2次。［加减运用］肿痛甚者，加菊花10克，蒲公英15克，车前子10克；大便硬结者，加大黄9克，夏枯草10克；肝虚有热者，加枸杞子、沙苑子各10克。

# 二、沙眼

## 单方

◇千里光煎

［组成］千里光全草60克。［功效与用途］清热，解毒。主治眼睛迎风流泪（沙眼）。［用法与疗程］水煎服。另取全草用笋壳包裹，煨熟，捣汁，滴入眼中。［警示］肝功能不全者禁服。

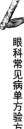

眼科常见病单方验方

# 第 28 章　角膜、虹膜疾病

## 角膜炎、虹膜炎、角膜溃疡等

### ✿（一）单方✿

◇蒺藜汤

　　［组成］白蒺藜 9 克。［功效与用途］清热，解毒。主治角膜开始起白点、眼红、流泪、涩痛不欲睁眼。［用法与疗程］煎汤 1 大碗，分 3 小碗，每日熏洗 3 次。第 1 次趁热先熏，稍凉澄清去渣再洗。第 2 ～ 3 次，临用时再加温。

◇三白草煎

　　［组成］三白草根 30 克。［功效与用途］清热，解毒。主治角膜炎。［用法与疗程］加夹心肉煮服。每日 1 次。

◇苦爹菜煎

　　［组成］苦爹菜根（异叶茴芹）15 ～ 30 克。［功效与用途］清凉，解毒。主治角膜炎。［用法与疗程］水煎服，每日 1 剂。亦可加六月雪根 30 克，水煎服。

◇伏地堇煎

　　［组成］伏地堇 30 ～ 60 克。［功效与用途］清热，解毒。主治角膜炎。［用法与疗程］水煎服。每日 1 剂。

### ✿（二）验方✿

◇决龙汤

　　［组成］草决明 15 克，龙胆草 9 克，野菊花 6 克。［功效与用途］清肝火，明目。主治角膜开始起白点、眼红、流泪、涩痛不欲睁眼。［用法与疗程］水煎服。每日 2 次。

◇威灵月雪饮

　　［组成］苦爹菜根（异叶茴芹）、威灵仙各 6 克，毛茛 3 克，六月雪 30 克。［功效与用途］清热，解毒，利湿。主治角膜炎。［用法与疗程］水煎服。每日 1 剂。

◇翳星方

［组成］内服：节节草、谷精草、小叶华紫珠（白棠子树）、山谷（秕壳草根）各9克，桑白皮、虎杖、腐婢各6克。外敷：马蹄金萍、半边莲、水芹菜、酢浆草各适量。［功效与用途］清肝，明目。主治眼生翳星。［用法与疗程］内服：水煎服，每日2次。外敷：加糯米粥捣烂敷患眼。

◇养血泻火汤

［组成］生地黄（切片）6克，牡丹皮2.4克，当归3克，草决明2.4克，白芍（酒炒）3克，防风、荆芥各1.8克，青葙子、川芎各2.4克，菊花、茯苓各3克，车前子2.4克。［功效与用途］清热，泻火。用于眼小角淡红或赤而痛者。［用法与疗程］水煎服。每日2次。［附注］若服此药红痛俱愈，若看物不明，去荆芥、防风，加沙苑子、蒺藜（淡盐水炒）各3克，菟丝子3克，熟地黄6克。

◇泻肝汤

［组成］柴胡2.4克，防风、荆芥、川芎各1.8克，当归、赤芍、菊花、栀子（酒炒）、青皮、车前子各2.4克，生姜1薄片引，痛甚者加黄芩2.4克。［功效与用途］清热，泻火。用于眼黑珠周围红肿、疼痛者。［用法与疗程］水煎服。每日2次。［附注］服此方药痛不减口渴者，加龙胆草5克。

# 第 29 章　玻璃体疾病

## 玻璃体混浊

### ❈ 验方 ❈

◇白蒲丹参汤

　［组成］白茅根 15 克，蒲公英 30 克，丹参、穿心莲、女贞子各 15 克，谷精草 30 克。
［功效与用途］清热，解毒。主治玻璃体混浊。［用法与疗程］水煎服。每日 2 次。

# 第30章 眼外伤

## 一、钝挫伤

### ❋ (一) 单方 ❋

◇**生地黄敷剂**

[组成] 鲜生地黄适量。[功效与用途] 清热，凉血。主治眼受钝挫伤、眼红、睑青肿、疼痛。[用法与疗程] 捣烂，敷患处。或加杏仁四分之一共捣烂，以人乳调敷患处。每日3～4次。

### ❋ (二) 验方 ❋

◇**柏叶地黄汤**

[组成] 侧柏叶30克，黑艾叶6克，鲜生地黄12克。[功效与用途] 清热，消肿。主治眼受钝挫伤、眼红、睑青肿、前房有出血、眼痛。[用法与疗程] 水煎服。每日2次。

◇**赤桃饮**

[组成] 赤芍、红花、桃仁（打）各9克，苏木4.5克，藕节5个。[功效与用途] 活血，凉血。主治眼受钝挫伤、眼红、睑青肿、前房有出血、疼痛严重。[用法与疗程] 水煎服。每日2次。

## 二、刺伤

### ❋ 单方 ❋

◇**眼伤外敷剂**

[组成] 桃叶1把。[功效与用途] 清热，消炎。用于眼睛轻度刺伤、碰伤及白眼球充血红肿、瞳孔见白点。[用法与疗程] 捣烂，敷眼伤处，用纱布扎好，24小时1换。3次而愈。

# 第 31 章 视力减退与夜盲

## 一、视力减退

### 验方

◇**枸杞猪肝煎**

［组成］枸杞子 12 克，糖 12 克。［功效与用途］清肝，明目。主治视力减退。［用法与疗程］塞入猪肚内，煮服，每日 2 次。

◇**明目方**

［组成］枸杞子 250 克，甘菊 120 克。［功效与用途］清肝，明目。用于肝火上炎所致的目赤昏花、视物不清。［用法与疗程］上药装入盛有白蜜的瓷罐中，炖 1 天。每晨取数匙用开水调服。

◇**萌珠饮**

［组成］合萌、叶下珠各 9 克，谷精草、菊花各 6 克，女贞子、千里光各 9 克，大枣 10 枚。［功效与用途］退翳明目。主治眼疾，如目生瘴翳、迎风流泪、赤眼、玻璃体混浊等。［用法与疗程］水煎服。每日 2 次。

◇**地黄山药饮**

［组成］熟地黄 6 克切片，山药、山茱萸、当归各 3 克，牡丹皮、川芎、泽泻各 2.4 克，加用枸杞子 3 克，茯苓 2.4 克，菊花 3 克。若为丸，则用熟地黄 240 克，山药、山茱萸、当归、枸杞子各 120 克，牡丹皮、川芎、泽泻、茯苓各 90 克，菟丝子 90 克酒蒸，菊花 60 克。［功效与用途］主治病后眼睛看物不清楚及云翳退后不明、夜见灯上有丝球者。［用法与疗程］水煎，空腹服。若为丸，每服 12 克。

# 二、夜盲

## (一) 单方

◇**菠菜汁**

［组成］鲜菠菜 500 克。［功效与用途］主治夜盲。［用法与疗程］捣烂，榨取汁服药。每日 1 剂，分 2 次服。可常服。

◇**苍术饮**

［组成］苍术 15 克。［功效与用途］燥湿，健脾，明目。主治夜盲。［用法与疗程］水煎服，日服 2 次。也可研末，温开水送下，每次服 3 克，日服 2 次。

◇**苜蓿饮**

［组成］青苜蓿适量。［功效与用途］明目。主治夜盲。［用法与疗程］煮熟食用，连汤喝。每日 2 次。

◇**松针饮**

［组成］松针 500 克。［功效与用途］明目。主治夜盲。［用法与疗程］水煎服。每日 2 次。病愈即止。

## (二) 验方

◇**胡萝卜方**

［组成］胡萝卜 100～200 克，猪油 50 克。［功效与用途］明目。主治夜盲。［用法与疗程］洗净切碎，猪油炒胡萝卜食用，每天 1 次，连服 3 天。也可以水煎或生吃，经常服用。

◇**苍术萝卜汤**

［组成］苍术 15 克，胡萝卜 150 克。［功效与用途］清热，燥湿。主治夜盲。［用法与疗程］水煎服。每日 1～2 次。

◇**谷精羊肝饮**

［组成］谷精草 30 克，羊肝 1 只。［功效与用途］清补肝肾，明目。主治夜盲。［用法与疗程］加水煮熟，食肝喝汤。［附注］如无谷精草，可单用羊肝 1 味，其他动物的肝脏也可用。

◇**皂角猪肝汤**

［组成］田皂角全草 60 克，加猪肝适量。［功效与用途］清肝，明目。主治夜盲。［用法与疗程］水煎，吃猪肝喝汤。每日 1～2 次。

◇**叶下珠猪肝汤**

［组成］叶下珠全草 30 克，猪肝 60～120 克。［功效与用途］清热，祛湿，解毒。

眼科常见病单方验方

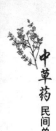

主治夜盲。[用法与疗程]水煎，吃猪肝喝汤。每日1～2次。

### ◇夜明砂猪肝汤

[组成]夜明砂（研面）15克，猪肝或羊肝120克。[功效与用途]清热，明目。主治夜盲。[用法与疗程]煮食。每日1次。连用3～5天。

### ◇决明地肤汤

[组成]决明子、地肤子各18克[功效与用途]明目。主治夜盲。[用法与疗程]水煎服。每日1剂，分2次服。连服1周。

# 第32章 眼科其他疾病

## 一、迎风流泪

### ❈ 验方 ❈

◇荆芥散

［组成］荆芥、甘草、蔓荆子、甘菊、白芍、香附、苍术（炒）、草决明（炒）各等份。［功效与用途］驱风，明目。主治眼有遇风流泪。［用法与疗程］研为末黑豆汤送下。每服3克。

◇地黄丸

［组成］生地黄（酒浸）500克，熟地黄（酒浸，九蒸）500克，防风、枳壳（麸炒）、川牛膝各120克，杏仁（去皮尖）60克。［功效与用途］清热，养阴，明目。主治眼有迎风流泪。［用法与疗程］共研末炼蜜为丸（如梧桐子大）服药。每服15克，每日1～2次。

◇迎风流泪方

［组成］防风1.5克，荆芥、决明子各2.4克，蔓荆子1.5克，当归3克，菊花2.4克，蕤仁、车前子、牡丹皮、白芍各2.4克，甘草1.2克，老生姜1薄片引，如有赤丝加酒炒黄芩2.4克。［功效与用途］祛风，活血，明目。主治迎风下泪。［用法与疗程］水煎服。每日2次。

## 二、眼生黑花

### ❈ 验方 ❈

◇明目流气饮

［组成］大黄（炮）、牛蒡子（炒）、川芎、甘菊、白蒺藜（炒去刺）、细辛、防风、玄参、栀子（炒）、荆芥穗、蔓荆子（炒）、甘草、黄芩、木贼（去节）、单决明子（炒）各2.1克，苍术（米泔浸）1.8克。［功效与用途］清热，利湿，明目。主治目中障翳、视物不明、眼生黑花。［用法与疗程］水煎，饭后服，每日2次。或研末，临睡前，用酒送服，

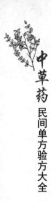

每次 6 克，每日 1 次。

◇猪苓汤

[组成]汤剂：五味子、熟地黄、猪苓各 15 克，肉苁蓉（酒洗）、枸杞子、覆盆子各 10 克。补肾丸：车前子（酒浸）30 克，石斛（去根）30 克，青盐、磁石（煅醋淬 7 次，水飞）6 克，沉香 15 克，菟丝子（酒煮打烂）6 克。[功效与用途]补肾，填精，明目。主治目有黑花，如飞蝉蝇。[用法与疗程]汤剂：水煎服，每日 2 次。补肾丸：研为细末炼蜜为丸，如梧桐子大，每服 10 克，空腹盐汤送下。

# 三、其他病症

## （一）单方

◇千里光茶

[组成]鲜千里光（全草）24～30 克。[功效与用途]清热，解毒，明目。主治肝热迫眼、赤肿疼痛。[用法与疗程]酌加冰糖，冲开水炖 1 小时，饭后服。每日 2 次。[警示]肝功能不全者禁服。

## （二）验方

◇角豆饮

[组成]羊角豆子 15～30 克，冰糖 30 克。[功效与用途]清肝，明目。主治肝火迫眼、红肿羞明，或视物不明。[用法与疗程]冲开水炖服。每日 1～2 剂，连用 3～5 天。

◇鲜奶滴剂

[组成]鲜牛奶 10 毫升，2%普鲁卡因液（或 1%丁卡因液）0.3 毫升。[功效与用途]主治电光性眼炎。[用法与疗程]混合后点眼。开始每分钟点 1 次，共 2 次，3～5 分钟后再点 1～2 次，每次 2～3 滴。如无牛奶，可用人奶代之，点法同上。

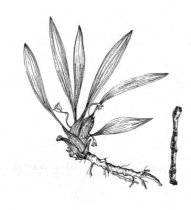

# 耳、鼻、咽喉及口腔常见病单方验方

# 第33章　耳部疾病

## 一、中耳炎、乳突炎

### （一）单方

◇韭菜洗耳液

［组成］鲜韭菜适量。［功效与用途］消炎。主治小儿中耳炎。［用法与疗程］先用过氧化氢溶液洗耳擦干，绞汁滴耳。每天2次。连用5天。

◇虎耳汁滴耳液

［组成］鲜虎耳适量。［功效与用途］消炎。主治小儿中耳炎。［用法与疗程］先用过氧化氢溶液洗耳擦干，绞汁滴耳。每天2次。

◇五倍子粉

［组成］五倍子。［功效与用途］收湿，敛疮。主治中耳炎。［用法与疗程］炒研粉，吹入耳内。每日2～3次。

◇牛皮粉

［组成］牛皮。［功效与用途］主治中耳炎。［用法与疗程］烧灰研粉吹耳，每日2～3次。

◇水珠滴液

［组成］滴水珠。［功效与用途］消肿解毒，散结止痛。主治中耳炎。［用法与疗程］捣汁，滴耳内。每日2～3次，病愈即止。

◇虎耳汁

［组成］鲜虎耳草适量。［功效与用途］清热解毒，凉血渗湿。用于治疗中耳炎。［用法与疗程］洗净，加盐卤少许捣烂取汁备用，用时取汁滴耳内3～5滴，每日滴2～5次。或鲜虎耳草捣烂取汁加入枯矾、冰片各适量调匀，取药液滴耳内3～5滴，每日滴2～5次。

# ❈ (二) 验方 ❈

◇**地龙冰片液**

［组成］活地龙若干，冰片少许。［功效与用途］消炎。主治中耳炎。［用法与疗程］将活地龙大者 1 条洗净，加冰片少许放葱管内，滴入耳道即可。

◇**苍耳汤**

［组成］炒苍耳子 15 克或根 30 克。［功效与用途］散风除湿，解毒疗疮。主治鼻窦炎和中耳炎。［用法与疗程］水煎服。［警示］肝、肾功能不全者慎用。

◇**木鳖油**

［组成］木鳖子，茶油。［功效与用途］散结消肿，攻毒疗疮。主治中耳炎。［用法与疗程］木鳖子（打碎）浸入茶油中放火上煎后，用棉花浸油塞耳。每日 1 次。［警示］有毒，不可入口，用药后要洗手。

◇**洗敷方**

［组成］绿豆，茶叶。［功效与用途］清凉，清热，解毒。主治中耳炎（适用中耳炎流脓、外耳壳糜烂）。［用法与疗程］先用茶叶汁外洗，再敷绿豆粉。

◇**白茯苓粥**

［组成］白茯苓 15 克，粳米 50 克。［功效与用途］清热利湿。主治化脓性中耳炎。［用法与疗程］白茯苓捣细末与粳米放入砂锅，加水 500 毫升，煮成稠粥。每日 2 次，早、晚各温热时服。

◇**地龙白糖液**

［组成］鲜地龙 30 克，加白糖 30 克。［功效与用途］清热，克惊，通络。治疗慢性化脓性中耳炎。［用法与疗程］放置 15 天后取黄色黏液备用。以 3% 过氧化氢溶液洗去耳内脓性分泌物后滴入上述黏液。每日 3～4 次，每次 2～3 滴。5～7 天为 1个疗程。

◇**金野滴耳液**

［组成］金刚刺嫩叶、野菊花叶等量。［功效与用途］清热，解毒。主治急、慢性中耳炎。［用法与疗程］捣烂绞汁，加烧酒数滴，每日滴耳 3 次。

◇**银防芷酱汤**

［组成］金银花、败酱草各 25 克，白芷 7.5 克，防风 10 克。［功效与用途］清热，解毒。主治中耳炎。［用法与疗程］水煎服。每日 1 剂，分 2 次服。儿童用量酌减。9 剂为 1 个疗程。

◇**蒲金汤**

［组成］蒲公英 30 克，金银花、连翘各 15 克，焦栀子、黄芩、牡丹皮各 10 克，胆星 6 克，竹茹 10 克。有炎症者，加重楼 10 克。［功效与用途］清热，解毒。主治中耳炎。［用法

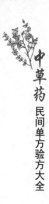

与疗程］水煎服。每日 1 剂，分 2 次口服。

# 二、耳道感染、乳头状瘤等

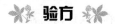

**验方**

◇**白矾麝香粉**

［组成］白矾，麝香。［功效与用途］主治小儿耳脓。［用法与疗程］研成粉末，掺入耳中。早、晚各 1 次。

◇**黄柏马齿粉**

［组成］黄柏 15 克，马齿苋 30 克。［功效与用途］祛湿，消炎。主治耳内外生疮。［用法与疗程］共研细末，香油调涂患处。

# 三、耳鸣、耳聋

## （一）单方

◇**单方 1**

［组成］鲤鱼胆汁适量。［功效与用途］驱风，通窍。主治中耳炎所致的耳聋、耳鸣。［用法与疗程］将鲤鱼腹内的苦胆取出，把胆汁挤入碗内。先用过氧化氢溶液清洗耳道内的脓水等，再滴入鲜胆汁，然后用棉花球堵塞耳孔。每日滴 1 次。连用 3～4 次。

◇**单方 2**

［组成］粗大蚯蚓 30 条。［功效与用途］清热惊，通络。主治神经性耳聋、耳鸣。［用法与疗程］先洗净蚯蚓，再放清水中浸泡 15 分钟，然后放置于消毒的器皿中，加适量盐，蚯蚓体内渗出金黄色液体（叫地龙液），丢掉蚯蚓，将液装瓶备用。用滴管滴于患耳内。每日 2 次，每次 1～2 滴。滴前用棉签擦净耳内脓液。

◇**单方 3**

［组成］鳝鱼 1 条。［功效与用途］消炎，通络。主治神经性耳聋。［用法与疗程］鳝鱼剪尾滴血入耳内。每日 2 次，每次 3 滴，滴入后侧卧 20 分钟。

◇**九节菖蒲方**

［组成］九节菖蒲 3 厘米。［功效与用途］开窍化痰。用于治疗耳鸣，耳聋。［用法与疗程］阴干百日，研末，用酒吞服。每次用 1 厘米，每日 3 服。

◇**石菖蒲方**

［组成］鲜石菖蒲适量。［功效与用途］化湿，开窍，醒神，益智。主治病后耳聋。［用

法与疗程〕打碎，绞汁，滴耳。每日 1 次。连用 3 日。

◇**银杏叶汤**

〔组成〕银杏干叶适量。〔功效与用途〕活血化瘀。主治因血瘀所致的耳聋、耳鸣。〔用法与疗程〕取银杏叶 2 ~ 3 张，先将第 1 次泡茶倒掉。当茶饮 1 天。

◇**芥菜籽粉**

〔组成〕芥菜籽 30 克。〔功效与用途〕通络。主治耳聋、耳鸣。〔用法与疗程〕研成细末，分别装在药棉球里。每晚睡前分别塞耳朵内。每日换 1 次。

# ❀ (二) 验方 ❀

◇**验方 1**

〔组成〕山隔龙（尖叶薯蓣的果实）15 克，猪瘦肉 100 克。〔功效与用途〕补气，益血。主治耳鸣、耳聋。〔用法与疗程〕煮熟，吃肉，喝汤。每日 1 剂。连服 3 ~ 5 天。

◇**验方 2**

〔组成〕巴豆 1 粒，斑蝥 3 个，片麝香少许。〔功效与用途〕辛散，通络。主治耳鸣、耳聋。〔用法与疗程〕共研细末，加入葱白（研碎）、蜂蜜调匀，做丸如麦形，用新棉裹入耳中，如耳中响音如雷，不必惊慌，过 3 ~ 7 日后取出。〔宜忌〕此药切忌入口。皮肤会起疱。

◇**验方 3**

〔组成〕猪瘦肉 500 克，黑豆 50 克。〔功效与用途〕补益，活血，祛风。主治耳鸣。〔用法与疗程〕猪肉、黑豆同煮至烂熟。随意服之，可当菜吃。

◇**胡冰散**

〔组成〕核桃仁适量，冰片 0.6 克。〔功效与用途〕补肾，清热。主治耳聋、耳鸣。〔用法与疗程〕将核桃仁研烂，榨油，去渣油 3 克，与冰片 0.6 克摇匀溶化，制成滴耳油。每次取少许滴入耳内，每日 3 ~ 4 次。每次滴入前，先用棉签蘸过氧化氢溶液清洗耳道，擦干再滴入药油。

◇**石榴花冰片散**

〔组成〕石榴花 150 克，冰片少许。〔功效与用途〕消炎。主治耳聋、耳鸣。〔用法与疗程〕将石榴花在新瓦片上焙干，研成细粉，加入少量冰片。用笔管将二味调和物吹入耳内，连用 3 ~ 4 次。

◇**冰黄散**

〔组成〕黄鱼耳石（鱼脑石）25 克，冰片 2 克，香油适量。〔功效与用途〕消炎。主治耳聋、耳鸣。〔用法与疗程〕将黄鱼耳石放在火内煅烧，然后砸碎与冰片共研成粉末，加纯香油调匀，将调和液滴入耳内。每日 2 次。

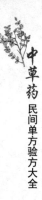

### ◇松野茶

[组成] 马尾松、野麻各 500 克。[功效与用途] 通络, 消炎。主治神经性耳鸣屡效。[用法与疗程] 水煎代茶, 分数次饮服。每日 1 剂。

### ◇参鸽汤

[组成] 党参 30 克, 黑胡椒 10 克, 白鸽 1 只。[功效与用途] 补益, 利气。主治耳鸣。[用法与疗程] 白鸽去毛, 内脏洗净, 黑胡椒用纱布包好, 加水盐适量, 一并放砂锅用小火煮烂, 饮汤吃鸽肉。连服 5 ～ 7 天。

### ◇菖蒲羹

[组成] 石菖蒲 (米泔浸 1 宿) 60 克, 猪肾 (去筋膜细切开) 1 对, 葱白 (擘, 碎) 1 握, 米泔水 3 升。[功效与用途] 化湿, 开窍。治疗耳聋、耳鸣如风水声。[用法与疗程] 先煮菖蒲, 取汁 2.5 升, 去渣, 入猪肾、葱白作羹, 空腹食。每日 1 次。连服 3 日。

### ◇地芍汤

[组成] 生地黄 12 克, 白芍 6 克, 怀牛膝 (盐水炒)、牡丹皮、知母 (盐水炒) 各 6 克。广皮 3 克, 枳壳 (麸炒) 6 克, 黄柏 (盐水炒)、泽泻各 3 克, 防风 4.5 克, 黑豆皮、活磁石各 6 克, 焙研极细为引。[功效与用途] 滋阴活血, 利湿, 通络。主治因气虚血亏、经络不通所致的耳聋。[用法与疗程] 水煎服。每日 1 次。连服数天。

### ◇按摩止耳聋法

[功效与用途] 活血行气, 通络。主治神经性耳聋及因鼓膜内陷引起的听力障碍。[用法与疗程] 用双手按摩耳口 100 次, 再用双锤轻打耳后头部 100 次。然后用手捏住双鼻, 闭紧嘴巴, 向耳朵大力鼓气 100 下。之后, 再做颈部运动, 即头部左右摇动 100 次, 向左、右各旋转 100 次, 左右转动 100 次, 点头 100 次。最后用双手十指大力梳理头发 100 次。

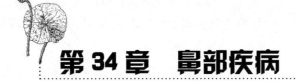

# 第34章　鼻部疾病

## 一、过敏性鼻炎

### ✿ 验方 ✿

◇**脱敏汤**

［组成］紫草、茜草、徐长卿（后下）、墨旱莲各10克，蝉蜕3克。［功效与用途］清热疏风，脱敏止嚏。主治过敏性鼻炎。［用法与疗程］水煎服。［加减运用］症状严重者，加干地龙、乌梅各6克；涕多不敛者，加石榴皮、益智仁、诃子肉各10克；体虚者，加黄芪、百合各10克。

◇**御风健鼻汤**

［组成］苍耳子（炒）、蝉蜕各6克，防风、白蒺藜、肥玉竹各10克，炙甘草4.5克，薏苡仁、百合各12克。［功效与用途］清热，疏风。主治过敏性鼻炎。［用法与疗程］水煎，分2次服。也可制成蜜丸，重6克，每日服2～3次。［加减运用］气虚者，加黄芪、白术各10克，亦可再加党参10克，山药12克；头痛者，加白芷10克；嚏时涕泪俱下者，加蔓荆子10克；鼻痒者，重用蝉蜕；局部苍白且现青蓝色者，加当归9克；顶门发冷畏风者，加鹿脊髓或鹿角10克。

## 二、急、慢性鼻炎及副鼻窦炎

### ✿ （一）单方 ✿

◇**单方1**

［组成］经霜丝瓜藤。［功效与用途］消炎。主治慢性鼻炎。［用法与疗程］放在瓦上煅炭研末，加酒少许调服。每次15克，每日3次。连服5～7天。

◇**单方2**

［组成］鱼腥草15克。［功效与用途］清凉，解毒，杀菌，消炎。主治鼻窦炎、鼻流

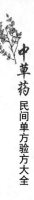

脓样臭液。[用法与疗程] 水煎服，每日 1 剂。或用鲜者捣汁，滴入鼻内，每日 3 ～ 5 次。

### ◇苍耳子粉

[组成] 苍耳子（炒）。[功效与用途] 散风除湿，通鼻窍。主治鼻炎。[用法与疗程] 焙后研末服药。每次 1.5 克，每日 3 次。以 20 ～ 30 天为 1 个疗程。[警示] 肝、肾功能不全者禁服。

### ◇苍耳子煎

[组成] 苍耳子（炒）15 克或根 30 克。[功效与用途] 散风除湿，通鼻窍。主治鼻窦炎和中耳炎。[用法与疗程] 水煎服。每日 1 剂。连用 3 ～ 5 天。[警示] 肝、肾功能不全者慎用。

### ◇芝麻油滴剂

[组成] 新鲜芝麻油适量。[功效与用途] 滋润肌肤。主治干燥性鼻炎。[用法与疗程] 药棉蘸取芝麻油涂于鼻腔患处。每日 1 ～ 2 次。连用 2 ～ 3 日。

### ◇鲜苔塞鼻通

[组成] 新鲜青苔若干。[功效与用途] 消炎。主治鼻炎。[用法与疗程] 敲去泥沙，用纱布包好，将包好的青苔塞进一侧鼻腔，15 分钟后取出，又塞入另一侧鼻腔。每日 3 次。连用 1 周。

### ◇鹅不食草沾鼻炎方

[组成] 鹅不食草。[功效与用途] 活络，通窍。主治慢性鼻炎。[用法与疗程] 搓软，塞鼻。每日 1 次，每次 1 小时。连用 3 ～ 5 天。

### ◇丝瓜藤粉

[组成] 丝瓜藤（近根处）33 厘米。[功效与用途] 消炎。主治鼻窦炎。[用法与疗程] 瓦上焙干研末，用热黄酒送服。每次 3 ～ 6 克，每日早、晚各 1 次。不能饮酒者，可用水煎或开水调服。连用 3 ～ 5 天。

### ◇小花米熏剂

[组成] 小花米 7 粒。[功效与用途] 消炎。主治鼻窦炎。[用法与疗程] 小花米放入干净的白铁罐内，上糊纸封严，纸上开一小孔，将罐放火炉上，以烟熏鼻孔，烟尽为止。每日 1 次。疗程 1 个月。

### ◇蜂房液

[组成] 蜂房（蜂巢）不限量。[功效与用途] 驱风，攻毒，杀虫，止痛。主治鼻窦炎。[用法与疗程] 蜂房冲洗干净，撕成块状放于口中嚼烂，吐渣咽液。每日嚼 3 次，每次嚼 3 ～ 6 块。病愈即止。

### ◇大蓟饮

[组成] 鲜大蓟根 90 克。[功效与用途] 清热，解毒。主治副鼻窦炎。[用法与疗程] 水煎服。每日 2 次。连用 3 ～ 5 天。

◇蕺菜沾鼻方

[组成]鲜鱼腥草适量,另用蕺菜21克。[功效与用途]清热,解毒。主治慢性鼻窦炎。[用法与疗程]鲜鱼腥草捣烂,绞取自然汁滴鼻。每日滴鼻数次。另用蕺菜水煎服。连用3～5天。

## ❀ (二) 验方 ❀

◇羊睾散

[组成]羊睾1对,黄酒适量。[功效与用途]消炎。主治鼻窦炎。[用法与疗程]将羊睾洗净,放瓦片或炒锅内焙黄(不可炒焦炒黑),研为细末,用温开水或黄酒送下。每日1对,分2次服。连续服药2～3天。

◇芥菜头粥

[组成]芥菜头1～2只,大米50克。[功效与用途]消炎。主治鼻炎。[用法与疗程]洗净芥菜头切小片,加水与大米同煮成粥。每日做早点食用,连用1～2周。

◇丝瓜藤猪肉方

[组成]丝瓜藤(近根部分)2～3节,猪瘦肉50克,盐适量。[功效与用途]通络,开窍。主治鼻炎。[用法与疗程]丝瓜藤洗净切小段,猪肉切小块,加水一并煮汤,用少许盐调味。饮汤吃肉,每日1次。连服10～15日。

◇辛夷鸡蛋方

[组成]辛夷花15克,鸡蛋2个。[功效与用途]散风寒,通鼻窍。主治鼻窦炎。[用法与疗程]将辛夷花放入砂锅内,加清水2碗,煎煮至1碗;鸡蛋煮熟后去壳,刺小孔10余个;将砂锅复置于火上,倒入药汁煮沸,放入鸡蛋同煮片刻。饮汤吃蛋。每日1剂。连用3～5天。

◇大蓟鸡蛋汤

[组成]鲜大蓟根90克,鸡蛋2～3个。[功效与用途]祛瘀,消肿,凉血。主治鼻炎、副鼻窦炎。[用法与疗程]共煮,吃蛋和汤。[宜忌]服药期间忌吃刺激性食物。

◇葱蒜奶液

[组成]葱头、蒜头;牛奶各适量。[功效与用途]疏风,开窍,杀菌,止痒。主治鼻炎。[用法与疗程]把葱、蒜头洗净捣汁,取其汁再加入适量牛奶,搅匀(3种比例视人而定),将混合液滴入鼻腔。每日3次。病愈即止。

◇羊胆涂剂

[组成]鲜羊胆1只,白矾3克,鲜芦苇1株。[功效与用途]消炎。主治鼻窦炎。[用法与疗程]白矾(研成细粉)装入羊胆内,用线绳扎紧胆管,吊在屋檐下风干研末;鲜芦苇用水洗净,放瓷碗里捣碎,取汁液1.5克与干羊胆细粉末一起搅匀,装入瓶内涂鼻孔患处。

耳、鼻、咽喉及口腔常见病单方验方

413

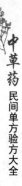

每次涂药液，把鼻孔用棉签蘸盐水洗净。每日 3～5 次。连用 1 周。［附注］药液最长只能用 1 周。

◇辛川白芷煎

［组成］猪脑（或牛、羊脑）2 副，川芎、白芷各 10 克，辛夷花 15 克。［功效与用途］通窍，补脑，祛风，止痛。主治鼻炎。［用法与疗程］猪脑剔去红筋，洗净备用，川芎等 3 味药加清水 2 碗，煎至 1 碗，再将药汁倒入盅内，加入猪脑，隔水炖熟。饮汤食脑。每日 1 剂。连用 3～5 天。

◇鼠曲鱼腥饮

［组成］鼠曲草、鸡屎藤、鱼腥草各 30 克，桔梗、牛蒡子各 10 克，冰糖、蜂蜜各 50 克。［功效与用途］清热，解毒。主治鼻炎。［用法与疗程］水煎 2 次，过滤后加糖、蜂蜜调匀内服。每日 3 次，每次 25 毫升。10 日为 1 个疗程。

# 第35章 咽喉及口腔常见疾病

## 一、急、慢性咽喉炎

### ❀（一）单方 ❀

◇单方1

[组成]生荸荠适量。[功效与用途]清热，利咽。主治咽喉炎。[用法与疗程]洗净荸荠并切碎块，用纱布包扎绞取汁服药。不限量服药，每日数次。

◇单方2

[组成]白牛膝（柳叶牛膝）适量。[功效与用途]清热，解毒，活血，利咽。主治声音嘶哑。[用法与疗程]水煎服。每日3次。3天为1个疗程，连服1～2疗程。

◇青果饮

[组成]藏青果2～3枚。[功效与用途]清热，生津，解毒。主治咽部肿痛。[用法与疗程]以冷开水磨汁吞咽，或研碎泡汤服。连用3～5天。

◇菖蒲汁

[组成]鲜菖蒲根。[功效与用途]清热，解毒。主治喉痹肿痛。[用法与疗程]嚼汁，烧铁秤锤淬酒1杯，饮之。连用3～5天。

◇垂盆草汁

[组成]垂盆草适量。[功效与用途]清热，利湿，解毒。主治喉头肿痛。[用法与疗程]鲜全草捣汁1杯，加烧酒少许含漱。每次5～10分钟，每日2～3次。

◇黄花汤

[组成]一枝黄花。[功效与用途]清热，解毒，消肿，止痛。主治咽喉肿痛、单双蛾（扁桃体炎）。[用法与疗程]鲜根加烧酒少许捣烂，取汁含于口内，漱口，使痰涎流尽，即使咽喉闭塞，亦可畅通；另用鲜全草30克，水煎服。病愈即止。[警示]肝、肾功能不全者慎服。

◇鸭跖草汁

[组成]鲜鸭跖草60克。[功效与用途]清热，解毒，积水，消肿。主治咽喉肿痛。

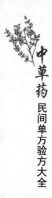
［用法与疗程］水煎服或捣汁服。用棉涂于肿处，连用 3～5 天。

◇蚤休汤

［组成］七叶一枝花根 3～6 克。［功效与用途］清热，解毒，散结。用于喉头肿痛、小儿惊风。［用法与疗程］水煎服。或研细末，凉开水送服，每次 0.6～1 克，每日 1 剂。连用 3～5 天。

◇山豆根汤

［组成］山豆根 15 克。［功效与用途］清热，解毒，消肿，利咽。主治咽喉痛。［用法与疗程］水煎服。每日 1 剂。病愈即止。［警示］肝、肾功能不全者慎用。

◇黄柏煎

［组成］黄柏根茎 15～30 克。［功效与用途］清热，燥湿，解毒，疗疮。主治口腔咽喉炎、口腔生红疮、白疮、喉头痛、口干等症。［用法与疗程］水煎服。每日 1 剂。连用 3～5 天。

◇百两金根粉

［组成］鲜百两金根（第二重皮）适量。［功效与用途］清热，消肿。主治咽喉肿塞、饮食不进、不能说话（喉风）。［用法与疗程］置于瓦上焙干研末，吹入喉内。每日 2～3 次。

◇白毛夏汤

［组成］白毛夏枯草 10～25 克。［功效与用途］清热解毒，消肿止痛，凉血平肝。主治咽喉肿痛。［用法与疗程］水煎服或泡热开水，温后服。每日 2 次或不分次数服药。［宜忌］胃寒者忌用。孕妇禁用。

◇一年蓬煎

［组成］一年蓬 30～60 克。［功效与用途］清热解毒。主治咽喉肿痛。［用法与疗程］水煎服。每日 2 次或多次分服。病愈即止。

◇白马兰汤

［组成］白马兰（三脉紫菀）30～50 克。［功效与用途］清热，解毒。主治咽喉炎。［用法与疗程］水煎服。每日 1 剂。病愈即止。

◇咽喉生白点验方

［组成］山昌根（山鸡椒）适量。［功效与用途］清热，消炎。主治咽喉生白点。［用法与疗程］山昌根磨白酒取汁，含口内 3～5 分钟吐出。每日 3～4 次。

◇金锁匙汤

［组成］金锁匙（瓜子金）30 克。［功效与用途］清热，解毒。主治咽喉炎。［用法与疗程］水煎服。每日 1 剂。连用 3 天。

◇簇花龙胆煎

［组成］簇花龙胆（土名）30 克。［功效与用途］泻肝火，解热毒。主治咽喉炎。［用法与疗程］水煎服。每日 1 剂。病愈即止。

◇清喉汤

[组成]鲜白牛膝（柳叶牛膝）50～60克。[功效与用途]清热，解毒，活血。主治急、慢性咽喉炎，以急、慢性的咽喉疼痛、痒、干燥等症状为主的咽喉不适。[用法与疗程]切碎，煎汤500毫升服药。分3～6次服。疗程为7～10天。[宜忌]服药期间忌服酸辣及刺激性食物。

◇鱼腥草醋液

[组成]鲜鱼腥草加醋。[功效与用途]清热，解毒。主治咽喉肿痛。[用法与疗程]鲜草加入适量米醋捣烂，取汁含漱喉部。每日2～3次，汁液可吞服。

## ❋ （二）验方 ❋

◇绿茶饮

[组成]绿茶叶，蜂蜜。[功效与用途]消炎镇痛，湿润咽喉。主治急、慢性咽喉炎。[用法与疗程]用约80℃开水100毫升泡绿茶叶，加入25克蜂蜜搅匀，每日分几次漱喉并慢慢咽下。每日1剂。连用3～5天。[宜忌]服药期间忌烟、酒及一切刺激性食物。

◇九重楼夏枯饮

[组成]鲜白九重楼（白毛夏枯草）、夏枯草各50～200克。[功效与用途]清热泻火，散结消肿。主治咽喉肿痛、牙龈肿痛、急性扁桃体炎等。[用法与疗程]煎汤当茶饮服。每日3～4次。一般疗程1～3天。[附注]对此药敏感者，只要嚼食1～2片鲜叶即可。偶有食欲减退，停药后会恢复正常。

◇夏枯石膏汤

[组成]夏枯草、生石膏各适量。[功效与用途]清热泻火。主治因吃狗肉、烧烤等引起的咽痛、牙龈肿痛。[用法与疗程]煎汤代茶饮服。每日3～4次。疗程1～3天。[宜忌]脾胃虚寒者慎用。不宜久服。

◇甘桔汤

[组成]甘草、桔梗各6克。[功效与用途]清热，解毒，养阴。主治喉痛闭声。[用法与疗程]水煎温服。每日1剂。病愈即止。

◇豆根雪梨汤

[组成]山豆根粉2克，雪梨2个。[功效与用途]清热，解毒，滋阴，降火。主治慢性咽炎。[用法与疗程]雪梨去皮去核，切片加水适量放入冰糖上，水蒸30分钟后，调入山豆根粉食用。每日1剂。连用3～5天。[警示]此方不可久服。

◇白英黄花汤

[组成]一枝黄花30克，白英15克。[功效与用途]消炎，解毒。主治慢性咽喉炎。[用法与疗程]水煎服。每日1剂。连用1～3天。[警示]肝、肾功能不全者禁服。

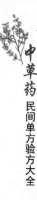

◇酸浆连翘煎

［组成］酸浆草、连翘各 4.5 克，甘草 3 克。［功效与用途］清热，散结。主治咽部红肿或溃疡、疼痛，妨碍饮食。［用法与疗程］水煎服。每日 1 剂。连用 3～5 天。［附注］酸浆草为茄科植物酸浆（挂金灯、锦灯笼），以果实入药。

◇薄荷牛蒡汤

［组成］薄荷 4.5 克，牛蒡子 9 克，甘草 3 克。［功效与用途］清热，散结。主治急性咽炎、咽中疱疹、扁桃体红肿。［用法与疗程］煎汤服。也可单用牛蒡子研末，开水调服，每次服 3～6 克，每日 2 次。

◇三豆甘草汤

［组成］生绿豆、生黑豆、生黄豆各 15 克，生甘草 5 克。［功效与用途］清热，解毒。主治咽喉痛。［用法与疗程］水煎服。每日 1 剂。连用 3 天。

◇小儿声哑方

［组成］甘草、薄荷各 1.5 克，桔梗、麦冬各 3 克。［功效与用途］清热，养阴。主治小儿声哑。［用法与疗程］水煎服。每日 1 剂。病愈即止。

◇薄荷西瓜散

［组成］薄荷 3 克，西瓜霜 6 克，甘草 15 克，冰片 0.6 克。［功效与用途］清热，解毒。主治急性及慢性咽炎、咽部红肿疼痛。［用法与疗程］共研细末，吹于患处。每日 3 次。病愈即止。

◇甘草蝉蜕汤

［组成］牛蒡子 3 克，甘草 6 克，蝉蜕 3 克。［功效与用途］清热，散结。主治急性喉炎、咳嗽喉痛，声音不扬。［用法与疗程］水煎服。每日 1 剂，连用 3 天。

◇清音养咽汤

［组成］薄荷（后下）6 克，杏仁 9 克，桔梗、胖大海各 6 克。［功效与用途］清热，凉血。主治急性喉炎、咳嗽喉痛、声音不扬。［用法与疗程］水煎服。每日 1 剂。连用 1～3 天。［附注］亦可单用胖大海 6 克水煎服。

◇沙参甜桔丸

［组成］沙参、甜桔梗各 45 克，诃子肉 60 克，硼砂 7.5 克。［功效与用途］辛凉，除湿。主治慢性喉炎、声音嘶哑。［用法与疗程］共研细末，蜜制为丸，含化咽下。每丸重 6 克，每次服 1 丸，每日 2～3 次。

◇慢性咽喉炎方

［组成］玄参 9 克，桔梗 4.5 克，甘草 3 克。［功效与用途］滋阴，凉血，泻火，解毒。主治慢性咽炎、咽干而痛。［用法与疗程］水煎服。每日 1 剂，连用 3～5 天。［加减运用］咽干较重者，可加鲜石斛 9 克；兼见后壁滤泡增殖者，可加酸浆草 4.5 克，菰米（茭白子）9 克；慢性咽炎所引起之异物感者，则加绿萼梅花 3 克，橘皮 6 克。

◇二马汁

［组成］苦马菜 30 克，鸡儿肠（马兰头）30 克。［功效与用途］清凉，解毒。主治咽喉炎。［用法与疗程］同捣汁服。每日 1 ～ 2 次。病愈即止。

◇青果饮（利咽冲剂）

［组成］青果 2 枚，菊花、板蓝根、北沙参、麦冬各 6 克，木蝴蝶、甘草各 3 克。［功效与用途］清热，凉血，生津。主治慢性咽炎。［用法与疗程］开水冲泡代茶饮。每日 1 剂。10 天为 1 个疗程。［宜忌］禁烟、酒、辛辣刺激食物。

◇丹栀射郁汤

［组成］牡丹花瓣、栀子花、射干、郁金、连翘各 10 克，七叶一枝花 12 克，甘草 6 克，枇杷叶、陈萝卜缨各 12 克。［功效与用途］通经络，活血脉，行水理气。主治急性会厌炎（急症关下喉痹）。［用法与疗程］冷水浸泡后煎服，煎时以水淹没全药为度，细火煎煮 2 次，首煎 30 分钟，二煎 15 分钟，取汁 30 毫升，分 2 次服药。3 天为 1 个疗程。

◇龙胆散结汤

［组成］龙胆草 3 克，金银花 6 克，黄芩 9 克，生地黄 12 克，土茯苓 15 克，生石膏 9 克，木通 6 克，马勃（包煎）9 克，车前子 6 克，浙贝母 9 克，蝉蜕 3 克，僵蚕 9 克，生青果 3 个。［功效与用途］清热，燥湿，泻火，解毒。主治风热喉痛或红或肿喉症。［用法与疗程］水煎服。如遇急喉险症，每日 3 ～ 4 剂，少则无效。

◇失音饮

［组成］蝉蜕 6 克，僵蚕 10 克，木蝴蝶 6 克，苦杏仁 10 克，桔梗 6 克，炒牛蒡子 10 克，甘草、胖大海、马勃（包煎）、麻黄各 6 克，玄参、枳壳各 10 克，金银花 15 克。［功效与用途］清热，解毒，养阴，利咽。主治失音。［用法与疗程］水煎 2 次，温服。每日 1 剂。连用 1 ～ 3 天。

# 二、扁桃体炎

## （一）单方

◇单方 1

［组成］板蓝根 9 克。［功效与用途］清热，解毒，凉血，利咽。主治扁桃腺炎。［用法与疗程］水煎服。每日 1 剂。病愈即止。

◇单方 2

［组成］胖大海 4 ～ 6 枚（病重放 8 枚）。［功效与用途］清热，解毒，利咽。主治急性扁桃体炎。［用法与疗程］放入茶壶或碗内，冲入沸水，闷盖 30 分钟左右（天冷加保温），徐徐服完；间隔 4 小时，如法再用沸水冲服，不必换药。冲服 2 次味淡后更换。一般换药

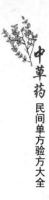

3～4次（每剂可冲泡2次）。

◇单方3

［组成］鲜土牛膝根适量。［功效与用途］清热，解毒，活血，通经。主治扁桃腺炎。［用法与疗程］捣汁加米泔水冲服。每日1剂。连用3天。

◇单方4

［组成］一枝黄花30克。［功效与用途］清热，解毒，消肿，止痛。主治扁桃腺炎。［用法与疗程］水煎服。每日1剂。病愈即止。［警示］肝功能不全者慎用。

◇单方5

［组成］白毛夏枯草30克。［功效与用途］清热，解毒，止咳祛痰。主治扁桃腺炎。［用法与疗程］水煎服。每日1剂。病愈即止。［警示］不可久服。

◇单方6

［组成］鲜紫花地黄根（天目地黄）适量。［功效与用途］清热，凉血。主治扁桃腺炎。［用法与疗程］捣汁，加开水，滴喉或含漱。每日2～3次。

◇单方7

［组成］木防己根适量。［功效与用途］祛风，止痛，利尿，消肿。主治扁桃体炎。［用法与疗程］在钵头底上加冷开水磨细，过滤后喝汁。

◇单方8

［组成］兔儿伞60～120克。［功效与用途］清热，解毒。主治扁桃体炎。［用法与疗程］根块去细根绞汁服或水煎服。每日2～3次。病愈即止。［附注］该药无毒，唯多食后有反胃感，停药后即好。

◇单方9

［组成］苋菜根适量。［功效与用途］清热，解毒。主治扁桃体炎。［用法与疗程］烧灰加冰片少许吹喉。每日3～5次。

◇单方10

［组成］白牛膝根60～120克。［功效与用途］清热，解毒，利咽。主治扁桃体炎。［用法与疗程］捣细浸米泔水服。高热者，加用芭蕉根60克水煎服，连用2～3天。

◇单方11

［组成］金锁匙（瓜子金、竹叶地丁）30克。［功效与用途］清热，散结。主治扁桃体炎。［用法与疗程］水煎服。每日1剂。连用3天。

◇单方12

［组成］地榆120克。［功效与用途］凉血，解毒，收敛。主治扁桃体炎。［用法与疗程］用根与米泔水磨汁含服。每日2～3次。连用3～5天。

◇单方13

［组成］黑木耳10克。［功效与用途］清热，凉血。主治扁桃体炎。［用法与疗程］黑

木耳焙干，研成极细粉末，用小细管向咽喉部内吹木耳粉末。每日2～3次。连用3～5天。

◇单方14

［组成］丝瓜水。［功效与用途］清热，解毒。主治扁桃体炎（喉蛾）。［用法与疗程］加开水内服。每服2酒杯，约60克。连用3天。［附注］取丝瓜水法：霜降以后，择粗大丝瓜藤，约近根33厘米处剪断，然后将两个断头均插入瓶中，则分别有水流出，收集汁液放冰箱备用。

◇马兰头汁

［组成］马兰头根、叶各适量。［功效与用途］清热，解毒，凉血。主治扁桃体炎（生蛾）。［用法与疗程］将药打细，调洗米泔水，滴入鼻孔，如痰不出，再用青绳根磨洗米泔水，口含之。

◇重楼醋液

［组成］七叶一枝花根和醋。［功效与用途］清热，解毒，散结消肿。主治扁桃体炎（单、双蛾）。［用法与疗程］磨汁涂于患处。

## ❋ （二）验方 ❋

◇验方1

［组成］鲜土牛膝根、鲜蛇莓草叶各等量。［功效与用途］清热，解毒，利咽。主治扁桃腺炎。［用法与疗程］药捣烂，加少许食盐，取汁滴入口内。每日1剂。连用3天。［宜忌］孕妇忌服。

◇验方2

［组成］牛膝根，天名精，马鞭草，大蓟根，杏香兔耳风，台湾莴苣根。［功效与用途］清热，解毒。主治扁桃腺炎。［用法与疗程］任选1～2种，各取30～60克，加白糖捣烂绞汁，滴喉或内服。也可水煎服。连用2～3天。

◇验方3

［组成］一枝黄花、沙氏鹿茸草各30克。［功效与用途］清热，解毒，消肿，止痛。主治扁桃腺炎；亦可用于治疗急、慢性咽炎。［用法与疗程］水煎服。也可酌加鸭跖草9克，忍冬15克，水煎服。每日1剂。病愈即止。［警示］肝、肾功能不全者慎用。

◇验方4

［组成］一枝黄花15克，湖南连翘根30克，凤尾蕨15克。［功效与用途］清热，解毒。主治扁桃腺炎。［用法与疗程］水煎冲白糖服。［警示］肝功能不全者慎用。

◇验方5

［组成］白牛膝、天花粉、金银花、野菊花、犁头草、一枝黄花各9克。［功效与用途］清热，解毒，消肿，散结。主治扁桃体炎。［用法与疗程］水煎服。每日1剂。连用3天。［警示］肝功能不全者慎用。

耳、鼻、咽喉及口腔常见病单方验方

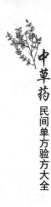

◇验方 6

［组成］万年青 30 克，白牛膝 60 克。［功效与用途］清热，解毒，利咽。主治扁桃体炎。［用法与疗程］米泔水磨汁含口。每日 3～4 次。

◇验方 7

［组成］鸭跖草 5 克，朱砂根、射干、土牛膝各 10 克。［功效与用途］清热，解毒，散结。主治扁桃腺炎。［用法与疗程］水煎服。每日 1 剂。连用 3 天。

◇验方 8

［组成］光叶水苏、白牛膝根（柳叶牛膝）各 30 克，一枝黄花 15 克。［功效与用途］清热，散结。主治小儿扁桃体炎。［用法与疗程］水煎服。每日 1 剂。连用 3 天。［警示］肝功能不全者禁服。8 岁以下儿童用量减半。

◇验方 9

［组成］塔菜、白牛膝（柳叶牛膝）各 30～60 克。［功效与用途］清热，解毒，利咽。主治扁桃体炎。［用法与疗程］米泔水同捣汁服。每日 1 剂。连用 3 天。

◇验方 10

［组成］薄荷（后下）4.5 克，玄参 12～24 克。［功效与用途］疏散风热。主治扁桃体炎（喉蛾）。［用法与疗程］水煎服。每日 1 剂。连用 3 天。［附注］亦可用玄参 18 克，藏青果 6 克，泡汤代茶饮。

◇验方 11

［组成］山豆根 9 克，甘草 3 克。［功效与用途］清热，解毒，消肿，利咽。主治慢性扁桃体炎。［用法与疗程］水煎服。每日 1 剂。连用 3 天。［附注］病较重者，加桔梗 4.5克或玄参 9 克，或马勃 3 克。［警示］肝、肾功能不全者慎服。

◇验方 12

［组成］山豆根、山慈菇各 9 克。［功效与用途］清热，解毒，消肿，利咽。主治慢性扁桃体炎。［用法与疗程］加冰片少许，研末，吹于患处。［附注］病较重者，加桔梗 4.5克或玄参 9 克，或马勃 3 克。［警示］肝、肾功能不全者慎服。

◇验方 13

［组成］紫荆皮 9 克，草河车 6 克，浙贝母 9 克，甘草 3 克。［功效与用途］清热，散结。主治扁桃体周围脓肿初起、喉痛。［用法与疗程］水煎服。每日 1 剂。连用 3 天。

◇验方 14

［组成］薄荷 3 克，草河车 6 克，金果榄（打碎）4.5 克，甘草 3 克。［功效与用途］清热，解毒，散结。主治腺窝性扁桃体炎（烂喉蛾）。［用法与疗程］水煎服。每日 1 剂。连用 3～5天。［附注］亦可单用草河车 9 克，冰糖 6 克，水煎服。

◇验方 15

［组成］一枝黄花、杏香兔耳风、小青草各 30 克。［功效与用途］清热，解毒。主治

化脓性扁桃腺炎。[用法与疗程]水煎服。每日1剂。病愈即止。[警示]肝、肾功能不全者慎服。

◇丁银汤

[组成]地丁草30克，金银花20克，升麻、葛根、赤芍各10克，生甘草5克。[功效与用途]清热凉血，散火解毒。主治急、慢性扁桃腺炎（扁桃体炎），或咽喉红肿、牙齿肿痛、口腔或舌头发炎、头发内湿疹，或头面部多发性小疖以及皮肤风疹、荨麻疹等。[用法与疗程]水煎服。每日1剂。连用3天。[宜忌]服药期间，忌食食辛辣及刺激性食物。

# 三、口疮（包括口臭）

## (一) 单方

◇单方1

[组成]生萹蓄（天青地白草）15～20克。[功效与用途]利尿，通淋，杀虫，止痒。主治小儿口舌生白疮。[用法与疗程]水煎服。每日1剂。疗程3天。

◇单方2

[组成]石榴皮适量。[功效与用途]清热，凉血。主治小儿口疮及口内诸疮出血。[用法与疗程]炒炭，研细，擦口内患处。每日2次。[警示]有小毒，肝功能不全者慎用。

◇单方3

[组成]鲜紫花地丁60克。[功效与用途]清热，解毒，凉血，消肿。主治走马牙疳初期（即坏疽性口腔炎）。[用法与疗程]捣汁，加冰片少许，用干净棉棒涂患处。

◇单方4

[组成]鲜冬青树叶。[功效与用途]清热，凉血。主治牙疳、牙龈腐烂出血。[用法与疗程]捣汁，以棉棒蘸涂患处。亦可将叶晒干研末，每30克加冰片3克擦牙龈上。亦可用叶煎汤作含漱剂。

◇单方5

[组成]马齿苋2500～5000克。[功效与用途]清热，解毒，凉血。主治坏疽性口腔炎、火毒重者。[用法与疗程]洗净切碎，取汁服用。1次饮4小碗，每日2～3次。连用1～3天。

◇单方6

[组成]鲜芦根汁1碗。[功效与用途]清热，生津，主治走马牙疳、口渴者。[用法与疗程]隔水炖，温饮。每日1剂，分2次服。连用3～5天。

◇单方7

[组成]珍珠菜1把（内服鲜品15～30克）。[功效与用途]清热，解毒。主治小

耳、鼻、咽喉及口腔常见病单方验方

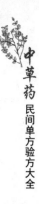

儿口腔炎。[用法与疗程] 水煎服,每日 1 剂。另取根捣汁洗口腔,每日数次。连用 1 ～ 3 天。

### ◇单方 8

[组成] 爵床 30 克。[功效与用途] 清热,解毒,利湿,消滞,活血,止痛。主治口腔炎。[用法与疗程] 水煎服。每日 1 剂。连用 1 ～ 3 天。

### ◇单方 9

[组成] 小叶野苦马(土名)30 ～ 60 克。[功效与用途] 清热,解毒,凉血。主治鹅口疮。[用法与疗程] 绞汁炖服。每日 1 ～ 2 次。病愈即止。

### ◇单方 10

[组成] 吴茱萸叶 10 ～ 15 克适量。[功效与用途] 温中补气,燥湿,开郁,化滞。主治鹅口疮。[用法与疗程] 叶捣烂敷足心。每日 1 剂。连用 3 ～ 5 天。

### ◇单方 11

[组成] 青乌柏子适量。[功效与用途] 祛火毒。主治鹅口疮。[用法与疗程] 水煎汤,用布洗口腔。每日 2 ～ 3 次。病愈即止。

### ◇单方 12

[组成] 茄子 10 克。[功效与用途] 清热,活血。主治口臭。[用法与疗程] 茄子加水煮汤。每日 3 餐饭后用汤水漱口 1 次。连用 1 周。

### ◇单方 13

[组成] 酸模根 1 ～ 2 克。[功效与用途] 清热,解毒。治疗小儿鹅口疮。[用法与疗程] 水煎服。每日 2 次,连用 1 ～ 3 天。[警示] 此方会出现小儿腹泻。

### ◇口臭验方

[组成] 香薷适量。[功效与用途] 发汗解表,和中利湿。主治口臭。[用法与疗程] 煎浓汤,含之。每日 3 ～ 5 次。连用 3 ～ 5 天。

### ◇蔷薇煎

[组成] 野蔷薇(冬春用根,夏秋用茎叶)适量。[功效与用途] 清热,解毒。主治口舌生疮、日久不愈、口唇内外红破疼痛、不能饮食。[用法与疗程] 煎浓液或水浸捣烂,取汁含口中,慢慢咽下亦可。每日 3 ～ 6 次,病愈即止。[附注] 此方亦可加入冰片少许。

### ◇地龙白糖浸液

[组成] 大活地龙 10 ～ 15 条。[功效与用途] 清热,定惊,通络。主治小儿鹅口疮。[用法与疗程] 清水洗净后置于杯中(不要弄断),撒上白糖 50 克,然后用镊子轻轻搅拌,使其与白糖溶化在一起,呈黄色黏液,盛于消毒瓶内备用。将此液涂在疮面上,涂布范围较疮面略大些,3 ～ 5 分钟后用盐水棉球擦掉即可。每日 3 ～ 4 次,夜晚疼痛时可再涂 1 次。

### ◇明矾漱口

[组成] 明矾 10 克。[功效与用途] 驱除风痰,解毒杀虫。主治口疮(口腔溃疡)。[用法与疗程] 加凉开水 200 毫升,待溶解后备用。每次取 15 ～ 20 毫升,漱口 2 ～ 3 分钟,

每日 3 ～ 5 次。1 个疗程 3 ～ 7 天。

## ❋ (二) 验方 ❋

◇验方 1

〔组成〕金银花、天青地白草各 5 克。〔功效与用途〕清热，解毒，凉散风热。主治小儿口舌生红疮。〔用法与疗程〕水煎服。每日 1 剂。连用 3 ～ 5 天。

◇验方 2

〔组成〕石菖蒲 3 克，黄连 6 克。〔功效与用途〕清热，燥湿，泻火，解毒。主治口舌生疮。〔用法与疗程〕水煎服。每日 1 剂。连用 3 天。

◇验方 3

〔组成〕硼砂末 3 克、蜂蜜 30 克。〔功效与用途〕清热，消炎，解毒，防腐。主治口疮、鹅口疮及口角炎。〔用法与疗程〕和匀涂患处。或加煅石膏末 3 克或加甘草末 1.5 克同用。每日 2 ～ 3 次。

◇验方 4

〔组成〕薄荷叶、黄柏、硼砂各 3 克，冰片 0.15 克。〔功效与用途〕清热，燥湿。主治口舌诸症。〔用法与疗程〕共研末，干擦患处，含化片刻，将痰涎吐出。每日擦数次。亦可单用黄柏末蜜调擦于患处。

◇验方 5

〔组成〕芦根、茅根各 45 克，玄参 9 克。〔功效与用途〕清热，凉血。主治口腔炎、有出血症状。〔用法与疗程〕水煎服。每日 1 剂，分数次服，小儿酌减量。

◇验方 6

〔组成〕大青叶 12 克，淡竹叶 9 克，生石膏（先煎）15 克。〔功效与用途〕清热，解毒，凉血。主治口内生疮（疱疹及溃疡）、烦渴。〔用法与疗程〕水煎服。

◇验方 7

〔组成〕木通 4.5 克，生地黄 9 ～ 15 克，甘草 3 克，竹叶 20 片。〔功效与用途〕清热，凉血，解毒。主治口糜、小便黄而短少。〔用法与疗程〕水煎服。

◇验方 8

〔组成〕黄柏、石膏各 3 克，冰片 0.3 克。〔功效与用途〕清热，凉血，生肌。主治口角疮。〔用法与疗程〕共研细末，香油调敷患处。

◇验方 9

〔组成〕吴茱萸、醋各适量。〔功效与用途〕清热，行气。杀菌。主治口腔溃疡。〔用法与疗程〕研细，调成糊状，敷于两脚心涌泉穴，包扎以防脱落。每 2 ～ 3 日换药 1 次。连用 2 ～ 3 天。

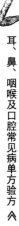

耳、鼻、咽喉及口腔常见病单方验方

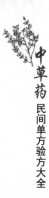

◇验方 10

［组成］雄黄 1.5 ～ 3 克，大枣（去核）1 枚，冰片少许。［功效与用途］清热，杀菌。主治走马牙疳初期（即坏疽性口腔炎）。［用法与疗程］雄黄放入枣内，火煅以烟尽为度，冷却后，加冰片，研末，擦患处。每日 2 次。［警示］不可内服。

◇验方 11

［组成］黄柏 3 克，青黛 1.5 克，冰片 0.15 克。［功效与用途］清热，燥湿，消炎，收敛。主治马牙疳（腐肉已脱落）。［用法与疗程］共研细末，擦患处。每日 2 ～ 3 次。

◇验方 12

［组成］马兰根、夏枯草、一枝黄花、薜荔藤各 9 克。若口腔连片发白，加六月雪 9 克。［功效与用途］清热，解毒，消炎。主治口腔炎。［用法与疗程］水煎服。每日 1 剂。连用 3 天。［警示］肝功能不全者慎服。

◇验方 13

［组成］楤木根白皮 6 克，桑白皮 3 克。［功效与用途］清热，解毒。主治口腔炎，对扁桃体炎亦有效。［用法与疗程］煎后加蜂蜜调服。每日 1 剂。连用 3 ～ 5 天。

◇验方 14

［组成］斑叶兰 2 株，簇花龙胆 1 株。［功效与用途］清热，解毒。主治溃疡性口腔炎。［用法与疗程］水煎服。连用 1 ～ 3 天。

◇验方 15

［组成］爵床 6 克，积雪草 3 克，珍珠菜 9 克。腹泻加兰香草 6 克。［功效与用途］清热，利湿，解毒，消肿。主治溃疡性口腔炎。［用法与疗程］水煎服。亦可单用珍珠菜 30 克，水煎服或捣汁洗口腔。

◇验方 16

［组成］蓬蒿（野艾蒿嫩茎）3 克，金鸡脚 6 克，加拿大蒿嫩茎 3 克，半边莲 9 克，瓜子金 6 克，车前草（小苗）3 株，木防己（细根）3 克。［功效与用途］清热，解毒，通淋，利水。主治口腔炎。［用法与疗程］水煎服。并可用蓬蒿棉花开水泡，含漱口腔。每日 1 剂。连用 3 天。

◇验方 17

［组成］半边莲 9 克，细叶鼠曲草 6 克。［功效与用途］清热，解毒，利尿，消肿。主治口腔炎。［用法与疗程］水煎服。每日 1 剂。连用 3 天。

◇验方 18

［组成］半边莲、加拿大蒿、犁头草、马蹄金各适量。［功效与用途］清热，解毒。主治鹅口疮。［用法与疗程］捣后用米泔水浸布包擦。每日 2 ～ 3 次。病愈即止。

◇验方 19

［组成］沙氏鹿茸草、一枝黄花、并头草各 9 克。［功效与用途］清热，解毒。主治

小儿口腔炎。[用法与疗程]水煎服。每日1剂。病愈即止。[警示]一枝黄花对小儿肝脏毒性较大，肝功能不全者禁用。

◇验方20

[组成]甘草10克，苹果1个，香菜20株（15～20克）。[功效与用途]健脾，益气，清热，解毒。主治口臭。[用法与疗程]苹果切成小块，洗净香菜与甘草一并放砂锅内，加2.5碗水煎煮成1碗，去渣取汁再加适量蜂蜜，拌后饮用。每日1次。连服1周。

◇验方21

[组成]龙胆、黄连、升麻、槐白皮、大青叶各60克，苦竹叶30克，白蜜250克。[功效与用途]清热，燥湿。主治口疮。[用法与疗程]用水5升煮取1升，去渣，放入蜜煎煮，敷在患处。病愈即止。

◇验方22

[组成]生地黄5克，石膏10克，知母、赤芍、牡丹皮、焦栀、竹叶各5克，黄连3克，连翘5克，青黛3克。[功效与用途]清热，散结，生津，养阴。主治小儿鹅口疮。[用法与疗程]水煎服。每日1剂。连用1～3天。

◇验方23

[组成]三叶翻白草根3克，沙氏鹿茸草6克，天葵子3克，石豆子15克，小春花3克。[功效与用途]清热，解毒，化痰。主治口腔炎。[用法与疗程]水煎服。每日1剂。连用3天。

◇细连散

[组成]黄连、细辛各等量。[功效与用途]清热，利湿，驱风，散寒。主治口腔黏膜溃疡。[用法与疗程]共研细末，过120目筛后装瓶贮存。用时将药粉吹于口腔黏膜溃疡疮面处。每日4次。7日为1个疗程。

◇倍明散

[组成]五倍子、明矾各等份，冰片少许。[功效与用途]清热，消炎，敛疮。治疗鹅口疮。[用法与疗程]五倍子、明矾分别捣碎如米粒，和匀放于砂锅内用文火炙炒，并以竹筷不停搅拌，熔合释放出水分如枯矾状，离火冷固取出，研极细末，另研冰片少许加入拌匀，贮瓶备用。用时以干净手指蘸冷开水蘸药粉少许涂患处。每日1～3次。

◇大枣绿豆羊肉汤

[组成]羊肉120克，绿豆30克，生姜5片，大枣10枚。[功效与用途]甘温补脾，甘寒泄热。主治复发性口疮。[用法与疗程]加水适量炖烂饮服。每日1剂。连用3～5天。

耳、鼻、咽喉及口腔常见病单方验方

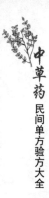

## 四、舌下囊肿

### ❀（一）单方❀

◇单方1

［组成］田箬 30 克。［功效与用途］清热，解毒。主治舌下囊肿（重舌）。［用法与疗程］水煎服。每日 1 剂。病愈即止。

◇单方2

［组成］半枝莲 60～120 克。［功效与用途］清热，解毒，化瘀，利尿。主治舌下囊肿（重舌）。［用法与疗程］水煎服。每日 1 剂。连用 1～3 天。

### ❀（二）验方❀

◇验方1

［组成］麦冬、栀子各 5 克，车前草 10 克，桑白皮、天冬各 5 克。［功效与用途］清热，滋阴，利湿。主治小儿重舌。［用法与疗程］水煎服。每日 1 剂。连用 1～3 天。

◇验方2

［组成］鸭跖草 30 克，一枝黄花 9 克，珍珠菜 15 克。［功效与用途］清热，解毒，消肿，散结。主治舌下囊肿（重舌）。［用法与疗程］同捣绞汁含口。每日 3 次，病愈即止。

◇验方3

［组成］田箬（土名）9 克，鼠妇 7 粒，冰片 0.9 克。［功效与用途］清热，解毒，敛疮。主治舌下囊肿（重舌）。［用法与疗程］研细末擦患处。每日 2～3 次。病愈即止。

## 五、牙痛（包括牙龈及牙周病）

### ❀（一）单方❀

◇单方1

［组成］地骨皮不拘多少。［功效与用途］清肺，降火，凉血。常用于上火所致的牙痛。［用法与疗程］煎汤漱之。每日 1 剂。连用 1～3 天。

◇单方2

［组成］金银花 9～15 克。［功效与用途］清热，解毒。主治牙龈肿痛。［用法与疗程］水煎，冲白糖服。每日早、晚饭前各服 1 次。连用 1～3 天，痛停即止。

◇单方3

［组成］樟脑6克。［功效与用途］通窍，辟秽，杀虫，止痛。主治蛀牙痛。［用法与疗程］用火烧后，塞入蛀牙内。痛止，即停。

◇单方4

［组成］大蒜头1个。［功效与用途］抗菌，消炎。主治蛀牙痛。［用法与疗程］捣烂，取少许塞蛀牙内。每日1～3次。痛停即止。

◇单方5

［组成］桂圆肉20克。［功效与用途］补气，养阴。主治虚牙痛。［用法与疗程］烧鸡蛋吃。每日1次。连用1～3天。

◇单方6

［组成］茄花适量。［功效与用途］活血，祛瘀。主治风火牙痛。［用法与疗程］晒干，炒焦，研末备用。痛时将茄花粉塞牙缝周围，嘴开流涎吐出，痛即减消（急性牙痛有效）。如慢性牙痛、脸部已肿者，用五倍子粉水调涂擦敷腮部，燥后再涂擦。另取苦丁茶适量泡汤代茶。

◇单方7

［组成］骨碎补60克。［功效与用途］补肾，强骨，止痛。主治满口牙动摇不固，或时有疼痛。［用法与疗程］文火炒，研末，用以揩齿，良久吐出。亦可用骨碎补末15克，青盐9克，冰片1.5克，研细代牙粉用。每日1～3次。连用3天。

◇单方8

［组成］菊花叶1把。［功效与用途］散风清热，平肝明目。主治牙龈肿疼。［用法与疗程］捣烂，绞汁服药。每服1酒杯（9～12克），每日1～2次。病愈即止。

◇单方9

［组成］水边杨柳树根30～60克。［功效与用途］清热，解毒。主治牙痛。［用法与疗程］洗净，捣烂，煎浓汤含漱。每日2～3次。病愈即止。

◇单方10

［组成］花椒（打碎）1粒。［功效与用途］清热，泻火。主治牙痛，或蛀牙痛。［用法与疗程］用纱布包花椒，放痛处，用牙咬之。

◇单方11

［组成］细辛少许。［功效与用途］通经，活络。主治牙痛。［用法与疗程］研末布包塞入蛀孔，或擦在牙痛处。痛止停用。

◇单方12

［组成］五倍子3个。［功效与用途］敛肺，降火，收湿，敛疮。主治蛀牙痛。［用法与疗程］打碎，剔去内面污物，只用其壳，研细末，擦患处，或放蛀孔内。用五倍子3克煎汤含口内亦可，10分钟后吐出，再含，如此3～4次。

耳、鼻、咽喉及口腔常见病单方验方

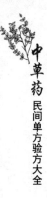

◇单方 13

[组成]芒硝少许。[功效与用途]清火，消肿，泻热。主治牙痛，或兼牙龈肿者。[用法与疗程]将药擦在牙痛处。每日 1 ～ 2 次。病愈即止。

◇单方 14

[组成]细辛根 2 条。[功效与用途]驱风，散寒，通窍，止痛。主治龋齿（蛀牙）痛。[用法与疗程]嚼烂敷患牙。每日 1 ～ 2 次。病愈即止。

◇单方 15

[组成]鲜龙葵根适量。[功效与用途]清热，解毒，活血，消肿。主治龋齿（蛀牙）痛。[用法与疗程]水煎，频频含漱，药液不要咽下。每日 2 ～ 3 次。

◇单方 16

[组成]向日葵花盘。[功效与用途]清热，解毒。主治龋齿（蛀牙）痛。[用法与疗程]焙焦，研末，敷于患牙。每日 1 ～ 2 次。连用 1 ～ 3 天。[附注]不能多吸，否则易头晕。

◇单方 17

[组成]鲜白茅根 500 克。[功效与用途]清热，补益。主治风火牙痛。[用法与疗程]煎汤后去渣，用汤煮夹心肉或猪肝吃。每日 1 剂。连用 1 ～ 3 天。

◇单方 18

[组成]雪见草 30 克。[功效与用途]祛风，清热。主治风火牙痛，牙龈脓肿。[用法与疗程]水煎服。每日 1 剂。连用 1 ～ 3 天。

◇单方 19

[组成]卷柏 30 ～ 60 克。[功效与用途]活血通经。主治风火牙痛及神经性牙痛。[用法与疗程]水煎服。每日 1 剂。连用 1 ～ 3 天。

◇单方 20

[组成]鱼腥草 60 克。[功效与用途]清热，解毒，补益。用于虚火引起的牙痛。[用法与疗程]水煎，煮鸡 1 只，吃汤及肉。

◇单方 21

[组成]柚树根 15 克。[功效与用途]活血，清热。主治牙痛。[用法与疗程]水煎服。每日 1 剂。连用 2 ～ 3 天。

◇单方 22

[组成]牡荆直根 15 克。[功效与用途]活血，通经。主治牙痛。[用法与疗程]水煎，去渣煮鸡蛋服。

◇单方 23

[组成]西洋参 5 克。[功效与用途]滋阴，降火。主治虚火牙痛。[用法与疗程]西洋参研成细末，用纱布包好放入茶杯，用开水冲泡，稍凉后代茶饮。

◇**单方 24**

[组成] 荞麦根 20 克。[功效与用途] 活血祛瘀，消肿。主治牙痛。[用法与疗程] 水煎煮 20 分钟，拌红糖适量饮用。每日饮次。连用 2～3 天。[宜忌] 禁烟禁酒。

◇**单方 25**

[组成] 干荷叶 15 克。[功效与用途] 清热解毒，升发清阳，凉血止血。主治牙痛。[用法与疗程] 水煎服。每日 2 次。连用 1～3 天。

◇**单方 26**

[组成] 鲜百两金根不拘多少。[功效与用途] 祛火，消肿。主治风火牙齿肿痛。[用法与疗程] 加开水捣烂，绞汁漱口。每日 2～3 次。连用 1～3 日。

◇**单方 27**

[组成] 安石榴花 5～10 克。[功效与用途] 活血，止痛。主治齿痛。[用法与疗程] 水煎，代茶常服。每日 2～3 次。连用 1～3 日。

◇**单方 28**

[组成] 石橄榄全草 15 克。[功效与用途] 主治非蛀牙痛。[用法与疗程] 煎汤服。每天 1 剂。连用 2～3 天。

◇**单方 29**

[组成] 细辛 10～30 克。[功效与用途] 祛风散寒，通窍止痛。适用于各种原因的牙痛。[用法与疗程] 用 60 度白酒 300～500 毫升浸泡备用。牙痛发作时，饮 1 小口含漱。每日 2～3 次。[宜忌] 孕妇、哺乳期慎用。

◇**单方 30**

[组成] 甘草。[功效与用途] 清热，解毒，止痛。主要用于神经性牙痛。[用法与疗程] 捣碎含牙痛处。

◇**单方 31**

[组成] 味精。[功效与用途] 通经，活血。主治牙齿痛。[用法与疗程] 少许敷牙痛处。

◇**牙痛方**

[组成] 蛇床子适量。[功效与用途] 温肾，燥湿，祛风，杀虫。用于肾阴虚及风湿凝滞所致的牙痛。[用法与疗程] 煎汤，稍热，频频漱之。每日 3～5 次。病愈即止。

◇**风火牙痛方**

[组成] 松木节 1 小片。[功效与用途] 祛风，除湿，降火。主治风火牙痛。[用法与疗程] 用牙痛处咬住小木片，坚持咬 20 分钟，痛止即吐出小木片。

◇**虫牙痛方**

[组成] 鲜凤仙花适量。[功效与用途] 活血，化瘀。主治虫牙痛。[用法与疗程] 鲜凤仙花放白盐少许，共捏黄豆大 1 丸，塞入痛处。

耳、鼻、咽喉及口腔常见病单方验方

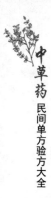

◇**止痛方**

［组成］虎耳草。［功效与用途］祛风，清热，凉血，解毒。用于各种牙痛。［用法与疗程］煎汁，适量含服，每日 2 次，痛止停用。或外敷，用药 50 克，捣碎，敷于痛处。

## ❀（二）验方 ❀

◇**验方 1**

［组成］白芷、知母各 9 克，石膏 12 克。［功效与用途］清热，消积。主治积热所致的齿龈炎。［用法与疗程］水煎服。每日 1 剂，分 2 次服。连用 1 ～ 3 天。

◇**验方 2**

［组成］玄参、生地黄、牛膝、生石膏（先煎）各 15 克。［功效与用途］清热，降火。主治齿龈炎、虚火上升。［用法与疗程］水煎服。每日 1 剂。连用 1 ～ 3 天。

◇**验方 3**

［组成］细辛、花椒、白芷、防风各 3 克。［功效与用途］驱风，散寒，通窍，止痛。主治蛀牙痛或风火牙痛。［用法与疗程］水煎 20 分钟后去渣，待温凉后漱口，不要咽下，漱完吐出，1 次漱 3 ～ 4 回，每日 2 ～ 3 次。连用 1 ～ 3 天。

◇**验方 4**

［组成］滴水珠 1 份，杜衡根 2 份。［功效与用途］消肿，解毒，散结，止痛。主治龋齿（蛀牙）痛。［用法与疗程］共研末，取少许塞患牙。每日 1 ～ 2 次。连用 2 ～ 3 天。

◇**验方 5**

［组成］细辛 3 克，胡椒 12 克，生绿豆 18 克。［功效与用途］驱风，散寒，止痛。主治龋齿（蛀牙）痛。［用法与疗程］共研末，擦患牙。每日 1 ～ 2 次。

◇**验方 6**

［组成］枸骨根、灯心草各 30 ～ 60 克。［功效与用途］清心，降火。主治风火牙痛。［用法与疗程］水煎服。每日 1 剂。连用 1 ～ 3 天。

◇**验方 7**

［组成］生石膏 30 克，生地黄、牡丹皮各 12 克，黄连 9 克。［功效与用途］清热，泻火，抗菌，消炎。主治胃火牙痛、齿龈肿胀出血等。［用法与疗程］水煎 2 次，温服。每日 1 剂，连用 1 ～ 3 天。

◇**验方 8**

［组成］生石膏、知母各 10 克，生地黄 15 克，甘草 6 克，山药 10 克。炎症重者，加蒲公英 30 克，牡丹皮 10 克，生大黄 3 克。［功效与用途］清热，泻火，解毒。主治牙周炎。［用法与疗程］水煎 2 次，温服。每日 1 剂。连用 2 ～ 3 天。

◇验方 9

［组成］槲蕨（骨碎补）15 克，萱草 30 克。［功效与用途］补肾，强骨，止痛。主治牙痛。［用法与疗程］水煎服。每日 1 剂。连用 2 ～ 3 天。

◇验方 10

［组成］算盘子 30 克，杜衡 1.5 克，黄栀 30 克。［功效与用途］清热，泻火。主治牙痛。［用法与疗程］水煎服。每日 1 剂。连用 1 ～ 3 天。

◇验方 11

［组成］莲子心 6 克，冰糖 10 克。［功效与用途］清热，凉血，降火。主治牙痛。［用法与疗程］将莲子心、冰糖放锅内，加适量水，用文火煮 15 分钟。稍凉时当茶饮用。

◇验方 12

［组成］竹叶 15 张，绿豆 50 克，纯家养鸡蛋 2 只。［功效与用途］滋阴，降火，补益。主治牙痛。［用法与疗程］先将竹叶、绿豆用文火炖烂，然后放入鸡蛋煮熟。1 次服完。连服 2 ～ 3 日。

◇验方 13

［组成］地榆 15 克，虎杖、栀子根各 30 克。［功效与用途］祛风，利湿，解毒，敛疮，止痛。主治牙痛。［用法与疗程］水煎服。每日 1 剂。连用 1 ～ 3 天。

◇牙龈肿痛方

［组成］薄荷 6 克，羌活 9 克，大黄 3 克。［功效与用途］清热，疏风，降火。主治风热牙龈肿痛。［用法与疗程］加水 1000 毫升，煎至 500 毫升，去渣温漱。每日 3 ～ 5 次。痛停即止。

◇竹盐散

［组成］生淡竹叶（去根洗净）500 克，生姜 120 克，净白盐 180 克。［功效与用途］清热，除烦。主治牙痛。［用法与疗程］先将竹叶熬浓汁，再将姜捣汁，同熬去渣，放盐共熬，熬干即成。将药擦痛处。每日 1 ～ 3 次。病愈即止。

# 六、耳、鼻、咽喉科其他疾病

## ❈ （一）单方 ❈

◇单方 1

［组成］威灵仙 15 ～ 30 克。［功效与用途］祛风湿，通经络。主治鱼骨鲠喉。［用法与疗程］水煎浓汁，徐徐咽服。鱼骨出或咽喉无异物感，即可停药。

◇治虫入耳方

［组成］葱白 1 把。［功效与用途］发表，通阳，解毒。用于诸虫入耳。［用法与疗程］

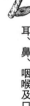

耳、鼻、咽喉及口腔常见病单方验方

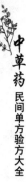

取葱白绞汁，徐徐灌入耳内，虫出即止。［附注］虫出后，可用清水洗耳，并用棉签揩干。

## ❧（二）验方 ❧

◇八角枫混合剂

［组成］八角枫根（去外皮）、大米各 30 克。［功效与用途］祛风湿，通经络，散瘀，镇痛。主治鼻生痛毒。［用法与疗程］八角枫根用米泔水磨浓汁涂鼻。每日 4～6 次。15 天为 1 个疗程。

# 附录 献方者名单

## （以姓氏笔画为序）

| 丁子和 | 丁正一 | 王 彬 | 王 豪 | 王土金 | 王月明 | 王以文 | 王史贤 | 王明溪 |
|--------|--------|-------|-------|--------|--------|--------|--------|--------|
| 王晓鸣 | 毛树旺 | 卢马周 | 卢文生 | 叶 丰 | 叶 来 | 叶一茂 | 叶大华 | 叶永苍 |
| 叶伟忠 | 叶伟群 | 叶远权 | 叶时岳 | 叶良华 | 叶积信 | 叶清遥 | 叶森高 | 包建民 |
| 朱小珍 | 朱元志 | 朱立新 | 朱晓园 | 朱海满 | 刘成法 | 刘志勤 | 刘国华 | 刘和英 |
| 刘建忠 | 刘福亮 | 江根福 | 许士田 | 许年康 | 严邦良 | 杜百可 | 杜爱芬 | 李占艳 |
| 李永亮 | 李进良 | 李陈发 | 李学先 | 李宝顺 | 李建良 | 李勇贵 | 李晓勇 | 李渭芬 |
| 李蓓蕾 | 李献达 | 杨国军 | 杨烈旺 | 杨遵发 | 连剑强 | 吴 辉 | 吴长英 | 吴孔才 |
| 吴存隆 | 吴应兴 | 吴君荣 | 吴宝余 | 吴根堂 | 吴祥宝 | 吴惠连 | 吴瑞士 | 吴樟玉 |
| 邱鑫源 | 何联武 | 余思金 | 邹国琴 | 邹金梁 | 应俊飞 | 宋葱球 | 张大昂 | 张龙君 |
| 张齐伟 | 张军海 | 张丽仙 | 张秀元 | 张居适 | 陆建春 | 陈水对 | 陈可登 | 陈有金 |
| 陈丽娜 | 陈位贤 | 陈建华 | 陈建媛 | 陈祖启 | 陈祖眺 | 陈起民 | 陈雄伟 | 陈景文 |
| 邵惠娴 | 范延海 | 范敏华 | 范康生 | 林方土 | 林必圭 | 林松彪 | 林宝琳 | 林雪珍 |
| 罗志仁 | 罗志明 | 季日旺 | 金德旺 | 周史信 | 周守明 | 周寿芳 | 周锦珠 | 郑寿兰 |
| 郑苏伟 | 郑根寿 | 单力平 | 单荣高 | 孟文贤 | 赵 芳 | 赵赐安 | 胡火根 | 胡林菊 |
| 胡献国 | 钟秀娟 | 钟建平 | 钭设章 | 饶虹英 | 姜益文 | 洪佰花 | 徐志林 | 徐金荣 |
| 徐梦玲 | 翁庆迪 | 翁建花 | 唐宗祥 | 涂慧芬 | 陶飞腾 | 黄 涌 | 黄少贤 | 黄春松 |
| 黄春祥 | 梅永隆 | 梅伟杰 | 梅根和 | 董宝玉 | 董慧莲 | 蒋天耀 | 蒋彩梅 | 韩建秋 |
| 程土根 | 傅云祥 | 傅吉辰 | 傅军健 | 傅军豪 | 傅更强 | 傅君红 | 傅君青 | 舒玟秋 |
| 曾玉亮 | 曾金美 | 富载英 | 谢宝平 | 蓝月菊 | 赖樟友 | 雷连兴 | 虞吉维 | 阙起秋 |
| 蔡长聪 | 蔡焕隆 | 潘昌和 | 潘忠平 | | | | | |